Wolfgang von Scheidt
Gerhard Riecker

Fragen und Antworten

Innere Medizin

Unter Mitarbeit von Angela Hammond,
Helmut Messmann, Klaus Parhofer, Walter Samtleben,
Ralf Schulze und Martin Schwaiblmair

2., vollständig überarbeitete Auflage

Verlag Hans Huber

Anschrift der Autoren:
Prof. Dr. Wolfgang von Scheidt
I. Medizinische Klinik
Klinikum Augsburg
Herzzentrum Augsburg-Schwaben
Stenglinstr. 2
D-86156 Augsburg

Prof. Dr. Gerhard Riecker
Kastanienallee 14
D-82049 Großhesselohe

Lektorat: Dr. Klaus Reinhardt
Herstellung: Daniel Berger
Bearbeitung: Dr. Sibylle Tönjes
Umschlagillustration: pinx, Wiesbaden
Umschlaggestaltung: Atelier Mühlberg, Basel
Druckvorstufe: Kösel, Krugzell
Druck und buchbinderische Verarbeitung: Kösel, Krugzell
Printed in Germany

Bibliographische Information der Deutschen Nationalbibliothek
Die Deutsche Nationalbibliothek verzeichnet diese Publikation in der Deutschen Nationalbibliographie; detaillierte bibliographische Daten sind im Internet über http://dnb.d-nb.de abrufbar.

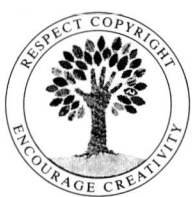

Anregungen und Zuschriften an:
Verlag Hans Huber
Hogrefe AG
Lektorat Medizin
Länggass-Strasse 76
CH-3000 Bern 9
Tel.: 0041 (0)31 300 4500
Fax: 0041 (0)31 300 4593
www.verlag-hanshuber.com

2. Auflage 2007
© 2000, 2007 by Verlag Hans Huber, Hogrefe AG, Bern
ISBN 978-3-456-84482-4

Inhalt

Vorwort

«Es sind nicht die Elemente, die das Ganze bestimmen, sondern das Ganze bestimmt die Elemente: die Kenntnis des Ganzen und seiner Gesetze, der Gesamtheit und ihrer Struktur könnte nicht aus der gesonderten Kenntnis der sie zusammensetzenden Teile abgeleitet werden. Nur die zusammengefügten Teile erlangen die Eigenschaft der Lesbarkeit, bekommen einen Sinn.»

G. Perec: Das Leben – Gebrauchsanweisung

Ärztliches Handeln basiert auf erlerntem und erlebtem Wissen. In der Ausübung des ärztlichen Berufes wird man täglich mit Situationen, Problemen und Fragen konfrontiert, die man unmittelbar in diagnostische und therapeutische Entscheidungen umsetzen muss. Anders als die Systematik eines Lehrbuches geht dieses Buch von der realen, patientenbezogenen Problemstellung aus, die durch praxisnahes Wissen, strukturierte Entscheidungsfindung und begründetes Handeln gelöst werden soll. Testfragen wechseln mit Fallbeispielen ab, dabei werden die Bedeutung anamnestischer Angaben, von Leitsymptomen und -befunden, von Untersuchungsmethoden, differentialdiagnostischen und therapeutischen Abwägungen illustriert. Ebenso werden ungeeignete Behandlungsverfahren und Ursachen von Fehlentscheidungen aufgezeigt.

Dieses Buch bietet ausgewählte Probleme aller Teilgebiete der Inneren Medizin an. Jede Frage ist nach Schwierigkeitsgrad gekennzeichnet:

*   leicht   (Grundwissen)

**   mittel   (übliches Prüfungswissen)

***   schwer   (vertieftes Wissen).

Die aufgeführten Antworten sind aus Gründen der umfassenden Information ausführlicher formuliert, als es üblicherweise einer realen Prüfungssituation entspricht. Die Frage-Antwort-Form des Textes folgt der didaktischen Absicht, die Vorteile interaktiven (dialogischen) Lernens gegenüber rein apperzeptivem (passivem) Lernen zu verdeutlichen. Nachdrücklich soll jedoch auch zu weiterem, eigenem Nachlesen und kritischem Vertiefen der aufgeworfenen Stichworte und Fragen angeregt werden. Das Buch eignet sich gleichermaßen zur Vorbereitung auf das medizinische Staatsexamen (die Kapitel orientieren sich am Gegenstandskatalog), wie auch als Repetitorium für die Weiterbildung in Innerer Medizin. Sie sind tätig in einem sehr anspruchsvollen, anderen Menschen in schwieriger, ausgelieferter oder gar lebensbedrohlicher Lage helfenden, erfüllenden Beruf. Nehmen Sie Ihr Handeln ernst, aber sich selbst nicht zu wichtig. Hier einige, vielleicht hilfreiche Leitsätze:

Handle, wie Du behandelt werden möchtest. (I. Kant, verkürzt)

Bene agere et laetari. (B. Spinoza)

Adaequatio intellectus ad rem – Versuche, Deinen Verstand dem Sachverhalt anzunähern, nicht umgekehrt.

Wer alles weiß, hat keine Ahnung. (Graffiti von unbekannter Hand im Hauptgebäude der LMU München)

Accentuate the positive. (A. Jarreau)

Den Kolleginnen und Kollegen, die die einzelnen Kapitel des Buches kritisch durchgesehen und Erweiterungen eingefügt haben, sei sehr herzlich für ihre große Mühe und ihr kollegiales Wohlwollen gedankt. Besonderer Dank gilt dem Verleger Herrn Dr. G.-Jürgen Hogrefe und dem Lektor Herrn Dr. Klaus Reinhardt für ihre nachhaltige Unterstützung und Geduld.

Fragen

Kapitel 1:
Herz und Gefäße

1

1.1 ✷✷

25-jährige Frau, bei der anlässlich einer Allgemeinuntersuchung ein Herzgeräusch auskultiert wurde. Angaben über volle körperliche
Leistungsfähigkeit als Hausfrau und beim
Tennis, Neigung zu katarrhalischen Infekten,
vereinzelte Anfälle von Herzjagen, die ohne
ärztliche Hilfe nach etwa 10 min verschwinden und von geringgradiger Kurzatmigkeit
begleitet sind.

Untersuchungsbefunde: keine periphere oder
zentrale Zyanose, RR und Herzfrequenz o. B.
Mit p.m. am 2. ICR parasternal links auskultiert man ein systolisches Geräusch ohne
Fortleitung in die Umgebung, der 2. Herzton
ist atemfixiert gespalten. Palpatorisch: kein
Schwirren über dem Sternum. Im EKG inkompletter RSB.

- Verdachtsdiagnose?
- Sicherung der Diagnose?
- Behandlungskonzept?

1.2 ✷

Welche kardialen Pharmaka bzw. Stoffgruppen
sind bei einem **AV-Block II°** kontraindiziert?

1.3 ✷

Was versteht man im EKG unter einem **R-auf-T-
Phänomen**? Prognostische Bedeutung?

1.4 ✷

Was sind die **kardiovaskulären Risikofaktoren?**

1.5 ✷

Indikationen für **Acetylsalicylsäure bzw. ASS +
Clopidogrel** bei kardiovaskulären Erkrankungen?

1.6 ✷✷

Erbliche Formen von **Thrombophilie** mit der
Folge einer Thromboembolieneigung?

1.7 ✷✷✷

Aortendissektion
Einteilung, Ursachen, Symptome und Diagnostik, Therapie, Prognose?

1.8 ✷✷

Prognoserelevante und symptomverbessernde
Pharmaka bei **systolischer Linksherzinsuffizienz?**

1.9 ✷

Indikationen und Kontraindikationen einer **Digitalis**therapie?

1

1.10 ✳

NYHA-Klassifikation der Herzinsuffizienz?

1.11 ✳✳

Definition der **Synkope**? Was können Ursachen **synkopaler Anfälle** sein?

1.12 ✳✳

Worauf deuten folgende **EKG-Veränderungen** hin: R-Überhöhung in I (> 1,5 mV), S-Vertiefung in III (> 1,0 mV), ($R_I + S_{III} > 2,5$ mV); oder: R-Überhöhung in $V_{5,6}$, S-Vertiefung in $V_{1,2}$ ($RV_5 + SV_1 > 3,5$ mV)?

1.13 ✳✳

29-jährige Frau, asthenischer Habitus, Flachthorax, mäßige Zyanose, erkennbare starke Luftnot. Angaben über Leistungsminderung, Schwankschwindel, Herzstechen, Herzstolpern, vereinzelte Anfälle von Herzrasen, Migräne. Aktuell seit 30 min massive, plötzliche Dyspnoe, grobblasige RG über beiden Lungenunterfeldern, mit p.m. Erb-Punkt und apikal 5/6 bandförmiges Holosystolikum. Tachykardie 110/min, RR 85/65 mmHg. Keine Beinschwellungen, keine Kontrazeptivaeinnahme, Nichtraucherin. EKG: SR 110/min, keine Rechtsherzbelastungszeichen. Röntgen-Thorax: Lungenödem, Herzschatten allenfalls gering vergrößert.

- Verdachtsdiagnose?
- Sicherung der Diagnose?
- Therapeutisches Vorgehen?

1.14 ✳

Häufige **sekundäre** Formen einer **arteriellen Hypertonie?**

1.15 ✳

Ist eine Menstruationsblutung eine Kontraindikation für die fibrinolytische Therapie beim akuten **Myokardinfarkt** oder der **fulminanten Lungenembolie?**

1.16 ✳✳

Definition von **paroxysmalem, persistierenden und permanentem Vorhofflimmern**

1.17 ✳✳

Bei welchen **Herzrhythmusstörungen** ist der Einsatz von Betablockern indiziert?

1.18 ✳

Herzdruckmassage im Rahmen einer **Reanimation:**

- Empfohlene Frequenz der HDM?
- Verhältnis HDM zu Mund-zu-Nase-Beatmung?
- Komplikationen einer HDM?
- Überlebensrate ohne zerebrales Defizit bei Reanimation außerhalb eines Krankenhauses?

1.19 ✳✳

Vorhofflimmern:

- Bei welchen Konstellationen ist eine Antikoagulation mit Phenprocoumon (Marcumar®) geboten?
- In welchen Fällen genügt die Verabreichung eines Thrombozytenaggregationshemmers?
- In welchen Fällen kann auf eine Antikoagulation verzichtet werden?

1.20 ✶✶

Vorhofflimmern, Regularisierungsversuch in Sinusrhythmus und Rezidivprophylaxe:

- Medikamente?
- Nicht medikamentöses Verfahren?
- Nicht indiziert, weil wenig Aussicht auf dauerhaften Erfolg?

1.21 ✶✶

Welche Untersuchung zur Klärung der Eintrittspforte muss bei einer Endokarditis durch Streptococcus bovis durchgeführt werden?

1.22 ✶

Klassifikation von **Antiarrhythmika?**

1.23 ✶

Welches der beiden Verfahren zur Revaskularisation, Fibrinolyse oder perkutane Koronarintervention (PCI, Ballonangioplastie mit Stentimplantation), sollte, falls beide verfügbar sind, bei einem akuten **ST-Hebungs-Myokardinfarkt** bevorzugt werden?

1.24 ✶✶

Perkutane Coronar-Intervention (PCI):

- Akute Verschlussrate als Komplikation?
- Akute Erfolgsrate im Sinne der Revaskularisation?
- Restenoseraten?

1.25 ✶✶

Warum wird bei einer Kunstklappenendokarditis zwischen einer frühpostoperativen (< 1. Jahr nach OP) und einer spätpostoperativen Endokarditis unterschieden?

1.26 ✶✶

Beurteilung einer Bewusstseinstörung nach der **Glasgow-Coma-Scale?**

1.27 ✶✶✶

Die 54-jährige Landwirtin wird seit Jahren wegen einer arteriellen Hypertonie behandelt, die sich als sehr schwierig einstellbar erweist. Trotz ACE-Hemmer, Betablocker und Kalziumantagonist Blutdruckwerte um 170/100 mmHg. Atemnot und thorakales Oppressionsgefühl bei mittlerer Belastung. Im Labor fällt (ohne Diuretikaeinnahme!) eine deutliche Hypokaliämie von 2,02 mmol/l auf, die bei Kontrolle und trotz Kaliumsubstitution nicht ansteigt.

- Verdachtsdiagnose?
- Sicherung der Diagnose?
- Therapie?

1.28 ✶

Klassifikation und Definition der **AV-Blockierungen?**

1.29 ✶✶

Das sog. **Long-QT-Syndrom** kann Ursache für lebensbedrohliche Kammertachykardien vom Typ «Torsade de pointes» sein.

- Ursachen?
- Therapie und Prophylaxe?

1.30 ✶✶

Perkutane Coronar-Intervention (PCI):

- Indikationen?
- Kontraindikationen?
- Vor- und Nachteile gegenüber der Bypass-Chirurgie?

1

1.31 ✳

Nebenwirkungen der **ACE-Inhibitoren** und **Angiotensin-II-Rezeptor-Blocker?**

1.32 ✳

Welche **supraventrikulären Rhythmusstörungen** sind mit hohem Erfolg durch eine **Radiofrequenzablation** zu beseitigen?

1.33 ✳✳

32-jähriger Mann, paroxysmales Vorhofflimmern in den letzten Monaten, jeweils selbstlimitierend; jetzt seit vier Wochen erneutes Vorhofflimmern mit Tachyarrhythmia absoluta, Beschwerdebesserung unter Medikation mit Betablocker. Geplant wird eine Regularisierung dieser Rhythmusstörung mit dem Ziel, den Sinusrhythmus wieder herzustellen. Eine transösophageale Echokardiographie entdeckt einen kleinen Thrombus im linken Herzohr.

- Weiteres Vorgehen?

1.34 ✳✳

Indikationen zur Implantation eines automatischen, internen **Kardioverter-Defibrillators** (ICD)?

1.35 ✳

Wie hoch schätzen Sie die Letalität eines akuten **Myokardinfarktes** in der Prähospitalphase? Und in der Klinik bei optimaler Therapie?

1.36 ✳

Welche Ursachen **rechtsatrialer** und **rechtsventrikulärer Thromben** kommen als Ursachen von Lungenembolien in Betracht?

1.37 ✳

67-jähriger Mann, Raucher, übergewichtig, wegen einer essenziellen Hypertonie vorbehandelt mit ACE-Hemmer, verspürt während des Schneeschaufelns vor seinem Grundstück (nasser Schnee, etwa 30 m Wegstrecke) nach etwa $1/3$ der Wegstrecke ein Engegefühl Mitte Sternum mit Ausstrahlung in beide Unterkiefer und Atemnot. Nach kurzer Verschnaufpause verschwinden diese Symptome, und er kann beschwerdefrei die restlichen $2/3$ des Weges weiterarbeiten.

- Verdachtsdiagnose?
- Weitere diagnostische Maßnahmen zur Sicherung der Diagnose?

1.38 ✳✳

Indikationsgebiete für die Implantation eines **Herzschrittmachers:**

- VVI-Schrittmacher
- AAI-Schrittmacher
- DDD/DDI-Schrittmacher

1.39 ✳✳

Differenzialdiagnose von **regelmäßigen Tachykardien mit schmalem QRS-Komplex?**

1.40 ✳

Ab welchen Blutdruckwerten soll eine **Hypertonie** medikamentös behandelt werden?

1.41 ✳✳

Medikamentöse Behandlungsprinzipien der essenziellen **Hypertonie?**

1.42 ✳

Bei welchen Hinweisen starten Sie ein Suchprogramm zum Ausschluss einer **sekundären Hypertonie?**

1.43 ✳

Worin liegt die diagnostische Bedeutung der Marker Myoglobin, Troponin und CK-MB bei der Diagnostik des akuten **Myokardinfarktes?**

1.44 ✳

Abbruchkriterien während und Kontraindikationen eines **Belastungs-EKGs?**

1.45 ✳

28-jährige Frau, Einnahme von Kontrazeptiva, drei Tage nach Appendektomie (es wurde ein Karzinoid gefunden!) Auftreten einer tiefen Beinvenenthrombose, daraufhin Behandlung mit Schaumgummi-Kompressionsverband, Bettruhe und Einleitung einer Antikoagulation mit Heparin. Am nächsten Tag (die aPTT beträgt zu diesem Zeitpunkt das 1,5fache des oberen Normwertes) akuter Brustschmerz (verstärkt durch tiefes Durchatmen), akute Dyspnoe und auskultatorisch pleuritisches Reiben über dem mittleren Thorax rechts hinten. Ein Spiral-CT der Pulmonalarterien bestätigt den Verdacht auf eine Lungenembolie mit embolischer Verlegung zweier Segmentarterien. Stunden danach akut einschießender Schmerz in die linke untere Extremität, fehlende arterielle Pulse ab der A. femoralis, die Extremität ist blass und kalt. Eine Duplex- und Dopplersonographie ergibt einen Verschluss der A. femoralis communis.

- Diagnosen?
- Sofortmaßnahmen?
- Ergänzende Untersuchungen?

1.46 ✳✳

Behandlungsprinzipien bei **anhaltender ventrikulärer Tachykardie?**

1.47 ✳

Welche Medikamente werden zur Kontrolle der mittleren Kammerfrequenz bei fortbestehendem **Vorhofflimmern** eingesetzt?

1.48 ✳✳

Kardiovaskuläre Wirkungen von **Kokain?**

1.49 ✳

Bradykarde Herzrhythmusstörungen:

- Medikamentöse Akuttherapie?
- Indikationen für eine antibradykarde Schrittmachertherapie?

1.50 ✳

Ursachen eines **Schocks?**

1.51 ✳

Indikationen und Kontraindikationen für **Betablocker?**

1.52 ✳✳

Myokard-Vitalitätsdiagnostik bei ischämischer Kardiomyopathie:
Methoden und Bedeutung?

1.53 ✳

Häufige Formen **bradykarder Herzrhythmusstörungen?**

1.54 ✳

Symptome des hypovolämischen **Schocks?**

1.55 ✳

Ätiologie von **Herzrhythmusstörungen?**

1.56 ✳✳

Welche vier konkreten Fragen müssen Sie sich bei **Herzrhythmusstörungen** zur Therapieentscheidung stellen?

1.57 ✳✳

Wie lassen sich die Behandlungsmethoden bei **Herzrhythmusstörungen** einteilen?

1.58 ✳✳

25-jährige Frau, bisher gesund und volle körperliche Leistung. Seit 30 min Anfall von Herzrasen, mäßige Kurzluftigkeit, gebessert durch aufrechte Körperhaltung. Der herbeigerufene Hausarzt erfasst folgende Untersuchungsbefunde: Herzfrequenz zentral und peripher 180/min, rhythmisch, Ruhedyspnoe, Orthopnoe, RR 110/60 mmHg. Auskultation (Lunge): bds. basal vereinzelte feinblasige Rasselgeräusche. EKG (tragbarer Monitor): regelmäßige Tachykardie mit schmalen Kammerkomplexen, P-Wellen nicht zu erkennen.

- Verdachtsdiagnose?
- Sofortmaßnahmen?
- Anfallsprophylaxe?
- Differenzialdiagnose?

1.59 ✳

Ursachen und Risikokollektive für den **plötzlichen Herztod?**

1.60 ✳

Ursachen einer **Mitralinsuffizienz?**

1.61 ✳

Welche Pharmaka hemmen die **AV-Überleitung?**

1.62 ✳✳

Indikationen, mögliche Antiarrhythmikaklassen und Risiken einer medikamentösen antiarrhythmischen **Therapie ventrikulärer Rhythmusstörungen?** Mögliche Substanzkombinationen in der medikamentösen Langzeittherapie von **ventrikulären Herzrhythmusstörungen?**

1.63 ✳✳

75-jähriger Mann, Z.n. zweimaligem Myokardinfarkt, Angina-pectoris-Beschwerden und Kurzluftigkeit bereits bei leichten körperlichen Anstrengungen (klinischer Schweregrad III). In Ruhe und belastungsabhängig Herzstolpern mit Extraschlägen und Aussetzern. Vor einem Monat Anfall mit Schwankschwindel und nachfolgend sekundenlanger Bewusstlosigkeit im Sitzen. Jetzt während des Frühstücks erneut Schwindel, Desorientiertheit, Atemnot und Schmerzen hinter dem Brustbein mit Ausstrahlung in die Hals- und Unterkieferregion, kalter Schweiß, der Patient ist noch ansprechbar, wenngleich eingetrübt. Die Ehefrau legt ihren Mann auf den Boden mit einem Kopfkissen unterlegt und telefoniert nach dem Notarzt, der nach 10 min eintrifft.

Untersuchungsbefunde: Klinische Zeichen des Präschocks, die Radialispulse sind nicht sicher zu tasten, RR 75/40 mmHg, über dem Herzen auskultiert man eine Herzfrequenz von etwa 160/min. EKG (tragbarer Monitor): regelmäßige Tachykardie mit stark verbreiterten Kammerkomplexen, P-Wellen nicht erkennbar.

- Verdachtsdiagnosen?
- Sofortmaßnahmen?
- Weiterführende Diagnostik?
- Langzeittherapie?

1.64 ✳✳

a) Der 65-jähriger Landwirt lebt und arbeitet auf einem Berghof im Allgäu; wegen einer arteriellen Hypertonie und gelegentlicher Angina-pectoris-Beschwerden steht er in ärztlicher Behandlung. Bisherige Medikation: Betablocker und ACE-Hemmer. Leidlich gute Einstellung des Bluthochdrucks. Kurzluftigkeit nach zwei Stockwerken oder beim Heben und Tragen von Bierkästen, dann auch Engegefühl und Brennen hinter dem Brustbein, das in Ruhe sofort verschwindet. Vor drei Tagen Angina-pectoris-Anfall in der Frühe beim Aufwachen, gestern beim Hinaustreten ins kalte Wetter erneut pektanginöse Beschwerden, seit einer Stunde retrosternale Dauerschmerzen der Stärke 8 von 10, die sich auf Nitrokapseln nur geringgradig bessern und auch beim Liegen fortbestehen. Der herbeigerufene Hausarzt erfasst folgende Untersuchungsbefunde: Ruhedyspnoe, RR 165/100 mmHg, regelmäßige Tachykardie um 100/min, vereinzelte Extrasystolen, vereinzelte basale Rasselgeräusche über beiden Lungen. Der Hausarzt stellt die Verdachtsdiagnose «akuter Myokardinfarkt» und verständigt den Notarzt. Zwischenzeitlich bleibt der Arzt am häuslichen Krankenbett.

- Sofortmaßnahmen?

b) Zunächst Besserung der Brustschmerzen. Bei Eintreffen des Notarztes nach 20 min verspürt der Patient zunehmende Atemnot mit Hustenreiz, der Arzt auskultiert mittel- bis grobblasige Rasselgeräusche über den basalen und mittleren Lungenabschnitten. RR 165/90 mmHg.

- Verdachtsdiagnose?
- Sofortmaßnahmen?

c) Daraufhin Besserung der Ruhedyspnoe, RR 120/70 mmHg. Mittlerweile tastet der Arzt einen bradykarden, regelmäßigen Radialispuls von etwa 55/min, dann absinkend auf 40/min, wobei der Patient unruhig und kaltschweißig wird, kühle Akren.

- Verdachtsdiagnose?
- Sofortmaßnahmen?

d) Nun Anstieg der Pulsfrequenz auf 68/min mit Besserung des Befindens. Transport mit Notarztwagen (bei Infarktverdacht *obligate* Notarztbegleitung mit Defibrillationsmöglichkeit!) ins nächstgelegene Krankenhaus.

- Therapie auf der Intensivstation?

1.65 ✳✳

Der 44-jähriger Schreinermeister machte vor fünf Jahren eine virale Myokarditis nach schwerer Grippe durch. Seit 1 Jahr zunehmende Belastungsdyspnoe, seit 1/2 Jahr des klinischen Schweregrades NYHA III (d.h. bei weniger als alltäglicher Belastung) mit seltenen Anfällen akuter Atemnot auch in Ruhe (NYHA IV). Bisher keine regelmäßige Medikamenteneinnahme. Vor wenigen Tagen kurz dauernde Bewusstlosigkeit. Daraufhin stationäre Einweisung.

Technische Untersuchungsbefunde: Echokardiographie: linker Ventrikel massiv vergrößert (enddiastolischer Durchmesser 80 mm, normal < 56 mm), hochgradig homogen verminderte Pumpfunktion, Auswurffraktion 20 % (normal > 60 %), sekundäre mäßiggradige Mitralinsuffizienz. Langzeit-EKG: polytope VES, zahlreiche Couplets und Triplets, zwei kurz dauernde (jeweils 10 s), nicht anhaltende, monomorphe Kammertachykardien.

Diagnosen: dilatative Kardiomyopathie, Z.n. Myokarditis, Mitralinsuffizienz II°, komplexe ventrikuläre Extrasystolie, Kammertachykardien, Synkope.

- Therapieentscheidung?

1

1.66 ✳✳

55-jährige Frau, kombiniertes Mitralvitium klinischer Schweregrad NYHA III, doppler-echokardiographisch Mitralklappenöffnungs-fläche 1,0 cm², Mitralinsuffizienz II, normale LV-Funktion, absolute Arrhythmie durch Vor-hofflimmern unklarer Dauer, mittlere Kam-merfrequenz um 120/min, Pulsdefizit 30 %.

- Behandlungsmaßnahmen?

1.67 ✳✳

Therapie der drei Formen des akuten Koronar-syndroms:

- Instabile Angina
- Nicht-ST-Hebungsinfarkt
- ST-Hebungsinfarkt

1.68 ✳✳✳

WPW-Syndrom:

- Welche Herzrhythmusstörungen können hierbei auftreten?
- Akuttherapie?
- Anfallsprophylaxe?
- Indikationen zur Ablation akzessorischer Lei-tungsbahnen?

1.69 ✳✳

72-jähriger Mann, in ärztlicher Behandlung wegen Diabetes mellitus, Hypertonie, koro-narer Herzkrankheit, arterieller Verschluss-krankheit. Der Patient berichtet über Schwankschwindel und eine einmalige se-kundenlange Bewusstlosigkeit. In den letzten Wochen bemerkt er Aussetzen des Herz-schlages, zeitweise auch schnelles, unregel-mäßiges Herzklopfen mit Stolpern.

Untersuchungsbefunde: RR 175/95 mmHg, teils regelmäßige, teils unregelmäßige Herz-schlagfolge mit Pausen, mittlere Herzfre-quenz 63/min. Ruhe-EKG: Sinusrhythmus, zum Teil mit unregelmäßigen P-P-Interval-len, zum Teil verschiedenartig konfigurierte P-Wellen, grenzwertige PQ-Zeit von 0,21 s, nach Pausen Extraschläge mit schmalem QRS-Komplex und negativen P-Wellen in der ST-Strecke. Langzeit-EKG: wie oben; da-zu Vorhofstillstände mit Kammerstillstand über 4000 ms, passager suprabifurkaler Kno-tenersatzrhythmus. Zusätzlich Phasen von absoluter Tachyarrhythmie mit Vorhofflim-mern.

- Diagnosen?
- Therapeutisches Vorgehen?

1.70 ✳✳

58-jährige Frau, Neigung zu grippalen Infek-ten, seit Jahren ist ein kombiniertes Mitral-vitium des klinischen Schweregrades II bis III mit absoluter Arrhythmie durch Vorhofflim-mern bekannt. Wegen tachykarder Episoden der Flimmerarrhythmie mit zentraler Puls-frequenz um 115/min Behandlung mit zu-nächst 2 × 1 Tbl. (2 × 0,25 mg), dann täglich 1 + ½ Tabl. (0,25 + 0,125 mg) Digoxin (Lani-cor®) mit dem Ergebnis einer mittleren Kam-merfrequenz um 90/min und Besserung der Belastungsdyspnoe und Orthopnoe. Wegen Neigung zu Beinödemen 3 × wöchentliche Injektion von je 40 mg Furosemid (Lasix®). Seit wenigen Tagen ohne äußeren Anlass In-appetenz, zunehmend Übelkeit, Brechreiz, vereinzelt Erbrechen.

Untersuchungsbefunde: absolute Arrhythmie ohne Pulsdefizit, mittlere Kammerfrequenz 48/min. EKG: absolute Arrhythmie durch Vor-hofflimmern, mittlere Kammerfrequenz um 52/min, gehäufte polymorphe ventrikuläre Extrasystolen, zeitweise in Bigeminus- und Trigeminusanordnung und mit Couplets.

- Verdachtsdiagnose?
- Therapeutisches Vorgehen?
- Sicherung der Diagnose?
- Optimalerer Therapieplan?

1.71 ✳✳

Differenzialdiagnose von regelmäßigen **supra-ventrikulären Tachykardien** im EKG. Auf welche Diagnosen weisen die folgenden Konfigurationen hin?

1. Die P-Welle geht dem QRS-Komplex voraus.
2. Die P-Welle ist im QRS-Komplex verborgen oder ist am Ende des QRS-Komplexes erkennbar.
3. Die P-Welle folgt dem QRS-Komplex.
4. Es liegt ein elektrischer Alternans während der Tachykardie vor.

1.72 ✳

Was sind in der Inneren Medizin die **Maßnahmen der Erstversorgung?**

1.73 ✳✳✳

Orthotope **Herztransplantation:**

- Indikationen?
- Methoden zur Erkennung einer drohenden Abstoßungsreaktion?
- Frühsterblichkeit? Überleben nach 1 Jahr? Überleben nach 5 Jahren?
- Langzeitimmunsuppression?
- Langzeitrisiken?

1.74 ✳

Hypertensive Krise:

- Definition?
- Therapiemaßnahmen?

1.75 ✳✳

45-jährige Frau, Nichtraucherin, seit Jahren besteht eine grenzwertige Hypertonie bei familiärer Hypertoniebelastung. Seit Monaten wechselnd starker retrosternaler Brustdruck, meistens abhängig von körperlichen Belas-

tungen, nur geringe Besserung durch Einnahme von Nitropräparaten.

Untersuchungsbefunde: Die Patientin ist normgewichtig, Blutdruckwerte in Ruhe 160/95 mmHg. EKG unauffällig. Ergometrie: ST-Senkung von 0,2 mV in V_4 bis V_6 unter Ausbelastung mit 175 Watt. Echokardiogramm: mäßige Myokardhypertrophie mit einer diastolischen Wanddicke von 14 mm. Klinische Chemie: Basiswerte unauffällig. Koronarangiographie: keine stenosierende Atherosklerose.

- Verdachtsdiagnose?
- Sicherung der Diagnose?
- Differenzialdiagnose?
- Therapiemaßnahmen?

1.76 ✳✳

Wie teilt man die **chronische arterielle Hypotension** ein?

1.77 ✳✳

Periphere arterielle Verschlusskrankheit:

- Stadieneinteilung?
- Klinischer Nachweis und Stenoselokalisation?
- Therapieprinzipien?

1.78 ✳

Ursachen eines pathologischen **Extremitätenödems?**

1.79 ✳

Sofortmaßnahmen bei **akutem Lungenödem?**

1.80 ✳

Differenzialdiagnose des Symptoms **Thoraxschmerz?**

1

1.81 ✳

Welche Komplikationen können im Rahmen eines **akuten Myokardinfarkts** auftreten?

1.82 ✳

Anatomische Ursachen von angeborenen **Herz- und Gefäßanomalien?**

1.83 ✳✳

Beispiele für azyanotische und zyanotische Formen angeborener **Herz- und Gefäßanomalien** mit Kurzschlussverbindungen?

1.84 ✳✳

Endokarditisprophylaxe:

- Welche Herzfehler disponieren zu einer bakteriellen Endokarditis?
- Welche diagnostischen und therapeutischen Eingriffe bedürfen aufgrund der nachgewiesenen Bakteriämieinzidenz einer Endokarditisprophylaxe?
- Welche Antibiotika werden prä- und perioperativ zur Endokarditisprophylaxe eingesetzt?

1.85 ✳✳

24-jährige Frau, Z. n. fieberhaftem grippalem Infekt, etwa drei Wochen nach Entfieberung bemerkt die Patientin eine langsam, über Tage zunehmende Kurzluftigkeit, zunächst beim Treppensteigen, schließlich auch in Ruhe. Untersuchung durch den Hausarzt: die Patientin ist ruhedyspnoisch und orthopnoisch, RR 105/95 mmHg, während Inspiration: 90/80 mmHg, Herzfrequenz um 100/min, im Sitzen ist die V. jugularis prall gefüllt, die Leber ist vergrößert und druckempfindlich. Auskultatorisch leise Herztöne, Lungen unauffällig. EKG: Niedervoltage in Extremitäten- und Brustwandableitungen, geringgradige, aus der S-Zacke abgehende, konkave ST-Hebungen in allen Ableitungen.

- Verdachtsdiagnose?
- Weitere diagnostische Untersuchungen?
- Therapie?

1.86 ✳

Differenzialdiagnose der **Koronarinsuffizienz** an Hand typischer Befundkonstellationen:

	1	2	3	4	5	6	7	8
Angina pectoris	–	–	+	+	–	–	+	+
Pathologisches Belastungs-EKG	–	–	–	+	+	+	+	–
Pathologische Koronarographie	–	+	+	+	–	+	–	–

Wie lauten die Diagnosen der Befundkonstellationen 1 bis 8?

1.87 ✳

Indikationen und zur primär- und sekundärpräventiven Anwendung von **Antikoagulanzien** (Heparin, Dicumarole)? **Kontraindikationen** der Antikoagulanzientherapie?

1.88 ✳✳✳

Schock im OP

Die 54-jährige Hausfrau verspürt rechtsseitige, leicht kolikartige Unterbauch- und Flankenschmerzen. Kurzfristig Makrohämaturie. Aufnahme in eine Urologische Klinik, Anfertigung eines Abdomen-CT. Zwar wird der vermutete rechtsseitige Harnleiterstein nicht (mehr) entdeckt, aber eine 4 cm große Raumforderung in der Pankreasschwanzregion festgestellt. Unter dem Verdacht auf einen Tumor erfolgt bei der diesbezüglich beschwerdefreien Patientin am Folgetag eine Laparotomie. Intraoperativ kommt es bei Freilegung und beginnender Mobilisierung der Raumforderung zunächst zu massiver Tachykardie und einem RR-Anstieg auf 250 mmHg systolisch, innerhalb weniger Minuten gefolgt von rascher Ausbildung eines Lungenödems (Schaumabsaugung aus dem Tubus), eines Schocks mit RR von 70/40 mmHg sowie im EKG ST-Hebungen. Die Operation wird ohne Entfernung des Tumors abgebrochen, die Patientin nach Kreislaufstabilisierung mit Katecholaminen unter dem Verdacht auf einen intraoperativen Myokardinfarkt sofort einer Herzkatheteruntersuchung unterzogen. Die Koronarangiographie zeigt wider Erwarten vollkommen unauffällige Herzkranzgefäße, nicht den vermuteten thrombotischen Verschluss. Echokardiographisch und ventrikulographisch massiv verminderte Auswurffraktion des linken Ventrikels auf 20 % (normal > 60 %) bei Akinesie der gesamten distalen $^2/_3$ des Ventrikels. Lediglich die basalen Myokardabschnitte zeigen eine Kontraktion. Die Patientin ist im kardiogenen Schock, unter Katecholaminen leidlich zu stabilisieren. CK, CK-MB und Troponin 6 und 24 Stunden nach dem Ereignis nur mäßig erhöht. Sie wird in ein Herzchirurgisches Zentrum verlegt zur Prüfung der Option der Implantation eines Assist Device (Herzunterstützungssystem).

- Verdachtsdiagnosen?
- Sicherung der Diagnose?
- Therapie?

1.89 ✳

Ursachen chronischer **akraler Durchblutungsstörungen?**

1.90 ✳

Ursachen klinisch bedeutsamer (hereditärer und erworbener) vaskulärer **hämorrhagischer Diathesen?**

1.91 ✳

Welche Formen der **diabetischen Angiopathie** gibt es?

1.92 ✳✳

«**Kulturnegative**» **Endokarditis:** Ursachen, Therapie?

1.93 ✳✳

75-jähriger Mann, Raucher, wegen Diabetes Typ 2 und Hypertonie in ärztlicher Betreuung. Seit Jahren Claudicatio intermittens mit Wadenschmerzen im Rahmen einer bekannten arteriellen Verschlusskrankheit des klinischen Schweregrades IIa nach Fontaine. Seit wenigen Wochen Zunahme dieser Beschwerden mit kürzeren Wegstrecken im Sinne eines Stadium IIb, jetzt auch gehabhängige Schmerzen in beiden Oberschenkeln, ischialgiforme Schmerzen und Parästhesien in der unteren Körperhälfte; ferner Angaben über Völlegefühl nach Nahrungsaufnahme, Blähbauch und diffuse Schmerzen im Unterbauch.

Untersuchungsbefunde: RR 175/100 mmHg am re. Oberarm, Meteorismus +++, abgeschwächte Darmgeräusche, im unteren mittleren Abdomen tastet man eine apfelgroße, schwach pulsierende und druckschmerzhafte Resistenz. Die Pulse der A. femoralis, der A. poplitea und die Fußpulse sind bds. nicht tastbar. Kühle, livide Akren, keine trophischen Störungen. Serumkreatinin (↑).

- Verdachtsdiagnose?
- Sicherung der Diagnose?
- Therapie?

1.94 ✳✳

Wie ist der Nutzen (symptomatisch/prognostisch) von β-Blockern, Nitraten und Kalziumantagonisten (Dihydropyridine) bei der **koronaren Herzkrankheit und bei anderen Myokardischämiesyndromen** zu bewerten? Indikationen?

1

1.95 ✳

Einteilung der auskultatorischen **Lautstärke von Herzgeräuschen?**

1.96 ✳✳

Eine 54-jährige Frau erleidet beim Sport eine Verletzung des linken Knies: Impressionsfraktur des linken lateralen Schienbeinkopfes mit Abriss des linken Außenmeniskus → Operation. Postoperativ wird eine Thromboseprophylaxe mit täglich 2 × 5000 IE Heparin s.c. (= Low-dose-Regime) durchgeführt. Nach sieben Tagen Zeichen der tiefen Beinvenenthrombose links, nach weiteren zwei Tagen auch am rechten Unterschenkel. Daraufhin wird die Antikoagulation auf eine intravenöse Heparintherapie (1600 IE/h) unter PTT-Kontrolle umgestellt. Nach weiteren drei Tagen verschlechtert sich der Zustand der Patientin dramatisch mit akuter Dyspnoe, Schockzustand und einer Halbseitenparese rechts mit motorischer Aphasie. Aufgrund vertiefter Untersuchungen (Pulmonalis-CT, CT-Schädel) werden multiple Lungenembolien und ein ischämischer Hirninfarkt (li.) erfasst. Keine Petechien oder Purpura der Haut.

- Verdachtsdiagnose?
- Sicherung der Diagnose?
- Therapie?

1.97 ✳✳

Ein **elektrischer Alternans** des QRS-Komplexes deutet auf welche Anomalie hin? Alternierend **wechselnde Dauer** des QRS-Komplexes tritt auf bei?

1.98 ✳

Ein Patient mit akutem Myokardinfarkt steht unter einer oralen Therapie mit Phenprocoumon (Marcumar®) mit einem INR-Wert um 3,0. Besteht eine Kontraindikation zur **Thrombolyse?**

1.99 ✳✳

Nebenwirkungen von **Amiodaron (Cordarex®)?**

1.100 ✳

Auslösung, Ursache und Therapie des benignen paroxysmalen **Lagerungsschwindels?**

1.101 ✳

Bei der Differenzialdiagnose **demenzieller Erkrankungen** unterscheidet man a) primär degenerative Erkrankungen, und b) sekundäre Demenzformen. Beispiele aus beiden Gruppen?

1.102 ✳✳

25-jähriger Mann klagt seit 14 Tagen über episodische bilaterale Kopfschmerzen, zeitweise mit Übelkeit und Erbrechen, leichte Nackenschmerzen. Dann schlagartig einsetzender, massivster Nackenkopfschmerz mit Ausstrahlung in den Hals- und Rückenbereich, zusätzlich Übelkeit und Erbrechen, der Patient ist somnolent. Bei der neurologischen Untersuchung finden sich bei der passiven Nackenbeugung eine Nackensteifigkeit und das Brudzinski-Zeichen (Anziehen der Beine).

- Verdachtsdiagnose?
- Erstversorgung?
- Weiteres diagnostisches Vorgehen?

1.103 ✳✳

35-jährige Frau, seit Jahren etwa in monatlichen Abständen auftretende, in Minuten einsetzende doppelseitige Kopfschmerzen, die von Übelkeit, zeitweise Erbrechen, Lichtscheu, Sprechstörungen begleitet sind und denen eine visuelle Aura mit Gesichtsfeldausfällen und Flimmerskotom (Strahlenkranz) vorausgeht. Kein Schwindel, kein Ohrensausen, keine Hörminderung. Anfallsbegünstigend: Alkohol, emotionale Belastungen, bestimmte Wetterlagen, Menstruation. Positive Familienanamnese.

- Diagnose?
- Differenzialdiagnose?
- Akuttherapie?
- Medikamentöse Anfallsprophylaxe?

1.104 ✻✻✻

Brugada-Syndrom:

- Ursache und EKG-Manifestation?
- Klinik?
- Therapie und Prognose?

1.105 ✻

65-jähriger Mann, schon seit fünf Jahren wegen Erschöpfbarkeit, Konzentrations- und Antriebsmangel und Neigung zu depressiven Verstimmungen im beruflichen Ruhestand, keine neurologischen Vorerkrankungen, keine Schädel-Hirn-Traumen. In Jahresfrist schrittweise Verschlechterung der raschen Auffassung, Gedächtnisminderung (Merkfähigkeit), Störungen der Orientierung, Wortfindungsstörungen, gelegentliche nächtliche Verwirrtheit. Keine neurologischen Herdzeichen, CT unauffällig, altersentsprechende Basislaborbefunde. EEG unauffällig.

- Verdachtsdiagnose?
- Differenzialdiagnose?

1.106 ✻✻

78-jähriger Mann, behandelte Hypertonie, zweimaliger Myokardinfarkt, zuletzt vor zwei Jahren, jetzt recht gute körperliche Belastbarkeit, keine Angina pectoris, vor zwei Tagen erlebte er auf dem linken Auge eine wenige Minuten dauernde Sehunfähigkeit, in den letzten 24 Stunden verspürte er etwa 30 min

lang eine Schwäche der rechten Hand und des rechten Armes, begleitet von Wortfindungsstörungen bei klarem Wortverständnis. Der hinzugezogene Hausarzt (Internist) findet keine neurologischen Ausfallssymptome, Blutdruck 170/95 mmHg, diskretes Strömungsgeräusch über der A. carotis links, regelmäßiger Rhythmus; er vermutet eine zerebrale TIA (transient-ischämische Attacke) und überweist den Patienten in eine neurologische Abteilung zur weiteren Abklärung.

Stationäre Untersuchungsbefunde: BSG, Kreatinin, Blutzucker, rotes und weißes Blutbild, basaler Gerinnungsstatus normal. EKG: Sinusrhythmus, Z.n. Anteroseptalinfarkt. Echokardiogramm: keine Thromben oder anderen Emboliequellen (li. Ventrikel, li. Vorhof). Computertomographie: keine Herdbefunde. Duplexsonographie der extrakraniellen Gefäße: 80%ige Stenose der Carotis interna links 1 cm oberhalb der Bifurkation. CT-Angiographie: Bestätigung des Ultraschallbefundes.

- Diagnose?
- Differenzialdiagnose (Ausschluss)?
- Therapie (einschl. Ausschlusskriterien)?
- Langzeittherapie?

1.107 ✻✻✻

Tachykardien mit breitem QRS-Komplex: Welche Kriterien gestatten eine Unterscheidung zwischen einer supraventrikulären Tachykardie mit aberrierender Kammerleitung und einer ventrikulären Tachykardie?

1.108 ✳✳

Schock nach der Busreise

Die 44-Jährige hatte mit ihrer Familie an einem Tages-Busausflug an den herbstlichen Bodensee teilgenommen. Müde, aber zufrieden treffen alle nach einer mehrstündigen Rückfahrt abends spät wieder zuhause ein. Am nächsten Morgen bemerkt die Frau beim Aufstehen ein leichtes Schweregefühl des rechten Unter- und Oberschenkels, kurz nach der Morgentoilette verspürt sie plötzlich massive Luftnot, verbunden mit Todesangst und einem mittelstarken Druckgefühl unter dem Sternum. In kurzer Zeit wird sie kaltschweißig, benommen, ist im Liegen gerade noch ansprechbar, zyanotisch. Der Ehemann verständigt den Notarzt, der nach Eintreffen folgende Befunde erhebt: schwerstkrank wirkende Patientin, zentrale Zyanose, RR 80/50 mmHg, regelmäßige Tachykardie 128/min, deutliche Halsvenenstauung, kein Herzgeräusch, Lungen beidseits normal belüftet. Rechter Unter- und Oberschenkel mäßig geschwollen, druckschmerzhafte Wade.

Anamnestisch zu erfahren: Einnahme eines oralen Kontrazeptivums, Mutter der Patientin hatte eine Beinvenenthrombose im Alter von 58 Jahren.

- Verdachtsdiagnosen?
- Sicherung der Diagnose?
- Therapie?

1.109 ✳

Ursachen und Symptomatik der **vertebro-basilären Insuffizienz?**

1.110 ✳✳

Duplizität der paradoxen Fälle:

Die **erste** 28-jährige Patientin berichtet über mehrere Beinvenenthrombosen bds. in der Vorgeschichte. Wegen Beinschwellungen im Sinne eines post-thrombotischen Syndroms, die nach längerem Stehen (beruflich bedingt) auftreten, trägt sie Kompressionsstrümpfe. Derzeit keine Medikation, insbesondere keine Antikoagulanzien, keine Ovulationshemmer. Bemerkenswert ist auch eine Thromboseneigung bei der Mutter der Patientin. Jetzt: Am frühen Morgen wacht die Patientin mit Übelkeit und Schwindel auf, bemerkt ein Ameisenlaufen der rechten Körperhälfte, versucht daraufhin aufzustehen und bemerkt eine Schwäche der rechten Hand und des rechten Beines.

Untersuchungsbefunde: keine Einschränkung des Bewusstseins, voll orientiert; homonyme Quadrantenhemianopsie rechts oben; Hypästhesie der rechten Gesichtshälfte einschl. Hals-Schulterregion; Hemiparese rechts, Babinski-Reflex rechts positiv; übriger körperlicher Befund (einschl. RR, HF) unauffällig. Klinische Chemie (Laborbasis) normal. MRT (Schädel): kleines hyperintenses Areal im hinteren Schenkel der Capsula interna links. CT- Angiographie (extra- und intrakranielle Arterien): unauffällig. Duplexsonographie (A. carotis und vertebralis bds.): unauffällig. EEG: kein Herdbefund, keine Krampfpotentiale. Transthorakale Echokardiographie: Normalbefund, insbesondere keine vergrößerten Herzhöhlen, kein Nachweis intrakavitärer Thromben. In der transösophagealen Echokardiographie erkennt man während des Valsalva-Manövers und Kontrastgabe einen Übertritt von Kontrastbubbles vom rechten in den linken Vorhof im Sinne eines Rechtslinks-Shunts. Zusätzlich starke Auslenkungen des Vorhofseptums. Kein Nachweis eines Vorhofseptumdefektes.

Die **zweite** 28-jährige Patientin berichtet über eine plötzlich einsetzende, für 3 Minuten anhaltende Schwäche und Kraftlosigkeit der linken Hand und des linken Beins direkt nach Aufstehen aus hockender Stellung, die sie für längere Zeit eingenommen hatte. Völliges Verschwinden der Symptomatik nach wenigen Minuten. Keine Thrombosen in der Vorgeschichte, keine positive Familienanamnese.

Keine oralen Kontrazeptiva, Nichtraucherin. Neurologischer und internistischer Untersuchungsbefund unauffällig. Klinische Chemie (Laborbasis) normal. MRT (Schädel): winziges hyperintenses Areal in der Capsula interna rechts. Duplexsonographie (A. carotis und vertebralis bds.): unauffällig. Transthorakale Echokardiographie: Normalbefund, insbesondere keine vergrößerten Herzhöhlen, kein Nachweis intrakavitärer Thromben. In der transösophagealen Echokardiographie erkennt man während des Valsalva-Manövers und Kontrastgabe einen Übertritt von Kontrastbubbles vom rechten in den linken Vorhof im Sinne eines Rechts-links-Shunts. Zusätzlich starke Auslenkungen des Vorhofseptums. Kein Nachweis eines Vorhofseptumdefektes.

- Diagnosen und (kausale)Verdachtsdiagnose?
- Sicherung der kausalen Verdachtsdiagnose?
- Differenzialdiagnose?
- Akuttherapie?

1.111 ✳

Ursachen eines **Schlaganfalles?**
Formen **ischämischer Insulte?**

1.112 ✳✳

Ursachen einer **kardiogenen Embolie?**

1.113 ✳✳

Allgemeine Richtlinien zur Erstversorgung bei **apoplektischem Insult?**
Langzeittherapie?

1.114 ✳✳

Stadieneinteilung und Prognose **zerebraler Perfusionsstörungen?**

1.115 ✳✳

Operationsindikation bei asymptomatischer und bei symptomatischer **Karotisstenose?**

1.116 ✳✳✳

Au Backe

Die 19-jährige Arzttochter aus Deutschland wollte nach erfolgreichem Abiturabschluss einige Monate in der französischen Schweiz verbringen, einmal, um ihre Kenntnisse in Französisch zu verbessern, und zum anderen, um während dieser Zeit sich als Au-pair-Mädchen den Lebensunterhalt zu verdienen. Kurz vor der geplanten Abreise meldete sich einer ihrer Backenzähne mit heftigsten Schmerzen. Gott sei Dank konnte der Zahnarzt ihr rasch helfen, auch wenn es ein wenig blutig zuging, durch Beseitigung eines Wurzelgranuloms. Schmerzfrei und zufrieden trat sie ihre Reise an. In der Schweizer Bergwelt kam sie bei einer vielbeschäftigten Hoteliersfamilie unter, der die Hilfe bei der Beaufsichtigung der Kinder sehr gelegen kam. – Die Sommerwochen verliefen ungetrübt im Umgang mit den Kindern und im Kreis der Familie. – Nach etwa vier Wochen Aufenthalt fühlt sich die 19-Jährige zunehmend unwohl, müde, appetitlos, leistungsschwach, schildert Glieder- und Gelenkschmerzen ohne katarrhalische Symptome, kein Husten, jedoch Nachtschweiß, Wärmegefühl, es werden abendliche Temperaturen wiederholt um 38.3 °C gemessen und nach einem heftigen Schüttelfrost in der Nacht (etwa fünf Tage nach Krankheitsbeginn) wird die Patientin dem internistischen Chefarzt des örtlichen Hospitals zur ambulanten Untersuchung vorgestellt. Erstuntersuchung: Die Patientin ist blass mit den klinischen Zeichen einer leichten Anämie; mit P. m. am Erb-Punkt auskultiert der Internist ein frühdiastolisch einsetzendes, hochfrequentes Herzgeräusch von geringer Lautstärke (2/6), das etwa bis zur Mitte der Diastole reicht. RR 140/85 mmHg, regelmäßige Pulsfrequenz 84/min, gut gefüllter Radi-

1

alispuls. EKG: Indifferenztyp, Sinusrhythmus im normalen Frequenzbereich, vereinzelte ventrikuläre ES monotopen Ursprungs. Röntgen-Thorax: geringgradig nach links ausladender Herzschatten, Lungengefäßzeichnung unauffällig. Echokardiographie: im M-mode und 2D geringgradiges diastolisches Flattern des vorderen Mitralsegels, der enddiastolische Durchmesser des linken Ventrikels ist (noch) nicht vergrößert, hochnormale systolische Durchmesserverkürzung, Klappenvegetationen nicht eindeutig erkennbar. Aortenklappe bikuspid angelegt (zweiseglig statt dreiseglig). Im Farbdoppler diastolischer Reflux aus der Aorta in den linken Ventrikel (Schweregrad II von IV). CRP 8,2 mg/dl (normal < 0,5), Leukozytose 12 500 mit Linksverschiebung, mittelgradige normochrome Anämie. Elpho: erhöhte α_1- und α_2-Globulinkonzentration. Urin: Erythrozyturie, geringgradige Proteinurie

- Verdachtsdiagnose?
- Sicherung der Diagnose?
- Soforttherapie?

1.117 ✷✷

Bewusstlos aufgefunden

Die 83-jährige Frau wird von Nachbarn bewusstlos und offenkundig «leblos» – weil ohne Atmung – aufgefunden. Der herbeigerufene Notarzt stellt den Stillstand von Atmung und Herzschlag fest, ferner kalte Haut, Blässe, maximal erweiterte, lichtstarre Pupillen, periphere Zyanose, flächenhaft confluierte Flecken an allen abhängigen Körperpartien, nicht zu öffnendes Kiefergelenk, keine Leichenstarre.

- Besteht eine Indikation für Reanimationsmaßnahmen?
- Sind die sicheren Zeichen des eingetretenen Todes erkennbar?
- Sind weitere sichernde Maßnahmen geboten?

1.118 ✷✷✷

Marfan-Syndrom
Ursache, klinische Manifestationen, Therapieansätze?

1.119 ✷✷✷

Old age is not so bad, if you consider the alternative

Der 83-jährige Mann war von Beruf Journalist, abgesehen von grippalen Infekten ohne Komplikationen keine ernsthaften Erkrankungen in den letzten Jahren; bis noch vor wenigen Monaten war er bei seinem täglichen Spaziergang verhältnismäßig gut leistungsfähig, auch leichtes Bergangehen mühelos. Er schildert sich als geistig aktiv, ist immer noch schriftstellerisch tätig, gute Konzentrationsfähigkeit, in Jahren zunehmende Vergesslichkeit (Kurzzeitgedächtnis) und Schlafstörungen. Geringer Alkoholkonsum, Nichtraucher, bisher keine Einnahme von Medikamenten. Seit etwa sechs Wochen habe die körperliche Leistungsfähigkeit merklich abgenommen, vermehrt Kurzluftigkeit beim Bergangehen und nach Ersteigen schon eines Stockwerkes, dabei leichter Druck hinter dem Brustbein, in Ruhe bis vor kurzem weitgehend beschwerdefrei. In der letzten Nacht sei er gegen Morgen mit heftiger, d. h. als bedrohlich empfundener Atemnot, Hustenreiz und rasselnden Geräuschen über der Brust aufgewacht, geringe Besserung in aufrechter Körperlage. Der herbeigerufene Notarzt habe ihm Sauerstoff angeboten, ihn über Herz und Lungen abgehört, ihm eine Zerbeißkapsel (Nitroglycerin) gegeben, eine intravenöse Injektion (Furosemid) verabreicht, ein EKG registriert und danach den Patienten in die Klinik eingewiesen.

Untersuchungsbefunde: leichte Ruhedyspnoe, Orthopnoe, RR 90/75, Pulsfrequenz um 100 und rhythmisch, über allen basalen Lungenabschnitten auskultiert man zahlreiche grobblasige feuchte Rasselgeräusche, keine Infiltrationszeichen (d.h. keine ohrnahen RG), keine Ergusszeichen (d.h. keine Dämpfung). Mit P.m. am 2. ICR parasternal rechts auskultiert man ein mittellautes, fast holosystolisches 4/6-Geräusch mit Pressstrahlcharakter, das ins Jugulum und abgeschwächt in beide Carotiden fortgeleitet wird. EKG: Sinustachykardie um 95/min, in den Brustwandableitungen finden sich die Zeichen einer Linkshypertrophie (Sokolow-Index positiv), deutlich ausgeprägte präterminale ST-T-Strecken-Senkung. Röntgen-Thorax: der linke Ventrikel ist vergrößert, die Aorta ascendens erweitert, die Aortenklappe verkalkt, der linke Vorhof mittelgradig vergrößert, deutliche Zeichen der venösen Lungenstauung. M-mode und 2D-Echokardiographie: kalzifizierte Aortenklappe mit verminderter Segelseparation, Hypertrophie des linken Ventrikels, der enddiastolische Durchmesser ist vergrößert auf 65 mm (normal < 56 mm), die systolische Durchmesserverkürzung (21 %, normal > 30 %) bzw. die Auswurffraktion (43 %, normal > 60 %) sind vermindert; CW-Doppler: maximaler instantaner Druckgradient an der Aortenklappe mit 105 mmHg extrem erhöht (normal < 5 mmHg), die Aortenklappenöffnungsfläche ist gemäß der Kontinuitätsgleichung hochgradig vermindert mit 0,5 cm². Diastolische Relaxationsstörung des linken Ventrikels mit E<A im Mitralflussdoppler und verlängerter Dezelerationszeit. Linksherzkatheter, Aortographie und Koronarangiographie: der systolische Gipfel-Gipfel-Druckgradient an der Aortenklappe ist mit 70 mmHg, der maximale instantane mit 105 mmHg stark erhöht, der enddiastolische Druck des linken Ventrikel ist mit 21 mmHg deutlich erhöht. Gemäß Gorlin-Formel errechnet sich eine Aortenklappenöffnungsfläche von 0,55 cm². Die Aorta ascendens ist mit 52 mm Durchmesser deutlich dilatiert, geringgradiger diastolischer Reflux in den linken Ventrikel im Sinne einer Aortenklappeninsuffizienz I°. Geringgradige proximale Stenosierungen im Bereich der LAD und der rechten Koronararterie.

- Diagnosen?
- Waren die Maßnahmen des erstversorgenden Arztes (Notarzt) richtig?
- Welche Therapiemaßnahmen stehen im weiteren Ablauf zur Verfügung, insbesondere unter Berücksichtigung des Alters, des klinischen Schweregrades und der Prognose?

1.120 ✳✳✳

Herzstechen einmal anders

Der 56-jährige, vorzeitig pensionierte Polizeibeamte hatte es sich zur Gewohnheit gemacht, seinen Hund morgens und abends in die seinem Wohnviertel nahe gelegenen Grünanlagen auszuführen. Es war an einem schwülen Sommerabend, als das Ehepaar wieder dahin unterwegs war und auf dem gegenüberliegenden Gehsteig zwei Männer beobachtete, die, offensichtlich in einen heftigen Streit verwickelt, sich in einer fremden Sprache anschrien, schließlich auch handgreiflich wurden, der eine den anderen zu Boden schlug und dann noch voll Wut auf ihn mit Füßen trat; aber auch die Hartnäckigkeit und Zähigkeit des Unterlegenen schien dem brutalen Kampf kein Ende setzen zu wollen. Den Pensionisten packte, entgegen den heftigen Einreden seiner Frau ein Impuls hinüberzugehen, um den Streit zu schlichten. Inzwischen war der unterlegene Gegner wieder aufgesprungen, und der Schlichter versuchte, mit körperlichem Einsatz sich zwischen die Kämpfenden zu drängen. In dem Gemenge der nun drei wild herumfuchtelnden Männer verspürt der Schlichter plötzlich einen stechenden Schmerz in den linken Brustseite, er fällt hin, fühlt sich nahe einer Ohnmacht mit Übelkeit und die herbeigeeilte Ehefrau stellt zu ihrem Entsetzen ein blutig durchtränktes Hemd fest; sie schreit um Hilfe, von den beiden Streitenden ist dann keiner mehr zu sehen, von einem Gemüseladen aus wird der Notarzt verständigt, schon vor dessen Eintreffen hält ein Privatwagen an, um den Verletzten mit seiner Frau in eine benachbarte, kleine Unfallklinik (Belegarztklinik) zu bringen. Erstbefunde in der Notaufnahme: blutende Wunde im 9. bis 10. ICR links handbreit parasternal (Messerstich?), RR 80/60 mmHg mit Tachykardie um 100/min. Inspiratorische Abnahme der Pulsfüllung, d.h. des Blutdrucks (Pulsus paradoxus). Der Patient ist blass, kalte Akren, kalter Schweiß, beginnend eingetrübt, die Halsvenen sind prall gefüllt. EKG: Sinustachykardie um 105/min, periphere und zentrale Niedervoltage Erstversorgung: Flachlagerung, Beine erhöht, Anlegen eines venösen Zuganges, Infusion eines kolloidalen Plasmaexpanders.

Der Patient trübt in den nächsten 10 min progredient ein und ist schließlich nicht mehr ansprechbar. Kein tastbarer Puls, RR nicht messbar, zentraler Venendruck: 30 cmH$_2$O. Röntgen-Thorax (Durchleuchtung am liegenden Patienten): Herzrandbewegung aufgehoben. Echokardiogramm: nicht verfügbar. *Erste Diagnose:* Perikardtamponade nach Messerstichverletzung, kardiogener (und hypovolämischer) Schock.

Der diensthabende Oberarzt sieht angesichts der akuten Lebensgefahr keine Möglichkeit mehr, den Patienten in eine größere Klinik mit thoraxchirurgischer Einrichtung zu verlegen und entschließt sich ohne weiteren Zeitverzug und nach Einleitung der Narkose und Fortsetzung der Volumenersatztherapie zu einer *Notthorakotomie* durch Inzision des 9. ICR links, palpiert nach örtlicher Blutstillung einen prall gefüllten Perikardbeutel, aus dem sich nach Inzision etwa 1 l hellroten Blutes entleert und absaugen lässt. Sekunden danach steigt der arterielle Blutdruck an und fällt der erhöhte Venendruck zu niedrignormalen Werten ab. Die Volumenersatztherapie wird fortgesetzt, der Operateur öffnet nun den Herzbeutel und erkennt eine schlitzartige, blutende Verletzung des Myokards, die er mit einzelnen tief greifenden Umstechungen schließt und trockenlegt. Nach diesem zunächst erfolgreichen, weil lebensrettenden Eingriff erholt sich der Patient erfreulich schnell und wird nach Wundheilung und kardiologischer Kontrolluntersuchung, die keinen pathologischen Befund am Herzen ergibt, mit einem Rezept zur Eisensubstitution bei leichter Eisenmangel-Anämie (nach Blutverlust) aus der Klinik entlassen.

Weiterer Verlauf: Nach etwa drei Monaten wird der Patient zu einer kardiologischen Kontrolluntersuchung einbestellt. Er selbst gibt an, sich seit dem Zwischenfall nicht richtig erholt zu haben und seine frühere körperliche Leistungsfähigkeit (z.B. beim Spazierengehen, Treppensteigen) nicht wiedererlangt zu haben.

Untersuchungsbefunde: RR 135/85 mmHg, regelmäßiger Ruhepuls um 85/min, die V. jugularis ist im Sitzen nicht gefüllt, keine Ruhedyspnoe, Belastungsdyspnoe bei sonst unauffälliger Ergometrie (klinischer Schweregrad II). EKG: über der Ableitung V$_5$ findet sich eine terminal negative T-Welle. Röntgen-Thorax: der Herzschatten ist im Transversaldurchmesser leicht vergrößert, am linken Herzrand, oberhalb der Herzspitze, ist eine kleinapfelgroße Ausbuchtung zu erkennen. Beide Hili sind geringgradig verbreitert, leicht vermehrte venöse Lungengefäßzeichnung. Echokardiogramm (2-D): regionale systolische Auswärtsbewegung (Dyskinesie) bei stark verdünntem Myokard mit fehlender systolischer Wandverdickung im spitzennahen linksventrikulären Myokard bei gleichzeitiger geringer Hyperkinesie der übrigen linksventrikulären Myokardabschnitte, normale Septumdicke und -bewegung. *Zweite Diagnose*: Traumatisch bedingtes Herzwandaneurysma (postoperativ), Herzinsuffizienz des klinischen Schweregrades II. Indikation zur operativen Aneurysmektomie, operativer Zugang via Sternotomie.

Die *Zweitoperation* in einer herzchirurgischen Klinik verläuft erfolgreich, der Patient wird nach zehn Tagen beschwerdefrei, wenngleich erholungsbedürftig nach Hause entlassen.

Weiterer Verlauf: Auch dieses Mal erholt sich der Patient nur langsam von den Folgen des zweiten Eingriffes, nach Monaten wird er zunehmend kurzluftig schon beim Ersteigen eines Stockwerkes, berichtet über Völlegefühl nach dem Essen, aufgetriebenen Leib, Blähungen, Druckgefühl im rechten Oberbauch ohne Kolikattacken und bemerkt einen zunehmenden Umfang beider Unterschenkel sowie Wassereinlagerungen am Fußrücken mit Dellenbildung.

Untersuchungsbefunde: der Patient ist leicht ruhedyspnoisch und belastungsdyspnoisch (klin.Schweregrad III), Orthopnoe, im Sitzen prall gefüllte Jugularvenen, RR 95/80 mmHg, Ruhetachykardie um 100/min. Hörbarer III. Herzton («pericardial knock»). Die Leber ist mit 13 cm in der MCL deutlich vergrößert, konsistenzvermehrt und druckempfindlich, Meteorismus, geringgradiger Aszites, deutlich ausgeprägte Unterschenkelödeme bds.

- Dritte Diagnose?
- Diagnosesichernde Untersuchungen?
- Differenzialdiagnose?
- Therapieentscheidung?

1.121 ✳✳✳

Tödlicher Familienfluch

Ein Schatten liegt über der Familie des Patienten. Ein Onkel väterlicherseits starb im 47. Lebensjahr während einer Hochzeitsfeier, dessen Sohn als Soldat während einer Marschübung; ein Bruder unseres Patienten wurde im frühen Kindesalter in seinem Bett tot aufgefunden, ein zweiter Bruder starb im Schulalter nach mehreren Attacken von Bewusstlosigkeit nach Notfalleinlieferung in eine Klinik (Notfall-EKG: «Kammertachykardien»), die zwei noch lebenden erwachsenen Geschwister fühlen sich vom Tode bedroht, der eine, unverheiratet, ist deshalb in psychiatrischer Betreuung, die Schwester, verheiratet, möchte dem unheimlichen Familienschicksal durch freiwillige Kinderlosigkeit begegnen. Unser Patient ist nun 35 Jahre alt geworden, verheiratet, arbeitet als Schreiner, keine sportlichen Aktivitäten. Er berichtet über Anfälle von Herzjagen (selbstlimitie-

rend) seit etwa 2 Jahren, die in mehrmonatigen Abständen ohne bekannten äußeren Anlass und unabhängig von körperlicher Belastung auftreten, von mittelgradiger Atemnot und Brustenge begleitet sind; vor kurzem sei er auf der Straße plötzlich bewusstlos geworden, aber nach wenigen Sekunden wieder auf den Beinen gewesen. Es bestehe eine eingeschränkte körperliche Leistungsfähigkeit mit Luftnot bei Alltagsbelastungen, zunehmende Tendenz innerhalb der letzten beiden Jahre.

Kardiologische Untersuchungsbefunde: hebender Herzspitzenstoß, mit P.m. 3. und 4. ICR links parasternal: 3/6 Crescendo-decrescendo-Systolikum, Verstärkung während der Pressphase des Valsalva-Manövers, IV. Herzton. Rö-Thorax: vergrößerter Transversaldurchmesser des Herzens, der linke Vorhof und der linke Ventrikel erscheinen vergrößert. EKG: deszendierende ST-Streckensenkungen V_4 bis V_6, II, III, aVF, pathologische Q-Zacken in den linkspräkordialen Ableitungen, deutlich erhöhter Sokolow-Index als Zeichen einer ausgeprägten linksventrikulären Hypertrophie. Echokardiographie: massive, basale Septumhypertrophie mit diastolischer Septumdicke von 28 mm (normal < 11), homogene, mäßige Hypertrophie des restlichen Myokards (bis 13 mm), kleines Cavum des linken Ventrikels mit systolischer Einengung des Ausflusstraktes, vergrößerter linker Vorhof mit 52 mm (normal < 40). Systolische Anteriorbewegung des Mitralklappenapparates (SAM-Phänomen), frühsystolische, passagere Konvergenz der Aortenklappensegel. Doppler: intraventrikulärer, subvalvulärer maximaler systolischer Druckgradient von 140 mmHg mit typischem konkavem Anstieg und spätem Gipfel, verlängerte Dezelerationszeit und E < A als Zeichen der Relaxationsstörung. Farbdoppler: intraventrikuläre, subvalvuläre Turbulenz, mäßige Mitralinsuffizienz II°. Herzkatheter mit Ventrikulographie: enddiastolischer li. Ventrikeldruck auf 22 mmHg erhöht, intraventrikulärer systolischer Druckgradient: 120 mmHg, Hypertrophie der Vent-

1

rikelwände und der Trabekelstruktur, Vorwölbung des Septums während Kammersystole («Sanduhrform»), Mitralinsuffizienz II°. Koronarangiographie: Normalbefund.

- Diagnose?
- Therapieverfahren (allgemein und in diesem Falle)?

1.122 ✳✳✳

Ungewollte «Luftveränderung»

Fall A. Der 40-jährige Apotheker hatte sich vor 6 Monaten selbstständig gemacht und eine Apotheke übernommen. Den 16-stündigen Arbeitstag im Rahmen des Geschäftsaufbaus kompensierte er mit steigendem Alkoholkonsum von mindestens 1 (bis 2) Flaschen Wein abends, häufig zusätzlich mehrere Whisky. Seit ca. 2 Monaten bemerkt er eine zunehmende Leistungsminderung mit rascher Ermüdbarkeit, Luftnot nach 1 Etage, in den letzten Tagen zunehmende Ruhedyspnoe, leichter, ungerichteter Schwindel im Stehen, Nykturie 3×. Gewichtszunahme von 6 kg mit Schwellung der Knöchel. Beunruhigt lässt er sich internistisch/kardiologisch untersuchen: RR 85/60 mmHg, Tachykardie 115/min, III. Herzton, 2/6 Mitralinsuffizienz-Systolikum, über beiden Lungenunterfeldern feinblasige Rasselgeräusche, rechts basal 4 cm Dämpfung, geringe Halsvenenstauung, Leber 2 cm unter Rippenbogen palpabel, geblähtes Abdomen ohne Asziteshinweis, mäßige Beinödeme bds. EKG: Sinustachykardie 112/min, inkompletter LSB. Rö-Thorax: stark vergrößerter Herzschatten (Herz-Thorax-Quotient 0,7), deutliche pulmonalvenöse Stauungszeichen, rechtsbasaler Pleuraerguss. Echokardiographie: enddiastolisch stark dilatierter linker Ventrikel (EDD 72 mm, normal < 56), homogen extrem verminderte Kontraktion mit einer Durchmesserverkürzung von 5 % (n > 30 %) bzw. einer Auswurffraktion von 12 % (n > 60 %), Mitralinsuffizienz II° an morphologisch unauffälliger Klappe, linker Vorhof mit 51 mm mäßig dilatiert (n < 40 mm).

Rechter Ventrikel und rechter Vorhof mittelgradig dilatiert, geringe Trikuspidalinsuffizienz, Nachweis einer pulmonalen Hypertonie anhand eines systolischen Druckgradienten (gemessen am Trikuspidalinsuffizienzsignal) zwischen RV und RA von 52 mmHg. Kein Perikarderguss. Herzkatheteruntersuchung wenige Tage nach initialer Rekompensation: systolischer Aorten- und Ventrikeldruck 85 mmHg, LVEDP 30 mmHg. In der Ventrikulographie Auswurffraktion 10 %, unauffällige Koronarangiographie. Der Rechtsherzkatheter zeigt einen PC-Druck von 29 mmHg, systolischer Pulmonalisdruck 54 mmHg, diastolisch 30 mmHg, im Mittel 39 mmHg. Herzzeitvolumen und Herzindex stark erniedrigt mit 3,2 l/min bzw. 1,6 l/min/m². Lungengefäßwiderstand mit 250 dyn × s × cm⁻⁵ mäßig erhöht. In der Myokardbiopsie kein Nachweis von Lymphozyten oder Makrophagen, molekularbiologisch (PCR, In-situ-Hybridisierung) kein Nachweis von Virusgenom. Labor: Natrium 132 mmol/l, Kreatinin 1,9 mg/dl, γ-GT 345 U/l, GOT 276 U/l, GPT 255 U/l, Bilirubin 2,2 mg/dl, NT-proBNP 8642 ng/l (normal < 110).

Fall B. Der 32-jährige, bisher völlig gesunde und sportlich durchtrainierte Lehrer fühlt sich am Tag vor einem Tennisturnier leicht fiebrig, bemerkt Kratzen im Hals sowie diffuse Gliederschmerzen («wie Muskelkater»). Am nächsten Tag gesellt sich Heiserkeit und Husten hinzu, jetzt werden häuslich Temperaturen um 37,8 °C gemessen. Seine Frau, praktizierende Kinderärztin, inspiziert Mund und Pharynxregion ihres Mannes und erkennt eine diffuse Rötung des hinteren Pharynx und ein Enanthem des weichen Gaumens. Sie meint, es handele sich um einen grippalen (viralen) Infekt und rät ihm zur körperlichen Schonung und Aspirin. Er selbst fühlt sich seiner Tennismannschaft verpflichtet und nimmt an den zwei folgenden Tagen mit je drei bis vier Stunden an dem Match teil, fühlt sich danach schlapp, erholt sich aber in den nächsten Tagen rasch und ist nach etwa einer Woche ohne weitere Maßnahmen beschwerdefrei. In den folgenden Wochen und Monaten erreicht er nicht mehr ganz seine volle körperliche Leistungsfähigkeit im Sport. Seine verminderte Kondition, d.h. leichte Atemnot, eine vermehrte Ermüdbarkeit und gelegentliches Herzstolpern bei körperlicher Anstrengung zwingen ihn, belastendes Tennistraining aufzugeben. Ein von der Ehefrau registriertes EKG erfasst vereinzelte, monotope ventrikuläre Extrasystolen, ein Couplet. Nach weiteren drei Monaten bessert sich dieser Zustand trotz weitgehender körperlicher Schonung nicht, und er begibt sich auf dringendes Anraten seiner Frau zu einem Kardiologen.

Untersuchungsbefunde: RR 110/80 mmHg, Pulsfrequenz um 90/min, vereinzelte ES, Thorax auskultatorisch o.B. EKG: s.o. Echokardiogramm: ausgerundete Herzspitze, leicht vergrößerter enddiastolischer Durchmesser des li. Ventrikels (EDD 59 mm), normale Wanddicke des linken Ventrikels (ca. 10 mm), globale, homogene Kontraktionsminderung des li. Ventrikels, systolische Durchmesserverkürzung mit 20 % und Auswurffraktion mit 41 % mittelgradig vermindert, ES-Abstand vergrößert (12 mm). Ergometrie: Abbruch bei 100 Watt wegen Kurzluftigkeit und muskulärer Ermüdbarkeit, der altersbezogene Sollwert wird somit nicht erreicht, in der letzten Belastungsstufe gehäuftes Auftreten ventrikulärer Extrasystolen heterotopen Ursprungs, zwei Couplets. Röntgen-Thorax: grenzwertiger Transversaldurchmesser des Herzens, sonst o.B. Labor: NT-proBNP 840 ng/l (normal < 110)

- Diagnose und Verdachtsdiagnose?
- Weitere Diagnostik?
- Therapie?

1.123 ✳✳✳

Fauler Geselle oder ungeduldiger Handwerksmeister?

Der 22-jährige Geselle in einem Elektrobetrieb betrieb in früheren Jahren aktiven Rudersport, seit vier Jahren bemerkt er Schmerzen und Schwellungen, besonders bei manueller Betätigung in Abduktionsstellung (z.B. Legen von Elektroleitungen in Kopfhöhe und darüber), zunächst an beiden Unterarmen, später auch an beiden Oberarmen, schließlich konnte er keine handwerkliche Tätigkeit mehr schmerzfrei ausüben, was häufig den Unwillen seines Handwerksmeisters erregte. Wegen Verdachts auf ein Karpaltunnelsyndrom (Muskelatrophien der Unterarmmuskulatur, des Thenar und des Hypothenar) wurde eine operative Revision des rechten Karpaltunnels ohne nachfolgende Besserung der geschilderten Beschwerden durchgeführt und ihm daraufhin die Arbeitsunfähigkeit bescheinigt.

Untersuchungsbefunde: Auffallende rötlichlivide Verfärbung beider Hände und Unterarme bei locker herabhängenden oberen Extremitäten. Bei Abduktion (40 bis 60°) Nachlassen der lividen Verfärbung, bei Abduktion (> 60 bis 80°) extreme Hautblässe, bei Armsenken deutliche und sofortige reaktive Hyperämie. Radialispulse: Bei Abduktion > 60° Abschwächung bzw. Aufhebung der arteriellen Pulse und nicht mehr messbarer arterieller Blutdruck. Bei Abduktion (20 bis 60°) systolisch-synchrones, raues Geräusch in der Fossa supraclavicularis, das bei starker Abduktion (> 90°) wieder verschwand. Neurologischer Befund: o.B. Rö-Thorax, obere Thoraxapertur und HWS: unauffällig; insbesondere kein Hinweis auf Halsrippe, Exostose oder strukturelle Deformierung der oberen Thoraxapertur.

- Verdachtsdiagnose?
- Sicherung der Diagnose?
- Therapiemaßnahmen nach bestätigter Verdachtsdiagnose?

1

1.124 ✳✳✳

Älteres Ehepaar mit pektanginösen Beschwerden

Der 78-jährige Ehemann, bisher wegen einer arteriellen Hypertonie mit ACE-Hemmer behandelt, wird wegen eines schweren Angina-pectoris-Anfalles nach ca. vierstündiger Dauer hospitalisiert (verzögerte Einweisung durch winterliches Wetter). Zusätzlich bestehen deutliche Kopfschmerzen und leichte Übelkeit. Aufnahmebefunde des Ehemannes: RR 150/80 mmHg, absolute Arrhythmie um 110/min, EKG: Vorhofflimmern mit absoluter Arrhythmie, ST-T-Depression in den Brustwand-Ableitungen. Erstversorgung: Sauerstoff, Nitrate, Aspirin. Auffallend langsame Besserung der Beschwerden.

Etwa zwei Stunden nach Beginn des Angina-pectoris-Anfalles des Ehemannes verspürt auch die Ehefrau Brustschmerzen mit Ausstrahlung in den linken Arm, Kopfschmerzen und Übelkeit und begibt sich in ärztliche Behandlung. Aufnahmebefunde bei der Ehefrau: RR normal, HF: 94/min, regelmäßig, vereinzelte ES. EKG: Sinusrhythmus, grenzwertige ST-Depression posterolateral. Erstversorgung: s. o.

Weiterer Verlauf: graduelle Besserung der Beschwerden bei beiden Patienten nach Erstversorgung. Spontane Konversion des Vorhofflimmerns in Sinusrhythmus im beschwerdefreien Zustand des Ehemannes. CK und CK-MB bei beiden Patienten im Normbereich. Zwei Tage danach erneute stationäre Aufnahme beider Patienten mit Angina pectoris, Kopfschmerzen und Übelkeit, beim Ehemann diesmal ohne Vorhofflimmern. In beiden EKGs Ischämiezeichen (ST-Depression) nachweisbar. Befragung auf exogene Intoxikationen: keine Angaben über Alkoholkonsum, Sympathomimetika (z.B. in Hustensäften), Amphetamine, Kokain, Monoaminooxidasehemmer oder trizyklische Antidepressiva, keine Konfliktsituation. Weitere Befragung nach den häuslichen Umständen, zumal auf

fälligerweise beide Ehepartner während des Winters symptomatisch wurden: sie wohnen in einer Wohnung ohne Zentralheizung und unterhalten zwei Kerosinöfen.

- Verdachtsdiagnose?
- Diagnosesicherung?
- Akuttherapie?

1.125 ✳✳✳

Hirntrauma

Das 16-jährige Mädchen wird auf dem Fahrrad (ohne Helm) von einem mit stark überhöhter Geschwindigkeit fahrenden Auto erfasst, durch die Luft geschleudert, prallt mit dem Kopf gegen eine Hausmauer und bleibt schließlich bewusstlos liegen. Herbeieilende Augenzeugen lagern das Mädchen, das noch flach atmet, am Ort des Geschehens und rufen den Notarzt. Bis dahin werden keine Reanimationsversuche durchgeführt. Schon im Notarztwagen auf dem Weg in die Klinik sistiert die Spontanatmung vollständig und macht eine Intubation mit künstlicher Beatmung notwendig. Bei Klinikaufnahme werden folgende Symptome festgestellt: Koma, Hirnstammareflexie, Lichtstarre beider Pupillen, Ausfall der Spontanatmung.

- Verdachtsdiagnose?
- Sicherung der Diagnose?
- Definition der Diagnose?
- Sind Überlegungen zur Organentnahme medizinisch gerechtfertigt?
- Juristische Aspekte der Organentnahme?

1.126 ✳✳

Leichenschau bei Wintergewitter

Schneeregen prasselt gegen die Fenster des neugotischen Hospital-Altbaus. Ein furchtbares Wintergewitter durchzuckt die unheimliche Nacht. Die furchtsame Nachtschwester einer Krankenstation teilt der diensthabenden jungen Assistenzärztin das Ableben einer 89-jährigen Patientin, die unter hochgradiger Herzinsuffizienz litt, mit und bittet um die Leichenschau und Ausstellung des Totenscheines. Die ebenfalls in dieser Nacht nicht allzu nervenstarke Ärztin findet in dem schwach beleuchteten, von Blitzen kurz erhellten Krankenzimmer die Frau im Bett liegend, nicht ansprechbar, befühlt kurz ihre kalte Haut, tastet (flüchtig) keinen peripheren Pulsschlag, erkennt keine Atemtätigkeit. Es besteht, soweit durch kurzes Armbeugen feststellbar, keine Totenstarre. Daraufhin unterschreibt sie den Totenschein nicht und nimmt sich vor, die Leichenschau erst am nächsten Morgen durchzuführen. Zu ihrer nicht geringen Überraschung trifft sie am nächsten Morgen die Patientin im Bett sitzend beim Frühstück an. Das Gewitter hat sich verzogen, und die Wintersonne strahlt milde ins Krankenzimmer …

- Verdachtsdiagnose?
- Wären in der Nacht Notfallmaßnahmen erforderlich gewesen?
- Gebotene Maßnahmen in der Nacht?

1.127 ✳✳✳

Reanimation auf dem Tennisplatz

Der 23-Jährige bricht während eines Tennisturniers plötzlich bewusstlos zusammen, er wird noch auf dem Platz sehr verzögert und technisch unzulänglich reanimiert. Nach etwa 20 min trifft der Notarzt ein, setzt die Reanimationsmaßnahmen fachkundig fort und stellt per EKG Kammerflimmern fest. Mehrfache elektrische Defibrillationen sind erforderlich, letztlich lässt sich aber eine Regularisierung in Sinusrhythmus erzielen. Der Patient bleibt allerdings die nächsten Tage, Wochen und Monate ohne Bewusstsein. Dabei besteht eine normale Herz- und Atemtätigkeit, der Patient öffnet die Augen, vollführt schmatzende Mundbewegungen und spontan ungerichtete, grobe Armbewegungen. Keine gerichteten Reaktionen auf äußere Reize. Schlaf- und Wachphasen erkennbar. Im EEG weitgehend normale Grundaktivität.

- Verdachtsdiagnose?
- Sind die Kriterien des Hirntodes erfüllt?
- Weitere Maßnahmen?

1.128 ✳✳✳

Nach dem Oktoberfest

Bierselig kehrt das gebürtige Münchner Ehepaar nach dem Genuss von zusammen vier Maß (sie eins, er drei, für Nicht-Bayern: eine Maß = 1 Liter) vom Oktoberfest nach Hause zurück. In der Nacht verspürt der 68-jährige Mann einen Harndrang, steht schlaftrunken auf und entleert auf der Toilette im Stehen seine Blase. Noch während der Blasenentleerung fühlt er eine Unsicherheit beim Stehen und verliert kurz danach das Bewusstsein. Vom dumpfen Aufprall erwacht, findet die Ehefrau ihren Mann am Boden liegend und am Kopf blutend auf. Unglücklicherweise hatte er sich beim Fallen auf die Badewannenkante eine Kopfplatzwunde zugezogen. Schon rührt er sich wieder, schlägt die Augen auf und ist passager desorientiert, nach wenigen Minuten aber wach und weitgehend geordnet (bezogen auf die abklingenden Promille).

- Diagnose?
- Differenzialdiagnostische Überlegungen?
- Erstversorgung?

1.129 ✳✳✳

Ursachen einer **akuten Perikarditis** bzw. eines **chronischen Perikardergusses**

1

1.130 ✳✳✳

Die Synkopen-Trias

Fall A. Eine 28-jährige Lehrerin erleidet eine Synkope, nachdem sie 30 min vor der Schulklasse stehend Unterricht abgehalten hat. Am Boden liegend erwacht sie sofort wieder und ist beschwerdefrei. Sie berichtet über eine der Synkope für ca. 2 min vorausgehende Symptomatik mit Benommenheit, Schwächegefühl, Ausbruch kalten Schweißes und Übelkeit. Vorerkrankungen sind nicht bekannt, es besteht uneingeschränkte körperliche Leistungsfähigkeit. Eine ähnliche Symptomatik, allerdings ohne Bewusstlosigkeit, war bereits mehrfach in den letzten drei Jahren aufgetreten, jeweils im Stehen, und konnte durch Hinsetzen bzw. -legen abgefangen werden.

Fall B. Eine 67-jährige Hochdruckpatientin mit Diabetes mellitus erhält nach elektrischer Kardioversion bei Vorhofflimmern zur Rezidivprophylaxe Sotalol 3 × 80 mg/d. Sie erleidet am nächsten Tag im Bett liegend eine Synkope für 20 Sekunden. Das Kreatinin beträgt 2,3 mg/dl bei diabetischer und hypertensiver Nephropathie.

Fall C. Ein 72-jähriger, uneingeschränkt körperlich aktiver Mann mit bekannter, asymptomatischer Sinusbradykardie (Frequenzen nie unter 40/min) leidet nach Angaben seiner Ehefrau seit sechs Monaten unter jeweils frühmorgens im Schlaf auftretenden kurzen Verkrampfungen ohne Zungenbiss, Einnässen oder Stuhlabgang. Es besteht eine fehlende Erweckbarkeit für 30 bis 60 s, dann normales Aufwachen mit geringer Benommenheit für mehrere Minuten. Auftreten der bislang vier Anfälle in unregelmäßigen, mehrwöchigen Abständen.

- Verdachtsdiagnosen?
- Sicherung der Diagnose?
- Therapie?

1.131 ✳

Selinunt – Sorrent – Salerno – Syrakus – Spoleto
Welche dieser Städte besaß die berühmteste Medizin-Schule des Mittelalters?

Kapitel 2:
Hämatologie, Onkologie

2.1 ✳

Typische Symptome und Ursachen eines **Folsäuremangels?**

2.2 ✳

Wie sind die Stadien I bis IV eines **Hodgkin-Lymphoms** nach der Stadieneinteilung von Ann-Arbor definiert?

2.3 ✳✳

Was sind die Diagnosekriterien und die Stadieneinteilung des **Multiplen Myeloms?** Therapieindikationen und -optionen? Komplikationen?

2.4 ✳

Prinzip der **Rhesusprophylaxe** bei der Konstellation «Rhesus-negative Mutter» mit «Rhesus-positivem Kind»?

2.5 ✳✳

Was versteht man unter der **von-Willebrand-Jürgens-Erkrankung?**

2.6 ✳✳

71-jähriger Mann, seit Monaten zunehmende Infektneigung und Neigung zu Nasenbluten, Leistungsminderung, Belastungsdyspnoe.

Untersuchungsbefunde: normozytäre Anämie, Panzytopenie, erniedrigte Retikulozytenzahlen, keine palpablen Lymphknoten, die Milz ist geringgradig vergrößert. LDH (Serum) ↑ ↑, Vitamin-B_{12}- und Folsäurespiegel normal. Knochenmark-Aspiration und Knochenmark-Histologie: Dyserythropoese, Degranulierung von Promyelozyten und Myelozyten, mehrkernige Megakaryozyten, Ringsideroblasten, Myeloblasten < 5 %.

- Verdachtsdiagnose und Klassifikation?
- Differenzialdiagnose?
- Therapeutische Möglichkeiten?

2.7 ✳

Was sollte man einem Menschen, bei dem eine **heterozygote APC-Resistenz** (Faktor-V-Leiden) festgestellt wurde, zur Thromboembolieverhütung empfehlen? Welches therapeutische Vorgehen ist bei Auftreten einer oder mehrerer Thrombosen zu wählen?

2.8 ✳

Das Therapieschema **ABVD** gehört zum Standard der Chemotherapie eines **Morbus Hodgkin.** Welche Substanzen sind mit diesen Buchstaben gekennzeichnet?

2.9 ✳✳

Wie werden nach der aktuellen WHO-Klassifikation die **Non-Hodgkin-Lymphome** eingeteilt (B-Zell-Lymphome, T-Zell-Lymphome)?

2.10 ✳

Differenzialdiagnose einer **Polyglobulie?**

2.11 ✳✳

69-jähriger Mann, Neigung zu Thrombosen und Thromboembolien, aber auch Nasenbluten, Angaben über Schwankschwindel, Kopfschmerzen, aquagener Pruritus.

Untersuchungsbefunde: arterielle Hypertonie, Hb $\uparrow\uparrow$, Ery $\uparrow\uparrow$, Hkt $\uparrow\uparrow$, Thrombo $\uparrow$, Leuko $\uparrow$, Eosinophilie, Basophilie. Alkalische Leukozytenphosphatase (Index) $\uparrow\uparrow$, Vitamin-B_{12} (Serum) $\uparrow\uparrow$, Erythropoetin (Serum) $\downarrow$.

- Verdachtsdiagnose?
- Differenzialdiagnose?
- Sicherung der Diagnose?
- Therapieverfahren (fakultativ)?

2.12 ✳

Welche Krankheiten werden zu den **myeloproliferativen Syndromen** gezählt?

2.13 ✳✳

45-jährige Frau, Z.n. Strahlentherapie eines Mammakarzinoms, Angaben über Leistungsminderung, Druckgefühl im linken Oberbauch, Infektneigung.

Untersuchungsbefunde: Splenomegalie. Leuko $\uparrow\uparrow\uparrow$, Linksverschiebung aller Reifungsstufen, Basophilie, Eosinophilie, Thrombo ($\downarrow$), Ery, Hb, Hkt $\downarrow$. Alkalische Leukozytenphosphatase (Index) $\downarrow$, LDH (Serum) $\uparrow\uparrow$, Vitamin-

B_{12} (Serum) $\uparrow\uparrow$, Harnsäure $\uparrow$. Knochenmark: zellreiches Mark, zu unreifen Formen hin verschobene Granulopoese, Vermehrung der Megakaryozyten. Zytogenetisch: Ph_1-Chromosom: +. Molekulargenetisch: Nachweis des BCR/ABL-«rearrangements».

- Diagnose?
- Komplikationen?
- Differenzialdiagnose?
- Therapie?

2.14 ✳

Nach der FAB-Klassifikation werden bei den **akuten Leukämien** zwei große Krankheitsgruppen unterschieden. Welche?

2.15 ✳✳

Immunphänotypisierung mittels immunologischer Membranmarker der **akuten lymphatischen Leukämien?**

2.16 ✳

Medikamente, chemische Substanzen oder Erreger, die als Ursache einer **Aplastischen Anämie/Panmyelopathie** gesichert oder wahrscheinlich sind?

2.17 ✳✳

Mögliche Indikationsbereiche von **Interferon-α** bei hämatologischen Erkrankungen? Bei soliden Tumoren?

2.18 ✳

WHO-Stufenschema der medikamentösen **Schmerztherapie bei Tumorpatienten?**

2.19 ✳✳

48-jährige Frau, Angaben über häufiges Nasenbluten, Menorrhagien, Neigung zu blauen Flecken, aber auch Petechien.

Untersuchungsbefunde: Thrombozyten ↓↓. Knochenmark: Megakaryozyten ↑. Thrombozyten-Überlebenszeit ↓↓. Nachweis von plättchenassoziierten Antikörpern (IgG und IgM).

- Diagnose?
- Differenzialdiagnose?
- Stufentherapie?

2.20 ✳

Gefürchtete Komplikation nach **Splenektomie?** Prophylaxe?

2.21 ✳✳

Wie werden **Zytostatika** klassifiziert?

2.22 ✳

Soweit möglich sollten Erythrozytenpräparate identisch für die **ABO-Blutgruppe** transfundiert werden. Hiervon kann bei der Blutkomponententherapie mit Erythrozytenkonzentraten und Plasmapräparaten aus logistischen Gründen abgewichen werden. Regel?

2.23 ✳

Regeln für die Durchführung einer **Notfalltransfusion** bei vitaler Indikation? Komplikationen?

2.24 ✳✳✳

Was versteht man unter dem **POEMS-Syndrom?**

2.25 ✳✳✳

25-jährige Frau, schwere hämorrhagische Diathese, sechs Wochen post partum. V.a. Gerinnungsstörung. Basiswerte: Quick normal, Thrombozyten normal, PTT verlängert. Nächste Schritte: PTZ normal. Faktor-VIII-C vermindert. Plasmatauschversuch: PTT unverändert.

- Diagnose?

2.26 ✳

Häufigere Ursachen für eine **Thrombozytose?**

2.27 ✳

Welcher Parameter sichert die Diagnose eines **Eisenmangels?** Ursachen eines Eisenmangels?

2.28 ✳✳

35-jährige Frau, Klinische Diagnose: Staphylokokkensepsis. Blutbild: Leuko ↑↑↑. Ausstrich: keine roten Vorstufen, Myelozyten und -blasten, keine Basophilie, alkalische Leukozytenphosphatase erhöht, Philadelphia-Chromosom negativ. Fehldiagnose: (Akute oder chronische) myeloische Leukämie.

- Richtige Diagnose?

2

2.29 **

Unterschiedliche Konstellationen in der **Gerinnungsdiagnostik:**

	1	2	3	4	5	6	7
Blutungszeit BZ	n	n	↑	↑	n	n	↑
PTT	↑	↑	n	n	n/↑	↑	↑
Quick	n/↓	n	n	n	↓	↓	↓
Thrombinzeit TZ	↑	n	n	n	n	↑	↑
Fibrinogen	n	n	n	n	n	↓	↓
Thrombozytenzahl	n	n	n	↓	n	n	↓
Rumpel-Leede-Test	n	n	p	p	n	n	p
Fibrinspalprodukte	–	–	–	–	–	+	+

n = normal, p = pathologisch, ↓ = erniedrigt, ↑ verlängert, – = nicht nachweisbar, + = nachweisbar

Was sind die Ursachen der Konstellationen 1 bis 7

2.30 **

Hämatopoetische Stammzelltransplantation: Prinzip, Durchführung, Indikationen?

2.31 ***

Stadienabhängige Therapieprinzipien des **Mammakarzinoms?**

2.32 *

Welches sind die **häufigsten Tumorerkrankungen** bei Männern und Frauen? Entwicklung in den letzten Jahren?

2.33 **

Stadieneinteilung und Therapie **kolorektaler Karzinome?**

2.34 **

Eine 28-jährige schwangere Frau stellt in der 18. SSW bei der Morgentoilette vergrößerte Halslymphknoten fest. Sie sucht deshalb ihren Frauenarzt auf, der die Patientin zum Hämatoonkologen überweist. Im Labor finden sich eine Erhöhung der BSG, des CRP, der LDH sowie eine mäßiggradige Leukozytose. Sonographisch leicht vergrößerte Milz. Die histologische Untersuchung eines entnommenen Halslymphknotens ergibt die Diagnose eines M. Hodgkin.

- Weiteres Vorgehen?

2.35 **

Ein 42-jähriger Patient erhielt vor zwei Tagen eine Polychemotherapie bei einem aggressiven Lymphom. Bei der Morgenvisite ist er apathisch, verwirrt und zunehmend somnolent. Es besteht eine Arrhythmie und Oligurie. In der sofort durchgeführten Labordiagnostik findet sich eine Harnsäureerhöhung, eine Hyperkaliämie, eine stark erhöhte LDH. Kreatinin und Harnstoff sind erhöht, ebenso Phosphat, Kalzium ist erniedrigt. Es besteht eine Azidose.

- Verdachtsdiagnose?
- Prävention?
- Therapie?

2.36 *

Ursachen von **Blutungsdiathesen? Kutane Manifestationsformen** der hämorrhagischen Diathesen?

2.37 **

61-jährige Frau mit Blässe und schmerzhafter Akrozyanose von Ohren, Fingern und Zehen bei Kälteexposition, vereinzelte akrale Nekrosen (z. B. an der Nasenspitze). Keine Beschwerden in warmer Umgebung. Keine Einnahme von Medikamenten.

Untersuchungsbefunde (während eines Krankheitsschubs): Sklerenikterus (+), anämische Blässe, vergrößerte Milz. Normochrome Anämie, Geldrollenbildung im Blutausstrich, Leuko n, Thrombo n, Retikulozyten ++. Knochenmark: gesteigerte Erythropoese. Serum-LDH ↑↑, Serumbilirubin (indirekt) ↑, Serumeisen ↑, Haptoglobin ↓↓. Osmotische Resistenz (Ery) n, direkter Coombs-Test positiv. Urin dunkel gefärbt, Urobilin ++, Hämoglobin +. Rö-Thorax o. B. Sonographie-Abdomen: vergrößerte Milz.

- Verdachtsdiagnose?
- Sicherung der Diagnose?
- Differenzialdiagnose und Klassifikation?
- Therapie?

2.38 *

Ursachen einer **Neutropenie,** einer **Agranulozytose?**

2.39 *

Ursachen einer **Eosinophilie?**

2.40 *

Ursachen einer **Splenomegalie?**
Indikationen für eine **Splenektomie?**

2.41 *

Was bedeuten folgende **Therapieziele einer Chemotherapie:**
Kurativ, palliativ, adjuvant, neoadjuvant?

2.42 *

Wie werden die **hämolytischen Anämien** klassifiziert? **Laborkonstellation** einer Hämolyse?

2.43 **

55-jähriger Mann, allgemeine Leistungsminderung, Belastungsdyspnoe, Rückenschmerzen, Blässe, Infektneigung.

Untersuchungsbefunde: BSG ↑↑↑, Elpho: schmalbasiger, hoher M-Peak im γ-Bereich. Urin: Proteinurie, Nachweis von Bence-Jones-Protein. Immun-Elpho: monoklonales IgG-Paraprotein 12 g/dl. Deutlich verminderte normale Immunglobuline quantitativ: IgG 550 mg/dl, IgM 30 mg/dl, IgA 70 mg/dl. Gesamteiweiß ↑↑↑, Serumviskosität ↑↑, Kreatinin 2,4 mg/dl, Kalzium (Serum) ↑. Rotes Blutbild: Hb 7,9 g/dl. Weißes Blutbild: Leukopenie. Thrombozyten ↓. β_2-Mikroglobulin (Serum) ↑↑. Knochenmarkzytologie: dichte Plasmazellinfiltration. Knochenmarkhistologie: dichte interstitielle Plasmazellvermehrung > 30 %. Röntgenologisch: multiple Osteolysen, strähnige Osteoporose.

- Diagnostische Beurteilung?
- Therapeutisches Konzept?

2.44 *

Klinisch relevante **Tumormarker** für die Tumornachsorge?

2.45 *

Unter welchen Umständen muss Frauen von der Einnahme von Kontrazeptiva wegen eines erhöhten **Thromboserisikos** dringend abgeraten werden?

2.46 **

Welches ist die derzeit gesicherte Standardtherapie bei der (ohne Therapie letal verlaufenden) thrombotisch-thrombozytopenischen **Purpura** (TTP, Moschowitz-Syndrom)? Klinische Konstellation der TTP?

2.47 ✳✳

Befundkonstellation: Milz ++, Turmschädel, Gaumenanomalie, normochrome Anämie, Mikrosphärozyten, verminderte osmotische Resistenz. Retikulozyten +++. Serumbilirubin (indirektes) ↑↑, Serumeisen ↑. Coombs-Test negativ.

- Diagnose?
- Therapie?

2.48 ✳✳

Bei der 19-jährige Patientin ist seit Jahren eine generalisierte Immunopathie im Sinne eines SLE bekannt: Glomerulopathie mit nephrotischem Syndrom, Gesichtserythem, Arthralgien, leichte normochrome Anämie. Seit Tagen bemerkt sie eine Gelbfärbung der Skleren, eine zunehmende Blässe mit auffallender Muskelschwäche, Atemnot beim Treppensteigen, Herzklopfen und Temperaturen um 38,4 °C.

Untersuchungsbefunde: mikrozytäre, normochrome Anämie +++. Serumbilirubin (indirektes > direktes) ↑↑. Retikulozyten +++. Leukozyten n. BB: Anisozytose, vereinzelt kernhaltige Vorstufen, starke Linksverschiebung. Knochenmark: Vermehrung der Erythropoese. Serumeisen ↑↑, direkter Coombs-Test +, Haptoglobin ↓↓, LDH (Isoenzyme 1 und 2 = HBDH) ↑↑.

- Diagnose?

2.49 ✳

Welches ist der Unterschied zwischen dem direkten und indirekten **Coombs-Test?**

2.50 ✳

Ursachen autoimmunhämolytischer Anämien durch **Wärmeautoantikörper?**

2.51 ✳

Behandlungsoptionen bei **autoimmunhämolytischen Anämien?**

2.52 ✳✳

Befundkonstellation: Patientin aus Süditalien, Schübe mit Ikterus. Milz: grenzwertig vergrößert. Hypochrome Anämie (+), MCV ↓. BB: Anisozytose, Targetzellen, basophile Tüpfelung, Retikulozyten ↑. Knochenmark: gesteigerte Erythropoese. Serumeisen ↑, Serumferritin ↑, Hämoglobin HbA_2 ↑↑, HbF ↑.

- Diagnose?
- Therapie?

2.53 ✳✳

Ursachen und stadiengerechte Therapie einer **Verbrauchskoagulopathie?**

2.54 ✳✳

Beispiele **paraneoplastischer** Syndrome?

2.55 ✳✳

Die bisher gesunde 25-jährige Frau erkrankt vor einer Woche an einem katarrhalischen Infekt mit Gliederschmerzen, Pharyngitis, Schluckschmerzen, Husten, Schnupfen und Temperaturen um 38,2 °C. Der Hausarzt mutmaßt wegen der klinischen Symptomatik, einer fehlenden eitrigen Angina und wegen eines deutlich ausgeprägten Enanthems des weichen Gaumens einen viralen Infekt, verordnet aber «prophylaktisch», d.h. um einer bakteriellen Besiedelung der oberen Luftwege vorzubeugen, das Breitband-Antibiotikum Trimethoprim-Sulfamethoxazol. Zunächst berichtet die Patientin über besseres Allgemeinbefinden und misst nur noch subfebrile Temperaturen.

In den letzten 24 h erneuter Fieberanstieg bis 39,8 °C mit Schüttelfrost, starkem Krankheitsgefühl, Halsschmerzen und Auftreten von sehr schmerzhaften Aphthen im Mund. Der Hausarzt trifft eine schwerkranke Patientin an, erkennt eine Stomatitis aphthosa und eitrig belegte Tonsillen bds.; daraufhin weist er sie stationär ein.

- Verdachtsdiagnose?
- Sicherung der Diagnose?
- Erstversorgung?

2.56 ✳

Vor **Bluttransfusion** (unabhängig von der Kreuzprobe!):

- Welche Untersuchungen des Spenderblutes sind obligat?
- Welche Untersuchungen des Empfängerblutes sind obligat?

2.57 ✳

Welche Laborkonstellation ist typisch für eine **akute Leukämie?**

2.58 ✳

Welche **hämatopoetischen Wachstumsfaktoren** werden in der Therapie schwerer Neutropenien und aplastischer Anämien eingesetzt?

2.59 ✳✳

65-jähriger Mann, seit Monaten zunehmende Müdigkeit, Leistungsschwäche, Blässe, geblähter Leib mit Druckgefühl im linken Oberbauch. Neigung zu blauen Flecken nach geringfügigen Verletzungen. Gewichtsabnahme, Infektneigung. Vor zwei Jahren rezidivierende Beinvenenthrombosen.

Untersuchungsbefunde: Splenomegalie. Blutbild: hypochrome Anämie, Anisozytose, Poikilozytose, Dakryozytose (Tränentropfenzellen), Erythroblasten, basophile Leukozyten (↑), Promyelozyten, Myelozyten, Thrombozyten (↓↓). Knochenmarksaspiration: Punctio sicca. Knochenmarkhistologie: Markfibrose, hyperregeneratorische Inseln, Anomalien der Megakaryozyten, vereinzelt in Haufenform angereichert. Alkalische Leukozytenphosphatase-Index (ALP) erhöht. Zytogenetik: Philadelphia-Chromosom negativ.

- Diagnose?
- Differenzialdiagnose?
- Therapie?

2.60 ✳✳

Welches sind sekundäre Malignome bei Patienten mit **Morbus Hodgkin** in Vollremission?

2.61 ✳✳

Maßnahmen bei Therapie- (Zytostatika-)induziertem **neutropenischem Fieber?**

2.62 ✳✳

Ursachen **leukämoider Reaktionen** im Blutbild:
- mit vorherrschend myeloischen Zellen?
- mit vorherrschend Lymphozyten oder Monozyten?

2

2.63 ✳✳✳

Ein 65-jähriger Patient bemerkt seit einigen Wochen einen blutig tingierten Auswurf. Nach einem Sturz entwickelt er einen apfelsinengroßen Tumor an der linken Thoraxwand. Er bemerkte einen Gewichtsverlust von 4 kg in den letzten drei Monaten, einen ausgeprägten Nachtschweiß, Appetitlosigkeit und ein vermindertes Allgemeinbefinden. Er erkrankte vor zehn Jahren an einem Low-grade-Blasenkarzinom. Ein Jahr später wurde die Diagnose einer IgA-Nephritis gestellt, der Patient wurde dialysepflichtig. Nach vier Jahren erfolgte eine Nierentransplantation. Der Patient steht unter einer Immunsuppression mit Ciclosporin und Prednison. Die weiterführende Diagnostik mittels CT-Thorax zeigt eine weichteildichte Raumforderung am linken unteren Hemithorax, einen Perikarderguss von 2 cm, eine infiltrierende Raumforderung im rechten Vorhof, beidseits intrapulmonal weitere kleinere Einzelherde. Die BSG ist beschleunigt, die LDH erhöht, ebenso das CRP, normales Kreatinin, normaler Ciclosporin-Talspiegel. Während des stationären Aufenthaltes tritt eine absolute Arrhythmie bei Vorhofflimmern auf. Im Echokardiogramm zeigt sich im rechten Vorhof rechtslateral eine 70 × 40 mm große, irreguläre und inhomogen binnenstrukturierte Raumforderung.

- Diagnostisches Vorgehen?
- Diagnose und Differenzialdiagnosen?
- Therapieoptionen?

2.64 ✳

Wofür sprechen folgende Befundkonstellationen bei **Anämien:**

	1	2	3	4
Serumeisen	↓	↓	n/↑	n/↑
Serumferritin:	↓	n	n/↑	n/↑
Retikulozyten:	↑	↓	↓	↑

2.65 ✳✳

75-jähriger Mann, Infektneigung, vor einem Jahr machte er einen Herpes Zoster durch, Angaben über Hautjucken, Nachtschweiß, seit etwa zwei Jahren zunehmende Leistungsschwäche, Blässe, der Patient bemerkt selbst mehrere Lymphknoten im Halsbereich, nicht druckempfindlich, feste Konsistenz, verschieblich. Druckgefühl im linken Oberbauch.

Untersuchungsbefunde: Hepatosplenomegalie, tastbare Lymphknotenpakete zervikal, axillär, inguinal. Normochrome Anämie (Hb 9,6 g/dl)), Leukozytose ↑↑↑, reifzellige Lymphozyten, Gumprecht-Kernschatten, Thrombozyten n, Lymphozyten: PAS +, Oberflächenmarker: B-Zellen. Knochenmark: noduläre lymphozytäre Infiltration. Serumeisen ↑, Serumferritin ↑, Coombs-Test ++. Serum-Elpho: γ-Globuline ↓↓, Immun-Elpho: keine Paraproteine.

- Diagnosen?
- Stadium nach Rai?
- Stadium nach Binet?
- Stadiengerechte Therapie?

2.66 ✳

Ursachen einer **megaloblastären Anämie?**

2.67 ✳

Befunde und Ursachen eines **Hypersplenismus** (= Hyperspleniesyndrom)?

2.68 ✳✳

Die 66-jährige Frau bemerkt seit Monaten eine langsam zunehmende Muskelschwäche mit Atemnot beim Treppensteigen, ferner berichtet sie über Zungenbrennen, Gangunsicherheit auf unebenem Boden, Kribbeln, Ameisenlaufen und brennende Empfindungen an den Füßen, blasses Aussehen. Leichte Gedächtnisstörungen.

Untersuchungsbefunde: Störungen des Vibrationsempfindens und des Lagesinns, motorische Schwäche der unteren Extremitäten, Ataxie, positives Babinski-Phänomen. Klinische Zeichen einer Anämie, Sklerenikterus. Laborbefunde: Hb $\downarrow$ Leuko $\downarrow$, Ery $\downarrow\downarrow$ Thrombo $\downarrow$, Hb$_E$ $\uparrow$ LDH $\uparrow$, Hkt $\uparrow$ Bilirubin (gesamt) $\uparrow$, MCV $\uparrow\uparrow$ Serumeisen ($\uparrow$). BB: Anisozytose, Poikilozytose, Hyperchromasie, Megalozyten, Megaloblasten, Fragmentozyten, hypersegmentierte Granulozyten.

- Verdachtsdiagnose?
- Mögliche Ursachen?
- Sicherung der Diagnose?
- Therapie?

2.69 ✳✳

Die Behandlung eines **Morbus Hodgkin** im Stadium I bis II (begrenzte Ausbreitungsstadien) unterscheidet sich je nach Risikofaktoren (Prognosekriterien). Welches sind ungünstige Prognosekriterien bei begrenzten Ausbreitungsstadien? Therapie?

2.70 ✳✳

51-jähriger Mann, zunehmende Leistungsminderung, Appetitlosigkeit, Müdigkeit, Nasenbluten, Visusstörungen, Hautjucken mit petechialen Blutungen an beiden unteren Extremitäten, die unter Pigmentation abheilen. Infektneigung (Z. n. Herpes Zoster), kurze Phasen von Verwirrtheit, Gangunsicherheit.

Untersuchungsbefunde: BSG +++, normochrome Anämie. BB: Geldrollenbildung. Ophthalmoskopisch: Retinopathie mit Blutungen, Exsudaten, Papillenödem (+). Serum-Elpho: monoklonale γ-Globulinvermehrung (M-Gradient), Immun-Elpho: IgM-Paraprotein. Plasmaviskosität +++. Knochenmark: Durchsetzung mit kleinen lymphoiden Zellen, Plasmazellen und Gewebsmastzellen. Sensomotorische Polyneuropathie.

- Diagnosen?
- Therapie?

2.71 ✳✳

Die 25-jährige Frau schildert seit Wochen ein wechselnd starkes Krankheitsgefühl mit steigenden und fallenden Temperaturen, maximal 38,4 °C, kein Schüttelfrost, keine katarrhalischen Symptome, keine Durchfälle, jedoch Angaben über Hautjucken, Gewichtsabnahme, Nachtschweiß, Blässe. Neuerdings seien ihr nicht schmerzhafte Lymphknotenschwellungen am linken Unterkiefer und am Hals aufgefallen.

Untersuchungsbefunde: mehrere derbe, nicht druckempfindliche, etwa pflaumengroße Lymphknoten am Hals, nuchal und am Unterkiefer bds. Milzgröße unauffällig. BSG $\uparrow$. Normochrome Anämie, relative Lymphopenie, vermehrt Eosinophile. Rö-Thorax: verbreitertes oberes Mediastinum. Lymphknoten (histologisch): noduläre Sklerose, Sternberg'sche Riesenzellen. CT-Hals-Thorax: deutlich vergrößerte Lymphknoten zervikal links und im oberen Mediastinum. Knochenmark (histologisch) o. B., Sonographie (Abdomen) o. B., CT-Abdomen und kleines Becken o. B., Skelettszintigraphie o. B.

- Diagnose?
- Stadium?
- Therapie?

2.72 ✳✳

Befundkonstellation: rasch progrediente Symptomatik durch hämorrhagische Diathese, Anämie, Granulozytopenie, Thrombozytopenie. Milz ++. BB: zahlreiche Myeloblasten, Auer-Stäbchen ++. Knochenmarkaspirat: Myeloblasten und Monoblasten (> 50 %). Myeloperoxidase ++, α-Naphthylacetat-Esterase ++. Harnsäure (Serum) $\uparrow$, LDH (Serum) $\uparrow\uparrow$.

- Diagnose?
- FAB-Typ?

2.73 **

Welches sind in der Schwangerschaft auftretende maligne Erkrankungen?

2.74 *

Welche Stoffgruppe gilt bei der Prophylaxe des akuten **Erbrechens nach zytostatischer Therapie** neben Dexamethason als Mittel der Wahl?

2.75 *

Ursachen und Kausaltherapie der **renalen Anämie?**

2.76 *

Angeborene Koagulopathien: Welche Faktoren sind bei der **Hämophilie** A, B und C vermindert?

2.77 **

Was versteht man unter der **Post-Transplant-lymphoproliferativen-Erkrankung** (Post-transplant Lymphoproliferative Disease, PTLD)?

2.78 ***

Kolikartige Leibschmerzen und dunkler Morgenurin

Der 18-Jährige berichtet dem Hausarzt über Ermüdbarkeit beim Schulsport, diffuse kolikartige Leibschmerzen und auffallend dunklen Morgenurin, außerdem fällt den Eltern sein zunehmend blasses Aussehen, Appetitlosigkeit und leicht gelblich verfärbte Skleren auf. – Vor einem Vierteljahr habe er nach einer längeren sportlichen Strapaze am linken Unterschenkel Schmerzen verspürt, dabei sei das linke Sprunggelenk leicht angeschwollen; vom Hausarzt wurde damals eine Unter-schenkel-Venenthrombose festgestellt und mit Ruhigstellung und elastischen Binden sowie einer Salbe behandelt. Keine Angaben über familiäre Erkrankungen.

Erste Untersuchungsbefunde: klinische Anämiezeichen, leichte Tachykardie, blasse Konjunktiven und blasses Nagelbett, die Milz ist am li. Rippenbogen eben tastbar. Hb < 10 g/dl, Gesamtbilirubin $\uparrow$, Hb_E ($\downarrow$), indirektes Bilirubin $\uparrow$, Serumeisen ($\downarrow$). Granulozyten $\downarrow$, Thrombozyten $\downarrow$.

Weiterer Verlauf: Die subjektiven und objektiven Zeichen einer Anämie zusammen mit dem leicht erniedrigten Serumeisenspiegel veranlassen den Hausarzt, eine orale Eisentherapie durchzuführen. Nach etwa 14 Tagen verstärken sich die kolikartigen Leibschmerzen, und der Sklerenikterus nimmt zu. Daraufhin wird die Eisenbehandlung abgebrochen und der Patient zu einem Hämatologen überwiesen.

Hämatologische Untersuchungsbefunde: Die Erstbefunde des Hausarztes werden bestätigt (s. o.). Retikulozyten $\uparrow\uparrow\uparrow$, Coombs-Test negativ, Leuko n, Haptoglobin(Serum) 0, Thrombo n, LDH (Serum) $\uparrow\uparrow\uparrow$, osmotische Ery-Resistenz n. Ery-Säuretest positiv, Ery-Zuckerwassertest positiv. Urin: Nachweis von Hämoglobin und Hämosiderin. Knochenmark: gesteigerte Erythropoese.

- Diagnose?
- Differenzialdiagnose?
- Therapie und Therapiefehler?
- Folgekrankheiten?
- Biochemische Grundlagen?

2.79 **

- Wie ist das Risiko von **Tumorerkrankungen bei Nierentransplantierten** einzuschätzen?
- Wie **bei Dialysepatienten?**

2.80 ✳✳

Nennen Sie einige **Zytostatika**, deren Dosis in der Tumortherapie bei gleichzeitiger **Niereninsuffizienz** angepasst werden muss?

2.81 ✳✳

Bringen Sie folgende Ärzte in die richtige chronologische Folge:
Vesal, Hippokrates, Harvey, Galen, Avicenna

Kapitel 3:
Atmungsorgane

3.1 ✳

Wie erweitert sich das mögliche Erregerspektrum einer **Pneumonie** bei HIV-positiven Patienten?

3.2 ✳

Was sind die häufigsten Erreger akuter Exazerbationen chronischer **Bronchitiden?**

3.3 ✳✳

Stadieneinteilung der pulmonalen **Sarkoidose** (nach röntgenologischen Kriterien)? Sicherung der Diagnose? Extrapulmonale Manifestationen?

3.4 ✳✳

Was sind die häufigsten Erreger ambulant (nicht nosokomial) erworbener **Pneumonien?** Welche Antibiotikatherapie ist bei einer ambulant erworbenen (nicht-nosokomialen) **Pneumonie** ohne Erregernachweis indiziert?

3.5 ✳

Differenzialdiagnostisches Problem: **chronischer Husten** beim Nichtraucher mit normalem Rö-Thoraxbild. Was sind die häufigsten Ursachen?

3.6 ✳

Erythema nodosum: mögliche zugrunde liegende Erkrankungen?

3.7 ✳

Ursachen einer zentralen **Zyanose?** Ursachen einer peripheren Zyanose?

3.8 ✳

Histologische Einteilung und Standarddiagnostik des **Bronchialkarzinoms?**

3.9 ✳✳

Kleinzelliges Bronchialkarzinom:

- Stadieneinteilung?
- Therapeutische Konsequenzen?

3.10 ✳✳

Nicht kleinzelliges Bronchialkarzinom:

- Stadieneinteilung?
- Therapeutische Konsequenzen?

3.11 ✳

Was sind mögliche Ursachen des **akuten Atemnotsyndroms des Erwachsenen** (= Adult Respiratory Distress Syndrome, ARDS = Schock-lunge)?

3.12 ✳✳

Ab welchen Richtwerten ist eine **künstliche Beatmung** indiziert:

- Atemfrequenz?
- Atemzugvolumen?
- Vitalkapazität?
- $pCO_{2\,art}$?
- $pO_{2\,art}$ (bei 6 l O_2/min)?
- $pO_{2\,art}$ (bei reinem Sauerstoff)?
- Maximale inspiratorische Kraft?

3.13 ✳

Bei der **respiratorischen Insuffizienz** wird zwischen Partialinsuffizienz und Globalinsuffizienz unterschieden. Definition?

3.14 ✳✳

19-jährige junge Frau, seit Monaten ziehende Muskelbeschwerden in den Oberarmen, passageres Kribbeln in den Händen, perioral und auf der Zunge, Globusgefühl in Abhängigkeit von psychischen Belastungen. Seit einer Stunde schmerzhafte Krämpfe der Fußmuskulatur mit Spitzfußstellung und Pfötchenstellung beider Hände, Parästhesien, die Patientin ist ängstlich erregt, ferner Angaben über Benommenheit, Kopfdruck, Luftnot und Brustenge.

- Verdachtsdiagnose?
- Sicherung der Diagnose?
- Therapeutische Maßnahmen?

3.15 ✳

Ursachen einer **respiratorischen Alkalose?**

3.16 ✳

Häufige Ursachen **akuter Dyspnoe?**

3.17 ✳

Welche diagnostischen Methoden zur **Lungenfunktionsprüfung** stehen zur Verfügung:

- dem Patienten?
- dem Allgemeinarzt/dem Internisten?
- dem Pneumologen?

3.18 ✳

Die häufigsten **Erreger von Atemwegs- und Lungeninfektionen?**

3.19 ✳

Ursachen **sekundärer Pneumonien?**

3.20 ✳

Häufigste Ursachen **fibrosierender, interstitieller Lungenkrankheiten?**

3.21 ✳✳

Befundkonstellation: **Hämoptoe und (Mikro) Hämaturie.** Differenzialdiagnose? Sicherung der Diagnosen?

3.22 ✳

Ursachen einer **Hämoptoe?**

3.23 ✳

Wie kann der Schweregrad einer **Dyspnoe** eingeteilt werden?

3.24 ✳

Wie werden die **Störungen der Atemfunktion** allgemein eingeteilt?

3.25 ✳

Befundkonstellation vor und nach Inhalation eines β_2-Sympathomimetikums:

Vitalkapazität (Liter):	↓	↓
Exspiratorische Einsekunden-kapazität (Liter):	↓↓↓	↓
Einsekundenkapazität in % der Vitalkapazität:	↓↓↓	n
Maximaler exspiratorischer Atemstrom (Liter/sec):	↓↓↓	↓↓
Mittelexspiratorischer Atemstrom (Liter/sec):	↓↓↓	↓↓

- Funktionelle Diagnose?

3.26 ✳✳

Wann bestehen bei **chronischer respiratorischer Insuffizienz** Indikationen:

- zur intermittierenden Selbstbeatmung (ISB)?
- zur Sauerstofflangzeittherapie?

3.27 ✳✳

Der 18-jährige Schüler bekam zu Weihnachten eine Trompete geschenkt. In einer der ersten Übungsstunden verspürt er plötzlich einen Messerstich-ähnlichen Schmerz an der Seite des rechten Brustkorbs, unmittelbar danach Kurzluftigkeit, Brustdruck und Angstgefühl. Notfalleinweisung in die Klinik.

Untersuchungsbefunde: Ruhedyspnoe, zentrale Zyanose. Li. Thorax: Vesikuläratmen, keine Dämpfung, untere Lungengrenzen verschieblich, normaler Stimmfremitus, normaler Klopfschall. Re. Thorax: ein Atemgeräusch ist nicht auskultierbar, hypersonorer Klopfschall, aufgehobener Stimmfremitus.

- Verdachtsdiagnose?
- Sicherung der Diagnose?
- Behandlungsverfahren?

3.28 ✳

Einteilung und Ursachen des **Pneumothorax?**

3.29 ✳

Potenzielle Ursachen einer **Lungenembolie?**

3.30 ✳✳

Wie werden die Schweregrade einer **pulmonalen Hypertonie** nach Erfassung des mittleren Pulmonalarteriendrucks eingeteilt?

3.31 ✳✳✳

Klassifikation der **pulmonalen Hypertonie?**

3.32 ✳✳

Allgemeiner Behandlungsplan bei **pulmonaler Hypertonie** mit chronischem **Cor pulmonale?**

3.33 ✳✳

Welche Therapiemöglichkeit steht bei einer **thromboembolischen pulmonalen Hypertonie** durch rezidivierende Lungenembolien außer der obligaten Antikoagulation noch zur Verfügung? Indikationsstellung?

3.34 ✳

Klassifikation der **Fibrinolytika?**

3.35 ✳

Häufige Ursachen eines **Pleuraergusses?**

3

3.36 **

Chemische **Pleurodese** bei malignen Ergüssen: Welche Substanzen stehen mit welchen Erfolgsaussichten zur Verfügung?

3.37 **

Der 47-jährige Mann, Raucher, stellt sich nach einer nur verzögert abklingenden akuten fieberhaften katarrhalischen Infektion dem Internisten vor. Chronischer Husten, keine Hämoptoe, keine Gewichtsabnahme. Eine im Verlauf dieser Allgemeinuntersuchung durchgeführte Röntgen-Thoraxaufnahme erbringt folgenden Befund: Rundherd im linken Oberfeld von 4 cm Durchmesser mit unregelmäßiger Begrenzung, keine Kalkherde. Daraufhin werden frühere Röntgenaufnahmen beschafft, die letzte ist ein Jahr alt; auf dieser letzten Aufnahme ist an der besagten Stelle gleichfalls eine weniger als 1 cm große rundliche Verschattung zu erkennen.

- Verdachtsdiagnose?
- Weiteres Vorgehen?

3.38 **

Etwa zwei Wochen vor der jetzigen stationären Aufnahme war bei der 65-jährigen Patientin ein fieberhafter bronchitischer Infekt aufgetreten, von dem sie sich nicht mehr recht erholt hat. Seit Tagen beobachtet sie nun eine langsam zunehmende Schwäche der gesamten Extremitätenmuskulatur, besonders an beiden Beinen, die so stark ausgeprägt ist, dass sie nur noch einige Schritte gehen kann und sich dann hinsetzen muss. Auf Befragen: nächtliche Kurzluftigkeit; seit Monaten Hautveränderungen im Sinne einer Vitiligo, zusätzlich besteht eine perniziöse Anämie. Außer Vitaminsubstitution (Cobalamin i. m.) keine Medikamente, Raucherin.

Untersuchungsbefunde: schwere schlaffe Tetraparese, myasthene Ermüdungsreaktion, Doppelbilder nach Seitwärtsblick, Ptosis nach kontiuierlichem Öffnen des Auges. Basis-Labor o. B. Röntgen-Thorax und CT: Raumforderung am linken Hilus mit Verbreiterung des Mediastinums durch multiple, vergrößerte Lymphknoten.

- Verdachtsdiagnosen?
- Sicherung der neurologischen Diagnose?

3.39 *

Welche Ursachen von **Rundherden** in der Lunge kommen differentialdiagnostisch in Betracht:

- mit röntgenologischer homogener Verdichtung?
- mit röntgenologisch nachweisbarer Höhlenbildung?

3.40 **

Prinzipien einer stadiengerechten Therapie der **Sarkoidose?**

3.41 **

Bronchoalveoläre Lavage:

- diagnostische Indikationen?
- therapeutische Indikationen?

3.42 *

Zur Lungenfunktionsdiagnostik: Wie sind **Tiffeneau-Test** und Tiffeneau-Index definiert? Klinischer Aussagewert?

3.43 **

Indikationen zur **Lungentransplantation:**

- Generell?
- Einseitige Lungentransplantation?
- Bilaterale Lungentransplantation?
- Herz-Lungen-Transplantation?

3.44 ✳

Häufige Komplikationen nach **Lungentransplantation?**

3.45 ✳

Kontraindikationen zur **Lungentransplantation?**

3.46 ✳✳

Was versteht man unter der Methode der «hochauflösenden Computertomographie der Lunge» (**HRCT**)? Indikationen?

3.47 ✳✳

Das schwerkranke 16-jährige Mädchen gibt an, sich im Spätherbst während eines Schulausfluges erkältet zu haben. Nach etwa drei Tagen stellte sich ein trockener Reizhusten und «Kratzen im Hals» ein, nach weiteren zwei Tagen akuter Fieberanstieg bis 39,5 °C ohne Schüttelfrost, jetzt auch Myalgien und Ohrenschmerzen bds., Gelbfärbung der Skleren und zunehmende Atemnot.

Untersuchungsbefunde: anämische Blässe, Sklerenikterus ++. Otologisch: gerötetes Trommelfell bds., gerötete Pharynxschleimhaut. Keine tastbaren Lymphknoten. Über allen Lungenabschnitten leise feinblasige, ohrnahe Rasselgeräusche, im Übrigen bei physikalischer Untersuchung keine Dämpfung, kein Bronchialatmen, kein verstärkter Stimmfremitus. BSG ↑↑↑, normochrome Anämie ++, Leukozyten n und unauffälliges Differenzialblutbild, C-reaktives Protein (↑), Serumbilirubin (indirekt) ↑↑, Retikulozyten ↑↑, Haptoglobin ↓↓, Serumkreatinin ↑, GPT ↑, GOT (↑). Entnahme eines Abstriches aus dem Nasopharyngealraum. Röntgen-Thorax: milchglasartige Trübung der Lungen, verstärkte interstitielle Zeichnung über so gut wie allen Lungenfeldern, bds. basal retikulär-fleckig-konfluierende pneumonische Infiltrate.

- Verdachtsdiagnose?
- Sicherung der Diagnose?
- Therapie?

3.48 ✳

Erreger **atypischer Pneumonien?**

3.49 ✳✳

Häufigste Erreger **nosokomialer Pneumonien?** Einsatz welcher Antibiotikagruppe?

3.50 ✳

Lungenabszesse: Prädispositionen? Erreger? Behandlungsverfahren?

3.51 ✳✳

Indikation zur Prophylaxe der **Pneumocystis-jiroveci-Pneumonie** (früher Pneumocystis-carinii-Pneumonie) und zur postpneumonischen Prophylaxe? Medikamente und Verabreichungsmodus?

3.52 ✳

Durch welche Kriterien wird ein **ARDS** definiert?

3.53 ✳✳

Nächtliche «Verschnaufpausen»

Bei der 68-jährigen Patientin ist seit Jahren eine arterielle Hypertonie bekannt und wird mit Calciumantagonisten, ACE-Hemmern und Diuretika behandelt. Sie ist Raucherin, ein Typ II-Diabetes mellitus ist bekannt und wird diätetisch behandelt, abends regelmäßiger und reichlicher Alkoholkonsum, wegen Durchschlafstörungen nimmt die Patientin

3

im 3-monatigem Wechsel (um eine Abhängigkeit zu vermeiden) Benzodiazepine (z.B. Lorazepam), Neuroleptika (z.B. Eunerpan®) oder Zolpidem (Stilnox®) ein. Dem Ehemann der Patientin ist vertraut, dass sie laut und anhaltend schnarcht. In den letzten Monaten fällt ihm auf, dass in der tiefen Nacht seine Frau minutenlang nicht mehr atmet, und dann unter kurzem Aufwachen und nach heftigem Atmen weiterschläft und weiterschnarcht. Oft kommt es vor, und dies vor allem nach abendlichem Alkoholkonsum, dass in der Nacht mehrere solcher «Schnaufpausen» eintreten, die sich oft durch Seitenlagerung der Patientin verhindern lassen. Am Morgen steht die Patientin müde und «nicht ausgeschlafen» auf, ist tagesschläfrig und fühlt sich leistungsgemindert.

- Verdachtsdiagnose?
- Sicherung der Diagnose?
- Differenzialdiagnose?
- Therapie?

3.54 ✳

Klassifikation der **schlafbezogenen Atmungs**störungen?

3.55 ✳✳

Mögliche Folgestörungen beim **Schlafapnoesyndrom?**

3.56 ✳

Pseudokrupp: Diagnose? Differenzialdiagnose? Therapie?

3.57 ✳✳✳

Hartnäckige «Pneumonie»

Eine 58-jährige, bislang gesunde Patientin wurde wegen rasch progredienter Dyspnoe, trockenen Hustens und subfebriler Temperaturen stationär aufgenommen.

Ausgewählte Untersuchungsbefunde: Lippenzyanose, Ruhedyspnoe, Bronchovesikuläratmen mit nicht klingenden feinblasigen Rasselgeräuschen über den Lungenunter- und -mittelfeldern bds. BSG ↑↑↑, Leukozyten ↑↑ (meist neutrophile Granulozyten). Röntgen-Thorax: mikronoduläre Zeichnungsvermehrung beider Lungen mit Beteiligung sämtlicher Lungenfelder. Im Bereich beider Mittelfelder periphere, fleckig-konfluierende Infiltrate. Kein Pleuraerguss, keine mediastinale oder hiläre Lymphadenopathie. CT-Thorax (hochauflösend): multiple, disseminierte, unregelmäßig begrenzte mikronoduläre Verdichtungen bds., auch in der Lungenperipherie, ferner fleckig-konfluierende Infiltrate. Blutgasanalyse: pO_2 45 mmHg, pCO_2 32 mmHg.

Weiterer Verlauf: Unter der vorläufigen Diagnose einer vital bedrohlichen Pneumonie wurde umgehend eine CPAP-Beatmung (Druckniveau: 6 cm H_2O mit 40 % Sauerstoffzumischung) und eine i.v. Antibiotikatherapie (Cefotaxim, Erythromycin) eingeleitet. Nach zehntägiger Therapie waren klinischer Zustand und radiologischer Befund trotz Hinzunahme eines Antimykotikums unbeeinflusst.

- Verdachtsdiagnose?
- Differenzialdiagnose?
- Weitere diagnostische Schritte?

3.58 ✳

Therapieziele in der Behandlung des **bronchitischen Syndroms?**

3.59 ✳✳

- Therapie des **Asthma bronchiale** (nach klinischem Schweregrad)?
- **Status asthmaticus:** Definition? Allgemeiner Behandlungsplan?

3.60 ✳✳✳

Etwas Seltenes speziell für Raucher

44-jähriger, starker Raucher (30 Zigaretten/d, 35 pack-years) beklagt eine seit Monaten progrediente Belastungsdyspnoe, zusätzlich unproduktiver Husten. Vor einer Stunde plötzlich massive Atemnot, Zyanose. Perkutorisch hypersonorer Klopfschall der gesamten rechten Lunge, auskultatorisch aufgehobenes Atemgeräusch rechts, links wenige trockene Rasselgeräusche. Im Rö-Thorax zeigt sich ein Pneumothorax rechts, die linke Lunge zeigt eine interstitielle Zeichnungsvermehrung mit kleinzystischen und retikulären Veränderungen. Klinisch besteht kein Infekt.

- Verdachtsdiagnose?
- Differenzialdiagnose?
- Sicherung der Diagnose?
- Therapie?

3.61 ✳

Wie wird das **Asthma bronchiale** ätiologisch eingeteilt?

3.62 ✳✳

Definition, Schweregradeinteilung und Therapie der **COPD**?

3.63 ✳✳✳

Nein, kein einfaches Asthma

Bei dem 35-jährigen Mann sind eine Pollenallergie, Neigung zu Nasennebenhöhlenaffektionen und gelegentlich asthmatische Beschwerden ohne Therapiebedürftigkeit bekannt. Jetzt berichtet er über zunehmendes Fieber seit fünf Tagen, kein Schüttelfrost, Stirnkopfschmerzen, verstopfte Nase Abgeschlagenheit, trockener Husten und zunehmende Atemnot → stationäre Einweisung.

Untersuchungsbefunde: Körpertemperatur 38,5 °C, Ruhedyspnoe, Tachypnoe, zentrale Zyanose. Auskultatorisch: Giemen und Pfeifen über beiden Lungen mit leicht verlängertem Exspirium, keine Zeichen einer pneumonischen Infiltration. BSG ↑↑↑, normochrome Anämie ++, Leukozyten ↑↑↑ im Differenzialblutbild > 40 % Eosinophile. GPT ↑↑, GOT ↑, AP ↑↑, IgE ↑↑↑, ANA negativ, p-ANCA ++. Serologisch kein Hinweis auf Parasiten. PRICK-Test (Routine-Allergene) negativ. Röntgen-Thorax: über beiden Lungenfeldern fleckförmige, teils konfluierende Infiltrate, Winkelerguss re > li.

- Verdachtsdiagnose?
- Differenzialdiagnose?
- Sicherung der Diagnose?
- Therapie?

3.64 ✳✳

Mögliche Folgekrankheiten nach Befall mit **Aspergillus fumigatus**?

3.65 ✳✳✳

Wenn Senioren reisen

Seit Jahren wird der 65-jährige Patient wegen einer chronischen Herzinsuffizienz nach großem Vorderwandinfarkt mit Betablockern, ACE-Hemmern und Diuretika behandelt. In den letzten drei Wochen Gewichtszunahme um 8 kg mit Auftreten von Unterschenkelödemen und Kurzluftigkeit vor allem beim Flachliegen. Da der Patient in sechs Tagen einen Flug zu der Familie seines Sohnes in Australien gebucht hat, drängt er den Hausarzt um forcierte Bemühungen, die hinderlichen Ödeme mit der begleitenden Leistungseinschränkung zu beseitigen. Daraufhin werden ihm zusätzlich 2 × 40 mg/d Furosemid (Lasix®) für mehrere Tage verordnet, was prompt und in den nächsten Tagen zur Ödemausschwemmung führt. Insgesamt beträgt der Gewichtsverlust in sechs Tagen 10 kg. Daraufhin tritt der Patient weitgehend beschwerdefrei seine vielstündige Flugreise an, trifft aber am Zielort mit erneuter Atemnot, Hustenreiz, Druck auf der Brust, jetzt ohne Ödeme ein. Die besorgte Familie transportiert ihn unmittelbar vom Flughafen aus in ein kommunales Krankenhaus.

Untersuchungsbefunde bei Aufnahme: Ruhedyspnoe, Tachypnoe, Orthopnoe. Auskultatorisch: geringe Dämpfung rechtsbasal, keine Rasselgeräusche. Zentrale und periphere Zyanose. Untere Extremitäten: kein pathologischer Befund, insbesondere lediglich diskrete Ödeme postmalleolär bds., keine Hinweise auf eine tiefe Beinvenenthrombose. RR 140/85 mmHg. EKG: Sinusrhythmus um 90/min, inkompletter Rechtsschenkelblock, vereinzelte ventrikuläre Extrasystolen, es finden sich die Zeichen des abgelaufenen Vorderwandinfarktes. Echo: vergrößerter enddiastolischer Durchmesser des li. Ventrikels, die Auswurffraktion ist stark vermindert, Akinesie des Ventrikelseptums und apikal, in diesem Bereich keine systolische Wandverdickung, Hyperkinesie basaler Ventrikelabschnitte, apikal V. a. Ventrikelthrombus, stark vergrößerter linker Vorhof, geringgradige Mitralinsuffizienz. Troponin negativ. Blutgasanalyse: pO_{2art} 55 mmHg, pCO_{2art} 33 mmHg. Röntgen-Thorax: der Transversaldurchmesser des Herzschattens ist nach links verbreitert, verstärkte Lungengefäßzeichnung mit Umverteilung in die apikalen Abschnitte, Winkelerguss rechts, keine Infiltrationen.

- Verdachtsdiagnose?
- Erstversorgung?
- Sicherung der Diagnose?
- Weitere Therapiemaßnahmen?

3.66 ✳✳✳

Trekking im Himalaya

Der 42-jährige, nicht höhentrainierte Bergwachtler aus Lengries schließt sich einer Trekking-Gruppe an, um einen 6000er im Himalaya zu besteigen. Nach Tagen beschwerlichen und hinsichtlich der «Schlafhöhen» etwas forcierten Aufstiegs fühlt er sich im Vergleich zu seinen Kameraden zunehmend leistungsgemindert durch Kurzluftigkeit, muss deswegen längere Pausen einlegen, trotzdem zunehmende Dyspnoe nun auch schon bei leichten Bewegungen (z. B. Schuhe binden), starke Kopfschmerzen und Übelkeit; die Gruppe beschließt, ihn ohne Belastung durch Gepäck in das Basislager auf 4000 m zurückzubringen.

Dort verbringt er zwei Tage orthopnoisch und von einer passierenden Bergsteigergruppe mit 2 × 1 Kapsel (je 10 mg) tgl. Nifedipin versorgt. Zwischenzeitlich hat ein Träger telefonisch einen Hubschrauber verständigt, der den Patienten ins Tal nach Kathmandu (1450 m) transportiert, wo er ambulant versorgt wird (4 mg Dexamethason alle sechs Stunden) und im Hotel auf den Heimflug wartet. Auch auf dieser Talhöhe besteht eine Belastungsdyspnoe des Schweregrades III weiter, eine dort angefertigte Thorax-Röntgenaufnahme gibt Hinweise auf eine vermehrte Lungenzeichnung, verbreiterte periphere Lungengefäße, gefäßbetonte Hili, deutbar als Residuen einer «fluid lung».

Nach weiteren zwei Tagen Rückflug nach München; während des Fluges erneute, diesmal plötzlich einsetzende akute Ruhedyspnoe mit atemabhängigen Thoraxschmerzen. Versorgung mit Sauerstoff während des Fluges, ab Flughafen München stationäre Einlieferung in das Heimatkrankenhaus.

Dortige Untersuchungsbefunde: zentrale Zyanose, Tachykardie, allgemeine Dehydratation, Ruhedyspnoe, pO_{2art} 55 Torr, RR 155/95 mmHg. Pulmonale CT-Angiographie: mehrere nichtzentrale Lungenembolien. Therapie: Volumensubstitution, Antikoagulation (Heparin). Im Verlauf der nächsten zehn Tage durchgreifende Besserung der Dyspnoe.

Vor Entlassung: Ergometrie: Ausbelastung bis 250 Watt, Abfall des grenzwertigen Ruhe-pO_{2art} von 75 auf 65 Torr im Steady State mit 100 Watt. Rö-Thorax: diffuse feinnetzig-streifige Zeichnung über beiden Lungenfeldern.

- Diagnosen?
- Therapiemöglichkeiten?
- Prophylaxe?

3.67 ✳✳✳

Lockende Tiefe

Am Morgen des 29. Oktober 1867 ankerte der Postdampfer R.M.S. Rhône in der Bucht von Great Harbour/Peter Island in den British Virgin Islands in der Karibik. Kurz vor seiner Rückreise nach Southhampton näherte sich mit großer Geschwindigkeit ein Hurrican aus NNW, zerfetzte die Schiffsaufbauten und warf das 2434 t große und für die damalige Zeit moderne Schiff gegen die Felsen der NW-Huk von Salt Island. Das Schiff brach in zwei Teile und sank mit 125 Personen sofort. – Das Wrack liegt nun in rund 15 m Tiefe auf Grund und ist wegen seines Erhaltungszustandes, seines Korallenbewuchses und seines Fischreichtums ein beliebtes Ziel für Schnorchler und Taucher. Eine Gruppe von Seglern hatte vor Törnbeginn zu Hause einen Taucherkurs im Schwimmbecken absolviert und hat sich nun als erstes Taucherlebnis das Wrack der «Rhône» ins Auge gefasst. Drei junge Männer und eine junge Frau (Asthmatikerin, derzeit beschwerdefrei) gehen ins Wasser, der ältere Skipper bleibt als Bootswache zurück. Während des Abtauchens bleibt die Gruppe in engem Kontakt, später schwimmt jeder irgendwo im Wrack herum,

währenddessen die junge Frau nach etwa 15 min ein bedrohliches Gefühl von Beengung, Atemnot und Übelkeit verspürt und ohne weitere Handzeichen zu ihren Freunden und ohne den pro drei Meter vorgeschriebenen Zwischenstopp zu beachten, panikartig auftaucht. Der Skipper will sie veranlassen, sofort wieder auf die halbe Tiefe abzutauchen, sie weigert sich und lässt sich psychisch erschöpft ins Boot ziehen. Nach etwa 1 Stunde Ruhelage bemerkt die Sportlerin Kopf- und Gelenkschmerzen und ein Kribbeln sowie einen Juckreiz an der Haut; außerdem treten in kurzer Zeit kleine rote Flecken an der Haut auf.

- Verdachtsdiagnose?
- Erstversorgung?
- Ggf. weitere Maßnahmen?

3.68 ✳✳✳

Die Montagskrankheit

Der 35-jährige Mann arbeitet in einem holzverarbeitenden Betrieb, wobei durch Abschleifen größere Mengen von Sägemehl entstehen und ihm wiederholt beim Einatmen des anfallenden Holzstaubes Husten und Atemnot verursachen. Diese Symptome beobachtet er nur an seinem Arbeitsplatz, nie zu Hause oder im Urlaub, vornehmlich aber dann, wenn er aus dem Wochenende montags an die Arbeit geht. Jetzt erneute Beschwerden am Wochenanfang, diesmal mit heftigem Husten, Atemnot, Schüttelfrost, Gliederschmerzen, Übelkeit und Erbrechen. Akute stationäre Einweisung mit Notarztwagen. Aufnahmebefunde: akute Dyspnoe und Tachypnoe, zentrale Zyanose. Auskultatorisch: fein-mittelblasige, zum Teil ohrnahe Rasselgeräusche bds. basal. Körpertemperatur 39,5 °C, BSG ↑↑↑, Leukozyten ↑↑ mit Linksverschiebung. Blutgasanalyse: pO_{2art} 70 mmHg, pCO_{2art} 35 mmHg. Röntgen-Thorax: retikuläre und fleckförmige Lungenzeichnung, zum Teil mit konfluierenden Herden basal bds., beginnende milchglasartige Trübung beider Lungenfelder.

- Verdachtsdiagnose?
- Erstversorgung?
- Sicherung der Diagnose?
- Langfristiges Behandlungskonzept?

3.69 ✳✳✳

Bluthusten einer jungen Frau

Die 33-Jährige bemerkt seit wenigen Monaten zunehmende Luftnot, zuletzt bei geringer Belastung. Zusätzlich Hustenreiz und mehrfach Hämoptysen. Akute Krankenhausaufnahme wegen massiver, bedrohlicher Hämoptysen. Befunde: Ruhedyspnoe, zentrale Zyanose, rechtsbasale Lungendämpfung von 5 cm, keine relevanten Rasselgeräusche. Im Rö-Thorax, später HR-CT der Lunge zeigen sich kleinzystische, dünnwandige Veränderungen, die Lungenfunktion zeigt eine leichte Obstruktion sowie eine mäßige Diffusionsstörung. PO_{2art} 54 mmHg, pCO_{2art} 32 mmHg, entsprechend einer respiratorischen Partialinsuffizienz. Die Punktion des Pleuraergusses ergibt einen Chylothorax (sehr hoher Triglyzeridgehalt).

- Verdachtsdiagnose?
- Sicherung der Diagnose?
- Langfristiges Behandlungskonzept?

3.70 ✳✳✳

Ringen nach Luft

Die 56-jährige Frau klagt über progrediente Dyspnoe seit Monaten, aktuell NYHA III, d. h. bei weniger als Alltagsbelastung. Vor einer Woche Synkope bei hastigem Laufen zum Bus. Nichtraucherin, keine Thrombose-Vorgeschichte. Kein Husten, keine Hämoptysen. Körperliche Untersuchung: leichte Halsvenenstauung, hebender rechter Ventrikel bei subxiphoidaler Palpation, betonter Pulmonalklappenschlusston (P2). Im EKG P-pulmonale, inkompletter Rechtsschenkelblock. Rö-Thorax: betontes Pulmonalsegment, erweiterte zentrale Pulmonalgefäße mit Kaliberreduktion nach peripher, auf der seitlichen Aufnahme erkennbar vergrößerter rechter Ventrikel. Echokardiographisch deutlich dilatierter rechter Ventrikel und rechter Vorhof, geringe Trikuspidalinsuffizienz. Dopplerechokardiographisch Nachweis einer pulmonalen Hypertonie beträchtlichen Ausmaßes: der systolische Druckgradient über die Trikuspidalklappe beträgt 65 mmHg (um diesen Wert liegt der systolische RV-Druck, und bei Fehlen einer Pulmonalstenose der systolische Pulmonalisdruck, höher als der RA-Druck). In der Rechtsherzkatheteruntersuchung Pulmonalkapillardruck normal (im Mittel 12 mmHg), ausgeprägt erhöhte Pulmonalisdrucke systolisch 80 mmHg, diastolisch 36 mmHg, im Mittel 52 mmHg. Herzzeitvolumen erniedrigt auf 3,6 l/min. deutlich erhöhter Pulmonalgefäßwiderstand mit 11 Wood-Einheiten ($880 \, dyn \times s \times cm^{-5}$). Im Pulmonalis-CT kein Nachweis älterer oder frischer Thromben in der Pulmonalisstrombahn bei deutlich erweiterten zentralen Pulmonalgefäßen und stark dilatiertem RV und RA. Unauffälliges Lungenparenchym. Lungenfunktionsanalytisch keine Obstruktion oder Restriktion, geringe Diffusionsstörung, deutliche respiratorische Partialinsuffizienz mit pO_{2art} 57 mmHg, pCO_{2art} 30 mmHg. Labor: negativ bzgl. Kollagenosen (ANA, Anti-DNS-Antikörper), kein Hinweis auf Leberzirrhose, negativer HIV-Test.

- Verdachtsdiagnose?
- Sicherung der Diagnose?
- Langfristiges Behandlungskonzept?

3.71 ✳✳

Aussagewert der **Ergospirometrie?**

3.72 ✳✳✳

Was bedeuten die im angloamerikanischen Schrifttum gebräuchlichen Dosierungsangaben von Medikamenten:

- q. d.
- b. i. d.
- t. i. d.
- q. i. d.

Kapitel 4:
Verdauungsorgane

4.1 ✳✳

Behandlungsprinzipien bei **Colitis ulcerosa** (stadienabhängig)?

4.2 ✳

Welche **endokrin aktiven gastrointestinalen Tumoren** kennen Sie?

4.3 ✳

Häufigste Ursachen für eine **obere gastrointestinale Blutung?**

4.4 ✳

Erklären Sie die Begriffe **Melaena, Hämatemesis, Hämatochezie**. Verdachtsdiagnosen?

4.5 ✳

Wie geht man bei der Eradikation von **Helicobacter pylori** (HP) bei gesichertem HP-assoziiertem Ulcus ventriculi oder Ulcus duodeni vor?

4.6 ✳✳

35-jährige Frau, Müdigkeit, Druckgefühl im re. Oberbauch, begleitend: Colitis ulcerosa. Laborstatus: Transaminasen ↑↑, γ-GT ↑, AP ↑, γ-Globuline (Elpho) ↑↑, Bilirubin (Serum) (↑), HBsAg-negativ, Anti-HCV-Antikörper negativ, HCV-RNA negativ, ANA ↑, AMA negativ, SLA negativ, SMA ↑. Leberbiopsie: portale Infiltration unter Einbeziehung der Leberläppchen, Mottenfraß- oder Piecemeal-Nekrosen, erhaltene Läppchenstruktur.

- Diagnose?
- Behandlungsprinzipien?

4.7 ✳✳

Befundkonstellation: direktes Serumbilirubin ↑, GPT ↑↑, GOT ↑, GLDH ↑, AP ↑, γ-GT ↑, HBsAg +, HBeAg +, Anti-HBc-IgM +++, Anti-HBc-IgG +, Anti-HBs negativ, Anti-HBe negativ, HBV-DNA +, Serumeisen ↑, Anti-HCV negativ, Anti-HAV-IgG +.

- Diagnose?
- Beurteilung des immunologischen HBV- und HAV-Status?

4.8 ✳

Wann ist eine simultane **aktive und passive Immunisierung gegen Hepatitis B** indiziert?

4.9 ✳

Indikationen zur **aktiven Impfung gegen Hepatitis B?**

4.10 ✳✳

42-jährige Frau, seit Jahren ist eine Erhöhung der Serumtransaminasen nach akuter Gelbsuchtserkrankung bekannt. Jetzige Befunde: GOT ↑, GPT ↑, HBsAg +, HbeAg +, Anti-HBc +, Anti-HBs neg, Anti-HBe neg, HBV-DNA (Serum) +. Leberbiopsie: intrahepatische Rundzellinfiltrate mit verbreiterten Portalfeldern, vereinzelte Leberzellnekrosen, erhaltene Läppchenstruktur.

- Diagnose?

4.11 ✳✳

Therapie der **chronischen Hepatitis B** mit antiviralen Substanzen?

4.12 ✳✳

Hepatitis C:

- Übertragungsweg?
- Verlauf?
- Sicherung der Diagnose?
- Therapie der chronischen Hepatitis C?

4.13 ✳

Häufige solide (fokale) **Raumforderungen der Leber?**

4.14 ✳

Häufige Indikationen zur **Lebertransplantation?** Kontraindikationen?

4.15 ✳✳

Ursachen, diagnostisches Vorgehen, Monitoring und Therapie der **akuten Pankreatitis?**

4.16 ✳

Endoskopische **Papillotomie:** Indikationen und Komplikationen?

4.17 ✳✳

Reisediarrhö:

- Häufige Erreger?
- Therapie?

4.18 ✳

Welche Maßnahmen der Rezidivblutungsprophylaxe sind nach Abschluss der Akutbehandlung von **Ösophagusvarizen** geboten?

4.19 ✳✳

Auswirkungen eines **Malabsorptionssyndroms:**

- klinische Symptomatik?
- Laborwerte?

4.20 ✳

Bei welchen Erkrankungen kommt der **Dünndarmbiopsie** diagnostischer Beweiswert zu?

4.21 ✳✳✳

54-jähriger Mann, seit Monaten Angaben über Fieberschübe, Appetitlosigkeit, Gewichtsabnahme, Lymphknotenschwellungen, zeitweise chronischer trockener Husten, Polyarthralgie mit Rötung und Schwellung auch einzelner Gelenke, neurologisch: amnesti-

4

sches Syndrom, gestörter Schlaf-Wachrhythmus, seit Wochen werden leichte Bauchschmerzen und chronische Durchfälle mit Steatorrhö beobachtet, periodisch auch wieder geformte Stühle. Leichte Beinödeme. Weitere Befunde: BSG ↑↑, hypochrome, mikrozytäre Anämie, Serumeisen ↓, Albumin↓, Leukozyten ↑, Röntgen-Thorax: bihiläre Lymphadenopathie. Abdomensonographie: Lymphadenopathie.

- Verdachtsdiagnose?
- Maßnahme zur Sicherung der Diagnose?
- Differenzialdiagnostische Überlegungen?
- Therapie nach Sicherung der Diagnose?

4.22 ✳✳✳

Welche Schädigungsmuster beobachtet man bei **arzneimittelinduzierten Leberschäden?**

4.23 ✳✳

Das erhöhte Karzinomrisiko bei **Colitis ulcerosa** verlangt regelmäßige Kontrollkoloskopien. Ab wann, in welchen Zeitabständen? Welche Maßnahmen müssen bei Entdeckung multifokaler niedriggradiger oder hochgradiger Dysplasien ergriffen werden?

4.24 ✳✳

Definition, Ursachen, Symptomatik und Therapieansätze der **chronischen intestinalen Pseudoobstruktion?**

4.25 ✳

Notfallmaßnahmen bei Verdacht auf akute **Ösophagusvarizenblutung?**

4.26 ✳

Ursachen einer **Ösophagitis?**

4.27 ✳✳

Wie wird die Blutungsaktivität bei **Magen- oder Duodenalulkusblutung** nach Forrest klassifiziert?

4.28 ✳✳

Octreotid (Sandostatin®) ist ein Analogon von Somatostatin. Klinische Indikationen?

4.29 ✳

Welche Testverfahren stehen zur Erkennung einer **Helicobacter-pylori-Infektion** zur Verfügung?

4.30 ✳

Ursachen einer **Dysphagie?**

4.31 ✳✳

53-jährige Frau, seit Jahren besteht eine chronische Globalinsuffizienz des Herzens auf Grund eines kombinierten Aorten-Mitralvitiums und konsekutiver Trikuspidalinsuffizienz. Vorhofflimmern. Z.n. Doppelklappenersatz (aortal und mitral), fortbestehende pulmonale Hypertonie und chronische Rechtsherzinsuffizienz. Klinischer Schweregrad IV mit generalisierten Ödemen und Aszites. Häufig Schmerzen im rechten Oberbauch im Gefolge der indurierten Stauungsleber. – Derzeitige Medikation: Digitalis, Diuretika (einschl. Aldosteronantagonisten), ACE- Hemmer, Antikoagulation. Seit etwa einer Woche klagt die Patientin über Blähungen, diffuse Leibschmerzen und Zunahme des Bauchumfanges, seit drei Tagen Temperaturanstieg auf 38,5 bis 39,2 °C.

Untersuchungsbefunde: prall gefüllte Jugularvenen im Sitzen als Zeichen der venösen Einflussstauung, die Leber ist vergrößert (14 cm),

4

induriert und druckempfindlich, hepatojugulärer Reflux. Stark druckempfindliches Abdomen ohne regionale Akzentuierung, angedeutete peritoneale Abwehrspannung (Peritonismus), Meteorismus und Aszites +++. Leuko ↑↑, Linksverschiebung. Aszitespunktion: Granulozyten +++ (> 250/µl).

- Verdachtsdiagnose?
- Sicherung der Diagnose?
- Therapie auf Grund der Verdachtsdiagnose?

4.32 ✳✳

Die 58-jährige übergewichtige Frau berichtet über wechselnd starke Beschwerden im rechten Oberbauch, meist nach fetten Speisen, in der letzten Zeit kolikartig mit Übelkeit und Brechreiz, seit wenigen Tagen Gelbfärbung der Skleren und Juckreiz sowie auffallend dunkler Urin und heller Stuhl.

Untersuchungsbefunde: Sklerenikterus, Juckreiz, Leber vergrößert, Milz nicht tastbar. Serumbilirubin (dir.) ↑↑, alk. Phosphatase ↑↑ ↑, γ-GT ↑↑↑, GPT ↑, GOT (↑), Gesamtcholesterin ↑, Serumeisen ↓. Urin: Bilirubin ++, Urobilinogen negativ, Urobilin +.

- Verdachtsdiagnose?
- Sicherung der Diagnose?
- Therapiemaßnahmen?

4.33 ✳

Ursachen einer **portalen Hypertension?**

4.34 ✳✳

Mögliche Funktionsstörungen nach **Gastrektomie?**

4.35 ✳

Häufige mechanische Ursachen einer **Cholestase?**

4.36 ✳

- Häufige Begünstigung und bakterielle Ursache einer **pseudomembranösen Kolitis?**
- Therapie?

4.37 ✳✳

Die 56-jährige Frau schildert phasenhaft auftretende wässrige Durchfälle ohne Blutbeimengungen, zeitweise bis zu mehr als 10 Stuhlentleerungen pro Tag, dabei krampfartige Leibschmerzen, Brechreiz und Übelkeit, dazwischen monatelange Symptom- und Beschwerdefreiheit, gute Appetenz und Gewichtskonstanz. In jüngeren Jahren habe sie eine Werlhof-Krankheit durchgemacht, die unter Cortisonbehandlung ausgeheilt sei. Kein Laxanzienabusus. Zu Beginn eines erneuten Schubes mit Durchfällen wird die Patientin zu einer gastroenterologischen Untersuchung eingewiesen.

Untersuchungsbefunde: keine Zeichen einer Malnutrition, keine Dehydratationszeichen, Meteorismus, reichlich Darmgeräusche. Laborbasis: kein Hinweis für Malabsorption. Stuhlproben: kein Blutnachweis. Stuhlkulturen (bakteriell, viral, parasitär): negativ. Sonographie-Abdomen: o. B. Koloskopie: weitgehend unauffällig, regional vereinzelt hyperämische Schleimhautabschnitte im proximalen Kolon. Multiple Schleimhautbiopsien: unterhalb der Basalmembran der kolorektalen Schleimhaut erkennt man fokal eine bandförmig angeordnet Struktur und darunter ein lymphoplasmozelluläres Infiltrat bei verstärkter Kapillarisierung.

- Diagnose?
- Therapie?

4.38 ✳

Zur Differenzialdiagnose zwischen **Colitis ulcerosa** und **Morbus Crohn**: In welche Richtung sprechen folgende Beschwerden bzw. Symptome:

- rektale Blutungen?
- erhöhte Stuhlfrequenz?
- normaler Ernährungszustand?
- kontinuierlicher Schleimhautbefall?
- Histologie: Kryptenabszesse
- Röntgen: Zähnelung der Schleimhaut, Pseudopolypen, starres Kolon mit Reliefverlust?

4.39 ✳

Bei der Abklärung einer **chronischen Diarrhö** gibt das Sistieren der Diarrhö nach Fasten einen ersten differentialdiagnostischen Anhalt. Bei welchen Darmkrankheiten sistiert und bei welchen sistiert die Diarrhö nicht auf Nahrungsentzug?

4.40 ✳

Häufigste Ursachen der **chronischen Pankreatitis?**

4.41 ✳

Risikofaktoren für die Entstehung eines **hepatozellulären Karzinoms?**

4.42 ✳

Behandlungsmaßnahme bei **Leberzirrhose** mit therapierefraktärem Aszites und zur Sekundärprophylaxe von Ösophagusvarizenblutungen?

4.43 ✳✳

Unter welchen Umständen muss bei V. a. **Hepatitis B oder C** der Nachweis von **HBV-DNA und von HCV-RNA** mit Hilfe der PCR gefordert werden?

4.44 ✳✳

Auf Grund welcher Kriterien darf die Exstirpation eines **Rektumkarzinoms** auf eine lokale Tumorexzision beschränkt werden?

4.45 ✳✳

Was sind ungünstige Prognose-Indikatoren bei **akuter Pankreatitis?**

4.46 ✳✳

Was versteht man unter einem niedrigmalignen **B-Zell-Lymphom vom MALT-Typ** des Magens? Therapeutisches Konzept?

4.47 ✳

Ursachen einer erhöhten **alkalischen Serumphosphatase?**

4.48 ✳

Nicht-operative **Drainage des Choledochus**: Techniken? Indikationen?

4.49 ✳✳✳

Die jetzt 34-jährige Patientin musste sich vor drei Jahren wegen multipler Dünndarmkarzinoide einer Ileumresektion unterziehen, wobei knapp 130 cm Dünndarm entfernt wurden. Schon nach wenigen Tagen nach normaler Nahrungszufuhr stellten sich wässrige Diarrhöen und bald darauf fettig glänzende Stuhlentleerungen als Zeichen einer zusätzlichen Steatorrhö ein. Eine Behandlung mit Ionenaustauschern (Colestyramin) erbrachte zeitweise eine Besserung dieser Beschwerden, in der letzten Zeit eher eine Zunahme der täglichen Stuhlfrequenz mit sich. Im Verlauf der letzten sechs Monate 8 kg Gewichtsverlust. Anlass zu einer vertieften diagnostischen Abklärung war jetzt ein kolikartiger Schmerzanfall, der symptomatologisch und sonographisch als Nierenstein geklärt und behandelt wurde.

- Verdachtsdiagnose?
- Sicherung der Diagnose?
- Behandlungsmöglichkeiten?

4.50 ✳✳

59-jähriger Mann mit fortgeschrittenem Pankreaskopfkarzinom, Inappetenz, Übelkeit, Erbrechen, stark wirkende Analgetika wegen dumpfer Oberbauchschmerzen geboten. – Seit 14 Tagen zunehmender Ikterus ohne Koliken, quälendes Hautjucken, Schüttelfröste mit Temperaturspitzen bis 39,8 °C.

Untersuchungsbefunde: Ikterus, Leber +++ und druckempfindlich, Courvoisier-Zeichen +. BSG ↑↑↑, Leukozyten ↑↑ mit Linksverschiebung, alkalische Serumphosphatase ↑↑ ↑, γ-GT ↑↑, LAP ↑↑. Sonographie von Leber und Gallenwegen: erweiterte intra- und posthepatische Gallengänge.

- Diagnose?
- Therapie?

4.51 ✳✳

53-jährige stark übergewichtige Frau, anamnestisch mehrere kolikartige Schmerzzustände im rechten Oberbauch, Fettunverträglichkeit, wegen erhöhten Cholesterins unregelmäßige Einnahme eines Lipidsenkers (Bezafibrat). Seit etwa sechs Stunden anfänglich kolikartige, dann Dauerschmerzen im rechten Oberbauch, in den Rücken und in die rechte Schultergegend ausstrahlend, Übelkeit, Erbrechen.

Untersuchungsbefunde: Körpertemperatur (rektal) 38,9 °C, kein Ikterus, Druckschmerzhaftigkeit im rechten Oberbauch, spärliche Darmgeräusche, Meteorismus. Die Gallenblase ist am unteren Leberrand als prall-elastischer Tumor zu tasten, regional reflektorische Bauchdeckenspannung, Zeichen nach Murphy ++. Leukozyten ↑↑ mit Linksverschiebung, Serumbilirubin n, alkalische Serumphosphatase n, Transaminasen n. Sonographie der Gallenwege: echoreich verdichtete Wand der Gallenblase > 4 mm mit echoarmem ödematösem Randsaum, nur unscharfe Abgrenzung zum Lebergewebe, intrakavitärer Solitärstein von 1 cm Durchmesser, mehrere kleine geschichtete, kalkdichte Konkremente.

- Diagnose?
- Sofortmaßnahmen?
- Semielektive Therapie?

4.52 ✳

Hauptursachen für eine **Gallenblasenperforation** sind eine gangränöse Cholezystitis oder/und eine Druckläsion durch Gallensteine. Die klinische Symptomatik wird durch Ort und Weg der Perforation bestimmt. Verlaufsformen einer Gallenblasenperforation nach Ort und Weg?

4.53 ✳

48-jährige übergewichtige Frau, wegen eines Diabetes mellitus in ärztlicher Betreuung, häufiger Oberbauchbeschwerden passagerer Natur nach fetten Speisen. – Seit etwa 1,5 Stunden starke Schmerzen wellenförmigen Charakters im rechten Oberbauch mit Ausstrahlung in die rechte Schultergegend und in den Rücken mit Übelkeit und Brechreiz. Der herbeigerufene Hausarzt erfasst folgende Untersuchungsbefunde: Meteorismus, spärliche Darmgeräusche (letzte Stuhlentleerung vor vier Stunden), das Abdomen (inkl. re. Oberbauch) ist weich, keine palpablen Resistenzen, keine lokale Druckschmerzhaftigkeit. Normale Körpertemperatur (rektal und axillär), RR n, Pulsfrequenz 110/min (unter Schmerzen). Kleines Labor: Leukozyten n, Amylase (Serum, Urin) negativ, Lipase (Serum) negativ.

- Verdachtsdiagnose?
- Erstversorgung?
- Sicherung der Diagnose?
- Weitere therapeutische Überlegungen?

4.54 ✳✳

Ursachen einer **Gallensäure-assoziierten (chologenen) Diarrhö?**

4.55 ✱✱

Blind-Loop-Syndrom:

- anatomische und funktionelle Ursachen?
- Folge?
- Therapieoptionen?

4.56 ✱✱

Die 65-jährige Frau klagt seit Wochen über Druckgefühl im linken Unterbauch, Flatulenz, Völlegefühl, Wechsel von überwiegender Obstipation mit Durchfällen. In den letzten Tagen Akuisierung dieser Beschwerden mit Tenesmen und Schleimabgang während der Stuhlentleerung, vereinzelt auch Blutbeimengungen im bzw. auf dem Stuhl, seit zwölf Stunden erhöhte Körpertemperatur (um 38,0 °C). Der herbeigerufene Hausarzt erhebt folgende Untersuchungsbefunde: Meteorismus, spärliche Darmgeräusche, der linke Unterbauch ist umschrieben druckempfindlich, dort tastet man in der Tiefe eine nicht gut abgrenzbare, etwa kleinapfelgroße Resistenz. Bei rektaler Untersuchung: Schmerzhaftigkeit der Rektumwand. Kleines Labor: BSG ↑↑ ↑, Leukozyten ↑↑ mit Linksverschiebung.

- Verdachtsdiagnose?
- Erstversorgung?
- Sicherung der Diagnose?
- Weitere Behandlung?

4.57 ✱✱

45-jährige Frau, seit Jahren besteht ein insulin-abhängiger Diabetes mellitus, ferner eine Cholelithiasis mit vereinzelten Koliken, einer der Kolikanfälle von einer passageren Gelbsucht gefolgt. – Seit einem Jahr Gewichtsabnahme, auf Kaffee, Alkohol und fette Speisen gürtelförmige Oberbauchbeschwerden, die zum Teil nach links in den Rücken ausstrahlen und mit Blähbauch, Übelkeit, Brechreiz einhergehen. Fettig glänzende Stühle, auffallend große Stuhlmengen, keine Durchfälle. Angaben über brüchige Haare und Nägel, trockene Haut.

- Verdachtsdiagnose?
- Sicherung der Diagnose?
- Therapiekonzept?

4.58 ✱✱

Extrapankreatische Ursachen einer **Hyperamylasämie?**

4.59 ✱

In welche Phasen kann man die **Nahrungsaufnahme** einteilen?

4.60 ✱✱

36-jähriger Mann, chronischer Alkoholkonsum, seit drei Stunden nach reichlichem Essen, Kaffee, Nikotin und Alkohol ziemlich plötzlich einsetzender starker Oberbauchschmerz, nicht kolikartig, eher Dauerschmerz, in der Tiefe in den Rücken und nach links ausstrahlend, Blähbauch, Übelkeit, Erbrechen. Notfalleinweisung in das Krankenhaus.

Erste Untersuchungsbefunde: Meteorismus +++, verstärkte, aber keine reflektorische Bauchdeckenspannung, nur vereinzelte plätschernde Darmgeräusche. Palpation: mäßig schmerzhaftes Abdomen, vornehmlich im Epigastrium lokalisiert, keine tastbare Resistenz, die Leber ist vergrößert, aber nicht druckempfindlich, die Milz nicht tastbar, kein Aszites. RR 105/95 mmHg. Tachykardie um 98/min. Zeichen der allgemeinen Dehydratation. Leukozyten ↑, α-Amylase (Serum, Urin) ↑↑, Lipase (Serum) ↑, LDH ↑, CK negativ, Serumkalzium n, Sauerstoff-Partialdruck (arteriell) 75 mmHg, Blutzucker (↑). EKG unauffällig. Sonographie-Abdomen: vergrößertes Pankreas mit echoarmer homogener Struktur und verwaschenen Organgrenzen.

- Diagnose?
- Beurteilung der Prognosekriterien?
- Differenzialdiagnose?
- Akuttherapie?
- Mögliche Komplikationen?

4

4.61 ✳✳

Akutes Abdomen

- Definition
- Ursachen
- Diagnostik.

4.62 ✳

Mögliche Komplikationen im Verlauf oder im Gefolge einer **akuten Pankreatitis?**

4.63 ✳✳✳

Anlässlich einer internistischen Allgemeinuntersuchung, der sich die 34-jährige Frau bei gutem Allgemeinbefinden unterzieht, finden sich in der Sonographie des Abdomens mehrere zystische, teilweise miteinander konfluierende Areale im linken Leberlappen; an einer Stelle finden sich kleine kalkdichte Verschattungen. Laborbasis unauffällig.

- Diagnose?
- Klinische Bedeutung?

4.64 ✳✳

Die 42-jährige Frau leidet seit Jahren an einem Asthma bronchiale und nimmt seit etwa sechs Monaten neben den konventionellen antiasthmatischen Medikamenten täglich 20 mg Prednisolon oral ein. Seitdem Zunahme des Körpergewichtes, Vollmondgesicht, Neigung zu katarrhalischen Infekten. – Seit zwei Tagen zunehmende Schmerzen im Abdomen, zunächst mehr im Oberbauch, in den letzten Stunden zunehmend im re. Unterbauch lokalisiert. Keine Übelkeit, kein Erbrechen, letzte Stuhlentleerung vor 24 Stunden, kaum Windabgang. Jetzt starker Dauerschmerz, wobei die Patientin eine geringe Erleichterung durch Anziehen des rechten Beines verspürt.

Untersuchungsbefunde: tympanitischer Klopfschall des Abdomens (Meteorismus), keine Darmgeräusche auskultierbar. Palpation: das gesamte Abdomen ist druckempfindlich, Punctum maximum in der Mitte zwischen Nabel und Spina iliaca anterior superior rechts, kontralateraler Loslassschmerz, zirkumskript reflektorische Bauchdeckenspannung. Rektal: geringer Douglasschmerz. Gynäkologisches Konsil: o.B. Leukozyten ↑↑ mit Linksverschiebung. Rektale Temperatur 37,9 °C, oral 36,9 °C. Röntgen-Abdomen-Leeraufnahme: geblähte Darmschlingen, Spiegelbildung, keine freie Luft. Sonographie-Abdomen: dorsal des Zökums untypische echoarme Struktur.

- Diagnose?
- Erstversorgung?
- Therapie?

4.65 ✳✳

Bei der 40-jährigen Frau bestehen seit Jahren äußerlich tastbare Hämorrhoiden, deren Entstehung die Patientin auf ihre beruflich vorwiegend sitzende Tätigkeit zurückführt. Verschiedentlich habe sie in den letzten Jahren Blutauflagerungen auf dem Stuhl bemerkt, vereinzelt auch Abtropfen von Blut nach der Stuhlentleerung. In den letzten 4 Wochen fühlt sie sich durch vereinzelt krampfartige Leibschmerzen im linken Unterbauch beunruhigt, wiederum habe sie Blutauflagerungen auf dem meist geformten Stuhl bemerkt und deshalb eine Untersuchung veranlasst.

Untersuchungsbefunde: rotes BB: grenzwertige hypochrome Anämie. Serumeisen ↓, Serumferritin ↓, Nachweis von okkultem Blut im Stuhl +++. Digitale Austastung des Rektums: o.B. Rektoskopie bis 20 cm: o.B. Koloskopie: im Rektosigmoid wird ein gestielter Polyp mit einem Durchmesser von ca. 1,5 cm abgetragen. Keine weiteren Polypen im Kolon erkennbar. Histologischer Befund nach Polypektomie: tubuläres Adenom mit schwerer, auf die Schleimhaut begrenzter Epitheldysplasie, keine Infiltration in die Submukosa.

- Diagnose nach WHO-Klassifikation?
- Prognose unbehandelter Kolonpolypen?
- Präventive Maßnahmen?

4.66 ✱✱

Welche Krankheiten gehen mit einem erhöhten Risiko **kolorektaler Karzinome** einher? Welche Screening-Methoden stehen zur Verfügung?

4.67 ✱

Welche aggressiven und welche protektiven Faktoren spielen bei der **Ulkusentstehung** eine Rolle?

4.68 ✱

Risikofaktoren für ein **Magenkarzinom?**

4.69 ✱✱

Kriterien des **Frühkarzinoms des Magens?**

4.70 ✱✱

Magenkarzinom: Einteilung und Therapieprinzipien

4.71 ✱

Indikationen und Komplikationen der **perkutanen endoskopischen Gastrostomie** (PEG)?

4.72 ✱✱

Die 52-jährige Frau steht seit Jahren wegen einer rheumatoiden Arthritis in ärztlicher Behandlung. In den letzten Monaten zunehmender Juckreiz mit multiplen Kratzeffekten an der Haut, gelbliche Verfärbung der Skleren und Auftreten von gelblichen Polstern an bei-

den oberen Augenlidern, am rechten Ellbogen und an beiden Achillesfersen, ferner Völlegefühl und Blähbauch, fettig-glänzend geformte Stühle.

Untersuchungsbefunde: Melanose der Haut, Sklerenikterus, Xanthelasmen und Xanthome (s. o.). Leber und Milz sind vergrößert, Meteorismus und Aszites (+), direktes Bilirubin (Serum) ↑↑, Gesamtcholesterin ↑, Prothrombin-Index ↓, alkalische Serumphosphatase ↑↑, γ-GT ↑↑, SGPT (↑), IgM ↑↑, ANA negativ, RF ++, Hepatitis-Virusserologie negativ, AMA +++, AMA-Subtyp M_2 +++.

- Verdachtsdiagnose?
- Sicherung der Diagnose?
- Differenzialdiagnose?
- Therapie?
- Beurteilung des Therapieerfolges?

4.73 ✱✱

- Was sind auslösende Faktoren einer akuten **hepatischen Enzephalopathie?**
- Schweregradeinteilung?
- Behandlungsmaßnahmen?

4.74 ✱✱

Die Beurteilung der Schwere der Leberfunktionseinschränkung bei **Leberzirrhose** und die Abschätzung der Prognose erfolgt nach der **Child-Pugh-Klassifikation**. Wie sind die Klassen A bis C definiert?

4.75 ✱✱

Was versteht man unter **HNPCC** und wie kann man es diagnostizieren?

4.76 ✱

Welche typischen sonographischen Befunde sind bei **Leberzirrhose** mit portaler Hypertension zu beobachten?

4.77 ✳

Typische Ursachen einer **Leberzirrhose?**

4.78 ✳

Definition und häufigere Ursachen eines **Aszites?**

4.79 ✳✳

40-jähriger Patient klagt seit 4 Jahren über rezidivierende retrosternale Schmerzen, die häufig postprandial beginnen. Mehrfache kardiologische Untersuchungen einschließlich einer Koronarangiographie zeigten einen unauffälligen Befund. Bei dem Patienten wurde der Verdacht auf eine «Herzneurose» geäußert. Welche weiteren Maßnahmen würden Sie vornehmen?

4.80 ✳

Warum und wie oft muss man ein nicht blutendes Ulkus ventrikuli bzw. Ulkus duodeni endoskopisch kontrollieren?

4.81 ✳✳

Befundkonstellation: Transaminasen ↑↑, IgG ↑↑↑, AP (↑), γ-GT ↑, Quick ↓, HBsAg +, HBeAg +, Anti-HBc-IgM (+), Anti-HBc-IgG +, HBV-DNS +, Leberhistologie: dichte lymphozytäre und plasmazelluläre Infiltrate in den Portalfeldern, die auf die angrenzenden Läppchenbezirke übergreifen. Mottenfraßnekrosen, aktive (entzündliche) intralobuläre Septen mit Zerstörung der Läppchenarchitektur.

- Diagnose?

4.82 ✳

Bei welchen viralen Infektionen findet sich eine (oft asymptomatische) begleitende **Hepatitis?**

4.83 ✳✳

Seit etwa vier Wochen bevorzugt die 36-jährige Frau zum Frühstück eine «Müsli»-Zubereitung zusammen mit Cornflakes und ca. einem halben Liter Milch. Etwa 30 min nach dem Frühstück bemerkt sie ein Völlegefühl, daraufhin einsetzende krampfartige Leibschmerzen sind von Flatulenz begleitet und dann von wässrigen Stuhlentleerungen ohne Tenesmen gefolgt. Nach etwa ein Stunde besteht Beschwerdefreiheit. Keine Gewichtsabnahme, sonst fühlt sie sich gesund und körperlich leistungsfähig.

- Verdachtsdiagnose?
- Sicherung der Diagnose?
- Therapie?

4.84 ✳✳

Der übergewichtige (85 kg, 162 cm) 58-jährige Mann, Raucher, steht wegen einer arteriellen Hypertonie in ärztlicher Behandlung. Derzeitige Medikation: Kalziumantagonist, Diuretikum. – Schon seit Monaten, in den letzten Wochen häufiger bemerkt er einen Druck hinter dem Brustbein, eher am unteren Sternum medial teils auch als brennender Schmerz, der nächtlich auftritt und sich am Morgen nach dem Aufstehen bessert, aber auch nach reichlichen Mahlzeiten und alkoholischen Getränken. Wegen der retrosternalen Beschwerden und dem kardiovaskulären Risikoprofil überwies ihn der Hausarzt zu einem Kardiologen, der nach einer grenzwertigen Ergometrie eine Herzkatheteruntersuchung mit Koronarangiographie veranlasste. Ergebnis: mehrere Wandunregelmäßigkeiten, geringgradige (< 50 %) Stenose im Bereich der RCA. Daraufhin Erweiterung der bisherigen Medikation um einen ß-Blocker und ASS mit der Auflage, bei Brustbeschwerden der geschilderten Art zusätzlich Nitroglyzerin einzunehmen. Nach Einnahme von Nitro in der Nacht keine Besserung der Beschwerden, eher dann zunehmendes Brennen und neuerdings Sodbrennen. Auf Anraten des Hausarztes: Trinken von Milch, weniger Rauchen, kein Kaffee, abends kein Alkohol, Schlafen mit unterlegtem Kopfkissen.

- Verdachtsdiagnose?
- Sicherung der Diagnose?
- Endoskopische Klassifikation?
- Therapeutische Maßnahmen?

4.85 ✳✳

Seit sechs Monaten bemerkt die Patientin eine Gewichtsabnahme um insgesamt 7 kg, die sie auf eine geringere Aufnahme von festen Speisen trotz guter Appetenz zurückführt. Beim Schlucken von Brot, Fleischstücken, Äpfeln verspürt sie kurz darauf einen Brustdruck bis stechenden Schmerz hinter dem Brustbein oder auch in der Magengrube. Beim Nachtrinken von Flüssigkeiten lässt dieser Druck nach. Vereinzelt habe sie schon gekaute und geschluckte Speisen herausgewürgt, aber nicht erbrochen. Vor wenigen Tagen sei sie nächtlich durch Husten aufgewacht und habe dabei Speisereste ausgehustet, seitdem erhöhte Körpertemperaturen und Husten mit schleimig-eitrigem Auswurf.

Untersuchungsbefunde: auskultatorisch zahlreiche grob- bis mittelblasige ohrferne Rasselgeräusche über den abhängigen Lungenpartien, keine Zeichen der Lungeninfiltration. Leukozyten ($\uparrow$). Röntgen-Thorax: verbreitertes Mediastinum, keine Infiltrationszeichen. Röntgen-Ösophagus: stark dilatierte Speiseröhre mit Stenosierung an der Kardia, keine Wandunregelmäßigkeiten. Sputumkultur: Nachweis von E. coli.

- Verdachtsdiagnose?
- Sicherung der Diagnose?
- Therapie?

4.86 ✳✳

Wie geht man bei der Abklärung einer **chronischen Diarrhö** praktisch vor?

4.87 ✳✳

Klinische, koloskopische, röntgenologische und histologische Differenzierungskriterien zwischen **M. Crohn** und **Colitis ulcerosa?**

4.88 ✳✳

Therapiekonzept (akuter Schub, chronisch-aktiver Verlauf, Rezidivprophylaxe) bei **Morbus Crohn?**

4.89 ✳✳

Extraintestinale Manifestationen bei **M. Crohn** und **Colitis ulcerosa?**

4.90 ✳✳

Bei dem 55-jährigen Mann besteht seit Jahren eine foveoläre Hyperplasie des Magens mit endoskopisch und röntgenologisch nachgewiesenen Riesenfalten (M. Ménétrier). Behandlung der epigastrischen Beschwerden mit Protonenpumpeninhibitoren (PPI). – Seit einigen Wochen breiige Stühle, vereinzelt auch Durchfälle, ferner Beinschwellungen, Gewichtszunahme und vergrößerter Leibumfang.

Untersuchungsbefunde: Unterschenkelödeme bds., Aszites ++. Serumelektrophorese: Hypalbuminämie, verminderte Gammaglobulinfraktion, Serumalbumin < 2,0 g/dl.

- Verdachtsdiagnose?
- Sicherung der Diagnose?
- Mögliche therapeutische Maßnahmen?

4.91 ✳✳

Bei der 35-jährigen Patientin bestehen seit Jahren Durchfälle wechselnder Frequenz und Konsistenz, verhältnismäßig große Stuhlmengen, keine Blutbeimengungen, kein Schleim, dabei wechselnd Leibschmerzen, Flatulenz, 14 kg Gewichtsverlust in zwei Jahren. Ohne Speisenzufuhr fortbestehende, wenngleich weniger häufige Durchfälle. – Brüchige Nägel und Haare, Leistungsabfall, Mundwinkelrhagaden; ferner Kribbeln und Ameisenlaufen an Händen und Füssen, Wadenkrämpfe.

Untersuchungsbefunde: klinisch und laborchemisch finden sich die Zeichen einer Malabsorption: Eisenmangelanämie, Hypalbuminämie mit Beinödemen, Hypokalzämie.

- Verdachtsdiagnose?
- Diagnostisches Vorgehen?
- Therapie?

4.92 ✶✶

Die 48-jährige Patientin bemerkt seit Monaten krampfartige Leibschmerzen passagerer Natur, denen sie keine Bedeutung beimisst. Vereinzelt Durchfälle, meist aber geformter und regelmäßiger Stuhlgang, kein Gewichtsverlust. Ferner berichtet sie über neuerdings auffallend starke Hitzewallungen im Gesicht, die von einer langsam zunehmenden permanenten Gesichtrötung gefolgt sind und von der Patientin als klimakterische Erscheinungen gedeutet werden. Wegen zunehmender dumpfer Leibschmerzen und Druckgefühl im rechten Oberbauch sucht sie ihren Hausarzt auf, der sie wegen der Darmsymptomatik in Verbindung mit dem weitgehend durch Teleangiektasien bedingten Gesichtserythem (Wangen, perioral) zu einer gastroenterologischen Untersuchung überweist.

- Verdachtsdiagnose?
- Sicherung der Diagnose?
- Mögliche Behandlungsverfahren?

4.93 ✶✶

Zollinger-Ellison-Syndrom (Gastrinom): Sicherung der Verdachtsdiagnose?

4.94 ✶✶✶

Wie hoch ist das Infektionsrisiko des Neugeborenen einer **HCV**-infizierten Mutter einzuschätzen?

4.95 ✶✶

Bei einer Koloskopie, die wegen eines positiven Hämoccult-Tests durchgeführt wird, findet sich ein ca. 2 cm großer, gestielter Polyp, der problemlos mittels Polypektomie abgetragen wird. Die Histologie zeigt ein T1-Karzinom. Welche weiteren Maßnahmen sind erforderlich?

4.96 ✶✶✶

Akute Oberbauchschmerzen und Gelbsucht nach Alkoholexzess

Die 35-jährige Frau erkrankt nach reichlichem Alkoholkonsum (> 120 g Alkohol in einer Nacht) an über Stunden und ohne Kolikcharakter langsam zunehmenden Schmerzen im rechten Oberbauch mit lokaler Druckempfindlichkeit, Appetitlosigkeit, Übelkeit, Erbrechen, Durchfällen und Fieber. Ein chronischer Alkoholkonsum mit mittleren Tagesdosen um 60 g wird angegeben.

Untersuchungsbefunde: Die schwerkranke Patientin ist untergewichtig, es finden sich Spider-Naevi im Hals- und Schultergürtelbereich, ein Palmarerythem, deutlicher Sklerenikterus. Die Leber ist vergrößert und druckempfindlich, leichter Meteorismus, kein Aszites, gering eingetrübtes Sensorium. Temperatur um 38,5 °C. Leukozytose um 25 000, Linksverschiebung, SGOT 300, y-GT ↑↑↑, SGOT/SGPT > 2, GLDH ↑↑↑, LDH ↑↑ ↑, AP ↑↑↑, IgA-Globuline ↑↑↑, MCV_{Ery} ↑↑, Quick < 50 %, Bilirubin 9,5 mg/dl, Albuminspiegel ↓↓, Blutalkoholspiegel ↑↑, Kreatinin 2,2 mg/dl. Sonographie: Hepatomegalie, vermehrte Echogenität des Leberparenchyms, Vergröberung der Binnenstruktur, vereinzelt fleckig-inhomogene Strukturareale, Rarefizierung der Lebervenen, Abrundung des kaudalen Leberrandes. CT: landkartenförmige hypodense Areale in der Leber.

- Verdachtsdiagnose?
- Sicherung der Diagnose?
- Differenzialdiagnostische Überlegungen und Ausschlussdiagnostik?
- Prognose?
- Therapie?
- Welche anderen alkoholinduzierten Organschäden treten im Gastrointestinaltrakt auf?

4.97 ✳✳✳

Antibabypille

Nach der Geburt eines gesunden Kindes (davor zwei Fehlgeburten) nimmt die Patientin orale Kontrazeptiva ein. Nach etwa 1,5 Jahren bemerkt sie leichte, anhaltende Schmerzen im rechten Oberbauch, Abgeschlagenheit und zunehmende Umfangsvermehrung des Leibes, passager Beinödeme.

Untersuchungsbefunde: wenig Aszites im meteoristisch geblähten Abdomen, die Leber ist mit 13 cm in der MCL vergrößert und druckschmerzhaft. Im Übrigen normaler körperlicher Untersuchungsbefund. AP ↑↑, γ-GT ↑, Bilirubin (↑), IgG-Antikörper gegen Cardiolipin (↑), IgM-Antikörper gegen Cardiolipin n, Antithrombin III n, Protein C und S n. [C^{14}]Aminopyrinatemtest: verminderte $^{14}CO_2$-Ausscheidung als Hinweis auf eine deutliche Einschränkung der metabolischen, mikrosomalen Leberfunktion. Sonographie: vergrößerte Leber mit normaler Binnenstruktur. Lebervenen nicht darstellbar, leichtgradiger Aszites, vergrößerte Milz. CT: Hepatosplenomegalie. Nach intravenöser Kontrastmittelgabe vorwiegend im rechten Leberlappen multiple Areale mit verminderter Röntgendichte, vereinbar mit Minderperfusion. Dopplersonographie der Lebergefäße: rechte Lebervene nicht darstellbar, mittlere und linke Lebervene abschnittsweise darstellbar mit erhöhtem Fluss, vereinbar mit hochgradiger Stenosierung, Vena portae: Fluss vermindert, vereinbar mit portaler Hypertension. A. hepatica: Zeichen des erhöhten Flusswiderstandes. V. cava inf.: Impression in

Höhe der Leber mit erhöhtem Blutfluss in diesem Bereich. Cavographie mit retrograder Lebervenendarstellung: Lebervenen nicht sondierbar, vereinbar mit einem Verschluss der großen Lebervenen. Leberhistologie: Zeichen der hochgradigen, venösen Blutstauung der Leber mit starker Erweiterung der Sinusoide sowie größeren, abgeräumten Nekrosebezirken und atrophischen Arealen in den Läppchenzentren. Mäßig ausgeprägte perisinusoidale Fibrose.

- Diagnose?
- Differenzialdiagnose?
- Therapeutische Überlegungen?

4.98 ✳✳✳

V. a. Appendizitis

Die 27-jährige Frau ruft gegen Abend einen ihr bekannten Internisten (Oberarzt) in der Klinik an, den sie um Rat bittet wegen krampfartiger Unterbauchbeschwerden rechts, die vor etwa zwölf Stunden aufgetreten seien und jetzt allerdings eher weniger stark seien als am Vormittag. Keine Übelkeit, kein Erbrechen, keine Stuhlverhaltung. Auf Befragen: vor einer Woche habe sie ihre Regelblutung gehabt. Der Internist bittet sie, innerhalb der nächsten Stunde in die Klinik zu kommen, um sie zu untersuchen, da er telefonisch keine verbindliche Diagnose stellen könne. Die Patientin kann sich nicht sofort dazu entschließen, kündigt aber nach einem Gespräch mit ihrem Vater (Arztkollege) ihr Kommen an. Erstuntersuchung: Die Patientin wirkt etwas ängstlich, die Körpertemperatur ist nicht erhöht (axillär und rektal), die körperliche Untersuchung (Internist) ergibt folgenden Lokalbefund: mutmaßlich verminderte Darmgeräusche, kein Meteorismus, im rechten Unterbauch (im Areal des McBurney'schen Druckpunktes) gibt die Patientin eine geringe Schmerzhaftigkeit an, bei angehobenem rechten Bein wiederholt sich diese Schmerzempfindung, außerdem vermeint der Untersucher neben der gering ausgeprägten reflektorischen Muskelspannung in der Tiefe dieser Region eine Resistenz zu tasten. Kein Loslassschmerz. Bei retrogradem Ausstreichen des Dickdarmes gegen diese Region hin gibt die Patientin erneut Schmerzen an. BSG ($\uparrow$) in der ersten Stunde, Leuko 10 500, Urinsediment: vereinzelte Erythrozyten. Der Internist stellt daraufhin die Diagnose einer akuten Appendizitis und ruft den chirurgischen Konsiliarius herbei, um noch in dieser Nacht die Appendektomie zu veranlassen.

Dieser untersucht die Patientin erneut; dabei bestätigt sich die geschilderte Schmerzauslösung, jedoch kann er eine Resistenz in der Tiefe des rechten Unterbauches nicht ertasten. Er vermag keine verbindliche Diagnose zu stellen, sieht aktuell keine dringende Indikation zum operativen Eingreifen und schlägt zum Ausschluss einer gynäkologischen Affektion (z. B. Adnexitis) vor, den Diensthabenden der gynäkologischen Abteilung hinzuzuziehen. Dieser untersucht die Patientin vaginal, wiederum gibt die Patientin dabei Schmerzen an (Douglas-Schmerz), eine Resistenz tastet er weder abdominal noch vaginal. Sein Vorschlag: Laparoskopie des kleinen Beckens am nächsten Morgen zum Ausschluss einer akuten Adnexitis.

Der Internist fühlt sich durch den nachgewiesenen Douglasschmerz in seiner Vermutung einer akuten Appendizitis bestätigt und dringt auf die operative Exploration der Appendix noch in dieser Nacht. Die Patientin und der Vater willigen nach längerem Hin und Her schließlich in dieses Vorgehen ein. Operationsergebnis: nach Laparotomie exploriert der Chirurg die Appendix und deren Umgebung: er tastet einen unauffälligen Blinddarm, jedoch im proximalen Abschnitt des Zökums und im terminalen Ileum finden sich mindestens drei räumlich voneinander getrennte Tumoren von Kirsch- bis Pflaumengröße; daraufhin verzichtet der Operateur in der Nacht auf eine weitere (ungewisse) Ausdehnung des operativen Eingriffs und verschließt das Abdomen, um dann diese besondere Problematik am nächsten Tag in der Morgenkonferenz der chirurgischen Klinik vorzutragen. – Die Chirurgen planen nun für den übernächsten Tag den zweiten explorativen Eingriff.

- War die Entscheidung zur Sofortlaparotomie richtig?
- Verdachtsdiagnose nach der ersten Operation?
- Differenzialdiagnostische Überlegungen?

4.99 ✳✳✳

Der Fluch der Malaiin

Unter dem Titel «P&O» (Abkürzung für Peninsular and Oriental Steamship Line = Malaiisch-Fernöstliche Dampfschiffahrtslinie) erzählt W. Somerset Maugham das Schicksal eines englischen Gummipflanzers, Mr. Gallagher, der in der Einsamkeit der Tropen mit einer Malaiin zusammenlebte und nach mehr als zehn Jahren schließlich den Entschluss fasst, in seine Heimat zurückzukehren. Er stattet die Zurückbleibende mit einem kleinen Haus und einem monatlichen Lebensunterhalt aus. «Und als es nun Zeit war, aufzubrechen, saß sie noch immer auf der Treppe des Bungalows, machte große Augen, sagte aber nichts. Er wollte ihr Lebewohl sagen, … sie rührte sich nicht einmal. ‹Du gehst›, sagte sie dann, ‹aber Du wirst nie in Deine Heimat kommen. Wenn das Land ins Meer sinkt, wird Dich der Tod berühren, und ehe noch die anderen, die mit Dir gehen, wieder Land sehen, wirst Du schon tot sein›».

Entschlossen tritt der Mann seine Schiffsreise an, knüpft in heiterer Stimmung und in der hoffnungsvollen Aussicht auf Heimkehr da und dort Bekanntschaften auf Deck und im Salon an. In der Clubstimmung dieser Gesellschaft gibt er auch die fluchbeladene Abschiedsszene zum Besten. In der Zwischenzeit gleitet der Steamer in tropischer Hitze und durch eine ölig-glatte See an der Küste Sumatras vorbei in den Indischen Ozean. Es verstreichen nur wenige Tage, bis sich bei Mr.

Gallagher ein Schluckauf bemerkbar macht, der einige Mitreisende zu spöttischen Bemerkungen veranlasst, zumal ein Schluck eines Gincocktails oder ein kräftiges Essen die Unpässlichkeit prompt verscheucht. Jedoch tritt das Übel in den folgenden Tagen und Nächten immer deutlicher und nachhaltiger zutage, beschäftigt den jungen, sympathischen, aber unerfahrenen Schiffsarzt schier pausenlos und bewegt mit Anteilnahme und Beunruhigung die Passagiere. In der lähmenden Gluthitze tauchen sonderbare Gedanken über Hexenkünste und Zaubermacht auf, jeder glaubt selbst unheimliche Geschichten dieses fremden Landes gehört oder sogar erfahren zu haben.

Der Krankheitszustand des Patienten verschlechtert sich dramatisch mit nun unstillbarem Schluckauf, Magenkrämpfen, Erbrechen, zunehmender Entkräftung, Abmagerung und den Zeichen der allgemeinen Entwässerung mangels Nahrungs- und Flüssigkeitsaufnahme. Morphiuminjektionen bewirken wenigstens stundenweise eine Ruhigstellung des leidenden Patienten. Der Kapitän entschließt sich auf Drängen des hilflosen Arztes, den Kurs des Schiffes zu ändern, um den Hafen von Aden anzulaufen. Die Zeitspanne dorthin ist zu lang und zum Entsetzen der Mitreisenden stirbt Mr. Gallagher an Bord ohne das rettende Hospital in Aden erreicht zu haben. Der Fluch der Maliin scheint sich erfüllt zu haben. Ein Gottesdienst mit Seebestattung schließt den Kern dieser Erzählung ab.

- Ursachen eines Singultus?
- Verdachtsdiagnose?
- Mögliche Ursache?
- Therapie?

4.100 ✳✳✳

Welche mediterranen Winde und ihre Richtung kennen Sie?

4

Kapitel 5:
Endokrinologie, Stoffwechsel, Ernährung

5.1 ✳✳

Behandlungsprinzipien des angeborenen **Hodenhochstandes?**

5.2 ✳

Hormonsubstitution im Klimakterium:

- Indikationen?
- Nebenwirkungen?

5.3 ✳✳

45-jährige Frau, machte vor etwa vier Wochen einen fieberhaften grippalen Infekt von etwa einer Woche Dauer durch, danach beschwerdefrei. Angaben über allgemeines Krankheitsgefühl seit etwa vier Wochen, seit wenigen Tagen erhöhte Temperaturen mit Frieren ohne stärkeren Schüttelfrost, Schmerzen in der Halsregion mit Ausstrahlung in benachbarte Kiefer- und Ohrabschnitte, Schluckbeschwerden. Leichte Erregbarkeit, Neigung zu Durchfall.

Untersuchungsbefunde: sehr druckschmerzhafte, konsistenzvermehrte und leicht vergrößerte Schilddrüse. BSG ↑↑↑, Leuko n, basales TSH ↓↓, Schilddrüsenhormone (peripher) ↑, Schilddrüsen-Antikörper (TPO-, Thyreoglobulin-, TSH-Rezeptor-Antikörper) negativ.

- Verdachtsdiagnose?
- Sicherung der Diagnose?
- Differenzialdiagnose?

- Therapie?
- Prognose?

5.4 ✳✳

Wie sind folgende Schilddrüsenparameter zu bewerten: freies T_3 erniedrigt, freies T_4 normal, basales TSH erniedrigt oder normal?

5.5 ✳

Ursachen einer **Hypothyreose?**

5.6 ✳✳

Die Patientin machte im Sommer eine nachgewiesene Yersinia-enterocolitica-Infektion durch; danach beschwerdefrei. Nach etwa drei Monaten bemerkt sie ein vermehrtes Durstgefühl, Nervosität, fühlt sich unwohl in geheizten Räumen, Einschlafstörungen, leicht verschwollene Augenlider und Lichtscheu, Herzklopfen, Treppensteigen durch muskuläre Ermüdbarkeit erschwert, deswegen auch Schwierigkeiten, aus der Hocke aufzustehen und aus der Badewanne auszusteigen, Gewichtsabnahme von 3 kg in vier Monaten.

Untersuchungsbefunde: warme, feuchte Haut, normale Körpertemperatur, Lidödem (+), Tachykardie um 105/min, systolisches Geräusch apikal und 4. ICR parasternal li. und am Hals bds.

5

- Verdachtsdiagnose?
- Sicherung der Diagnose?
- Therapieplan?

5.7 ✳✳

Therapie einer euthyreoten diffusen **Struma:**

- Bei jungen Erwachsenen?
- In der Schwangerschaft?
- Im mittleren und höheren Lebensalter?

5.8 ✳

Welche Medikamente können beim Mann eine **Gynäkomastie** induzieren?

5.9 ✳

Kriterien für das Vorliegen eines autonomen **Schilddrüsenadenoms (unifokale Autonomie)?**

5.10 ✳✳

40-jähriger Mann, seit Jahren Nierenkoliken mit schattengebenden Konkrementen (als Ca-Phosphatsteine analysiert). Ferner berichtet der Patient anamnestisch über Sodbrennen, mehrfach Zwölffingerdarmgeschwüre. – In den letzten Monaten bemerkt der Patient ein auffallend gesteigertes Durstgefühl mit Ausscheidung eines wasserhellen Urins. Seine Stimmung sei ohne äußere Ursachen zunehmend depressiv und ängstlich, er sei müde aber auch wieder reizbar, leide unter Schlafstörungen, in den letzten Tagen seien seiner Frau wie auch seinen Arbeitskollegen Gedächtnisstörungen und Wortfindungsstörungen aufgefallen, an einem Abend habe er sogar aus dem Wirtshaus nicht mehr nach Hause gefunden. Wegen Muskelschwäche falle ihm das Treppensteigen zunehmend schwer, auch könne er ohne Hilfe nicht aus der Hocke

aufstehen. Wegen zunehmender Benommenheit und Verwirrtheit wird der Patient in die Klinik eingewiesen.

Untersuchungsbefunde: präkomatöser Patient, allgemeine Dehydratationszeichen, Meteorismus, spärliche Darmgeräusche, Oligurie. Rotes und weißes BB n. Kreatinin ↑↑, Natrium (↑), Kalium n, Kalzium ↑↑, anorg. Phosphat ↓, alkal. Phosphatase ↑↑.

- Verdachtsdiagnose?
- Sofortmaßnahmen?
- Sicherung der Diagnose?
- Therapie?

5.11 ✳

Bei welchen Tumoren tritt am häufigsten eine **tumorinduzierte Hyperkalzämie** auf? Therapeutische Möglichkeiten?

5.12 ✳✳

Ursachen und diagnostisches Vorgehen bei einer **Hyperkalzämie?**
Ursachen einer **Hyperkalziurie?**

5.13 ✳✳✳

Lähmendes Entsetzen nach Narkose

Die 45-jährige unterzieht sich der ersten Operation ihres Lebens, eine Kleinigkeit: Hallux valgus. Nach dem in Vollnarkose in der Orthopädischen Klinik durchgeführten Eingriff klagt die Patientin in den Folgetagen über diffuse abdominelle Schmerzen und eine hartnäckige Obstipation. Es erfolgt eine Abdomen-CT-Untersuchung, die den Verdacht auf einen Harnleiterstein ergibt. Nach Verlegung in die Urologische Klinik Durchführung einer Urethrozystoskopie und weiterführende Untersuchungen, die keinen Harnleiterstein nachweisen können. Man geht von einem unbemerkten Spontanabgang aus. Leider lassen die Bauchschmerzen jedoch nicht nach. Die Patientin bemerkt zudem eine fortschreitende Schwäche in den Beinen, geringer in den Armen, die innerhalb weniger Tage dann rasch zunimmt. Letztlich Verlegung in die Innere Klinik bei beginnender respiratorischer Insuffizienz infolge Parese der Atemmuskulatur. Es besteht eine Tachykardie mit 110 Schlägen/min, RR 160/90 mmHg, flache, schnelle Atmung, leichte Zyanose, keine abdominelle Abwehrspannung, Peristaltik auskultierbar, aber spärlich. Patientin orientiert, wach, kein Meningismus, Hirnnerven incl. Okulomotorik unauffällig, MER an den Armen vorhanden, PSR und ASR aber beidseits erloschen, Babinski negativ. Proximal betonte, schlaffe Tetraparese (Schulterabduktion 2/5, Armbeugung 4/5, Fingerstreckung 4/5, Hüftbeugung 2/5, Kniestreckung 3/5, Fußhebung und -senkung 5/5). Im Labor Hyponatriämie 116 mmol/l, Transaminasen leicht erhöht. pO_2art 50 mmHg, pCO_2art 55 mmHg, pH 7,32. Normalbefunde: EKG (außer Tachykardie), abdominelle Sonographie. Neurologische Untersuchung und EMG: demyelinisierende, periphere motorische Polyneuropathie mit Tetraparese.

- Verdachtsdiagnose?
- Differenzialdiagnose
- Sicherung der Diagnose?
- Therapie?

5.14 ✳

Ursachen eines erhöhten **Parathormonspiegels** im Serum?

5.15 ✳✳

56-jährige Frau mit Grenzwerthypertonie und einer chronisch-rezidivierenden Pankreatitis. Wegen neuerlicher Oberbauchbeschwerden wurde zum Ausschluss einer Pankreas-Pseudozyste eine Computertomographie des Oberbauches veranlasst: diesbezüglich negativer Befund. Jedoch findet sich als Zufallsbefund eine adrenale Raumforderung links mit einem Durchmesser von 1,5 cm.

- Verdachtsdiagnose?
- Diagnostisches Vorgehen?
- Differenzialdiagnose?
- Therapieentscheidung?

5.16 ✳✳

Welches sind bei einer Frau die typischen Merkmale für:

- eine **Hypertrichose?**
- einen **Hirsutismus?**
- eine **Virilisierung?**

Häufige Ursachen?

5.17 ✳✳

28-jährige Frau klagt über zunehmende Kopfschmerzen, neuerdings bemerkt sie einen Ausfluss aus beiden Brustdrüsen, ferner Zyklusstörungen. Außer Acetylsalicylsäure keine Einnahme von Medikamenten.

Untersuchungsbefunde: Beide Brüste sezernieren ein hellgelbes Sekret. Fingerperimetrisch Verdacht auf lateralen Gesichtsfeldausfall bds., links stärker als rechts. Bei der körperlichen Untersuchung sonst keine Abweichungen. Sonographie-Abdomen: o. B.

- Verdachtsdiagnose?
- Sicherung der Diagnose?
- Mögliche Ursachen?
- Therapeutische Maßnahmen?

5

5.18 ✳✳

Nachweis einer **HVL-Insuffizienz?**

5.19 ✳

Häufige Ursachen einer **Hypokalzämie?**

5.20 ✳✳

Durch welchen Test wird das Vorliegen eines **Cushing-Syndroms** ausgeschlossen?

5.21 ✳

Welches Laborergebnis schließt eine primäre **Hypothyreose** aus?

5.22 ✳✳

Welches sind die Eckpunkte der Substitutionstherapie bei **Hypophysenvorderlappeninsuffizienz?**

5.23 ✳✳✳

Die 45-jährige Frau bemerkt seit Monaten eine stetige Umfangszunahme der Schilddrüse, begleitet von Heiserkeit und in den Nacken und in die Ohren ausstrahlende Schmerzen. Vereinzelt Anfälle von Herzrasen. Vermehrt Durstgefühl. In der Familie seien gehäuft Tumorfälle aufgetreten.

Untersuchungsbefunde: asymmetrische Vergrößerung der Schilddrüse, derbe Konsistenz, fehlende Schluckverschieblichkeit, Horner-Syndrom, Grenzwert-Hypertonie. HNO-Untersuchung: einseitige Rekurrensparese. Sonogramm der Schilddrüse: disseminiert echoarme und echodichte Regionen, Mikroverkalkungen, unscharfe Begrenzung des Organs, Befall benachbarter Lymphknoten. Schilddrüsen-Szintigramm: Nachweis disse

miniert kalter Bezirke. Serumcalcitonin +++, Urinkatecholamine ++, PTH +, Thyreoglobulin (Serum) negativ, Nüchtern-BZ ++, Urinzucker +.

- Verdachtsdiagnose?
- Sicherung der Diagnose?
- Therapeutisches Vorgehen?
- Familiäres Screening?

5.24 ✳✳✳

Durch welche Teste werden ein adrenales **Cushing-Syndrom**, ein hypophysärer **M. Cushing** und ein Cushing-Syndrom durch **ektope ACTH-Produktion** nachgewiesen?

5.25 ✳

Ursachen einer **Hyperthyreose?**

5.26 ✳✳

Bei der 35-jährigen Patientin wurde vor etwa einem Jahr eine M. Basedow-Hyperthyreose diagnostiziert und etwa 12 Monate lang thyreostatisch, anfänglich kombiniert mit Betablocker, erfolgreich behandelt. Nach Absetzen der thyreostatischen Therapie war die Patientin beschwerdefrei, Verlaufskontrollen ergaben normale Hormonparameter. – Nach einem akuten zystopyelitischen Infekt wurde vor vier Wochen zum Ausschluss einer obstruktiven Uropathie ein CT-Abdomen mit Kontrastmittelgabe durchgeführt. Seitdem fühlt sich die Patientin wärmeempfindlicher, schwitzt, bemerkt ein zunehmendes Durstgefühl und eine auffallende Muskelschwäche (z. B. beim Treppensteigen). In den letzten Tagen Bettlägerigkeit wegen Muskelschwäche, Schläfrigkeit, der Ehemann bemerkt eine verwaschene Sprache, eine nun bedrohliche Eintrübung und Verwirrtheit. Noteinweisung ins Krankenhaus.

5

Untersuchungsbefunde: Körpertemperatur 40,2 °C, psychiatrischer Status s. o., hochgradige Adynamie, Zeichen der allgemeinen Dehydratation, warme und feuchte Haut, Tachykardie um 110/min.

- Verdachtsdiagnose?
- Sofortmaßnahmen?
- Sicherung der Diagnose?
- Weiteres therapeutisches Vorgehen?

5.27 ✳

Klassifikation der **Struma maligna?**

5.28 ✳✳

Bevorzugt chirurgische Indikationen:

- bei **Morbus Basedow?**
- bei **autonomer Struma** mit Hyperthyreose?

5.29 ✳✳

Mögliche **thyreostatische Wirkmechanismen?** Übliche und unübliche **Thyreostatika?**

5.30 ✳✳

Seit drei Jahren bemerkt die 40-jährige Patientin ein Nachlassen der körperlichen Leistungsfähigkeit, rasche Ermüdbarkeit im Tagesverlauf, auffallende muskuläre Ermüdbarkeit (z. B. beim Treppensteigen, beim Aufstehen aus der Hocke). In diesem Zeitraum bemerkt sie eine allgemeine Bräunung der Haut, insbesondere nach Sonnenbestrahlung, aber auch an den nicht lichtexponierten Stellen, sowie um den Mund herum, ferner an den Hautfalten, an den Mamillen und an den Handlinien der Handinnenfläche. 10 kg Gewichtsabnahme in zwei Jahren. Keine Zyklusstörungen. – Vor wenigen Tagen erkrankte die Patientin an einem fieberhaften katar-

rhalischen Infekt, im weiteren Verlauf zunehmende Muskelschwäche, Leibschmerzen, Erbrechen und Somnolenz. Notfalleinweisung in die Klinik.

Untersuchungsbefunde: Hautpigmentation s. o., zusätzlich Pigmentflecken an der Wangenschleimhaut. RR 90/60 mmHg, Tachykardie mit regelmäßiger Schlagfolge um 105/min. Zeichen der allgemeinen Dehydratation, kühle Akren, periphere Zyanose. Druckempfindliches Abdomen, erhaltene Darmgeräusche. Serumnatrium ↓↓, Serumkalium ↑↑, Serumkreatinin ↑↑, Nüchtern-BZ (↓), Blutbild: Eosinophile +.

- Verdachtsdiagnose?
- Sofortmaßnahmen?
- Sicherung der Diagnose?
- Weiteres therapeutisches Procedere?

5.31 ✳✳✳

Manifestationen der **polyglandulären Autoimmuninsuffizienz-Syndrome** Typ 1 und Typ 2?

5.32 ✳✳

Die 67-jährige Patientin wurde vor einem Jahr wegen eines toxischen Adenoms der Schilddrüse mit einer zweistufigen Radiojoddosis erfolgreich behandelt. Anlässlich einer Kontrolluntersuchung gibt sie weitgehende Beschwerdefreiheit an, auf gezieltes Befragen eine gewisse Kälteempfindlichkeit, trockene Haut, Antriebsminderung und eine hartnäckige Verstopfung.

Untersuchungsbefunde: RR 110/90 mmHg, keine Dehydratationszeichen. Basales TSH ↑, Gesamtthyroxin n, Triiodthyronin n.

- Diagnose?
- Ursachen?
- Therapie?

5.33 ✳✳

Die 21-jährige Schülerin, wohnhaft in Bayern, bemerkt seit etwa einem Jahr eine Zunahme des Halsumfanges zusammen mit einem leichten Kloßgefühl beim Schlucken und sucht deshalb ihren Arzt auf.

Untersuchungsbefunde: Halsumfang 36 cm. Inspektion, Auskultation und Palpation der Schilddrüse: weiche Struma, keine Knoten, nicht schmerzhaft, nicht pulsierend, kein Schwirren, keine Gefäßgeräusche im Halsbereich. Sonographie der Schilddrüse: symmetrisch angelegte Schilddrüsenlappen, vergrößertes Schilddrüsenvolumen, gleichmäßige dichte Struktur, keine Verkalkungen, keine Zysten. TSH n, freies Thyroxin n, freies Triiodthyronin n.

- Diagnose?
- Therapie?
- Was ist der normale Tagesbedarf an Jod?
- Wie viel Jod enthalten 5 g iodiertes Speisesalz? Und wie viel eine Jodidtablette?
- Täglicher Jodbedarf in der Schwangerschaft?
- Prophylaktische Dosis in Endemiegebieten?

5.34 ✳✳

Der **sekundäre Hyperaldosteronismus** kann in drei Gruppen unterteilt werden:

1. mit aktiviertem Renin-Angiotensin-System ohne Hypertonie
2. mit aktiviertem Renin-Angiotensin-System mit Hypertonie
3. ohne Aktivierung des Renin-Angiotensin-Systems mit Hypertonie

Welche Krankheitszustände sind diesen Gruppen zuzuordnen?

5.35 ✳✳✳

Multiple endokrine Neoplasien (MEN): Einteilung und Organbeteiligungen?

5.36 ✳✳

Wann ist beim **primären Hyperparathyreoidismus** die Operationsindikation gegeben? Verlaufskontrollen bei (noch) nicht gegebener Operationsindikation?

5.37 ✳✳

Wodurch unterscheidet sich der echte **Hermaphrodit** vom **Pseudohermaphroditen?**

5.38 ✳✳✳

Syndrom der **testikulären Feminisierung**: Ursache und Phänotyp?

5.39 ✳

Zufallsbefund im Abdomen-CT: **Nebennierenverkalkung**. Mögliche Ursachen? Diagnostik?

5.40 ✳✳✳

41-jährige Frau, übergewichtig, seit Monaten treten vornehmlich in den frühen Morgenstunden Anfälle von Kaltschweißigkeit, Herzjagen, Muskelschwäche, Hungergefühl auf. Keine Bewusstlosigkeit, keine Krampfanfälle.

Untersuchungsbefunde im anfallsfreien Intervall: BB n, Kreatinin n, Kalium n, BZ (postprandial) n, Glukosenachweis im Urin ++, Glukoseausscheidung in 24 Stunden im Mittel 0,5 bis 3 g, 1 × 10 g. EKG: unauffällig. Sonographie-Abdomen: o. B. CT-Abdomen: o. B. Oraler Glukosetoleranztest: o. B. Renaltubuläre Rückresorptionskapazität für Glukose: ↓↓,

Erste Diagnose: renale Glukosurie, hierdurch bedingte Hypoglykämien. Anweisung an die Patientin vor Entlassung: Mahlzeiten in kürzeren Intervallen.

Weiterer Verlauf: Häufung der Anfälle, nun auch tagsüber, Gewichtszunahme durch gesteigerte Nahrungsaufnahme, auch in der Nacht. Phasen von Verwirrtheit und Kopfschmerzen. Der Hausarzt überweist die Patientin nun in eine andere Klinik.

- Verdachtsdiagnose?
- Diagnostik?
- Therapie?
- Andere Ursachen?

5.41 ✳✳✳

Die 51-jährige Patientin ist seit etwa drei Jahren wegen einer Hypothyreose (ohne bekannte Vorerkrankung) in endokrinologischer Betreuung und wird seitdem hormonell mit 100 µg/d L-Thyroxin substituiert. Eine erneute vertiefte Untersuchung wurde wegen fortdauernder körperlicher Schwäche, vornehmlich Muskelschwäche, Oberbauchbeschwerden postprandial mit zeitweiligem Erbrechen und wegen einer im Urinstreifentest vom Hausarzt erfassten Glukosurie notwendig. Der Patientin selbst fiel ein Ausfall der Axillen- und Schambehaarung auf, außerdem eine Depigmentierung der Haut am Handrücken bds.

Untersuchungsbefunde: Untergewichtige, blasse Patientin mit fast fehlender Axillen- und Pubesbehaarung, Vitiligo am Handrücken und Stamm, angedeutet pigmentierte Handlinien und vereinzelte Pigmentflecken an der Wangenschleimhaut. RR 90/65 mmHg, Herzfrequenz um 62/min. Serumnatrium ($\downarrow$), Serumkalium n, Nüchternblutzucker $\uparrow$, Kreatinin ($\uparrow$), Glukose (Urin) ++, rotes und weißes BB n, Serumeisen n, Serumferritin n, Serum-Vitamin-B$_{12}$ $\downarrow$. Freies Thyroxin n, TSH n unter Substitution, Cortisol-Tagesprofil $\downarrow\downarrow$, ACTH $\uparrow$, ACTH-Kurztest: fehlende Cortisol-Stimulation. Mikrosomale Schilddrüsen-Antikörper (TPO-Antikörper) +++, Thyreoglobulin-Antikörper ++, Parietalzellantikörper +, Nebennierenrinden-Antikörper ++, Inselzell-Antikörper +.

- Diagnose?

5.42 ✳✳

Der siebenjährige Junge wird dadurch auffällig, dass er seit einigen Wochen größere Wassermengen, schätzungsweise um fünf Liter pro Tag und mehr trinkt. Keine ernsthaften Vorerkrankungen. Eine ambulante kinderärztliche Untersuchung (einschl. Basislabor) erbringt altersentsprechende Befunde. Wegen gleichzeitiger Schulschwierigkeiten wird eine psychogene Polydipsie vermutet und das Kind einer psychiatrischen Untersuchung zugeführt, die, außer reaktiven Verhaltensstörungen, keine Erklärung gibt und daraufhin eine vertiefte neurologische Untersuchung (einschl. EEG, MRT) veranlasst.

- Differenzialdiagnose?
- Diagnostische Maßnahmen?

5.43 ✳✳

Ursachen eines **Diabetes insipidus** centralis bzw. renalis?

5.44 ✳✳✳

Bei der 58-jährigen, stark übergewichtigen Frau mit Hypertonie, verstärktem Haarwuchs im Sinne eines Hirsutismus und bekannter diabetischer Stoffwechsellage stellte bereits der erstuntersuchende Internist die Vermutungsdiagnose «Cushing-Syndrom» und ordnete eine vertiefte endokrinologische Untersuchung an.

Untersuchungsbefunde: Polyglobulie, pathologisches BZ-Tagesprofil, Serumcortisol $\uparrow\uparrow\uparrow$ mit aufgehobenem Tagesprofil, Dexamethason-Test (2 mg; und 8 mg drei Tage lang): Kortisol nicht hemmbar, Serumandrogene $\uparrow\uparrow$, CRH-Test: kein weiterer Anstieg des Serumcortisols, Plasma-ACTH $\uparrow\uparrow\uparrow$, Plasma-CRH nicht nachweisbar, Metyrapon-Test: kein Ansteigen der 11-Deoxycortisol-Konzentration im Plasma. MRT der Hypophyse o. B.

5

- Endokrinologische Diagnose?
- Mögliche Ursachen?
- Weiteres diagnostisches Vorgehen?

5.45 ✳

Ursachen einer **Gynäkomastie?**

5.46 ✳✳

Männlicher **Hypogonadismus**: Beispiele für einen hypergonadotropen Hypogonadismus und für einen hypogonadotropen Hypogonadismus?

5.47 ✳

Zwei Befundkonstellationen:

1. Weiblicher Habitus, Kleinwuchs, Pterygium colli, Hypogonadismus, primäre Amenorrhö, Gonadendysgenesie, chromosomales Geschlecht: Chromatin-negativ, XO.
2. Männlicher Habitus, Gynäkomastie, Azoospermie, Infertilität, endokrinologisch: hypergonadotroper Hypogonadismus, chromosomales Geschlecht: Chromatin-positiv, XXY.

- Diagnosen?

5.48 ✳✳

Bei der stark übergewichtigen 19-jährige Frau fiel als Kind ein schnelles Körperwachstum auf, etwa ab dem 12. Lebensjahr vorzeitiger Wachstumsstillstand: «als Kind zu groß, als Erwachsener zu klein». Ferner: Ausbleiben der Menarche, fehlende Entwicklung der weiblichen Brust, stark entwickelte Schambehaarung, Oberlippenbart, abnorm starke Behaarung der Schläfen, am Körperstamm, über den Schultern und an den Beinen, tiefe Stimme, Infertilität, stark geminderte Libido. Auf Befragen gibt die Patientin eine Vorliebe für starkes Nachsalzen der Speisen an.

Untersuchungsbefunde: gynäkologisch: vergrößerte Klitoris im Sinne einer penilen Urethra, Behaarungstyp s.o. Hormonkonzentrationen im Serum: Testosteron ↑↑↑, Dehydroepiandrosteronsulfat ↑↑, Cortisol ↓, Kortisol im ACTH-Kurztest nicht ansteigend, ACTH ↑↑↑, LH und FSH ↓↓, 17-OH-Progesteron ↑↑. Chromosomales Geschlecht: 46 XX, Chromatin-positiv. CT-Abdomen: bds. vergrößerte Nebennieren.

- Diagnose?
- Differenzialdiagnose?
- Therapie?

5.49 ✳✳

Die 35-jährige Frau klagt seit Jahren über Spannungskopfschmerzen ohne Attackencharakter, gelegentlich über starkes Herzklopfen im Sinne eines verstärkten Herzschlages, aber auch zeitweise mit minutenlangen Anfällen von Herzrasen. Auch berichtet sie über eine ausgesprochene Neigung zu Hitzewallungen und zum Schwitzen, auch ohne warme Umgebung, eher bei Aufregungen.

Aus der Familie seien keine typischen Erbkrankheiten bekannt, allerdings sei ihre Schwester an der Schilddrüse operiert worden, und es habe sich dabei um eine bösartige Erkrankung gehandelt – Vor einem Jahr sei die Patientin von einem Internisten untersucht worden; außer einem leicht erhöhten Blutdruck, der sich nach längerem Liegen normalisierte, hätten sich keine krankhaften Befunde, insbesondere keine Überfunktion der Schilddrüse ergeben. Wegen fortbestehender Beschwerden, neuerdings auch mit Brustenge und Atemnot in Ruhe habe sie der Hausarzt erneut eingewiesen.

Untersuchungsbefunde: RR (spontan mehrmals gemessen) maximal 150/95 mmHg, RR (über 24 h gemessen) maximal 210/110 mmHg, meist aber grenzwertig. Laborbasis n. Sonographie-Abdomen: zwischen dem rechten oberen Nierenpol und der V.

cava inf. erkennt man eine etwa 2 cm große homogene Struktur, die von der Umgebung scharf abgegrenzt ist. CT-Abdomen: wie sonographischer Befund. MIBG-Szintigraphie: Anreicherung rechts adrenal.

- Verdachtsdiagnose?
- Sicherung der Diagnose? Welches Vorgehen war hier «falsch»?
- Differenzialdiagnose?
- Umgebungsuntersuchung?
- Therapie?

5.50 ✳✳

Wie wird bei Verdacht auf **Akromegalie** die Diagnose gesichert? Behandlungsprinzipien?

5.51 ✳

Befundkonstellation: basales **TSH** erniedrigt, periphere Schilddrüsenhormone normal.

- Bewertung?

5.52 ✳

Wie bewerten Sie einen leicht erhöhten **Prolaktin**spiegel im Serum?

5.53 ✳

Wie bewerten Sie einen hochnormalen bis erhöhten Serumwert von **Cortisol** am Morgen?

5.54 ✳

Welche Methoden werden zur Beurteilung der **endokrinen Gonadenfunktion** beim Mann eingesetzt?

5.55 ✳

Befundkonstellation: TSH normal, Gesamt-T_4 (TT_4) ↑↑, Thyroxinbindendes Globulin im Serum (TBG) ↑↑, T_4-Bindungsindex (TBI) ++.

- Verdachtsdiagnose?

5.56 ✳✳

Z. n. Uterusruptur

Die 38-jährige Mutter von sieben Kindern lebt in Ost-Anatolien, vor einem Jahr wurde sie von einer Totgeburt entbunden; dabei kam es zu einer Uterusruptur mit einer profusen Blutung transvaginal und extraperitoneal im Bereich des kleinen Beckens, die im Rahmen der Schockbekämpfung multiple Bluttransfusionen und eine Uterusexstirpation per Notfalloperation notwendig machte. – Seitdem fühlt die Patientin sich zunehmend erschöpfbar, kraftlos, sie schläft viel und berichtet über eine ständige Abnahme ihres Körpergewichtes; ferner: Neigung zu hochfieberhaften Infekten und Schwindelgefühle bis zur drohenden Ohnmacht nach längerem Stehen, Besserung durch Hinlegen. Außerdem bemerkte sie einen Ausfall der Achsel- Scham- und Körperbehaarung, Libidoverlust. Die stationäre Aufnahme der Patientin erfolgt unter Notfallbedingungen: seit Tagen Erbrechen und Durchfälle, diffuse abdominelle Schmerzen bei geblähtem Leib, zunehmende Schläfrigkeit, schließlich ist die Patientin kaum mehr erweckbar. Erstuntersuchung: Koma, Sinusbradykardie um 55/min, RR 70/55 mmHg, periphere Zyanose, Zeichen der allgemeinen Dehydratation, Oligurie, Meteorismus, vereinzelte Darmgeräusche. Behaarung s.o. Serumnatrium ↓↓, Serumkalium ↑, metabolische Azidose, Kreatinin ↑↑, Blutzucker ↓.

- Diagnosen?
- Sofortmaßnahmen?
- Diagnosesichernde Untersuchungen?
- Differenzialdiagnostische Überlegungen?
- Langzeittherapie?

5

5.57 ✳✳

Therapie des **Diabetes insipidus centralis?**

5.58 ✳

Wie lautet die wichtigste Grundregel in der **endokrinologischen Diagnostik?**

5.59 ✳✳✳

56-jährige Frau, progrediente Dyspnoe seit Monaten, direkt nach Aufstehen aus dem Sitzen schwindlig und benommen, mehrfach synkopiert. Leichte Gangunsicherheit mit vermindertem Temperaturempfinden der Fußsohlen, z. B. auf den Badezimmerfliesen. Parästhesien in Daumen und Zeigefinger bds., Schwierigkeiten, eine Bluse zuzuknöpfen. Meteorismus, breiiger Stuhlgang. Schellongtest: orthostatische Hypotonie ohne Frequenzanstieg. EKG: periphere Niedervoltage, AV-Block I°. Dopplerechokardiographie: verdicktes Myokard (diastolisch 16 mm), normale systolische Funktion, diastolische Dysfunktion mit sog. Compliancestörung, geringgradiger Perikarderguss. Labor: Kreatinin gering erhöht, Proteinurie +, Serumelektrophorese und Immunelektrophorese in Serum und Urin n.

- Verdachtsdiagnose?
- Diagnosesicherung?
- Therapieoptionen?

5.60 ✳✳

Pathogenese des **Typ-1-** und des **Typ-2-Diabetes?**

5.61 ✳✳

Porphyria cutanea tarda (chronische hepatische Porphyrie):

- Häufige Symptome?
- Manifestationsfaktoren?

- Sicherung der Diagnose?
- Therapie?

5.62 ✳✳✳

45-jähriger Mann, Hepatomegalie, Libido- und Potenzverlust. Arthralgien, Dyspnoe infolge einer (diastolischen) Herzinsuffizienz, Diabetes mellitus, grau-dunkle Hautpigmentierung im Gesicht, an Hand- und Fußflächen sowie in den Achseln. Serumeisen ↑↑↑, Transferrinsättigung ↑↑, Serumferritin ↑↑↑.

- Verdachtsdiagnose?
- Diagnosesicherung?
- Behandlungsprinzipien?
- Differenzialdiagnose?
- Umgebungsuntersuchung?

5.63 ✳✳✳

Einteilung der systemischen **Amyloidosen**. Welche Krankheiten bzw. Mutationen sind kausal involviert?

5.64 ✳

Kriterien einer guten **Diabetes**-Einstellung?

5.65 ✳

Medikamentöse Behandlung des **Diabetes mellitus:**

- Typ 1?
- Typ 2?

5.66 ✳

Wie werden **Insuline** nach ihrem Wirkprofil unterschieden? Stoffgruppen der **oralen Antidiabetika?**

5.67 ✳✳

Diabetes mellitus: Kontraindikationen der **Sulfonylharnstofftherapie?** Kontraindikationen der **Biguanidbehandlung?**

5.68 ✳

Indikationen der **Insulintherapie** bei **Diabetes mellitus?**

5.69 ✳✳

Welche Organschäden werden durch **Alkohol** verursacht?

5.70 ✳✳

67-jähriger Mann, übergewichtig, vor zwei Jahren Nierensteinkolik mit Steinabgang; seit Monaten bemerkt er am rechten Ohrrand linsengroße, weißliche, nicht schmerzhafte Knötchen; nach üppiger Mahlzeit mit reichlichem Alkoholkonsum treten am linken Großzehen-Grundgelenk starke Schmerzen auf, die Umgebung des Gelenkes ist hochrot verschwollen, die Großzehe äußerst bewegungsempfindlich. Die vom Hausarzt veranlasste Bestimmung des Serum-Harnsäurespiegel ergibt einen Wert von 7,5 mg/dl (grenzwertig).

- Verdachtsdiagnosen?
- Sofortmaßnahmen auf Verdacht?
- Sicherung der Diagnose?
- Dauertherapie?

5.71 ✳

Was sagt ein erhöhter **HbA1c**-Wert aus?

5.72 ✳

Was versteht man unter dem Begriff **Metabolisches Syndrom?**

5.73 ✳✳

Häufige **sekundäre Hyperlipoproteinämien?**

5.74 ✳✳

Was versteht man unter dem Oberbegriff **intensivierte Insulintherapie?**

5.75 ✳

Wichtige Regeln zur Vermeidung schwerer Hypoglykämien unter **Insulintherapie?**

5.76 ✳✳

Klassifikation der **Diabetes-Neuropathien?**

5.77 ✳

Welches nephroprotektive Medikament sollte bei **diabetischer Nephropathie** zur Anwendung kommen?

5.78 ✳✳

Diabetes mellitus: Besonderheiten in der Schwangerschaft?

5.79 ✳

Diabetes mellitus: Organbefall beim diabetischen Spätsyndrom?

5.80 ✳✳

Behandlungsplan beim **diabetischen Koma?**

5.81 ✳

Wie viel Gramm Kohlenhydrate entsprechen einer **Broteinheit** (BE)? Eine BE entspricht:

5

- wie viel Gramm Schwarzbrot?
- wie viel Gramm Äpfeln?
- welcher Menge Milch?
- wie viel Gramm Kartoffeln?

5.82 ✳

Kaloriengehalt von:

- 1 g Kohlenhydrate?
- 1 g Fett?
- 1 g Eiweiß?
- 1 g Alkohol?

5.83 ✳✳

Therapie des Diabetes mellitus: Vor- und Nachteile von

- Sulfonylharnstoffen
- Biguaniden (Metformin)
- Alpha-Glukosidasehemmern vom Typ der Acarbose
- Insulinsensitizern (Glitazonen).

5.84 ✳✳

- Was versteht man unter **LADA,** unter **MODY?**
- Was ist ein **Gestationsdiabetes?**

5.85 ✳✳

Definitionen: **gestörte Nüchternglukose, pathologische Glukosetoleranz, Diabetes mellitus?**

5.86 ✳

Wie wird ein **oraler Glukosetoleranztest** durchgeführt?

5.87 ✳

Diagnostische und klinische Merkmale des hyperosmolaren, nicht ketoazidotischen Komas bei **Diabetes mellitus?**

5.88 ✳✳

Ursachen eines **Komas?**

5.89 ✳✳

Der 56-jährige Patient wird mit heftigen kolikartigen Leibschmerzen in die Klinik eingewiesen. Einweisungsdiagnose: akutes Abdomen ungeklärter Ursache.

Untersuchungsbefunde: Meteorismus +++, Darmgeräusche +, Abdomen diffus druckempfindlich, keine palpable Resistenz, Leber ++, am Gesäß zahlreiche eruptive Xanthome. EKG o.B. RR 150/85 mmHg. Schon bei der Blutabnahme fällt dem erstversorgenden Arzt eine milchige Verfärbung des Blutes auf! Lipase ↑↑↑, Amylase ↑↑, Triglyzeride 14 770 mg/dl (!), Cholesterin (gesamt) n, HDL-Cholesterin ↓, LDL-Cholesterin n, VLDL-Cholesterin ↑↑↑. Serum rahmt im Kühlschrank auf! BZ (nüchtern) ↑.

- Diagnose?
- Differenzialdiagnose?
- Therapie?

5.90 ✳

Ursachen des **Hyperviskositätssyndroms?**

5.91 ✳✳

Durch welche Faktoren wird die atheroprotektive HDL-Fraktion von **Cholesterin** erhöht bzw. erniedrigt?

5.92 ✳✳

Schätzen Sie den **täglichen Energiebedarf** eines 70 kg schweren Erwachsenen. Über welche Nährstoffrelation soll diese Energie idealerweise zugeführt werden?

5

5.93 ✳✳✳

Die 39-jährige Patientin klagt über seit mehreren Monaten progredient zunehmende Belastungsdyspnoe und stark verminderte körperliche Belastbarkeit. Ausgeprägte Muskelschwäche, ein Aufstehen aus dem Sitzen ohne Armunterstützung ist nicht mehr möglich. Gewichtsabnahme von 8 kg in 6 Monaten, mehrfach täglich weiche, teils flüssige Stuhlentleerungen. 1,70 m, 58 kg, RR 120/80 mmHg, Puls regelmäßig 72/min, körperliche Untersuchung unauffällig, jedoch Nachweis einer generalisierten Muskelschwäche. Labor: Blutsenkung n, normales Blutbild, keine Hyperthyreose, normale Elektrolyte, CK n, Leberwerte und Nierenretentionsparameter n, Urinstix unauffällig, normale Eiweißelektrophorese. 5-HIES im Urin n., Gliadin-Antikörper n., ANA n.

Im EKG AV-Block I°, angedeutete periphere Niedervoltage. Echokardiographie: ausgeprägte hypertrophe Kardiomyopathie ohne Obstruktion, normale systolische Funktion, diastolische Compliancestörung mit verminderter A-Welle im Mitralflussdoppler. Geringe pulmonale Hypertonie, geringer Perikarderguss von 5 mm. Rö-Thorax: kleine Pleuraergüsse, gering vergrößerter Herzschatten. Abdomensonographie und CT-Abdomen: stark vergrößerte Leber mit multiplen kleinen Zysten, multiple bis 4 cm große Nierenzysten, Milz nicht vergrößert, keine pathologischen Lymphknoten. Sonographisch gering verdickte Wand des Zökums. Koloskopie: kleine Polypen im Zökum und Aszendens, die abgetragen werden (histologisch tubulovillöse Adenome), minimale rechtsseitige Kolitis. Histologie der Darmschleimhaut: kein Anhalt für chronisch-entzündliche Darmerkrankung, kollagene oder lymphozytäre Kolitis. Muskelbiopsie: gering vakuoläre Myopathie, keine vermehrte Glykogenspeicherung. In Einzelfasern Proteinaggregat-entsprechende Speicherungen. Keine Myositis.

Einige Tage nach Aufnahme entwickelt die Patientin eine akute obere gastrointestinale Blutung. In der Gastroskopie finden sich koagelbelegte Schleimhautdefekte unklarer Ätiologie im Magenkorpus. Unauffälliges Duodenum.

- Verdachtsdiagnose?
- Sicherung der Diagnose?
- Therapie?

5.94 ✳✳

Der 22-jährige Typ-1-Diabetiker ist mit einer intensivierten konventionellen Insulintherapie (Langzeitinsulin einmal abends, Normalinsulin vor den Mahlzeiten) sehr gut eingestellt. Auf der gestrigen Semesterabschlussfeier hatte er, für ihn ungewöhnlich, im Verlauf des Abends eine ganze Flasche eines trockenen Rotweins getrunken. Nach dem Aufstehen verabredet er sich mit zwei Freunden zum Joggen, um wieder einen freien Kopf zu bekommen. Er injiziert seine übliche Dosis Insulin (20 E Normalinsulinanalogon), hat dann aber keinen rechten Appetit, frühstückt etwas weniger als sonst, und rennt zum vereinbarten Treffpunkt. Zehn Minuten nach Beginn des gemeinsamen Joggens bemerkt er Übelkeit und ein Schwächegefühl, plötzlich hat er Hunger. Er bleibt stehen, den beiden Freunden fällt eine seltsame, plötzliche Apathie auf. Der Patient spricht mehrere zusammenhanglose, wirre Sätze, hat kalten Schweiß auf der Stirn, setzt sich in Gras und wird zwei Minuten später bewusstlos.

- Verdachtsdiagnose?
- Sicherung der Diagnose?
- Therapie?

5.95 ✳✳✳

Bei der 45-jährigen Patientin fiel schon in der Kindheit und später eine absolute Aversion gegen Süßigkeiten (z.B. Bonbons, Schokolade, Honig, Obst) auf → Übelkeit, Erbrechen, körperliche Schwäche. Nebenbefund: kariesfreies Gebiss!

5

Anlässlich einer gynäkologisch indizierten Hysterektomie erhielt die Patientin postoperativ 3000 ml einer 10%igen Fruktoselösung; daraufhin promptes Einsetzen von bedrohlichen Vitalstörungen: Erbrechen, Eintrübung, Hypoglykämie, Quick-Test ↓↓, Bilirubin ↑↑, Transaminasen ↑↑↑, Laktatazidose +++. Die Patientin verstirbt an einer nicht beherrschbaren abdominellen Blutung.

- Verdachtsdiagnose?
- Wie hätte die Diagnose im symptomfreien Stadium gesichert werden können?
- Prophylaxe?

5.96 ✳✳

35-jähriger Mann, anamnestisch ist ein erheblicher Alkoholkonsum bekannt, Angaben über Zittern, unruhigen Schlaf, Schwitzen, zwei epileptische Anfälle im vergangenen Jahr, keine antiepileptische Medikation. – Jetzt: Z.n. Appendektomie. Schon im Aufwachraum fällt dem betreuenden Anästhesisten eine Tachykardie um 125/min, eine Mydriasis und eine feuchte Haut des Patienten mit grenzwertig erhöhter Körpertemperatur auf. Im Wachzustand ist der Patient unruhig bis ängstlich erregt, zupft ständig an der Bettdecke herum, grobschlägiger Tremor und Intentionstremor, der Patient ist desorientiert und hat optische und akustische Halluzinationen.

- Diagnose?
- Differenzialdiagnose?
- Therapie?

5.97 ✳

Diabetes mellitus: Symptome bei **autonomer Neuropathie?**

5.98 ✳

Befundkonstellation: Gesamtcholesterin↑↑, HDL-Cholesterin 80 mg/dl, LDL-Cholesterin 190 mg/dl, Triglyzeride n, keine weiteren kardiovaskulären Risikofaktoren.

- Beurteilung des kardiovaskulären Risikos?

5.99 ✳

Befundkonstellation: Gesamtcholesterin n, HDL-Cholesterin 28 mg/dl, LDL-Cholesterin 134 mg/dl, Triglyzeride n.

- Beurteilung des kardiovaskulären Risikos?

5.100 ✳✳✳

Kriminell

Der 33-jährige Mann wird unter der Verdachtsdiagnose «ätiologisch ungeklärtes Anfallsleiden» in die Universitätsklinik eingewiesen. Seit etwa einem Jahr waren attackenweise Symptome von stundenlanger Dauer aufgetreten, die durch heftiges Schwitzen, hochgradige Adynamie, getrübtes Sensorium und Hypersalivation unterschiedlicher Ausprägung charakterisiert waren. Im Intervall war der Patient jeweils beschwerdefrei. Der massiv gesteigerte Speichelfluss führte in Rückenlage zum Eindringen des Speichels in das tiefere Bronchialsystem mit Expektoration, zentraler Zyanose, hochgradiger Dyspnoe und Erstickungsangst.

Untersuchungsbefunde (während der Attacken): lebhafte Muskelfaszikulationen in der Wade, erloschene Muskeleigenreflexe, begleitender Blutdruckanstieg (bis 190/90 mmHg) und Sinustachykardie (um 130/min), extreme Miosis (auch durch größere Mengen eines Mydriatikums war die Pupille nicht zu erweitern). Hypokaliämie (2.9 mmol/l). EKG: entsprechend dem erniedrigten Serumkaliumspiegel typische ST-T-U-Verschmelzungswellen. Aufgrund der geschilderten Symptome wurden differentialdiagnostisch ein Phäochromozytom, eine periodische hypokaliämische Muskelparalyse und Ursachen für eine cholinerge Krise erwogen. Entlang dieser Überlegungen wurde laborchemisch die Acetylcholinesterase-Aktivität während mehrerer Anfälle erfasst und mit 4,8 %, 8,9 % und 16,2 % des Normalwertes stark erniedrigt gefunden.

- Verdachtsdiagnose?
- Differenzialdiagnose?
- Pathobiochemie?
- Therapie?

5.101 ✳✳✳

Die Expedition von Sir John Franklin

Am 19. Mai 1845 läuft die Expeditionsflotte der britischen Admiralität unter Salutschüssen aus dem Hafen Greenwich aus mit der Aufgabe, unter der Führung des erfahrenen Sir John Franklin die Nord-Westpassage aus dem Nordatlantik in die Beringstraße zu finden. Dieser Weg sollte den schnellen britischen Teeklippern eine Nordroute für den Handel mit den asiatischen Besitztümern eröffnen, zumal der südliche Seeweg in der Interessenssphäre von Spanien und Portugal lag. Die Schiffe waren mit einer für jene Zeit modernsten Technik ausgestattet: Entsalzungsanlagen, Heizsysteme, Kameras, Bibliothek, Proviant für 3 Jahre; u.a. 61 Tonnen Mehl, 4 Tonnen Schokolade, 1 Tonne Tee, 8000 Konserven mit eingekochtem Fleisch, Gemüse und Suppen, 4200 Liter Zitronensaft und mehr als 16000 Liter Schnaps. Nach Monaten und Jahren Wartens blieb die Expeditionsflotte verschollen. Zahlreiche Suchexpeditionen wurden in den letzten 140 Jahren angesetzt, um das Schicksal von Schiffen und Mannschaften aufzuklären. Schon im vorigen Jahrhundert fand man Gräber und offen verstreute Leichenteile fernab der von Eskimos georteten Ankerplätze, die auf besondere Umstände und psychopathologische Verhaltensweisen der ums Überleben ringenden Seeleute schließen ließen. Trotz offenkundiger Verfügbarkeit von Verpflegung, Waffen und Munition erbrachte die Exhumierung verlässliche Hinweise auf extreme Abmagerung, Erschöpfung, Verwirrtheitszustände bis hin zu Kannibalismus. Zunächst schien sicher, dass Sir John Franklin in einer Sackgasse von ewigem Packeis stecken geblieben war und die Schiffe von den Eisbewegungen zertrümmert worden sind. Ungeklärt blieb aber bis zum Jahre 1984 das eigentümliche und offenbar grausame Ende der Besatzung dieser denkwürdigen Expedition.

- Vermutung?
- Beweise?

5.102 ✳✳✳

Ciguatera

Die Karibik-erfahrene Segelcrew hatte sich nach vorausgegangenen Törns in den Grenadinen dieses Mal Gewässer um die Bahamas zum Segeln, Tauchen und Fischen ausgesucht. Eine während der Fahrt ausgeworfene Schleppleine mit Fischköder und Blinker zeigte nach Stunden den erwünschten Fangerfolg: ein Barrakuda und ein Roter Schnapper, gerade ausreichend für eine Abendmahlzeit an Bord mit Hilfe des Bordgrills. – Schon nach wenigen Stunden klagen die ersten Crewmitglieder über Übelkeit, Erbrechen, krampfartige Leibschmerzen, über Nacht sind alle vier Männer und eine Frau unterschiedlich schwer erkrankt und bettlägerig. Als Symptome treten in den nächsten Stunden hinzu: Muskelkrämpfe, Kopf- und Gelenkschmerzen, Kribbelparästhesien und brennende Schmerzen an den Handinnenflächen und Fußsohlen. Der Skipper lenkt die Yacht in den frühen Morgenstunden in den nächsten Hafen, von wo aus die Kranken per Hubschrauber in ein Hospital in Nassau geflogen werden.

- Diagnose?
- Erstversorgung?

5.103 ✳✳✳

Nennen Sie die **ältesten Universitäten** in Europa?

5

Kapitel 6:
Niere, Harnwege, Wasser- und Elektrolythaushalt

6.1 ✳

Einteilung der **Harninkontinenz?**

6.2 ✳✳

Welche Fragen müssen Sie dem Patienten bei Verdacht auf **benigne Prostatahyperplasie** stellen?

6.3 ✳✳

Therapie der **benignen Prostatahyperplasie:**

- Medikamente?
- Operative Verfahren?
- Praktisches Vorgehen?

6.4 ✳

Übliche und fakultative diagnostische Maßnahmen bei V. a. **Prostatavergrößerung?**

6.5 ✳

Symptome bei der **akuten Zystitis?** Häufige Erreger? Therapie?

6.6 ✳

Definition einer **signifikanten Bakteriurie?** Besteht bei einer **asymptomatischen, signifikanten Bakteriurie** eine Behandlungsindikation?

6.7 ✳

Worauf deutet das Zusammentreffen von klinischen Symptomen einer **Harnwegsinfektion** bei gleichzeitiger **steriler Leukozyturie** hin?

6.8 ✳✳

Der 35-jährige Usbeke machte in seiner Jugend, d.h. etwa vor 20 Jahren, eine Lungentuberkulose durch, die damals tuberkulostatisch behandelt worden ist. – Seit drei Monaten klagt er über Miktionsbeschwerden mit Harndrang und Pollakisurie.

Untersuchungsbefunde: BSG n, Blutbild und Differenzialblutbild n, Serumkreatinin (↑). Urinsediment: massenhafte Erythrozyten. Leukozyturie. Urinkultur steril. Mendel-Mantoux-Test +++. Sonographie: vereinzelte Verkalkungen, fokal deformiertes Kelchsystem bds., keine Harnstauung, noch normales Nierenparenchym bds. I. v.-Ausscheidungsurogramm: vereinzelt deformierte Kelchgruppen, Ureterstenose rechts im distalen Abschnitt.

- Verdachtsdiagnose?
- Sicherung der Diagnose?
- Therapie?

6.9 ✳✳

Ursachen einer **Proteinurie?** Definition **nephrotisches Syndrom?**

6.10 ✳✳

Ordnen Sie folgende **Konstellationen:** Proteinurie, große Proteinurie, Erythrozyturie, Leukozyturie, Erythrozytenzylinder, Leukozytenzylinder, signifikante Bakteriurie folgenden **Erkrankungen** zu (mit Mehrfachnennungen): diabetische Glomerulosklerose, chronische Glomerulonephritis, interstitielle Nephritis, akute Pyelonephritis, Blasentumor zu.

6.11 ✳✳✳

Einteilung, mögliche Ursachen, (Immun)Histologie und Symptome der **Glomerulonephritiden?**

6.12 ✳✳✳

57-jähriger Mann, seit Monaten Müdigkeit, Leistungsminderung, beidseitige lumbale Rückenschmerzen, vermehrt Durst und auffallend große Urinmengen, keine Blasenentleerungsstörungen, leicht erhöhte Tagestemperaturen.

Untersuchungsbefunde: blasse Schleimhäute, keine palpablem Lymphknoten, schlagempfindliche Nierenlager bds., BSG ↑↑, normochrome Anämie, Leuko n, Thrombo n, Kreatinin (↑), Urinsediment o. B. Sono (Abdomen): echoreiche Struktur präaortal, proximal erweiterte Ureteren und Hydronephrose, links mittelgradig, rechts geringgradig. CT-Abdomen: Gewebsverdichtung vor der Aorta mit Umscheidung der Aorta oberhalb der Bifurkation, Einengung beider Ureteren bis 3 cm distal des Ureterenabganges aus dem Nierenbecken, proximal davon Harnabflussstörung links stärker als rechts.

- Verdachtsdiagnose?
- Differenzialdiagnose?
- Maßnahmen zur Sicherung der Diagnose?
- Therapeutische Möglichkeiten?

6.13 ✳✳

52-jähriger Mann, bemerkt gelegentlich rötlich gefärbten Urin, leichter Nachtschweiß, sonst beschwerdefrei.

Hausärztliche Untersuchungsbefunde: Hämaturie + +, Proteinurie negativ, Kreatinin-Clearance n. γ-GT ↑, aP ↑

- Differenzialdiagnose der Hämaturie?
- Weiteres diagnostisches Vorgehen im geschilderten Fall?

6.14 ✳✳

Unterscheidung einer **glomerulären** von einer **tubulären Proteinurie?**

6.15 ✳✳

Bei eingeschränkter Nierenfunktion besteht für die Verwendung von **Röntgenkontrastmitteln** eine relative Kontraindikation. Welche prophylaktischen Maßnahmen sind in dringend indizierten Fällen geboten?

6.16 ✳

Ursachen generalisierter **Ödeme?**

6.17 ✳✳✳

Therapieprinzipien und Prognose der unterschiedlichen **Glomerulonephritiden?**

6.18 ✳

Wichtige Ursachen eines **akuten Nierenversagens?**

6

6.19 ✳✳✳

Die 22-jährige Frau entwickelt während einer schweren Verlaufsform eines Guillain-Barré-Syndroms mit Tetraparese, Hirnnervenbeteiligung zusätzliche Symptome (Unruhe, Erbrechen, Verwirrtheitzustände, einmalig Krampfanfall).

Untersuchungsbefunde: RR n, keine Hypovolämie, keine Dehydratationszeichen. Serumnatrium 120 mmol/l, Serumosmolalität 245 mmol/l, Urinosmolalität > Serumosmolalität, Urinnatrium 45 mmol/l, Serumkreatinin n, Cortisol-Tagesprofil n, ACTH-Test n.

- Diagnose?
- Ursachen?
- Differenzialdiagnose einer Hyponatriämie?
- Therapie?

6.20 ✳

Bis zu bzw. ab welcher **Urinmenge** (ml/24 h) spricht man von einer:

- Oligurie?
- Anurie?
- Polyurie?

6.21 ✳✳

Pathogenese (immunologisch, nicht immunologisch), Histomorphologie und klinischer Verlauf von **Glomerulonephritiden** korrelieren nicht eng. Benennen Sie trotzdem relativ typische Konstellationen zwischen klinischer Präsentation und histologischem Befund (=GN-Typ).

6.22 ✳

Zwei häufige Erscheinungsformen einer allgemeinen **Entwässerung** sind 1. die isotone Dehydratation, 2. die hypertone Dehydratation.

- Serumnatrium?
- Ursachen?
- Therapeutische Beeinflussung?

6.23 ✳

Welche Folgestörungen treten aufgrund des durch **Niereninsuffizienz** blockierten Metabolismus zu 1,25(OH)$_2$-Vitamin D$_3$ auf?

6.24 ✳

Nephrotisches Syndrom: Symptome und Laborbefunde?

6.25 ✳

Hypokaliämie: Ursachen? Symptome des Kaliummangel-Syndroms?

6.26 ✳✳

30-jährige Frau, seit Jahren wegen hartnäckiger Obstipation Einnahme von Laxanzien; ferner Einnahme von Kontrazeptiva. Vereinzelt willkürlich herbeigeführtes Erbrechen wegen Völlegefühl im Oberbauch. Vor einem Jahr tiefe Beinvenenthrombose, danach drei Monate mit Antikoagulanzien behandelt. Seit Wochen Auftreten von nächtlichen Wadenkrämpfen, zunehmendes Völlegefühl und Obstipation trotz steigender Einnahme von Laxanzien, allgemeine Müdigkeit und Muskelschwäche, zunehmend Durstgefühl und vermehrte Ausscheidung eines wasserhellen Urins.

Untersuchungsbefunde: verminderte Darmgeräusche, Meteorismus. Serumkalium 2,2 mval/l, Urinkalium < 1 mval/l, metabolische Alkalose. Zeichen der allgemeinen Dehydratation bei Polyurie. Spezif. Gewicht (Urin) 1008. EKG: ST-T-U-Deformierung.

- Diagnose?
- Therapie?

6

6.27 ✶✶

35-jähriger Mann, chronische Glomerulonephritis, nur sehr seltene ärztliche Kontrollen. Bisherige tägliche Flüssigkeitsaufnahme um zwei Liter. In den letzten Tagen trotz dieser Flüssigkeitszufuhr rückläufige Harnmenge, zurzeit 0,5 l/d Urinausscheidung. Wegen eines vermehrten Durstgefühls hat der Patient auch Fruchtsäfte getrunken. Jetzt: allgemeine Schwäche, Muskelschwäche, Übelkeit, Ohrgeräusche, Hörstörungen, metallischer Mundgeschmack, langsamer, zeitweise unregelmäßiger Puls, Luftnot.

Untersuchungsbefunde: Bradykardie um 55/min, Extrasystolen. Normochrome Anämie. Kreatinin (Serum) 8,5 mg/dl, Harnstoff 260 mg/dl, Kalium (Serum) 7,5 mval/l. EKG: Sinusbradykardie, verbreiterte QRS-Komplexe, ventrikuläre ES.

- Diagnosen?
- Therapie?

6.28 ✶

Ursachen einer **Hyperkaliämie?**

6.29 ✶✶✶

Hereditäre Tubulopathien: Formen, Funktionsverluste und Folgen?

6.30 ✶

Renale und extrarenale Erkrankungen mit **Polyurie?**

6.31 ✶

Die **chronische Niereninsuffizienz** wird in fünf Stadien eingeteilt. Wie sind diese Stadien definiert?

6.32 ✶

Welche Dialyseverfahren werden bei **chronischer Niereninsuffizienz** routinemäßig eingesetzt?

6.33 ✶

Komplikationen nach **Nierentransplantation?**

6.34 ✶

Symptomatik bei **Urämie?**

6.35 ✶✶

37-jährige Frau, seit Jahren langsam progrediente Niereninsuffizienz bei einer chronischen Glomerulonephritis mit Trink- und Ausscheidungsmengen um 2500 ml/d. In den letzten Wochen Rückgang der Urinmenge auf etwa 1200 ml, wegen Durst hat die Patientin aber weiter etwa zwei Liter täglich zu sich genommen. Seit einer Woche zunehmend Atemnot, zunächst nur beim Treppensteigen, seit 12 Std. Ruhedyspnoe, Orthopnoe mit schaumigem Auswurf und Rasseln bei Ausatmung.

Untersuchungsbefunde: Ruhedyspnoe, bds. basal mittelblasige und ohrnahe feinblasige Rasselgeräusche, zentrale Zyanose. Kreatinin 2,4 mg/dl, Serumnatrium 110 mval/l, Serumkalium. n. Röntgen-Thorax: diffus verstärkte interstitielle Zeichnung, vom Hilus ausgehende Verdichtungen, teils streifenförmig, teils konfluierend.

- Diagnosen?
- Therapie?

6

6.36 **

45-jährige Frau, seit Jahren chronische Niereninsuffizienz im Stadium der kompensierten Retention nach rezidivierenden Pyelonephritiden bekannt, polyurische Phase mit täglichen Trink- und Ausscheidungsmengen um 2,5 Liter. Vor 14 Tagen fieberhafter katarrhalischer Infekt mit Inappetenz, Schluckbeschwerden, Husten; dabei nur noch wenig getrunken. Seit zwei Tagen zunehmend Übelkeit und Erbrechen, Kopfschmerzen, zunehmende Bewusstseinstrübung, auffallender Rückgang der Harnmengen.

Untersuchungsbefunde: allgemeine Dehydratationszeichen, Präkoma, Schockzeichen. Kreatinin 12 mg/dl, Natrium 160 mval/l, Kalium n.

- Diagnosen?
- Therapie?

6.37 **

Immunsuppressive Langzeit-Therapie nach **Nierentransplantation?**

6.38 **

Indikationen zur **Plasmapherese?** Welche krankheitsspezifischen Serumproteine werden dabei eliminiert?

6.39 **

- Definition und Ursachen einer **metabolischen Azidose?**
- Definition und Ursachen einer **metabolischen Alkalose?**

6.40 **

35-jährige Frau, seit Monaten Angaben über Spannungskopfschmerzen, Schwankschwindel, zeitweise verschwommenes Sehen. Vom Hausarzt wurden wiederholt grenzwertige bzw. überhöhte Blutdruckwerte erfasst und mit einem ACE-Hemmer behandelt. Daraufhin hypotensive Phasen und Anstieg des Serumkreatinins. Schließlich wurde die Patientin einer vertieften Untersuchung zugeführt. Keine Einnahme von Ovulationshemmern. Familienanamnese bzgl. Hypertonie: negativ.

Untersuchungsbefunde: RR im Sitzen: 175/100 mmHg an allen vier Extremitäten. Auskultation: im Mittelbauch fraglich pulssynchrones Gefäßgeräusch. EKG: o. B. Röntgen-Thorax: o. B. Augenhintergrund: unauffällig. Serumkalium ($\downarrow$), Serumkreatinin normal. Sonographie (Abdomen): linke Niere um 1,5 cm kleiner als rechts, sonst o. B.

- Verdachtsdiagnose?
- Sicherung der Diagnose?
- Ursachen?
- Differenzialtherapie?

6.41 **

65-jähriger Mann, in den vergangenen 3 Monaten Leistungsabfall, Appetitlosigkeit, Gewichtsverlust, passagere Fieberzustände, vermehrtes Schwitzen, Ziehen im linken Nierenlager. – Seit etwa 4 Wochen bemerkt der Patient eine schmerzlose, nicht überwärmte, weiche Gewebevermehrung im Skrotum und sucht deshalb den Hausarzt auf.

Untersuchungsbefunde: Lokalbefund: Varikozele links. BSG: $\uparrow\uparrow$. Normochrome Anämie. Serum-Kalzium $\uparrow$. Urinsediment: massenhaft Erythrozyten.

- Verdachtsdiagnose?
- Sicherung der Diagnose (in Stufen)?
- Wie erklärt sich die Entstehung der Varikozele links?
- Therapieverfahren?

6

6.42 ✳✳

Leitsymptome bzw. -befunde bei **Goodpasture-Syndrom** (Trias)?

6.43 ✳

Bei welchen Systemerkrankungen kommt es häufig zu einer **glomerulären** Beteiligung?

6.44 ✳✳

Prostatakarzinom:

- Therapie bei lokal begrenztem Befund?
- Therapie bei lokal ausgedehntem, organüberschreitendem Befund?
- Therapie bei Fernmetastasierung?

6.45 ✳✳

53-jähriger Mann, stark übergewichtig, seit Tagen ziehende Schmerzen im rechten Nierenlager, seit Stunden zunehmende kolikartige Schmerzen im rechten Mittelbauch mit Ausstrahlung in die rechte Leiste und in die Hodenregion, dabei Übelkeit, Brechreiz, Blähbauch, Harndrang mit geringer Urinentleerung, rötlich gefärbter Urin.

Untersuchungsbefunde: Temperatur +, Meteorismus, spärliche Darmgeräusche. Erythrozyturie. Sonographie (Abdomen): gestautes Nierenhohlraumsystem und, soweit einsehbar, Ureter rechts, im Nierenhilusbereich harter Reflex von 5 mm Durchmesser. Röntgen (Abdomen-Leeraufnahme): kein schattengebendes Konkrement nachweisbar. CT-Abdomen (ohne KM): Nachweis zweier nicht kalzifizierter «Raumforderungen»: im rechten Nierenbecken von 5 mm, im distalen rechten Ureter von 3 bis 4 mm.

- Diagnose?

6.46 ✳

Therapiemethoden beim **nephrotischen Syndrom?**

6.47 ✳✳

Kontraindikationen zur Anwendung der Stoßwellenlithotripsie (ESWL) bei **Urolithiasis?**

6.48 ✳✳✳

46-jähriger Mann mit langjährigem erheblichem Alkoholkonsum, häufig Sodbrennen, «saures Erbrechen», Linderung der Oberbauchbeschwerden durch Trinken größerer Mengen Milch und Einnahme von Antazida (Calciumcarbonat). In den letzten Jahren mehrmals Nierenkoliken und Steinabgang.

Untersuchungsbefunde: Die Leber ist vergrößert und sonographisch verdichtet. Serumkalium ↓, Kreatinin ↑↑, Kalzium ↑, Harnstoff ↑↑, Cl ↑, Harnsäure ↑↑. pH_{art} ↑↑, Basenüberschuss +12 mval/l, $pO_{2\text{-art}}$ n, Standardbikarbonat ↑↑, $pCO_{2\text{-art}}$ ↑. Phosphat ↑↑, PTH nicht erhöht. Röntgen-Abdomen (Leeraufnahme): Nephrokalzinose.

- Diagnose?
- Therapie?

6.49 ✳✳

Morbus Wegener:

- histologisches Substrat?
- am häufigsten betroffene Organe?
- Nachweis spezifischer Antikörper?
- Behandlungsprinzip?

6.50 ✳✳

Prädiktoren eines erhöhten Risikos für Transplantatversagen oder -verlust nach **Nierentransplantation?**

6

6.51 ✳

Prädisponierende Faktoren zur akuten und chronischen **Pyelonephritis?**

6.52 ✳

Welche Antibiotika sind zur Therapie von **Harnwegsinfektionen in der Schwangerschaft** kontraindiziert? Antibiotika der 1. Wahl?

6.53 ✳✳

Behandlungsprinzipien der organisch bedingten **erektilen Dysfunktion?**

6.54 ✳✳

Der 17-jährige Schüler erkrankt aus voller Gesundheit mit Fieber bis 39,2 °C und Schluckbeschwerden, die durch Einnahme von Lutschtabletten und Aspirin gelindert werden, aber über Tage fortbestehen. Nach etwa vier Tagen Krankheitsverlauf wird der Hausarzt hinzugezogen, der eine «eitrige Angina tonsillaris» diagnostiziert, einen Abstrich entnimmt und daraufhin tgl. 1,2 Mega Isocillin® für zwölf Tage verschreibt. Man muss davon ausgehen, dass der junge Mann diese Medikation nicht regelmäßig vollzieht, dennoch allgemeine Besserung nach weiteren 3 Tagen, schließlich auch Fieberfreiheit und keine Schluckbeschwerden mehr. Etwa 14 Tage danach fühlt sich der Patient erneut abgeschlagen, misst subfebrile Temperaturen und klagt über unbestimmte Gliederschmerzen. Am Morgen habe er den Eindruck leicht geschwollener Augenlider, auch sei der Urin bräunlich verfärbt. Er überbringt dem Hausarzt eine Urinprobe, der eine Urinkultur abschickt und das Sediment mikroskopisch untersucht. Dabei wird der Blutdruck mit 155/95 mmHg gemessen. Urinsediment: massenhaft Erythrozyten, Erythrozytenzylinder, Proteinurie ++, Serumkreatinin ↑. Ergebnis des vor knapp 3 Wochen entnommenen Rachen-Abstrichs: Nachweis von β-hämolysierenden Streptokokken, Gruppe A.

- Verdachtsdiagnose?
- Sicherung der Diagnose?
- Therapie?

6.55 ✳✳

Anlässlich einer internistischen Routineuntersuchung wird bei dem 39-jährigen Mann im Urinsediment eine Mikrohämaturie und eine geringgradige Proteinurie erfasst.

Untersuchungsbefunde: RR 145/85 mmHg. Serumkreatinin (↑), Laborbasis n. Urinsediment s. o., Proteinausscheidung 2,5 g/Tag.

- Verdachtsdiagnose?
- Sicherung der Diagnose?
- Therapie?

6.56 ✳✳

Bei der 45-jährigen Patientin besteht seit Jahren eine chronisch-persistierende Hepatitis B. In den letzten Monaten häufiger abendliches Anschwellen der Knöchelgegend, neuerdings auch Unterschenkelödeme und morgendliche Lid- und Gesichtsschwellungen, Neigung zu katarrhalischen Infekten. Derzeit keine Medikamente.

Untersuchungsbefunde: Unterschenkelödeme bds. BSG +++. Proteinurie > 8 g/die. Hypoproteinämie, Hypalbuminämie, α_2 – und β-Globuline ↑↑, γ-Globuline ↓↓. Serumcholesterin ↑, Serumkreatinin ↑, SGPT ↑, SGOT (↑), AP n, LAP n, γ-GT n, Serumbilirubin n. Sonographie-Nieren: beide Nieren mit grenzwertig niedrigem Längsdurchmesser, glatte Außenkonturen, erhaltene strukturelle Trennung von Nierenparenchym und Pyelon, der Parenchymsaum ist geringgradig verschmälert, Echogenität etwas erhöht.

- Verdachtsdiagnose?
- Sicherung der Diagnose?
- Therapie?

6

6.57 ✳✳✳

Befundkonstellation: systemischer **Lupus erythematodes** mit Nierenbeteiligung.

- Stadieneinteilung nach der Internationalen Gesellschaft für Nephrologie?
- stadiengerechte Therapie?

6.58 ✳✳

Wie hoch ist die Chance einzuschätzen, dass ein **Nierentransplantat** bei einem «nicht immunisierten» Patienten (wenig oder keine zytotoxische, präformierte Antikörper) überlebt:

- nach 1 Jahr?
- nach 5 Jahren?
- nach 10 Jahren?
- Transplantatverlust durchschnittlich pro Jahr?

6.59 ✳✳✳

«Windtripper»

Der 25-jährige Student der Medizin hatte sich während einer Auslandsfamulatur in Venezuela eine eitrige Urethritis mit Balanitis zugezogen, die vom dortigen Urologen mikroskopisch und kulturell als Gonorrhö diagnostiziert werden konnte. Prompte Besserung der urethritischen Beschwerden und des eitrigen Ausflusses nach 4 Mio. IE Penicillin G als i.m.-Injektion an zwei aufeinander folgenden Tagen. Etwa drei Wochen später ist der junge Kollege wieder zu Hause. Mit Unbehagen erinnert er sich an seine Ankunft mit sommerlicher Kleidung auf zugigen Bahnhöfen im winterlichen Deutschland und meint, sich dort verkühlt zu haben. Kaum zu Hause angekommen verspürt er erneut Brennen in der Harnröhre bei der Urinentleerung, außerdem lässt sich ein wässrig-eitriges Sekret auspressen. Er denkt an ein Rezidiv seiner vorausgegangenen Infektion und fertigt in dem Labor, in dem er als Doktorand arbeitet, eine große Zahl von Ausstrichen dieses Sekretes an und färbt die Objektträger mit Me-

thylenblau. Trotz genauer mikroskopischer Durchforstung des Materials findet er keine intrazellulär gelagerten Diplokokken. Erneute Vorstellung bei einem Urologen.

Untersuchungsbefunde: Mittelstrahlurin mikroskopisch: massenhaft Leukozyten, keine Bakteriurie, Methylenblaufärbung: kein Nachweis von Diplokokken, Gramfärbung: negativ. Mittelstrahlurin kulturell: kein Bakteriennachweis (kein frischer Urin!). Serologisch: KBR (Gonokokken): negativ.

- Verdachtsdiagnose?
- Differenzialdiagnostische Überlegungen?
- Diagnosesichernde Schritte?
- Therapie?
- Mögliche Spätfolgen?

6.60 ✳✳✳

Nachsucht

Der 35-jährige Mann sucht seinen Hausarzt auf wegen Anschwellungen beider Füße, Sprunggelenke und Unterschenkel mit eindrückbaren Dellen, verstärkt nach längerem Sitzen und Stehen, begleitet von Schweregefühl beider Beine, vor dem Aufstehen am Morgen deutlich geringere Ausprägung. Außerdem berichtet der Patient über Kurzluftigkeit beim Treppensteigen, muss nach zwei Stockwerken sogar stehen bleiben und atmet im Liegen freier, wenn er zwei Kissen unterlegt. Nykturie 1 bis 2×. – Aus der früheren und näheren Vorgeschichte werden keine ernsthaften Erkrankungen berichtet, bisher uneingeschränkte körperliche Leistungsfähigkeit auch bei sportlicher Tätigkeit (Tischtennis). Keine Angaben über vorausgegangene Venenentzündungen oder Krampfaderbeschwerden. Besserung der Beschwerden und der Beinschwellungen nach gelegentlicher Einnahme einer halben Tablette Furosemid (Lasix®). 95 kg KG bei 178 cm Körpergröße.

Untersuchungsbefunde: Bei der körperlichen Untersuchung bestätigt sich der Befund von Beinödemen mit eindrückbaren Schwellungen des Fußrückens und prätibial bds. Der übrige körperliche Untersuchungsbefund ist weitgehend unauffällig, insbesondere keine Hinweise für ein postthrombotisches Syndrom, keine Varizenbildungen, kein Meteorismus, kein Aszites, normale Lebergröße, keine venöse Einflussstauung. Die wiederholt gemessenen Blutdruckwerte bewegen sich im Grenzwertbereich, maximal bis zu 160/95 mmHg. EKG o.B. Echokardiographie o.B. Sonographie-Abdomen o.B. Basislabor o.B., insbesondere keine Hypalbuminämie, keine Hypokaliämie. Röntgen-Thorax: leicht verstärkte Lungengefäßzeichnung, grenzwertig betonte Hili bds., geringgradige Winkelergüsse re > li, normale Herzgröße.

Erweiterte Anamnese (auf gezieltes Befragen): Der Patient versichert glaubhaft, keine weiteren Medikamente und Furosemid tatsächlich nur vereinzelt eingenommen zu haben. Er ernähre sich ohne spezielle Diätformen, allerdings esse er gerne Süßigkeiten; speziell schwarze Bonbons, diese tagsüber und seit längerer Zeit in wechselnder Menge, manchmal sogar bis zu einem Pfund täglich, dies sei wohl auch ein Grund seines deutlichen Übergewichtes.

- Symptomdiagnose?
- Differenzialdiagnosen?
- Mutmaßliche Ursache (Wirkstoff in den Bonbons)?
- Therapie?

6.61 ✳✳✳

Urologe vor Gericht

Die 43-jährige Patientin ist seit Jahren wegen rezidivierender fieberhafter Harnwegsinfekte in ärztlicher Behandlung, verschiedentlich gezielte antibiotische Therapie, danach monatelange beschwerdefreie Intervalle. Tage vor der diesmaligen urologischen Untersu-

chung erneut Temperaturen um 38,2 °C, ziehende Schmerzen im linken Nierenlager mit Ausstrahlung in die linke Leistengegend. Sie sucht deshalb einen Urologen in der ambulanten Sprechstunde auf.

Untersuchungsbefunde: grenzwertige normochrome Anämie, Leuko ↑, Kreatinin n, Kreatinin-Clearance n. Urin: Leukozyturie. RR 130/85 mmHg. Sonographie (Abdomen): erweitertes Nierenbecken-Kelchsystem links, kein Steinnachweis. Wegen des Verdachts auf eine obstruktive Nephropathie (z.B. Ureterstenose?) sieht der Urologe eine Indikation zur Durchführung eines i.v. Pyelogramms und bestellt die Patientin am nächsten Morgen (nüchtern) in die Klinik ein. Während des Gesprächs in der Sprechstunde klärt er sie pflichtgemäß über den Zweck und die Risiken dieser Untersuchung auf. Auf Befragen verneint die Patientin vorausgegangene Überempfindlichkeiten auf Kontrastmittel oder eine Jodallergie.

Am nächsten Morgen findet sich die Patientin in der Klinik ein. In der Röntgenabteilung wird sie auf dem Untersuchungstisch gelagert; schon während der langsamen Injektion des Kontrastmittels (etwa der Hälfte der Gesamtdosis) bemerkt die Patientin ein Jucken in der Nase, dann allgemeines Hautjucken, Hitzegefühl im Gesicht, der Handinnenflächen und an den Fußsohlen. Daraufhin wird die Injektion des Kontrastmittels unterbrochen und ein stabiler Venenzugang gelegt. In den nächsten Minuten schildert die Patientin zunehmende Übelkeit, sie erbricht und wird auf dem Untersuchungstisch im Liegen bewusstlos.

Untersuchungsbefunde: Tachykardie um 120/min, rhythmische Herzschlagfolge, weicher Puls, kalter Schweiß, kalte Akren, periphere Zyanose, RR nicht messbar, Bronchospastik, dann Atemstillstand.

- Diagnose?
- Sofortmaßnahmen?
- Prophylaktisches Vorgehen bei bekannter Kontrastmittelallergie?
- Erforderliche Notfallausrüstung?

6

6.62 ✳✳✳

Nierenkrank nach behandelter Sportverletzung

Wintereinbrüche im März geben begeisterten Wintersportlern oft eine letzte Gelegenheit, in den bayerischen Alpen Ski zu fahren, wenngleich mit den Risiken von Lawinen und schwergängigem Schneematsch in den niedrigeren Lagen. Der 25-jährige Medizinstudent zog sich bei einem Wochenendausflug während einer schwierigeren Abfahrt und schon ermüdet bei einem Sturz am Skihang eine schmerzhafte Läsion des linken Sprunggelenkes zu. Stunden darauf bemerkt er eine Schwellung dieser Gelenkregion mit geringer Überwärmung und bewegungsabhängiger Schmerzhaftigkeit. Er deutet diesen Befund als Distorsion dieses Gelenkes, macht abends kühle Umschläge, umwickelt diese Region dann mit elastischen Binden, vermeidet Steh- und Gehbelastungen und nimmt abends und am folgenden Tag ein nicht steroidales Antiphlogistikum (Diclofenac) in üblicher Dosis ein. Im Laufe der nächsten 24 Stunden nehmen die Schmerzhaftigkeit und die Schwellung des Gelenkes deutlich ab, am übernächs-

ten Tag ist der junge Kollege weitgehend beschwerde- und symptomfrei. Nach weiteren zwei Tagen fühlt er sich fiebrig, misst eine Körpertemperatur von 38,3 °C, klagt über einen allgemeinen Pruritus, ziehende Schmerzen in der Gegend beider Nierenlager und über Arthralgien in verschiedenen Gelenken.

Erstbefunde: makulo-papulöses Exanthem, grenzwertig erhöhte arterielle Blutdruckwerte. BSG ↑↑. Kreatinin ↑, in Tagen langsam ansteigend. Urin: Erythrozyturie, Leukozytenzylinder, Eosinophilurie, geringe Proteinurie. Sonographie (Abdomen): vergrößerte Nieren bds. mit verbreitertem Parenchymsaum.

- Verdachtsdiagnose?
- Differenzialdiagnose?
- Diagnosesichernde Schritte?
- Behandlungsmaßnahmen?

6.63 ✳✳✳

Nennen Sie die sieben in der goldenen Bulle 1356 festgelegten Kurfürsten und ihre wichtigste Aufgabe.

Kapitel 7:
Bewegungsapparat, Bindegewebe, Immunsystem

7.1 ✳✳

Indikationen zur **Osteodensitometrie?** Klassifizierung der Dichtemessung?

7.2 ✳

Einteilung der **Osteoporosen?**

7.3 ✳

Risikofaktoren für das Auftreten einer **Osteoporose?** Häufigste **Frakturlokalisationen?**

7.4 ✳✳

Osteoporose: Prophylaxe und Therapie?

7.5 ✳

Osteoporose: In welcher Menge müssen Kalzium und Vitamin D_3 substituiert werden?

7.6 ✳✳

Postenteritische reaktive **Arthritiden** und Spondylarthritiden:

- Erreger?
- Therapie?

7.7 ✳✳

Welche Medikamente stehen zur Behandlung von **entzündlich-rheumatischen Erkrankungen** zur Verfügung?

7.8 ✳✳

Nach Genuss von rohem Fleisch erkrankte der 25-jährige Student an einer akuten fieberhaften Gastroenteritis. Behandlung mit Hausmitteln, Spontanheilung nach vier Tagen, fieberfrei, keine Durchfälle mehr. Eine hausärztlich erfasste Stuhlkultur erbrachte im Nachhinein den Nachweis von Salmonella enteritidis. Nach etwa drei Wochen bemerkt der junge Mann Jucken und Brennen in den Augen mit geröteter Bindehaut bds., Brennen in der Harnröhre bei der Harnentleerung, ferner nach Tagen eine dunkelrote leicht erhabene Rötung am re. Unterschenkel und schließlich eine schmerzhafte Schwellung des rechten Kniegelenkes. Der Hausarzt stellt demzufolge die Symptomdiagnosen: Konjunktivitis, Urethritis, Erythema nodosum, akute exsudative Monarthritis.

Untersuchungsbefunde: BSG +++, CRP ++, RF (IgM) negativ, ANA negativ, HLA-B 27 +. Steriles Gelenkpunktat.

- Diagnose?
- Soforttherapie?
- Differenzialdiagnose?

7

7.9 ✳✳✳

62-jährige Frau, seit Jahren schwere Verlaufs-form der rheumatoiden Arthritis, in den letz-ten Monaten gesteigerte Infektneigung meist in Form bakterieller Infektionen, Blähbauch.

Untersuchungsbefunde: blasse Schleimhäute, auffällige prätibiale Hyperpigmentierung, Meteorismus, multiple Gelenkdeformierun-gen im Gefolge der rheumatoiden Arthritis +++, Splenomegalie ++, Hepatomegalie (+). Neutropenie < 2000/µl, normochrome An-ämie +, Thrombozytopenie (+). Knochen-mark: hyperzelluläres Mark mit vermehrt unreifen Vorstufen, reifzellige lymphozytäre Infiltration. SGPT +, SGOT (+), Rheumafak-tor +++, ANA +++, Anti-DNS-Antikörper negativ, Immunglobuline ++, zirkulierende Immunkomplexe ++.

- Diagnose?
- Behandlungsprinzipien?
- Differenzialdiagnosen?

7.10 ✳

Wie werden die Erkrankungen des **rheuma-tischen Formenkreises** klassifiziert?

7.11 ✳✳

Indikationen für eine Therapie mit **Colchizin?**

7.12 ✳✳

Therapie der **rheumatoiden Arthritis:** konven-tionelles Stufenschema mit Basistherapeutika?

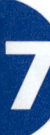

7.13 ✳✳✳

Rätselhafte Fieberschübe

Der 18-jährige Kalabrese leidet seit Jahren unter in unregelmäßigen Abständen (mini-mal < 1 Woche, maximal > 6 Monate) auftre-tenden Fieberschüben bis 39,2 ° C, die zwei bis drei Tage anhalten, dann ausklingen. Frag-lich gehäuftes Auftreten nach körperlicher oder psychischer Belastung. Begleitend Ar-thritis eines Kniegelenks oder eines Sprung-gelenkes mit Ergussbildung ohne wesentliche Überwärmung, Abklingen nach vier bis sechs Tagen. Meist zusätzlich starke, dumpfe ab-dominelle Krämpfe ohne Subileus, und ste-chende, spitze pleuritische, atemabhängige Schmerzen rechtsbasal. Manchmal flüchtiges, leicht erhabenes Exanthem auf dem Fußrü-cken oder am Knöchel. In freien Intervallen normales Befinden, uneingeschränkte Lei-tungsfähigkeit.

Untersuchung im Anfall: Exanthem s. o., Herz-töne rein, fraglich leises Perikardreiben, leich-tes Pleuraknarren rechtsbasal, Abdomen deutlich druckschmerzhaft, erhaltene Peri-staltik. Keine Lymphadenopathie, keine Sple-nomegalie. Labor: stark erhöhte BSG und CRP, Leukozytose mit Linksverschiebung, normale Leberwerte, normales Kreatinin und Urinsediment. Ultraschall: kleiner rechtssei-tiger Pleuraerguss, minimaler Perikarderguss von 3 mm, deutlicher Kniegelenkserguss rechts. Keine Hepatosplenomegalie. Kniege-lenkspunktat: steril, granulozytenreich.

Weitere Familienangehörige in mehreren Ge-nerationen litten oder leiden unter vergleich-baren Beschwerden.

- Verdachtsdiagnose?
- Sicherung der Diagnose?
- Therapie?

7.14 ✳

Stellenwert der Kortikosteroide in der Behand-lung der **rheumatoiden Arthritis?**

7.15 ✳

Rückenschmerzen: Ist Beschwerdezunahme in Ruhe («nächtlicher Ruheschmerz») und Abnah-me der Beschwerden unter Bewegung ein Hinweis auf eine entzündliche oder eher auf eine nicht-entzündliche Genese?

7.16 ✳✳

Häufige Ursachen einer **Monarthritis?**

7.17 ✳✳

Befundkonstellation: seronegative Oligoarthritis + einseitige akute vordere Uveitis (Iridozyklitis).

- Vermutungsdiagnosen?

7.18 ✳✳

DD einer persistierenden **Polyarthritis?**

7.19 ✳

DD einer seronegativen **Arthropathie** nicht-infektiöser Genese?

7.20 ✳✳

Nekrotisierende Fasziitis: Ursache? Differenzialdiagnose? Therapie?

7.21 ✳

Ursachen von **Myalgien?**

7.22 ✳

Häufige Ursachen des Leitsymptoms «**Ischialgie**»?

7.23 ✳✳

Seronegative **Spond(yl)arthritiden:** Beispiele einzelner Krankheitsbilder?

7.24 ✳

Knochenmetastasen: häufigste ursächliche Tumoren?

7.25 ✳

Wie sind das «Ott-Maß» und das «Schober-Maß» bei der **Spondylitis ankylosans** (M. Bechterew) definiert?

7.26 ✳✳

Der 68-jährige Mann klagt seit mehr als einem Jahr über langsam zunehmende Kreuzschmerzen, teils als ischialgiforme Schmerzen, die betont durch aufrechtes Gehen und Stehen ausgelöst werden; vorgebeugtes Gehen und Sitzen, sowie Ruhestellung bessern die Beschwerden oft schlagartig. Keine Auslösung oder Verschlimmerung dieser Symptomatik durch Husten, Pressen und Bücken. Ferner Taubheitsgefühle und Kribbeln am lateralen Fußrand bds., Neigung zum «Einschlafen der Beine», brennende Missempfindungen an den unteren Extremitäten distal («burning feet»). Monatelang erfolglose krankengymnastische und medikamentöse (NSAR) Therapie.

Untersuchungsbefunde: kein Hinweis auf arterielle Durchblutungsstörungen.

- Verdachtsdiagnose?
- Sicherung der Diagnose?
- Therapie?

7.27 ✳

Welche medikamentösen Therapieoptionen stehen bei akuten und chronischen **Rückenschmerzen** zur Verfügung?

7

7.28 ✳

> Befundkonstellation: männlicher Patient, persistierender tief sitzender Rückenschmerz als Ruheschmerz, Husten-Nieß-Schmerz, Fersenschmerzen, «Reifgefühl» am Thorax, Iridozyklitis. Röntgen-Becken: Randunschärfe, fleckige Sklerosierung und Usurierungen im Bereich beider Iliosakralgelenke: Sakroiliitis.

- Diagnose?

7.29 ✳✳

Zur Unterscheidung zwischen akutem **Bandscheibenvorfall** und dem akuten Schub einer **Spondylitis ankylosans:** Welche Symptome sprechen für die erstere, welche für die zweite Diagnose?

- Bewegung: verschlimmert   verbessert
- Ruhelage: verbessert   verschlimmert
- Neuro-   vorhanden   keine
logische
Ausfälle:
- Lateral-   normal   eingeschränkt
flexion
der LWS:

7.30 ✳

Die Diagnose einer abszedierenden **Spondylodiszitis** gründet auf welchen Untersuchungsbefunden?

7.31 ✳✳

Beschreibung der **rheumatoiden Arthritis** nach Leitkriterien:

- Altergruppen?
- Gelenkbefall?
- Serologie?
- klinischer Verlauf?
- Sonderformen?

7.32 ✳✳

> Die 55-jährige Frau klagt seit Jahren über Schmerzen im Rücken, in beiden Schienbeinen, ferner über diffuse Kopfschmerzen ohne Anfallscharakter, über eine zunehmende Schwerhörigkeit bds., Angaben über Nierensteinkoliken mit Abgang von Konkrementen. 1x Spontanfraktur li. Humerus. Anlässlich einer Röntgenuntersuchung des Skeletts werden folgende Abnormitäten erfasst: Schädel: mäßig verdickte Schädelkalotte, wattebauschähnliche Strukturumwandlung. 2. Halswirbel: homogen sklerosierend verdichtet. BWS: gibbusartiger Kyphoseknick durch starke Deformation. Becken: milchglasartige Sklerosierung. Femur: Verdickung der Kortikalis, strähnige Strukturumwandlung, vakuolige Osteolysezonen. Tibia: wie Femur, dazu Antekurvation re > li. Humerus: große Osteolysezonen. BSG ↑↑, Serum: alkalische Phosphatase ↑↑↑.

- Diagnose?
- Therapieindikationen und -optionen?

7.33 ✳✳

ACR-Kriterien einer **rheumatoiden Arthritis** (RA):

- Wie lauten die 7 Kriterien?
- Wie viele müssen erfüllt sein zur Diagnosestellung einer RA?
- Über welche Zeit müssen einige diese Kriterien nachweisbar sein?

7.34 ✳✳✳

Welche rheumatischen Erkrankungen weisen einen positiven **Rheumafaktor** auf? Positiver Rheumafaktor bei nicht-rheumatischen Erkrankungen? Was ist der Rheumafaktor?

7.35 ✳✳

Indikationen zur intramuskulären Injektion von **Botulinumtoxin A?**

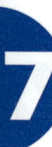

7.36 ✳✳✳

Der 61-jährige Kaminbauer bemerkt seit 6 Wochen einen trockenen Reizhusten. Vor 4 Wochen beginnende, variable Gelenkschmerzen an allen Gelenken (Hüfte, Schulter, Ellenbogen, Hand, Fingergelenke), zusätzlich Myalgien der thorakalen Muskulatur. Seit einer Woche tägliches Fieber bis 40 °C, jeweils nachmittags ansteigend. Leichte diffuse Kopfschmerzen. Kein Schüttelfrost. Seit wenigen Tagen deutliche Schmerzen beim Schlucken im Sinne einer Pharyngitis.

Körperliche Untersuchung: keine Lympadenopathie, keine Hepatosplenomegalie, flüchtiges lachsfarbenes Exanthem am Stamm während der Fieberphasen. Herz und Lunge unauffällig, Tonsillen nicht vergrößert, Rachen unauffällig. Neurologische Untersuchung unauffällig, kein Meningismus.

Labor: BSG 79 mm/1 h, CRP 27 mg/dl, Leukozyten 38 000, davon 94 % Granulozyten, 1 % Stabkernige. Keine Eosinophilie. Thrombozyten 870 000. Ferritin 1400 ng/ml. γ-GT 391 U/l, aP 284 U/l, GOT 174 U/l, GPT 117 U/l. Unauffällig: ANA, anti-ds-DNS-Antikörper, ANCA, zirkulierende Immunkomplexe, Rheumafaktor, Antikörper gegen cyklisch-citrullierte Peptide, Procalcitonin. Keine monoklonale Gammopathie. Negative Kulturen (Blut, Sputum, Urin). Negative Tbc-PCR. Negative Serologien bzgl. Chlamydien, Mykoplasmen, Legionellen, Borreliose, Bruzellose, Leptospiren, Rickettsien, Coxiella, Listeriose, Hepatitis A–C, Influenza, Enteroviren, HIV.

Bildgebung (Sonographie, CT): kleine Pleuraergüsse, kleiner Perikarderguss, leichte Hepatomegalie, keine vergrößerten Lymphknoten. TEE: keine Endokarditis. PET: unauffällig. Knochenmark: keine hämatologische Systemerkrankung. Biopsie der A. temporalis: unauffällig.

- Verdachtsdiagnose?
- Differenzialdiagnosen?
- Therapie?

7.37 ✳

Wie teilt man **pathogene Immunreaktionen** ein?

7.38 ✳✳

Bei welchen Krankheiten treten **Antiphospholipidantikörper** (Anti-Cardiolipin-Antikörper, Lupus-Antikoagulans) auf?

7.39 ✳✳✳

Bei der 45-jährigen Patientin ist seit Jahren eine chronisch-persistierende Hepatitis C bekannt. Seit Wochen bemerkt sie an beiden Unterschenkeln Juckreiz mit teils flohstichartigen, teils konfluierenden Blutflecken, die erhaben sind und vereinzelt geschwürig aufbrechen, später dann narbig abheilen. Bei kälteren Außentemperaturen «Absterben der Finger» und auffallende Blaufärbung der Ohren.

Untersuchungsbefunde: BSG ↑↑↑, Leukozyten (↑), SGPT ↑, SGOT (↑), Anti-HCV +, HCV-PCR +, RF +++, Komplement (Serum) ↓, ANA negativ. Kryopräzipitat: Immunkomplexe ++, Anti-HCV-Aktivität ++, monoklonales IgM, polyklonales IgG. Hautbiopsie: leukozytoklastische Vaskulitis.

- Diagnosen?

7.40 ✳

Blutkörperchensenkungsreaktion (BSG) und **C-reaktives Protein:** Welcher der beiden ist der sensitivere Entzündungsparameter?

7.41 ✳

Immunologische Befundkonstellation: ANA ↑↑↑ und Antikörper gegen dsDNS positiv.

- Verdachtsdiagnose?

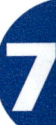

7.42 ✳✳

Bei welcher entzündlichen Gefäßerkrankung findet sich häufig der Befund einer «**palpablen Purpura**»?

7.43 ✳✳

Bedeutung der Komplementbestimmung und der Bestimmung zirkulierender Immunkomplexe in der Diagnostik des systemischen **Lupus erythematodes?**

7.44 ✳✳

Kawasaki-Syndrom: Klinische Bedeutung? Therapie?

7.45 ✳✳✳

Bereits seit Jahren bemerkt die Patientin eine Blauverfärbung der Finger im Sinne eines Raynaud-Syndroms. Vor zwei Jahren wurden erhöhte Transaminasen, γ-GT und AP bei negativer Hepatitisserologie erfasst. Sonographisch zeigte sich neben einer Cholezystolithiasis ein Perikarderguss von 15 mm. Anlässlich der Cholezystektomie wurde histologisch eine «mäßig periportal-aggressive Hepatitis» beschrieben. In den letzten Monaten Zunahme des Perikardergusses auf sonographisch 42 mm mit Ruhedyspnoe. Besserung nach Entleerung durch Punktion von 1000 ml (Untersuchung des Punktates s. u.).

Untersuchungsbefunde: leichte Ruhedyspnoe, deutliche Halsvenenstauung, vergrößerte, druckempfindliche Leber, hepatojulärer Reflux, leise Herztöne, keine Herzgeräusche, akrale Hautveränderungen im Sinne einer derben Induration, kleine Nekrosen an den Fingerkuppen, im Gesicht Teleangiektasien. BSG ↑, CRP ↑↑, GPT ↑↑, GOT ↑, Kreatinin ↑. Serologie: häufige Erreger negativ. Perikardpunktat: Exsudat mit Blutbeimischung, mikrobiologisch o. B. Autoimmundiagnostik: SS-B und SS-A (Ro- und La-Antikörper bei Sjögren-Syndrom, SLE) negativ, Doppelstrang-DNA (bei SLE) negativ, U1-RNP (bei Sharp-Syndrom) negativ, Sm-Antigen (bei SLE) negativ, ANCA (bei M. Wegener) negativ, LKM (bei autoimmuner chronisch-aggressiver Hepatitis II, medikamentös induziert) negativ, Gallengangs-Antikörper und SLA (Dermatomyositis, chronisch-aggressive Hepatitis III) negativ, Jo-1 (bei Dermatomyositis) negativ, Anti-Zentromer-Antikörper (Serum und Perikarderguss) +++, Antimitochondriale Antikörper ++, AMA M2 Elisa +. Echokardiographie (transösophageal): großer Perikarderguss, linker Ventrikel klein, wandstark, die rechtsventrikuläre Myokardwand erscheint verdickt. Ösophagusszintigraphie: hochgradige Passageverzögerung im oberen bis mittleren Drittel, Entleerungsverzögerung. CT-Thorax: großer Perikarderguss, keine LK. Röntgen beider Unterarme: multiple, bis 3 mm große, bevorzugt subkutan gelegene Kalkeinlagerungen. Lungenfunktion: deutliche Diffusionsstörung (54 % des Sollwertes). Periunguale Kapillarmikroskopie: deutlich erweiterte Kapillaren und Megakapillaren, keine Sklerosezonen. Hautbiopsie: Hyperkeratose, Sklerosierung des korialen Bindegewebes mit Atrophie der Hautanhangsdrüsen.

- Diagnose?
- Differenzialdiagnose?
- Therapie?

7.46 ✳✳

Pollenallergie: Jahreszeitliche Verteilung? Diagnostik? Therapie?

7.47 ✳

Häufigere Ursachen von **Lichtdermatosen?**

7.48 ✳✳

Bei der 63-jährigen Frau wurde seit etwa einem Jahr eine arterielle Hypertonie mit β-Blocker + Diuretikum behandelt. Messungen des Blutdruckprofils sowohl durch die Patientin wie durch den Hausarzt ergaben eine unbefriedigende Blutdruckeinstellung mit durchschnittlichen Werten um 170/95 mmHg. Daraufhin wurde eine Dreierkombination mit zusätzlicher Verabreichung eines ACE-Hemmers (Enalapril) rezeptiert. Nunmehr liegen die Blutdruckwerte weitgehend im Normbereich. Etwa 14 Tage nach Gabe des ACE-Hemmers treten bei der Patientin ödematöse Schwellungen im Bereich des Gesichts, des Rachens und der Zunge zusammen mit einem trockenen Reizhusten auf.

- Verdachtsdiagnose?
- Sofortmaßnahmen?

7.49 ✳

Häufige Ursachen einer **Urtikaria?**

7.50 ✳

Arzneimittelinduzierte (allergische resp. toxische) **Hautreaktionen?**

7.51 ✳

Ursachen der **Nahrungsmittelunverträglichkeit?**

7.52 ✳

Organmanifestationen der **Nahrungsmittelallergie** (nach Häufigkeit)?

7.53 ✳

Therapie der **Nahrungsmittelallergie?**

7.54 ✳✳

Die 75-jährige Frau klagt nach einer «fieberhaften Erkältung» vor 4 Wochen nun über seit etwa 2 Wochen zunehmende Muskelschmerzen im Bereich beider Schultern, beider Oberarme, im Beckenbereich und in den Oberschenkeln in Form eines nächtlich betonten Dauerschmerzes, schmerzhafte Nackenstarre, die die Patientin daran hindert, sich anzukleiden oder die Schuhe anzuziehen; zusätzlich Kopfschmerzen rechts temporoparietal, Inappetenz, Gewichtsverlust.

Untersuchungsbefunde: Bilaterale Schmerzempfindlichkeit beider Oberarme. BSG ↑↑↑, normochrome Anämie (+), normaler CK-Wert

- Verdachtsdiagnose?
- Sicherung der Diagnose?
- Weiterungen dieses Krankheitsbildes?
- Therapie?

7.55 ✳✳

Befundkonstellation: Muskelschwäche, gewöhnlich proximal, evtl. Schwäche der Atemmuskulatur und Schluckstörungen, Erhöhung der muskulären Serumenzyme (CK), myopathische EMG-Veränderungen. Muskelbiopsie: interstitielle bzw. perivaskuläre Rundzellinfiltrationen, Antikörpernachweis gegen Skelettmuskulatur.

- Diagnose?
- Differenzialdiagnose?

7.56 ✳✳

Ein 25-jähriger türkischer Patient berichtet über einen schon monatelangen Verlauf seiner Krankheit. Im Vordergrund steht eine rekurrierende orale Aphthose. Die Aphthen sind sehr schmerzhaft, ungewöhnlich groß, lassen einen entzündlichen Randwall erkennen und sind an den Zungenrändern, am

Mundboden, am weichen Gaumen lokalisiert. In den letzten Wochen Auftreten aphthöser Ulzerationen an Skrotum und Penis. Zusätzlich Gelenkbeschwerden an den kleinen Fingergelenken.

Untersuchungsbefunde: Mundschleimhaut und Genitale s. o., Erythema nodosum an der re. Tibiakante. BSG ↑, CRP ↑, Fibrinogen ↑, Neopterin (Serum) ↑, HLA-Antigen B51 +.

- Diagnose?
- Zusätzliches diagnostisches Kriterium?
- Mögliche Weiterungen dieses Krankheitsbildes?
- Differenzialdiagnose?
- Therapie?

7.57 ✲✲

Befundkonstellation:, Raynaud-Syndrom, Polyarthritis/Polyarthralgien, Schwellungen von Händen und Fingern, Myositis, ösophageale Motilitätsstörungen, akrale Skleroderma-ähnliche Hautveränderungen, Polyserositis. BSG ↑↑↑, normochrome Anämie +, Leukopenie ++, ANA ↑↑↑, fleckförmiges Bindungsmuster, Ribonuklease-sensitives Substrat. Anti-ENA-Antikörper +++, RF ++, Anti-DNS-Antikörper +.

- Diagnose?

7.58 ✲✲

Klinik und Diagnostik des **Sjögren-Syndroms?**

7.59 ✲✲

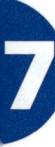

Welche Diagnosen entsprechen diesen beiden Befundkonstellationen?

	No. 1	No. 2
Alter bei Krankheitsbeginn	20 bis 40	jedes Alter
Geschlechtsverteilung (F : M)	8 : 1	3 : 1
Morgensteifigkeit	mäßig	deutlich
Arthritis	leicht	schwer
Gelenkerosionen	selten	häufig
Hautausschläge	häufig	selten
Subkutane Knoten	selten	häufig
Nierenbeteiligung	häufig	selten
Autoimmunhämolytische Anämie	häufig	selten
Nachweis von ANA	häufig	bis 50 %
Remission in der Schwangerschaft	nein	ja
Nachweis von zirkulierenden Immunkomplexen	++	(+)
Antikörper gegen native doppelstrangige DNS	hochspezifisch	nein

7.60 ✲

Welche therapeutischen Konsequenzen hat es, wenn der Titer von **Antikörpern gegen Doppelstrang-DNS** (ds-DNS-Antikörper) ansteigt?

7.61 ✲

Differenzialdiagnose der **Sklerodermie?**

7.62 ✲✲

Allgemeine Therapierichtlinien bei systemischem **Lupus erythematodes?**

7.63 ✳✳✳

15-jähriger Bub, Z. n. katarrhalischem Infekt, 14 Tage danach erneuter Fieberschub, Arthralgien und Leibschmerzen, jetzt mit folgenden Untersuchungsbefunden: palpable Purpura symmetrisch verteilt (Beine, Füße, Gesäß), makroskopisch fassbare Darmblutung (1 ×), RR 155/95 mmHg. BSG ↑↑↑, Leukozyten ↑↑, Kreatinin (Serum) (↑), Urin: Mikrohämaturie, Proteinurie +.

- Diagnose?
- Ggf. erweiterte Diagnostik?
- Therapie?

7.64 ✳✳✳

Wie werden die primären systemischen **Vaskulitiden** nach der Chapel-Hill-Klassifikation eingeteilt?

7.65 ✳✳

Wegener-Granulomatose: Leitsymptome? Seromarker? Therapie?

7.66 ✳✳

ANCA-Differenzierung (Immunfluoreszenz und ELISA-Technik) und Aussagekraft?

7.67 ✳✳✳

Befundkonstellation: 35-jährige Patientin, Vitiligo, Alopezie, Gelenkbeschwerden, chronische Durchfälle mit V.a. Morbus Crohn, Z.n. Thyreoiditis, Sklerenikterus. SGOT ↑↑, SGPT ↑↑↑. Zeichen der Cholestase. ANA (antinukleäre Antikörper) > 1:640 (= deutlich erhöht) mit homogenem Muster, SMA (Antikörper gegen glattes Muskelaktin) > 1:320.

- Verdachtsdiagnose?

7.68 ✳.

Welche Medikamente können einen systemischen **Lupus erythematodes** induzieren? Antikörper-Konstellation?

7.69 ✳✳✳

Ferien auf dem Bauernhof

Die junge Familie verbringt ihren Sommerurlaub auf dem Lande. Es ist September, schwüles Wetter, Eltern und Kinder sammeln Fallobst unter Apfelbäumen, Fliegen und Wespen kriechen auf angefaultem Obst umher. Plötzlich verspürt die junge Frau einen sehr schmerzhaften Stich auf der rechten Halsseite, wehrt gerade noch eine Wespe ab, in wenigen Minuten rötet sich die Stichstelle handtellergroß mit Juckreiz, Schwellung auch der weiteren Umgebung, gefolgt von Übelkeit, Brechreiz, dann auch Nasenjucken, zunehmende Kopfschmerzen; nach etwa 10 min hat sich die Rötung mit Quaddelbildung über den ganzen Körper ausgebreitet, die Patientin fühlt sich einer Ohnmacht nahe und muss sich hinlegen, man bettet sie auf einer Liege vor dem Bauernhaus. Der aus dem Dorf herbeigerufene Arzt erhebt folgende Erstbefunde: Die Patientin wirkt leicht eingetrübt, ist aber voll orientiert. Generalisierte Urtikaria bei massiver Rötung der Stichstelle, Tachykardie um 130/min, Hypotonie um 90/60 mmHg, kühle Akren, periphere Zyanose, beschleunigte Atmung. Erstversorgung: feucht-kalte Umschläge auf die stark schmerzhafte Einstichstelle, Kältespray, orales Antihistaminikum (2 × 1 mg Clemastin, Tavegil®), orales Kortikosteroid (4 mg Dexamethason, Fortecortin®).

Weiterer Verlauf: Keine unmittelbare Besserung des Befindens, darauf fordert der Hausarzt telefonisch den Notarztwagen an. Er selbst verbleibt an der Seite der Patientin, erkennt die langsam zunehmende Atemnot und Zyanose, es entwickelt sich ein inspiratorischer Stridor und Zeichen des beginnenden Kreislaufschocks mit kaltem Schweiß, gerade

noch tastbarem Puls, Tachykardie und nicht mehr messbaren Blutdrucken. Weitere Maßnahmen des erstversorgenden Arztes: Sauerstoff, er legt einen i. v. Zugang mit NaCl-Lösung, verdünnt l Amp. Adrenalin (1 mg) auf 10 ml NaCl-Lösung, davon injiziert er 1 ml und nach 3 min nochmals 1 ml i. v., außerdem 5 ml s. c. in die Region des Einstiches, sprüht Adrenalin-Aerosol in den Rachen, injiziert ein Antihistaminikum i. v., danach 50 mg Prednisolon i. v.

Die Patientin wird zunehmend dyspnoisch, ringt nach Luft mit starkem inspiratorischen Stridor, droht offensichtlich zu ersticken (Asphyxie), wird bewusstlos, tiefe Zyanose, Kreislaufschock. Der in instrumentellen Notfallmaßnahmen ungeübte Hausarzt versucht, die moribunde Patientin durch eine Intubation zu retten. Die durch die entzündliche Schwellung der Mundhöhle bedingten Zugangsschwierigkeiten machen die Erfolglosigkeit dieser Bemühungen verständlich. Mittlerweile trifft das Notarztteam ein, sofort wird mit eigenem Besteck und geeigneterer Lagerung der Patientin (Reklination) eine erneute Intubation versucht, wiederum erfolglos. Mit anderer Technik gelingt es, die Luftwege zu öffnen und die Patientin erfolgreich zu reanimieren.

- Diagnosen?
- Kritische Beurteilung der Erstversorgung durch den Hausarzt?
- Welche Technik hat das Notarztteam lebensrettend zur Anwendung gebracht?
- Nachsorge bei Wespengiftallergie?

7.70 ✳✳✳

Antigene Umwelt

Intrauterine Ultraschallbefunde und vertiefte Diagnostik nach Geburt erfassen bei dem Buben eine porenzephale Zyste parieto-okzipital rechts und multiple Dünndarmatresien als Hinweise auf eine (ursächlich unbekannte) Keimschädigung in den ersten Schwangerschaftswochen. Mehrfache operative Eingriffe zwecks Anastomosierung der verschlossenen Dünndarmabschnitte machen monatelang eine parenterale Ernährung, später die Nahrungszufuhr per Nasensonde notwendig. Wegen zentral bedingter Schluckstörungen wird schließlich die Ernährung auf Dauer durch eine perkutane endoskopische Gastrostomie (PEG) gesichert.

Nach etwa drei Jahren beobachtet die Mutter an der Insertionsstelle der Sonde eine langsam größer werdende Rötung ohne Pustel- oder Eiterbildung; gleichzeitig beobachtet sie an mehreren Körperstellen urtikarielle juckende Rötungen wechselnder, teils flüchtiger Ausprägung. Auffällig ist eine Exazerbation dieser Effloreszenzen nach Zufuhr von Bananenbrei.

- Verdachtsdiagnose?
- Weitere diagnostische Schritte zur Sicherung der Diagnose?
- Therapeutische Möglichkeiten?

7.71 ✳✳✳

Wie viele **kanarische Inseln** gibt es? Wie heißen sie?

7

Kapitel 8:
Infektionskrankheiten

8.1 ✳✳

Antivirale Therapeutika und ihre Indikationen?

8.2 ✳

Welche Antibiotika zählen zur Gruppe der **Chinolone?**

8.3 ✳

Welche gram-negativen Keime sind gegen **Penicillin G** empfindlich?

8.4 ✳✳

Stadieneinteilung der HIV-Infektion nach der CDC-Klassifikation. Wann sollte die Einleitung einer antiretroviralen Therapie erfolgen? Unterhalb welchen Grenzwertes sollte eine prophylaktische antibiotische Therapie gegen welche opportunistischen Infektionen begonnen werden?

8.5 ✳✳

Klassifikation der **Mykobakteriosen?**
Welche pulmonale Faktoren prädisponieren für **atypische Mykobakteriosen?**

8.6 ✳✳

Behandlungsprinzipien bei **Pneumocystis-jiroveci-Pneumonie** (früher Pneumocystis-carinii-Pneumonie) als opportunistische Infektion bei AIDS? Prophylaktische Maßnahmen?

8.7 ✳✳

Problemkeim **Pseudomonas aeruginosa:** Welche Antibiotika sind indiziert?

8.8 ✳

Kausalbehandlung des **Herpes zoster?**

8.9 ✳

Am häufigsten eingesetzte **Tuberkulostatika?**

8.10 ✳

Nachweisverfahren von **Mykobakterien?**

8.11 ✳✳

Wie wird die **Zytomegalievirus-Retinitis** bei AIDS- Patienten behandelt?

8

8.12 ✳

Behandlungsprinzipien der akuten **Tonsillitis?**

8.13 ✳

Indikationen zur Impfung mit **Pneumokokken-Vakzine?**

8.14 ✳✳

Psittakose versus **Vogelhalterlunge.** Was ist der Unterschied?

8.15 ✳✳

Wirksame Antimykotika bei Infektion mit **Aspergillus fumigatus?**

8.16 ✳✳

Nebenwirkungen und Kontraindikationen einer **Interferontherapie?**

8.17 ✳✳

HIV und Schwangerschaft: Welche mütterliche Faktoren wirken sich statistisch nachteilig auf das Infektionsrisiko des Kindes aus? Möglichkeiten zur Senkung des Übertragungsrisikos?

8.18 ✳✳

Mögliche Antimykotika bei **Candidasepsis?**

8.19 ✳

Bei welchen Personengruppen ist eine **Grippeimpfung** (gegen Influenza-Viren) indiziert?

8.20 ✳✳

Der zehnjährige Junge wurde beim Besuch einer befreundeten Familie von deren Katze an der rechten Hand gekratzt und unmerklich am rechten Unterarm gebissen. Nach etwa fünf Tagen klagt der Patient über Kopfschmerzen, generalisierte Gelenkschmerzen, es werden Temperaturen um 38,5 °C gemessen und an der Verletzungsstelle der Handoberfläche entwickelt sich eine kleine Papel, nach weiteren Tagen fieberhaften Verlaufs palpiert der Hausarzt weiche Schwellungen der regionalen Lymphknoten in der Axilla und am Nacken. Der Hausarzt verschreibt Antipyretika und ein Breitbandantibiotikum (Erythromycin), danach Abheilung nach zehn Tagen.

- Verdachtsdiagnose?
- Sicherung der Diagnose?
- Differenzialdiagnose?
- Therapie?

8.21 ✳✳

Behandlungsprinzipien bei **HIV-Infektion?**

8.22 ✳✳

Welche **Impfungen** dürfen bei **HIV**-Patienten nicht durchgeführt werden?

8.23 ✳✳

Neurologische HIV-Manifestationen? Differenzialdiagnose?

8.24 ✳

Labordiagnose der **HIV-Infektion?**

8

8.25 ✱✱

Krankheitsstadien der **HIV-Infektion?**

8.26 ✱✱

Häufige opportunistische Erreger und Infektionen bei **AIDS?**

8.27 ✱✱

40-jähriger Mann, homosexuell, seit vier Tagen akutes Fieber um 39,6 °C, makulo-papulöses Exanthem, Kopfschmerzen, Antriebsminderung, der Patient ist leicht schläfrig, ein generalisierter Krampfanfall, nach drei Tagen spontane Besserung, lediglich noch pharyngitische Beschwerden.

Untersuchungsbefunde: Liquor: Eiweiß ++, Zellzahl n, Zucker n. EEG: allgemeine Veränderungen, keine Krampfpotentiale, kein Herdbefund. Serodiagnostik: Lues negativ, EBV negativ, HIV-Antikörper (ELISA, Western Blot) negativ, CD4/CD8 2,07.

- Verdachtsdiagnose?
- Sicherung der Diagnose?

8.28 ✱✱

31-jähriger Mann, seit fünf Jahren HIV-positiv, seitdem mehrmals Amöben- und Lamblienbefall, Splenomegalie und generalisierte LK-Schwellungen, rektoanale Kondylome, akute EBV-Infektion, subfebrile Temperaturen, Depression. Jetzt: seit etwa drei Monaten quälender trockener Husten, seit etwa 2 Wochen zunehmende Kurzluftigkeit, Schwächegefühl, Appetitlosigkeit, Temperatur 39,4 °C.

Untersuchungsbefunde: am Unterlid rechts und am Oberbauch 2 mm große livide Papeln (V. a. kleine Kaposi-Sarkome), orale Haarleukoplakie, orale Candida-Infektion, Tachypnoe, RR 110/80 mmHg, HF 92/min.

Auskultatorisch (Lunge): vereinzelt trockene Rasselgeräusche, keine ohrnahen RG. Röntgen-Thorax: vermehrte interstitielle Zeichnung. BSG ↑↑, Leukozyten ↓ und Lymphopenie, CD4-T-Lymphozyten < 200/μl.

- Verdachtsdiagnose?
- Sicherung der Diagnose?

8.29 ✱✱

Was sind die häufigsten **Leptospirosen?** Klinik? Diagnostik? Wirksame Antibiotika?

8.30 ✱

Welche Erkrankungen treten bei **Tropenrückkehrern** häufig auf?

8.31 ✱✱

Die junge Familie verbrachte einen Sommertag an einem süddeutschen Moorsee bei Wassertemperaturen über 22 °C. Zwei der drei Kinder und die Mutter bemerkten nach wenigen Minuten Schwimmen ein leichtes Hautjucken, nach Stunden traten zahlreiche über die Haut verteilte papulöse Eruptionen auf, die in den nächsten zwei Tagen noch weiter zunahmen und schließlich im Laufe der folgenden Woche langsam abheilten.

- Verdachtsdiagnose?
- Behandlungsvorschläge?

8.32 ✱✱

Eine weitere Rache Montezumas

Während eines Aufenthaltes in Mexiko machte der 33-jährige Mann eine fieberhafte Erkrankung mit wochenlangen Durchfällen durch, bei seiner Rückkehr nach Deutschland war er symptomlos. Zwei Jahre später berichtet er über ein zunehmendes Krankheitsge-

8

fühl mit Appetitlosigkeit, Gewichtsabnahme, Druckgefühl im rechten Oberbauch und wechselnde Fieberzustände ohne Schüttelfrost.

Untersuchungsbefunde: Subikterus, die Leber ist vergrößert und druckempfindlich. Leukozyten ↑, SGPT ↑↑, SGOT ↑, AP ↑, γ-GT ↑. Sonographie der Leber: unscharf berandete, schwächer echogene Raumforderung im rechten Leberlappen. Stuhlproben: parasitologisch negativ.

- Verdachtsdiagnose?
- Sicherung der Diagnose?
- Therapie?

8.33 ✳✳✳

Eine 25-jährige Frau erkrankt nach Rückkehr von einem 14-tägigen Aufenthalt in der Küstenzone von Malaysia hochfieberhaft ohne Schüttelfrost, mit starken Kopfschmerzen, passagerem Exanthem (scharlachartig), Myalgien und katarrhalischen Symptomen der oberen Luftwege. Wegen Verdacht auf Malaria stationäre Einweisung.

Untersuchungsbefunde: Blutausstrich und dicker Tropfen auf Malariaerreger: negativ, BSG ↑↑↑, Leukozyten ↓↓, Thrombozyten ↓.

- Verdachtsdiagnose?
- Sicherung der Diagnose?
- Therapie?

8.34 ✳

Therapie der **Herpes-genitalis**-Infektion?

8.35 ✳✳

Pasteur lässt grüßen

Die 43-jährige Frau lebt seit Jahren in der Kapregion von Südafrika. Sie trinkt gerne rohe Milch. Seit Wochen fühlt sie sich abge-

schlagen, appetitlos, nächtliches Schwitzen, es werden Körpertemperaturen um 38,3 °C gemessen. Neuerdings bemerkt sie einen wenig schmerzhaften Lymphknoten am rechten Unterkiefer und stellt sich deswegen zu einer internistischen Untersuchung ein.

Untersuchungsbefunde: druckdolentes, induriertes Lymphknotenpaket von geringer Verschieblichkeit am rechten Unterkiefer. Mundhöhle o. B., Gebiss saniert. BSG ↑, Leukozyten ↓↓ mit Linksverschiebung, normochrome Anämie. HIV-Test negativ, EBV/CMV negativ, Toxoplasmose negativ, Mantoux-Test +++. Computertomographie Hals, Thorax, Abdomen: multiple verkalkte Lymphknoten mediastinal, axillär und retroperitoneal.

- Verdachtsdiagnose?
- Sicherung der Diagnose?
- Therapie?

8.36 ✳

Welche **Impfungen** sollten bei bestimmten internistischen Grundkrankheiten im Erwachsenenalter durchgeführt werden?

8.37 ✳

Welche obligaten **Auffrischimpfungen** sind bei Erwachsenen in etwa zehnjährigen Intervallen nötig?

8.38 ✳

Beispiele für situativ indizierte **Impfungen**?

8.39 ✳

Kontraindikationen gegen **Impfungen**?

8

8.40 ✳✳

Hantavirus-Infektionen:

- Übertragungsweg und gefährdeter Personenkreis?
- Symptomatik?
- Labordiagnostik?

8.41 ✳✳

Kryptokokkose:

- Erreger?
- Erregerreservoir?
- Prädisposition?
- Verlaufsform?
- Häufiger Organbefall?
- Therapie?

8.42 ✳✳

In die Differenzialdiagnose akuter fieberhafter Infekte mit Kopfschmerzen, trockenem Reizhusten mit Leukopenie und atypischer Pneumonie müssen das **Q-Fieber** und andere **Rickettsiosen** einbezogen werden. Therapie?

8.43 ✳✳

Serodiagnostik der **Lues:** Beurteilen Sie die folgenden drei Befundkonstellationen hinsichtlich der Behandlungsbedürftigkeit:

1. TPHA +, FTA-Abs +, Cardiolipin-KBR +, IgM-FTA-Abs negativ
2. TPHA +, FTA-Abs +, Cardiolipin-KBR +, IgM-FTA-Abs +
3. TPHA +, FTA-Abs +, Cardiolipin-KBR negativ, IgM-FTA-Abs negativ.

8.44 ✳

Intravenös anwendbare **Immunglobuline:** Anwendungsbeispiele?

8.45 ✳

Standardtherapie der **offenen Lungentuberkulose?**

8.46 ✳

Welche Maßnahmen müssen bei Varizellen-Antikörper-negativen Personen bei Kontakt mit an **Varizellen** erkrankten Kindern ergriffen werden?

8.47 ✳✳

Welche Vorzüge haben orale **Cephalosporine** der 3. Generation? Bezeichnungen?

8.48 ✳✳

Ursachen **chronischer Fieberzustände?**

8.49 ✳✳

Beispiele einer «**ungezielten**» Antibiotikatherapie bei noch fehlendem Erregernachweis?

8.50 ✳✳

Impfungen vor/nach Organtransplantation mit chronischer Immunsuppression?

8.51 ✳

Häufigere **Protozoeninfektionen?**

8.52 ✳✳

Zu welcher Krankheitsgruppe ist die **Creutzfeldt-Jakobsche Erkrankung** zu zählen? Welche anderen Erkrankungen gehören dazu? Erreger?

8

8.53 ✳

Häufige Erreger in der Gruppe der **Mykoplasmen?**

8.54 ✳✳✳

Liebe zur Natur

Eine 35-jährige Frau, bisher gesund, verbringt ihren Urlaub im Juni eines warmen Frühsommers in der Nähe von Altötting (Ost-Bayern), liebt einsame Waldspaziergänge querfeldein, auch entlang von Flussauen, lebt weitgehend vegetarisch, trinkt oft rohe (nicht pasteurisierte) Milch vom Bauern. Zeckenbisse sind nicht bekannt. Sie erkrankt etwa eine Woche nach Rückkehr aus dem Urlaub mit Temperaturen bis 38 °C, Müdigkeit, leichte Kopfschmerzen, Gliederschmerzen, geringe katarrhalische Beschwerden, Inappetenz. Ein Arzt mutmaßt eine «Sommergrippe», ohne Medikation Entfieberung nach wenigen Tagen mit Abklingen der Symptomatik. Nach weiteren 14 fieberfreien Tagen erneuter Fieberanstieg bis 39,5 °C ohne Schüttelfrost, jetzt beeinträchtigtes Allgemeinbefinden, vermehrte Schlafneigung, gestörter Schlaf-Wachrhythmus, starke Kopfschmerzen, Nackensteifigkeit, Lichtscheu, Sprachstörungen, Ataxie, Ruhetremor, leichte Blasenentleerungsstörungen. Insgesamt vierwöchiger Krankheitsverlauf, folgenlose Ausheilung.

Untersuchungsbefunde: Meningismus ↑↑, Kernig-Zeichen +, Leukopenie, BSG ↑↑↑. Liquor: Pleozytose (Lymphozyten) bis 5000/3 Zellen, Pandy-Reaktion ↑↑, Eiweiß 50 bis 200 mg/dl. MRT: o. B.

- Verdachtsdiagnose?
- Differenzialdiagnostische Überlegungen?
- Weiterführende Diagnostik?
- Therapie und Prophylaxe?
- Epidemiologie und Infektionsmodus?

8.55 ✳✳✳

Bad im tropischen Fluss

Vierzehn Mitglieder einer englischen Flugzeugbesatzung verbrachten ein freies Wochenende in Ghana. Während eines Picknicks auf einer Insel im Mündungsgebiet des Volta schwammen zehn Personen im Wasser. Nach zwei bis fünf Wochen, inzwischen nach England zurückgekehrt, erkrankten acht Besatzungsmitglieder mit Fieber, Abgeschlagenheit, Husten, Myalgien, Rigor, Arthralgien und Urtikaria. Nur zwei der Schwimmer blieben gesund, obwohl einer von Ihnen ein Brennen der Haut während des Badens verspürt hatte. Diese beiden Personen hatten früher schon einmal an der gleichen Stelle gebadet. Zum Zeitpunkt der klinischen Untersuchung waren die meisten Erkrankten bereits wieder auf dem Wege der Besserung, nachdem sie sich etwa drei Wochen krank gefühlt hatten. Eine ausgeprägte Eosinophilie bei fünf der zehn Personen erbrachte den Verdacht auf eine Parasitose.

- Verdachtsdiagnose?
- Diagnosesichernde Untersuchungen?
- Therapie?

8.56 ✳✳✳

Epidemische fieberhafte Angina im Internat

Die Abschlussfeier des Internates aus Anlass der Abiturabgänger war grandios und unvergesslich: am Morgen die offiziellen Feierlichkeiten in der Halle, in Anwesenheit der Eltern und früherer Schüler dieser Anstalt mit Musik, den Reden des Schulleiters und des Schülersprechers, dann das gemeinsame Essen, Spaziergang über das Land, am Abend die Theatershow; Übergang zum gemütlichen Beisammensein; je später der Abend, umso lauter die Band, so nach und nach war die Jugend wieder unter sich, es war ein unbeschwertes Tanzen, Umarmen, ein Liebesreigen in aller Abschiedsseligkeit. Am nächsten Morgen gingen die Jüngeren in die Ferien, die Abgänger ins Leben hinaus.

Kurz nach dem Ende der Ferien und mit Schulbeginn klagten mehr als 30 Schüler über Abgeschlagenheit, Kopfschmerzen und Kältegefühl, die einen nahmen nicht mehr am Sport teil, die anderen blieben sogar dem Unterricht fern. Nach weiteren Tagen stellten sich weitere Beschwerden mit Halsschmerzen, schmerzhaftem Schlucken und Fieber über 38 °C, sowie tastbaren, etwas druckempfindlichen Halslymphknoten ein. Ein herbeigerufener, im Nachbardorf niedergelassener Arzt untersucht mehrere bettlägerige Patienten und erfasst durchweg, zwar mit graduellen Unterschieden, eine diffuse Rötung der oropharyngealen Region, weißlich belegte Tonsillen ohne Eiterstippchen, es finden sich einzelne petechiale Schleimhautblutungen, bei einzelnen ein diskreter Subikterus oder eine Konjunktivitis, er palpiert so gut wie bei allen Patienten eine zervikale Lymphadenopathie, und bei mehreren eine druckempfindliche Leber und eine vergrößerte Milz.

Er stellt aufgrund dieser Untersuchungsbefunde zusammen mit den geschilderten vorausgegangenen Kontakten die Verdachtsdiagnose einer infektiösen Mononukleose («kissing disease») und nimmt bei drei jungen Patienten, die dies ausdrücklich wünschen, weil sie sich besonders krank fühlen, einen Rachenabstrich und Blutproben ab. In zwei Fällen ergeben sich folgende speziellen Befunde: Labor: im Diff.-BB atypische Lymphozytose-Monozytose und Mischformen, die als «Virozyten» bezeichnet werden. Leuko $\uparrow$, GPT $\uparrow\uparrow$, heterophile Autoantikörper (Paul-Bunell-Test) +, EBV-VCA-IgM +, EBV-VCA-IgG +. Rachenabstrich: in einem Fall Nachweis von hämolysierenden Streptokokken. Diese Untersuchungsbefunde bestätigen die Richtigkeit der hausärztlichen Verdachtsdiagnose. Es bleibt bei der Verordnung von Bettruhe bzw. körperlicher Schonung und Antipyretika, eher nach Bedarf; keine Antibiotika. In den meisten Krankheitsfällen fällt

das Fieber schließlich in etwa einer Woche in den Normalbereich, jedoch fühlen sich die meisten Erkrankten noch Wochen, manche noch nach Monaten müde und abgeschlagen.

Die dritte Blutprobe weicht in verschiedener Hinsicht von den beiden anderen ab: Wiederum findet sich das bunte Blutbild bei infektiöser Mononukleose, ferner: Hb $\downarrow\downarrow$, Leuko $\downarrow\downarrow$, Thrombo $\downarrow\downarrow$. Nachdem in den nächsten Tagen zusätzlich generalisiert multiple petechiale Hautblutungen auftreten und steigende Temperaturen über 39,5 °C gemessen werden, wird die Patientin in eine nahe gelegene Universitätsklinik eingewiesen. Dort werden die bisher erhobenen Untersuchungsbefunde bestätigt und zusätzlich erfasst: Urinstatus: massenhaft Erythrozyten, Stuhl: Haemocult-Test +. Haptoglobin $\downarrow\downarrow$, thrombozytäre Antikörper +, Nachweis von IgM-Kälte-Autoantikörpern gegen Erythrozyten (Anti-N und Anti-i), Coombs-Test positiv. Knochenmark: Megakaryozytose.

- Diagnosen?
- Andere mögliche Komplikationen bei EBV-Infektion?
- Therapie?

8.57 ✳✳✳

Vacanze in Italia

Zehnjähriger italienischer Junge. Seit acht Wochen Fieber bis 40 °C, meist abends, Müdigkeit, Abgeschlagenheit, Nachtschweiß (Pyjamawechsel 3 x/Nacht). Gewichtsverlust 9 kg in etwa zwei Monaten. Keine Vorerkrankungen, die vorgeschriebenen Impfungen gegen Kinderkrankheiten seien zeitgerecht durchgeführt worden. Vor etwa zwölf Wochen Besuch bei den Großeltern in Apulien, die einen Bauernhof besitzen und dort eine eigene Käserei betreiben. Wiederholte Besuche beim Haus- und Kinderarzt ergaben zunächst den Verdacht auf einen grippalen Infekt, der Gewichtsverlust wurde schließlich

8

als psychogene Essstörung interpretiert. Auf Drängen der Eltern schließlich Einweisung ins Krankenhaus.

Klinische Symptomatik mit undulierendem Fieberverlauf mit maximalen Temperaturen bis 40,1 °C. Körperlicher Untersuchungsbefund: Leber 2 cm unterhalb des Rippenbogens tastbar, Milz am Rippenbogen anstoßend tastbar. Labor: leicht erhöhte Transaminasen, keine Blutbildveränderungen.

- Verdachtsdiagnose?
- Sicherung der Diagnose?
- Therapie?

8.58 ✳✳✳

Späte Erkenntnis

48-jähriger Bauleiter einer Straßenbaufirma berichtet über eine seit etwa drei Wochen weißlich belegte, brennende Zunge. Zusätzlich seit etwa einer Woche starke Schmerzen beim Schlucken. Weiterhin ungewollter Gewichtsverlust von ca. 6 kg innerhalb der letzten sechs Monate und Verschlechterung eines seit Jahren bestehenden seborrhoischen Ekzems im Gesicht. Bis auf mehrere, monatelange Tropenaufenthalte (Zentralafrika, Südafrika) im Rahmen seiner Tätigkeit als Bauleiter, zuletzt vor fünf Jahren, unauffällige Eigenanamnese.

- Verdachtsdiagnose?
- Sicherung der Diagnose?
- Therapie?

8.59 ✳✳✳

Gnadenlose Tropen

Eine 27-jährige Studentin erkrankt acht Tage nach Rückkehr von einer Südostasienreise (mehrere Inseln wurden «per Rucksack» bereist) mit Unwohlsein und Fieber bis 39 °C. Eine Malariaprophylaxe wurde nicht eingenommen. Die Patientin hatte jedoch eine Ex-

positionsprophylaxe mit Repellenzien und Moskitonetz durchgeführt. Erinnern kann sie sich an nur wenige Mückenstiche während der vierwöchigen Reise. Sie stellt sich in der Notaufnahme des Krankenhauses vor.

- Verdachtsdiagnose?
- Sicherung der Diagnose?
- Therapie?

8.60 ✳✳✳

Eintrübung nach Urlaubsrückkehr

Ein 17-jähriger Patient entwickelt nach der Rückreise aus Spanien hohes Fieber, Schüttelfrost, Somnolenz, Lichtscheu. Bei der Untersuchung stellen Sie einen Meningismus fest. Die Lumbalpunktion ergibt die folgenden Befunde: Leukozyten 2000/µl, Eiweiß 420 mg/dl, Glukose 22 mg/dl bei einer Blutglukose von 85 mg/dl. Im Gram-Präparat sind grampositive Diplokokken nachweisbar.

- Diagnose?
- Welches Vorgehen ist hier angezeigt?
- Wie behandeln Sie die Angehörigen des Patienten?

8.61 ✳✳✳

Keine Wirkung ohne Nebenwirkung

63-jährige Patientin ohne bekannte Vorerkrankungen bis auf eine Sinusitis vier Wochen zuvor (antibiotische Therapie über fünf Tage). Seit etwa sieben Tagen wässrige Durchfälle und krampfartige Unterbauchschmerzen. Kein Fieber. Leukozytose, CRP-Erhöhung.

- Verdachtsdiagnose?
- Sicherung der Diagnose?
- Therapie?

8

8.62 ✳✳✳

Dicker Hals

25-jährige Patientin mit plötzlich aufgetretenem Fieber bis 39 °C, Tonsillitis und Schwellung der zervikalen Lymphknoten.

- Verdachtsdiagnosen?
- Sicherung der jeweiligen Verdachtsdiagnosen?

8.63 ✳✳

Ordnen Sie die aufgeführten Pneumonie-Erreger bestimmten Risikopersonen bzw. -umständen zu:

- Haemophilus influenzae
- Pseudomonas spp
- Aspergillus oder andere Pilze
- Pneumocystis jiroveci
- Coxiella burnetii
- Chlamydia psittaci
- Klebsiella pneumoniae

- Vogelhalter
- Raucher
- Alkoholiker
- HIV
- Zystische Fibrose
- Leukämie
- Landwirtschaft

8.64 ✳✳✳

Unser Hund

Der neue Gefährte aus dem Tierheim findet schnell seinen Platz im Kinderzimmer, am ersten Abend sogar im Bett des Ältesten. Seine Stubenreinlichkeit lässt in den ersten Tagen noch Wünsche offen, die Hygiene im Kinderzimmer gleichfalls. Ein Freund der Familie, Student der Tiermedizin, doziert diesbezüglich über alle möglichen Folgen einer Schmierinfektion, hauptsächlich über die Gefahr einer Verwurmung von Kleinkindern durch eine zu große Nähe zum Hund. Über alle Bedenken hinweg sind die Kinder bei Wind und Wetter viel eher bereit, mit den Eltern längere Spaziergänge über die nahe gelegenen Felder und am Waldrand entlang zu unternehmen. Die Ungehorsamkeit des Hundes wird rasch verziehen, zumal er letzten Endes immer wieder der kleinen Menschenmeute nachfolgt; seine Schwäche scheint aber, wie sich bald herausstellt, darin zu liegen, dass er bei jeder denkbaren Gelegenheit, vor allem dann, wenn die Kinder nicht zu Hause sind, durch die Türe nach draußen schlüpft und stundenlang in der Gegend herumstreunt. Bald sieht sich die Familie mit einem zeitweise arg verdreckten und mit Flöhen und Zecken besetzten Hausfreund konfrontiert, was die Geduld und Liebe zur Kreatur aufs Äußerste herausfordert.

Etwa vier Monate nach Erwerb des Tieres erkrankt der 32-jährige Vater zunächst mit Kopfschmerzen, Rückenschmerzen, Fieberanstieg auf annähernd 39 °C, zeitweise Nackensteife; am Brustkorb rechts subaxillär bemerkt er fast gleichzeitig die Entwicklung einer leicht schmerzhaften, nicht juckenden Rötung, die in den nächsten Tagen auf Handtellergröße anwächst und im zentralen Bereich abblasst (Ringerythem). An einen Zeckenbiss erinnert er sich nicht, allerdings an mehrmaligen Zeckenkontakt durch Entfernen von Zecken beim Hund.

Hausärztliche Untersuchungsbefunde: Hauteffloreszenz: Ringerythem, s.o., generalisierte Lymphknotenschwellungen, vergrößerte Milz. BSG +++, Leukozytose, normozytäre Anämie.

- Verdachtsdiagnose?
- Soforttherapie auf Verdacht?
- Sicherung der Diagnose?
- Verlaufsstadien in unbehandelten Fällen?

8

8.65 ✳✳✳

Rituelle Schlachtung eines Huhns

Das Fernsehteam, drei Männer und zwei Frauen (eine davon schwanger im ersten Trimenon), hatte es sich zur Aufgabe gemacht, die Initiationsriten eines zentralafrikanischen Stammes zu dokumentieren. Mit dem Stammesältesten hatte man ausgehandelt, an dem mehrtägigen Dorffest nicht nur zu filmen, sondern auch an den Zeremonien der Dorfgemeinschaft teilzunehmen. Ein nächtlicher Höhepunkt des Festes war die vom Stammesvater vorgenommene und von Beschwörungsformeln begleitete rituelle Schlachtung eines Huhns, dessen noch warmes Blut aus einer Schüssel von allen Teilnehmern getrunken werden musste. Keiner der Fernsehcrew konnte sich diesem Akt entziehen. Nach Tagen kehrte das Team in die Heimat zurück. – Anlässlich einer Schwangerschaftsvorsorgeuntersuchung findet sich bei dem Fetus im Ultraschall eine deutliche Zunahme des Schädelumfanges. Das Kind wird schließlich mit einem Hydrozephalus geboren, im Säuglingsalter treten Krampfanfälle auf, röntgenologisch werden intrazerebrale Verkalkungen und ophthalmologisch eine vernarbte Chorioretinitis erfasst, im Liquor findet sich eine normale Zellzahl mit einer leichten Eiweißvermehrung.

- Verdachtsdiagnose?
- Sicherung der Diagnose?
- Therapie?

8.66 ✳✳✳

Aus welcher europäischen Gegend stammt **Candide,** die Hauptperson des gleichnamigen philosophischen Kurzromans (conte philosophique) von Voltaire? Wem gehört das Schloss, in dem er aufwächst? Wo lässt er sich nach seinen Reisen in der «besten aller Welten» endgültig nieder? Wie lautet der letzte Satz des Romans?

8

Antworten

Antworten zu Kapitel 1:
Herz und Gefäße

1.1

Verdachtsdiagnose: *Vorhofseptumdefekt* vom Sekundumtyp (ASD II, ca. 75% aller Vorhofseptumdefekte)

Sicherung der Diagnose:
- *Transthorakale (TTE) und transösophageale (TEE) Echokardiographie.* TTE: M-Mode und 2-D-Echo: leichte Vergrößerung des re. Ventrikels, des re. und li. Vorhofs. Paradoxe Bewegung des Ventrikelseptums infolge Volumenbelastung des re. Ventrikels. TEE: zusätzlich anatomische Darstellung der Lokalisation und Größe des Defektes im Vorhofseptum. Doppler und Farbdoppler: Darstellung des Shuntflusses aus dem li. Vorhof in den re. Vorhof, kein Nachweis einer Trikuspidalinsuffizienz, keine Zeichen einer pulmonalen Hypertonie. Kontrast-Echokardiographie: Auswaschphänomen im Bereich des re. Vorhofs, Übertritt von wenigen Kontrastbubbles in den li. Vorhof.
- *Röntgen-Thorax* (einschl. Durchleuchtung): pulsierende Hili, verstärkte zentrale und periphere pulmonale Gefäßzeichnung, verstrichene Herzbucht mit betontem Pulmonalsegment.
- *Rechtsherzkatheter*: Sauerstoffsprung im re. Vorhof, normale Druckverhältnisse im Pulmonaliskreislauf. Normale system-arterielle Sauerstoffsättigung. Berechnung eines Links-Rechts-Shunts von ca. 25% (*cave*: *assoziierte Lungenvenenfehlmündung, Darstellung z.B. durch Pulmonalisangiographie mit venöser Phase, durch MRT, durch TEE mit begrenzter Treffsicherheit*).

Behandlungskonzept: Der *katheterinterventionelle oder operative Verschluss* auch eines asymptomatischen Sekundumdefektes wird ab einer Shuntgröße von ca. 30 bis 50% (Verhältnis Pulmonalis- zu Systemfluss von > 1,5 bis 2,0 : 1) empfohlen wegen der Gefahr der späteren Entwicklung einer pulmonalen Hypertonie (Eisenmenger-Reaktion). Ein katheterinterventioneller Verschluss mittels «Schirm» ist bei geeigneter Anatomie extrem risikoarm möglich. Alternative ist der konventionelle operative Verschluss (auch in minimal invasiver Technik möglich). Operationsmortalität: < 1%.

Weitere Vorhofseptumdefekte sind: Ostium-primum-Defekt (ca. 15%, ASD I, partieller AV-Kanal, Endokardkissendefekt), Sinus-venosus-Defekte (ca. 10%, oberer SV-Defekt: Einmündung der Vena cava superior in RA, meist in Kombination mit Lungenvenenfehlmündung, unterer SV-Defekt: Einmündung der Vena cava inferior in RA). Komplikationen von ASD sind die pulmonale Hypertonie (Eisenmenger-Reaktion), ein Rechtsherzversagen, Vorhofarrhythmien, paradoxe Embolien und Hirnabszesse. Eine Endokarditisprophylaxe ist bei ASD II als einzigem Vitium nicht erforderlich.

1.2

Bei einem AV-Block II° sind wegen der Gefahr des Übergangs in einen totalen AV-Block (III°) kontraindiziert:
- Herzglykoside
- Betablocker
- Kalziumantagonisten vom Verapamil- bzw. Diltiazemtyp

- Propafenon (Klasse IC)
- Flecainid (Klasse IC)
- Mexiletin (Klasse IB)
- Sotalol (Klasse III)
- Amiodaron (Klasse III)

1.3

Fallen ventrikuläre Extrasystolen auf dem Gipfel oder dem abfallenden Schenkel der T-Welle einer vorangehenden Kammererregung ein, so spricht man vom R-auf-T-Phänomen. Insbesondere bei Patienten mit Myokardischämie oder anderen strukturellen Herzerkrankungen besteht ein erhöhtes Risiko für Kammerflimmern.

1.4

Kardiovaskuläre Risikofaktoren:
- Hyperlipidämie (hohes LDL, niedriges HDL, erhöhte Triglyzeride, erhöhtes Lp(a))
- Rauchen
- Diabetes mellitus, pathologische Glukosetoleranz
- Hypertonie (primär, sekundär)
- Genetische Faktoren («familiäre Belastung» = männlicher/weiblicher Angehöriger ersten Grades mit Manifestation einer kardiovaskulären Erkrankung im Alter < 55/< 65 Jahre)
- Stress
- Bewegungsmangel
- Übergewicht (abdominelle Adipositas)
- Männliches Geschlecht
- Steigendes Lebensalter (Männer ab 45 J., Frauen ab 55 J. oder bei vorzeitiger Menopause)
- Chronische Inflammation, auch low-level (u.a. messbar mit hochsensitivem CRP)
- Thrombogene Faktoren (z.B. erhöhtes Fibrinogen)
- Hyperhomozysteinämie
- Hyperurikämie (wahrscheinlich kein eigenständiger Risikofaktor)
- Chronische Niereninsuffizienz
- Erhöhter Alkoholkonsum (aber auch: völlige Abstinenz).

1.5

Indikationen für Acetylsalicylsäure bei kardiovaskulären Erkrankungen:
- Instabile Angina pectoris
- Akuter Myokardinfarkt
- Sekundärprophylaxe nach Myokardinfarkt
- Stabile Angina pectoris
- Primärprävention der koronaren Herzkrankheit (nur bei Risikopatienten)
- Nach koronarer Revaskularisation mittels PTCA oder Bypassoperation
- Vorhofflimmern (umstritten, bei Risikokonstellation der Antikoagulation unterlegen); s. auch 1.19
- Embolieprophylaxe nach mechanischem Klappenersatz (ASS 100 mg/d *zusätzlich* zu Phenprocoumon bei Embolie trotz adäquater INR-Einstellung)
- Sekundärprävention nach ischämischem Schlaganfall
- Sekundärprophylaxe nach TIA und PRIND
- Nach Karotisendarteriektomie
- Periphere arterielle Verschlusskrankheit
- Praktisch jedweder morphologische oder klinische Atherosklerosenachweis
- Diabetes mellitus
- Arteriovenöse Shunts bei Dialysepatienten (vorsichtiger Einsatz: Blutungen!).

Venöse Thromben sind *keine* Indikation für ASS!

Indikationen für Clopidogrel (passager) *additiv* zu ASS:
- Akutes Koronarsyndrom (instabile Angina, Nicht-ST-Hebungsinfarkt, ST-Hebungsinfarkt)
- Koronare Stentimplantation.

1.6

Erbliche Thrombophilie(Auswahl) mit Prädisposition zu *venösen* Thrombosen:
- Angeborene APC-Resistenz (Faktor-V-Leiden-Mutation mit Resistenz gegen Abbau durch aktiviertes Protein C), mit 40 bis 50 % aller hereditären Thrombophilie-Fälle häufigste Form. Erstbeschreibung 1993

- Prothrombin-Gen-Mutation G20210A, zweithäufigste hereditäre Thrombophilie-Ursache. Erstbeschreibung 1996
- AT-III-Mangel
- Protein-C-Mangel
- Protein-S-Mangel
- MTHFR-Gen-Mutation
- Dysfibrinogenämien.

Erworbene Thrombophilie:
- Kardiolipinantikörper (Antiphospolipid-Antikörper-Syndrom).

1.7

Aortendissektion

Einteilung:

Nach DeBakey:
I = Dissektion umfasst Aorta ascendens, Aortenbogen, thorakale und abdominelle Aorta descendens
II = Dissektion begrenzt auf Aorta ascendens
III = Dissektion begrenzt auf Aorta descendens (typischerweise distal der A. subclavia li. beginnend).

Nach Stanford:
A = Dissektion der Aorta ascendens mit oder ohne Aorta descendens
B = Dissektion der Aorta descendens.

Ursachen einer Aortendissektion:

Meist, jedoch bei weitem nicht immer, auf dem Boden eines Aneurysmas entstehend. Weitere Ursachen:
- Arterielle Hypertonie
- Bikuspide Aortenklappe (exzentrische Ascendensaufweitung durch Aortenjet)
- Marfan-Syndrom
- Medianekrose Erdheim-Gsell
- Aortitis (Riesenzellaortitis, Takayasu, Behçet u. a.)
- Lues
- Trauma.

Symptome:
Die Ascendens-Dissektion ist eines der 3 akut lebensbedrohlichen Krankheitsbilder mit Thorax-

schmerzen (Aortendissektion, Myokardinfarkt, Lungenembolie).
Der akute thorakale Zerreißschmerz beginnt mit (unerträglichem) Maximum der Stärke 9 bis 10/10. (Infarktschmerz steigt üblicherweise über wenige Minuten bis zu seinem Maximum an.)

Komplikationen der Ascendens/Bogen/ggf. Descendens-Dissektion (Typ I oder II):
- Akute Aorteninsuffizienz (per Auskultation sofort erkennbar!)
- Perikardtamponade durch Einblutung
- Koronarkompression mit *sekundärem* Myokardinfarkt
- Halsgefäßverlegung (TIA, Insult)
- Armgefäßverlegung oder -kompression (seitendifferente RR-Werte simpel messbar!)
- Ischämie abdominell oder untere Extremität
- Aortenruptur mit sofortigem Tod des Patienten
- Reanimationssituation infolge vorgenannter Veränderungen.

Diagnostik:
- Orientierende körperliche Untersuchung (Vigilanz, RR an allen Extremitäten, AI hörbar?, Zeichen der Tamponade: Halsvenenstau, Schock?), EKG: DD Infarkt? Rechtsherzbelastung bei Lungenembolie?
- *Sofort* CT (oder MRT) der thorakalen und abdominellen Aorta (absolute Notfallindikation, jede Zeitverzögerung gefährdet den Patienten vital!)
- Alternativ (falls schneller verfügbar): transösophageale Echokardiographie.

Therapie der akuten Typ-I- oder -II-Dissektion:

Notfallmäßiger operativer Ersatz der Aorta ascendens mittels Prothese, bei (häufigem) Einbezug der Aortenwurzel inkl. Aortenklappenersatz
- Composite-Graft = klappentragende Ascendensprothese (OP nach Bentall).
- Conduit = isolierter Ascendensersatz unter Erhalt der Aortenklappe (OP nach Wheat). Birgt das Risiko eines später notwendigen Zweiteingriffs an der Aortenklappe infolge zunehmender AI bei progredienter Dilatation der belassenen nativen Aortenwurzel (z. B. bei Marfan-Patienten).

1

- Wichtig ist die Teilrekonstruktion eines disseziierten Aortenbogens (in hypothermem Kreislaufstillstand) zur langfristigen Absicherung einer normalen Hirnperfusion.
- Das Fortbestehen eines distalen Dissekates jenseits der Gefäßprothese ist keine Seltenheit (Umwandlung einer lebensbedrohlichen Typ-I- in eine deutlich weniger bedrohliche Typ-III-Dissektion).

Therapie der Typ-III-Dissektion:
- Meist besteht hier keine Lebensgefahr, da keine kardiale oder zerebrale Komplikation droht.
- Massive Blutdrucksenkung bei den fast immer hypertensiven Patienten (Betablocker p. o. oder i. v., Urapidilperfusor etc.)
- Bei fehlenden Perfusionsdefiziten des Rückenmarks oder adomineller Organe (Darm, Nieren, Leber) zunächst konservative Therapie
- Chirurgisches Vorgehen bei Organischämie, progredienter Dilatation, drohender Ruptur, periaortalem Hämatom
- Diskussion eines elektiven «Abdichtens» des Entry (= Dissekateintrittspforte) mittels Aortenstentimplantation (Graft-Stent). Setzt voraus, dass die Abdominalorganperfusion nicht vom falschen Lumen abhängt (dessen Eintritt und damit Perfusion verschlossen wird).

Prognose:
- Typ-I- und -II-Dissektion: ohne Operation Letalität von ca. 5 % pro Stunde!! Somit ohne Operation nicht zu überleben (< 2 % Überlebensrate in zwei Monaten). Die Operation hat je nach Ausgangssituation (Komplikationen s. o.) eine deutliche, beträchtliche oder sehr hohe Letalität, im Schnitt bei 10 bis 20 %. Bei Überleben des Eingriffs relativ gute Langzeitprognose
- Typ-III-Dissektion: bei guter RR-Einstellbarkeit, fehlender Organischämie (Rückenmark, Abdominalorgane) und fehlender progredienter aneurysmatischer Aufweitung relativ gute Langzeitprognose.

1.8

Medikamentöse Therapie der chronischen systolischen linksventrikulären Myokardinsuffizienz (nach ESC-Guideline 2005):

Prognoseverbessernd und symptomverbessernd:
- Betablocker (ab NYHA II, bzw. ab NYHA I post Myokardinfarkt)
  z. B.: *Metoprololsuccinat* (Anfangsdosis 12,5 mg/d, Verdopplung alle 2 Wochen, Zieldosis 195 mg/d), *Bisoprolol* (Anfangsdosis 1,25 mg/d, Verdopplung alle 2 Wochen mit Zwischenschritt von 5 über 7,5 auf 10 mg, Zieldosis 10 mg/d), *Carvedilol* (Anfangsdosis 2 × 3,125 mg/d, Verdopplung alle 2 Wochen, Zieldosis 2 × 25 mg/d, bei > 85 kg Körpergewicht 2 × 50 mg/d). Betablockerkontraindikationen: Asthma (nicht COPD!), AV-Block > I°
- ACE-Hemmer oder, bei Unverträglichkeit, Angiotensin-Rezeptor-Blocker ARB (ab NYHA I)
- Aldosteronantagonist (ab NYHA III, bzw. ab NYHA I post Myokardinfarkt)
  Spironolacton oder Eplerenon 25 mg, max. 50 mg/d bei Kreatinin < 2,0 mg/dl, *cave:* Hyperkaliämie.

Symptomverbessernd:
- Diuretika (Thiaziddiuretikum ab NYHA II, Schleifendiuretikum bzw. «sequenzielle Nephronblockade» mit Thiazid + Schleifendiuretikum bei höhergradiger Herzinsuffizienz)
- Digitalis (ab NYHA III, bei Frauen potenziell prognoseverschlechternd, niedrige Spiegel anstreben)
- ARB *zusätzlich* zu Betablockern und ACE-Hemmern
- Vorlastsenkung mit Nitraten oder Molsidomin.

1.9

Indikationen für eine Digitalistherapie:
- Rhythmusstörungen: tachykardes Vorhofflimmern oder Vorhofflattern, paroxysmale Vorhof- und AV-Knotentachykardie. Ziel ist die atrioventrikuläre Überleitungsverzögerung und damit Kammerfrequenzsenkung.

Einsatz im Vergleich zu Betablockern heutzutage meist zweite Wahl, da belastungsinduzierte Tachyarrhythmie nicht gebremst wird.

- Chronische systolische Linksherzinsuffizienz aus morbiditätssenkender Indikation *(cave: bei Frauen evtl. gering letalitätssteigernd, bei Männern prognoseneutral).*

Kontraindikationen für Herzglykoside (Digitalis):
- AV-Block II° und III°
- Sick-sinus-Syndrom
- WPW-Syndrom
- Kammertachykardie
- Aortenaneurysma
- Hypertrophe obstruktive Kardiomyopathie
- Karotissinussyndrom
- Elektrolytstörungen (Hypo- und Hyperkaliämie, Hyperkalzämie)
- Niereninsuffizienz (verminderte Ausscheidung von Digoxin, Verwendung von Digitoxin aufgrund der hepatischen Metabolisierung möglich).

1.10

- NYHA I: symptomfreie kardiale Dysfunktion (z.B. Zufallsbefund einer asymptomatischen Pumpfunktionsstörung in der Echokardiographie)
- NYHA II: Beschwerden (Dyspnoe, körperliche Ermüdbarkeit) bei Alltagstätigkeiten
- NYHA III: Beschwerden bei weniger als Alltagstätigkeit
- NYHA IV: Beschwerden in Ruhe.

Cave: Einteilung erfolgt bezogen auf die subjektive Einschätzung der Alltagstätigkeiten des individuellen Patienten. NYHA II und III werden häufig (fälschlicher- aber verständlicherweise) als Beschwerden bei mehr als alltäglicher Belastung bzw. bei alltäglicher Belastung interpretiert.

1.11

Die Synkope ist ein kurzfristiger, spontan reversibler Bewusstseins- und Tonusverlust infolge zerebraler Minderperfusion.

Ursachen synkopaler Anfälle (s.a. 1.128 und 1.130):
- Autonom-nerval vermittelte Synkopen (vasovagale Synkopen): neurokardiogene Synkope (typisches Beispiel ist der nach längerem Stehen plötzlich umfallende Gardeoffizier mit schwarzer Pelzmütze vor dem Buckinghampalast), Karotissinussynkope, situative Synkopen (z.B. Miktionssynkope, Schlucksynkope, Hustensynkope, postprandiale Synkope, Defäkationssynkope), Synkopen bei endoskopischen Eingriffen, zentral induzierte Emotionssynkopen (z.B. Schreck, Schmerz, Freude), Synkope bei Aortenstenose
- Kardiogene Synkopen: rhythmogene Synkope (z.B. Sinusarrest, AV-Block II oder III, Kammertachykardien), mechanische Obstruktion (z.B. hypertrophe obstruktive CMP, pulmonale Hypertonie, pendelndes Vorhofmyxom, Lungenembolie)
- Orthostatische Hypotonie mit Synkopen
- Zerebrovaskuläre Synkopen (z.B. transiente ischämische Attacke)
- Medikamentös induzierte Synkopen (z.B. Vasodilatanzien, medikamentös induziertes Long-QT-Syndrom mit Torsades-de-pointes-Tachykardien).

1.12

EKG-Kriterien für eine Linksherzhypertrophie: positiver Sokolow-Lyon-Index bei $S_{V1} + R_{V5}$ oder $_{V6} > 3,5$ mV (Brustwandableitungen).

1.13

Verdachtsdiagnose:
Akute hochgradige Mitralinsuffizienz bei vorbestehendem Prolaps. Bei gleich lautem Systolikum über Apex und Erb wahrscheinlich Ausriss des hinteren Mitralsegels (Jet in Richtung Vorhofseptum gerichtet, d.h. nach vorne auf den Erb-Punkt zu)

Diagnosesicherung:
Transthorakale und transösophageale Echokardiographie: Mitralsegel myxoid verdickt, wölben sich systolisch in den linken Vorhof vor, wobei

1

das hintere Mitralsegel frei durchschlägt bei fast vollständigem Ausriss der Chordae tendineae. Hyperkontraktiler li. Ventrikel, im Farbdoppler Mitralinsuffizienz IV° mit massivem Reflux bis in die Lungenvenen.

Differenzialdiagnosen Lungenembolie (Geräusch nicht erklärt, unauffälliges EKG) oder Pneumothorax (seitengleiche Auskultation) klinisch auszuschließen.

Therapie:
Medikamentöse Akuttherapie des Lungenödems (s. dort), hier aufgrund der bedrohlichen Situation umgehende operative Mitralklappenrekonstruktion (Teilresektion des P2-Segmentes des hinteren Mitralsegels, Refixation der Chordae, Implantation eines Carpentier-Rings zur Stabilisierung, *kein Klappenersatz nötig!*).

Komplikationen bei Mitralklappenprolaps:
- Endokarditisgefährdung (Endokarditisprophylaxe bei Auskultationsbefund einer Mitralinsuffizienz obligat gemäß den Empfehlungen der Paul-Ehrlich-Gesellschaft)
- Progrediente Mitralinsuffizienz
- Ausriss eines Mitralsegels mit akuter, hochgradiger Mitralinsuffizienz (Lungenödem, Indikation zur notfallmäßigen Mitralklappenoperation), s. vorgestellte Patientin
- Fast immer harmlose ventrikuläre und/oder supraventrikuläre Extrasystolen.

1.14

Häufige sekundäre Formen einer arteriellen Hypertonie:
- Renale Hypertonie: renovaskuläre Hypertonie (1 % der Patienten mit milder Hypertonie, 10 bis 45 % der Patienten mit maligner Hypertonie), akute Glomerulonephritiden, chronische Niereninsuffizienz unterschiedlicher Genese u. a.
- Endokrine Hypertonie: Phäochromozytom, Cushing-Syndrom (ACTH-produzierender Hypophysentumor = M. Cushing, ACTH-unabhängige Cortisolproduktion in der Nebennierenrinde infolge Adenom oder Hyperplasie = Cushing-Syndrom), primärer Hyperaldosteronismus (Conn-Syndrom, entwe-

der unilaterales Nebennierenrindenadenom, 30 bis 60 % aller Fälle, oder bilaterale Hyperplasie), Hypothyreose, Hyperparathyreoidismus u. a.
- Kardiovaskuläre Hypertonie: Aortenisthmusstenose, bestimmte Aortenbogensyndrome u. a.
- Schlafapnoesyndrom
- Schwangerschaft: Präeklampsie, Eklampsie
- Medikamente: z. B. Lakritze und Carbenoxolon, Ovulationshemmer, nicht steroidale Antiphlogistika, Erythropoetingabe bei renaler Anämie.

1.15

Während der Menstruation besteht *keine* erhöhte Blutungsgefahr unter einer fibrinolytischen Therapie, somit besteht keine Kontraindikation zur Therapie eines Myokardinfarktes oder einer fulminanten Lungenembolie.

1.16

Paroxysmales Vorhofflimmern:
Jeweils spontan eintretende Konversion in Sinusrhythmus. Häufige Form des Vorhofflimmerns bei strukturell Herzgesunden («lone atrial fibrillation»), meist kurz dauernde Episoden (Stunden bis wenige Tage, seltener Wochen).

Persistierendes Vorhofflimmern:
Elektrische oder pharmakologische Kardioversion erfolgreich, aber jeweils (nach unterschiedlicher Zeit) auftretendes Rezidiv des Vorhofflimmerns.

Permanentes Vorhofflimmern:
Spontan dauerhaftes oder nicht kardiovertierbares, chronisches Vorhofflimmern.

1.17

Einsatz von Betablockern bei folgenden Herzrhythmusstörungen:
- Sinustachykardie (nach Ausschluss einer zu behebenden Ursache!)

- Supraventrikuläre Extrasystolie
- Supraventrikuläre Tachykardie (Rezidivprophylaxe und AV-Überleitungshemmung)
- Vorhofflimmern, -flattern (Rezidivprophylaxe und AV-Überleitungshemmung)
- Ventrikuläre Extrasystolie (allerdings nicht selten wenig effektiv).

Nicht anwenden bei
- WPW-Syndrom plus Vorhofflimmern
- zur chronischen Rezidivprophylaxe einer antidromen WPW-Tachykardie
- beim Brugada-Syndrom.

Zur Prävention des plötzlichen Herztodes bei
- abgelaufenem Myokardinfarkt
- Herzinsuffizienz
- Long-QT-Syndrom.

1.18

Empfohlene Frequenz der HDM: 100/min
Verhältnis HDM zu Mund-zu-Nase-Beatmung: 30 zu 2
Komplikationen einer Herzdruckmassage sind u. a. Rippenfrakturen, Sternumfraktur, Hämatothorax, Leberruptur, Milzruptur
Überlebensrate ohne zerebrales Defizit bei Reanimation außerhalb des Krankenhauses: Von 100 außerhalb des KH reanimierten Patienten verlassen weniger als 5 das Krankenhaus lebend und ohne zerebrales/neurologisches Defizit.

1.19

Antikoagulation bei intermittierendem (> 48 h anhaltend) oder chronischem Vorhofflimmern und Risikokonstellation (ACCP 2004) wie:
- stattgehabter Embolie (zerebral, peripher) = Sekundärprävention
- Mitralstenose
- klinischer Herzinsuffizienz
- mittel- oder höhergradig verminderter Myokardfunktion (echokardiographisch)
- (eingestellter) arterieller Hypertonie
- Diabetes mellitus
- Lebensalter > 75 Jahren.

Für alle Konstellationen wird eine *INR-Einstellung auf 2,5 (2 bis 3)* empfohlen. Von der AHA/ACC 2001 wird für abgelaufene Embolie, Mitralstenose und TEE-Nachweis eines Thrombus im linken Vorhofohr eine stärkere Antikoagulation mit einer INR von 3,0 (2,5 bis 3,5) empfohlen. Weitere Risikokonstellationen, die (je nach Leitlinien variabel) als Antikoagulationsindikation (INR 2 bis 3) angesehen werden, umfassen:
- Hyperthyreose
- Vorhofdurchmesser > 50 mm
- Mitralringverkalkung.

Die aktuellsten gemeinsamen Leitlinien 2006 der AHA/ACC/ESC (American Heart Association, American College of Cardiology, European Society of Cardiology) fordern zur Antikoagulation von Vorhofflimmern entweder stattgehabte Embolie oder Mitralstenose als ausreichende Einzelkriterien oder gleichzeitiges Vorliegen von mindestens zwei der folgenden Kriterien:
- Herzinsuffizienz (klinisch/echokardiographisch)
- arterielle Hypertonie
- Diabetes mellitus
- Lebensalter > 75 Jahre.

Problem hohes Lebensalter als Indikation:
Ein Lebensalter > 75 (in anderen Empfehlungen > 70) Jahre als alleinige Indikation zur Antikoagulation bei Vorhofflimmern zu nehmen, ist umstritten und entspricht häufig nicht dem klinischen Alltag. (Mit dem Alter erhöhtes Risiko für Blutungskomplikationen, insbesondere intrazerebrale Blutung, Compliance-Probleme, Sturzgefahr etc.).

Bei geplanter Kardioversion:
Drei Wochen zuvor und mindestens vier Wochen danach (bzw. Fortsetzung gemäß Indikation), alternativ 1 bis 2 Tage vor TEE (Ausschluss Vorhofohrthromben, spontaner Echokontrast hingegen ist keine Kontraindikation gegen Kardioversion!) und nachfolgender (elektrischer) Kardioversion volle Heparinisierung. Überlappende Antikoagulation mit Phenprocoumon (Marcumar®) bis vier Wochen nach Kardioversion. TEE-Häufigkeit von Thromben im Vorhofohr bei Patienten mit chronischem Vorhofflimmern (alle Formen) um 15 %.

Acetylsalicylsäure (300 mg/d):
Idiopathisches Vorhofflimmern («lone atrial fibrillation», d. h. Fehlen einer strukturellen Herzerkrankung und keine der o. g. Risikokonstellationen) und Alter > 60 Jahre (alternativ auch Antikoagulation mit INR 2 bis 3 möglich).

Keine Indikation zur Antikoagulation:
- Idiopathisches Vorhofflimmern und Alter < 60 Jahre (alternativ ASS 300 mg/d möglich)
- Paroxysmale supraventrikuläre Tachykardie
- Paroxysmales Vorhofflimmern mit Anfallsdauer < 48 h.

Vorhofflattern
Die Antikoagulation von Vorhofflattern sollte wegen vergleichbar häufiger intraatrialer Thrombenbildung wie bei Vorhofflimmern gehandhabt werden.

1.20

Kardioversion von Vorhofflimmern in Sinusrhythmus und Rezidivprophylaxe setzt voraus:
- Vorangehende Beseitigung/Einstellung von Kausalfaktoren (z. B. Hyperthyreose, chronischer Alkoholismus, Hypertonie)
- Vorangehende Antikoagulation (falls Vorhofflimmern > 48 h bestand): drei Wochen vor Kardioversionsversuch, alternativ Ausschluss eines intraatrialen Thrombus mittels TEE mit 1- bis 2-tägigem Antikoagulationsvorlauf. Antikoagulation während und für vier Wochen nach Kardioversion, ggf. länger bei erhöhtem Risiko asymptomatischer Rezidive
- Symptome des Patienten durch Vorhofflimmern (z. B. Palpitationen, Dyspnoe, Angina, Leistungsminderung). Bei *asymptomatischem* Vorhofflimmern ist Rhythmuskontrolle (Kardioversionsversuche und medikamentöse Rezidivprophylaxe, variable Antikoagulationszeiten) einer reinen Frequenzkontrolle (Belassen des Vorhofflimmerns, medikamentöse Bremsung der AV-Überleitung z. B. mit Betablocker, Antikoagulation gemäß Kriterien unter 1.19) hinsichtlich Lebensqualität, Prognose und Komplikationen *nicht* überlegen.

Medikamentöse Kardioversion (heutzutage seltener durchgeführt):

Akute Kardioversion angestrebt (1 bis 2 h):
- Propafenon (Klasse-IC-Antiarrhythmikum, nicht bei Koronarkrankheit oder Herzinsuffizienz, z. B. Einmaldosis von 600 mg p. o. oder 1 mg/kg KG i. *v.* langsam als Kurzinfusion, Ampulle à 70 mg, Kontrolle der QT-Zeit!)
- Flecainid (Klasse-IC-Antiarrhythmikum, nicht bei Koronarkrankheit oder Herzinsuffizienz, z. B. 1 mg/kg KG *langsam* i. v. als Kurzinfusion, Ampulle à 50 mg, Kontrolle der QT-Zeit!)
- Amiodaron (Klasse-III-Antiarrhythmikum, Kurzinfusion von 300 mg i. v. über 20 min).

Kardioversion angestrebt, aber nicht umgehend:
- Propafenon 3 × 150 bis 300 mg/d p. o. + niedrig dosierter Betablocker
- Flecainid 2 × 100 bis 150 mg/d p. o. + niedrig dosierter Betablocker
- Amiodaron p. o. Aufsättigen mit 4 bis 5 × 200 mg/d für 12 bis 14 Tage, dann 1 × 200 mg/d
- Sotalol (Klasse-III-Antiarrhythmikum, längerfristige Anwendung als Rezidivprophylaxe *nicht* zu empfehlen wegen potenziell lebensbedrohlicher Torsade-de-pointes-Tachykardien bei 2 bis 3 % aller Patienten und fehlender Überlegenheit gegenüber konventionellen Betablockern)
- Disopyramid (Klasse-IA-Antiarrhythmikum) + Betablocker (zur Prophylaxe schneller AV-Überleitung bei passagerer atrialer Tachykardie in der Konversionsphase).

Cave: Klasse-I-Antiarrhythmika nicht einsetzen bei strukturellen Herzerkrankungen (v. a. Koronarkrankheit, Herzinsuffizienz, bei hypertonieassoziierter Hypertrophie < 14 mm mit normaler systolischer LV-Funktion Einsatz möglich) wegen proarrhythmogener Effekte.
Medikamente mit Kardioversionspotenzial im Placebobereich: Betablocker, Digitalis, Verapamil
Obsolet (obwohl formal nicht verboten): Chinidin (Klasse-IA-Antiarrhythmikum, tödliche Torsade-de-pointes infolge ausgeprägter QT-

Zeit-Verlängerung möglich, früher bei spontanem Sistieren als «Chinidinsynkopen» verharmlost).

Nicht medikamentöses Verfahren:
- R-Zacken-getriggerte Applikation eines Gleichstromschocks in Kurznarkose (z. B. Propofol) von 200 oder 360 Ws

Erhöhte Erfolgsrate bei
- biphasischer Schockabgabe
- dorsoventraler (statt anterolateraler) Elektrodenposition
- Prämedikation mit Atropin 1,0 mg (vermindert direkte Rezidivrate aus initialer Sinusbradykardie).

Merke:
Kardioversion = R-Zacken-getriggerte Elektroschockabgabe, verhindert zufälliges Einfallen des Stromstoßes in die vulnerable Phase (T-Welle) mit Induktion von Kammerflimmern. Wird bei allen Rhythmusstörungen außer Kammerflattern und Kammerflimmern angewandt.
Defibrillation = nicht getriggerte Elektroschockabgabe, Einfallen des Stromstoßes in jede Phase der elektrischen Aktivität möglich. Anwendung bei Kammerflattern und Kammerflimmern.
R-Zacken-Triggerung wird am Defibrillator eingestellt. Defibrillation von Vorhofflimmern (statt Kardioversion) ist ein Kunstfehler.

Kardioversionsversuche von Vorhofflimmern
Üblicherweise nicht indiziert bei
- asymptomatischem Patient mit erhaltener, normaler Leistungsfähigkeit.

Wenig erfolgversprechend bei
- lange dauerndem Vorhofflimmern (seit Jahren)
- großem linken Vorhof (> 60 mm)
- fortgeschrittener Herzinsuffizienz (hier zwar geringere Erfolgsrate, jedoch häufig deutliche Symptomlinderung, daher individuell durchaus anzustreben, evtl. nach Amiodaronaufsättigung zur Erhöhung des Kardioversionserfolges und zur effektivsten Rezidivprophylaxe).

1.21

Koloskopie. Eintrittspforte von *Streptococcus bovis* sind benigne Polypen oder Karzinome des Dickdarms. Bei entsprechendem Nachweis ist eine Sanierung durch Polypenabtragung oder Operation indiziert, dies üblicherweise vor einer evtl. notwendigen Klappenoperation.

1.22

Klassifikation von Antiarrhythmika (mod. nach Vaughan-Williams):

Klasse I: Lokalanästhetika (Natriumkanalblockade C > A > B)
- A: Chinidin, Ajmalin, Disopyramid
- B: Lidocain, Diphenylhydantoin, Mexiletin
- C: Propafenon, Flecainid

Klasse II: Betablocker

Klasse III: Repolarisationshemmer (z. B. Amiodaron, Sotalol)

Klasse IV: Kalziumantagonisten (z. B. Verapamil, Diltiazem, Gallopamil).

1.23

Beim akuten ST-Hebungs-Myokardinfarkt ist, falls ohne Zeitverzug verfügbar (< 60 bis max. 90 min), die *primäre PCI* der Fibrinolyse vorzuziehen wegen höherer Rate und größerer Vollständigkeit der Reperfusion, geringerer Rate an Reinfarkten oder Postinfarkt-Angina-bedingter (Re)Intervention, sowie geringerer 30-Tages- und Langzeitletalität. Absolute Indikation zur PCI: Myokardinfarkt mit kardiogenem Schock. Die Lyse ist im Vergleich zur PCI umso weniger effektiv, je später der Patient nach Schmerzbeginn therapiert wird. Bestes «Lysefenster» (aber auch hier der sofortigen PCI unterlegen) innerhalb von 2 h nach Schmerzbeginn.

Merke: Ein Nicht-ST-Hebungsinfarkt (NSTEMI) ist eine Kontraindikation gegen eine Fibrinolyse. Grund ist die im Rahmen der Fibrinolyse erfolgende Freilegung von Thrombin mit konsekutiver thrombininduzierter Plättchenaktivierung und potenzieller Zunahme des für diesen Infarkttyp typischen plättchenreichen Thrombus (bei ST-Hebungsinfarkt, STEMI, hingegen Kombination aus Fibrin- und Plättchenthrombus).

1.24

PCI, typischerweise Ballonangioplastie mit Stentimplantation

Merke: Akute Erfolgs- und Komplikationsraten sowie Restenoseraten im mittelfristigen Verlauf (sechs Monate) hängen von Stenose- und Patientencharakteristika ab. Höhere Komplikations- und geringere Erfolgsraten z. B. bei langstreckigen Stenosen, Bifurkationsstenosen, kleinen Gefäßen, chronischen Verschlüssen, akuter Plaqueruptur, Diabetikern.

- Irreversibler akuter Gefäßverschluss durch Dissektion, Thrombus oder Spasmus: < 1 %
- Primäre Erfolgsrate etwa 95 % (definiert als Reststenose ≤ 50 %, bei Verwendung von Stents < 20 %)
- Restenoseraten: unkomplizierte Primärstenosen 10 bis 20 %, komplexe Stenosen 20 bis 40 %, chronische Verschlüsse um 50 %, Bypass-Stenosen um 50 %, In-Stent-Restenose um 50 %
- Drug-eluting Stents (DES): Stents mit mehrwöchiger Freisetzung von z. B. Rapamycin (Sirolimus) oder Paclitaxel (Taxol) als proliferationshemmende Immunsuppressiva/Zytostatika konnten die Restenoserate in einfachen bzw. durchschnittlichen PCI-Patientenkollektiven auf < 8 % senken. Sie sind geeignet zur effektiven Senkung der Restenoserate auch bei komplexen Stenosen (Bifurkationsstenosen, chronische Verschlüsse, In-Stent-Restenose, Bypass-Stenose). Bislang extrem hohe Kosten, bis zum Zehnfachen eines «einfachen» Stents (Bare Metal Stent)!! Durch DES keine Senkung von Letalität oder Myokardinfarktrate. Leicht erhöhte Stent-Thromboserate bei DES!

1.25

Bei der frühpostoperativen Kunstklappenendokarditis überwiegen nosokomial erworbene Keime (Eintrittspforten sind Wunden, intravenöse Zugänge etc), v. a. *Staphylococcus epidermidis* (bis zu 75 % aller Fälle!) oder *Staphylococcus aureus*. Späte Endokarditiden zeigen ein «normales», nicht nosokomiales Keimspektrum. Allerdings sind auch hier ca. 25 % durch *Staphylococcus aureus* oder *epidermidis* bedingt

1.26

Beurteilung einer Bewusstseinsstörung mittels Glasgow-Coma-Scale:

Augenöffnung
- 4 = spontan
- 3 = auf mündliche Aufforderung
- 2 = auf Schmerzreiz
- 1 = keine.

Verbale Antwort
- 5 = orientiert
- 4 = verwirrt
- 3 = unzusammenhängende Wortäußerungen
- 2 = unverständliche Laute
- 1 = keine verbale Antwort.

Motorische Antwort
- 6 = befolgt Aufforderungen korrekt
- 5 = gezielte Antwort auf Schmerzreiz
- 4 = ungezielte Antwort auf Schmerzreiz
- 3 = Flexion als Schmerzantwort
- 2 = Extension als Schmerzantwort
- 1 = keine motorische Antwort.

Die Summe der 3 Punktzahlen ergibt den Glasgow-Koma-Index: minimal 3 = schwerstes Koma, maximal 15 = kein Defizit.

Merke: Unterschiedliche Schweregrade von Bewusstseinsstörungen (Störungen der Vigilanz):
- *Somnolenz: erweckbar durch normale äußere Reize*
- *Sopor: passager erweckbar nur durch starke Reize (Schmerzreize)*
- *Koma: durch äußere Reize nicht erweckbar.*

1.27

Verdachtsdiagnose: primärer Hyperaldosteronismus (Conn-Syndrom, Erstbeschreibung durch J. Conn 1955).

Typische Kombination von Hypertonie, Hypokaliämie und metabolischer Alkalose.

Ursachen:
- Aldosteronproduzierendes Nebennierenadenom («Conn-Adenom», 70%)
- Beidseitige Nebennierenrindenhyperplasie (20 bis 30%)
- Dexamethasonsupprimierbarer Hyperaldosteronismus (genetische Anomalie der Steroidsynthese mit chimärem 11β-Hydroxylase/Aldosteron-Synthase-Gen, Rarität).

Symptome:
- Hypertonie
- Hypokaliämie
- Metabolische Akalose
- Hypernatriämie (oder oberer Normbereich), kontrastierend: niedriger Hämatokrit
- Polydipsie, -urie
- Muskelschwäche, bis zu Paresen
- Müdigkeit.

Sicherung der Diagnose primärer Hyperaldosteronismus:
- Bestimmung von Aldosteron im Serum und Renin im Plasma (als Aktivität oder Konzentration): eine Woche nach Absetzen des Betablockers (abgesetzt werden sollten: Spironolacton drei Wochen, Betablocker und Diuretika eine Woche vor der Bestimmung. ACE-Hemmer, Angiotensin-Rezeptor-Blocker und Kalziumantagonisten müssen nicht abgesetzt werden) Bestimmung von Renin (Spezialröhrchen, Eis) und Aldosteron
- Typisch ist ein erhöhtes Aldosteron > 150 pg/ml bei erniedrigtem Renin und erhöhtem Aldosteron/Renin-QuotientenARQ> 300(Aldosteron in pg/ml, Reninaktivität in ng/ml/h)
- Bestätigung im NaCl-Belastungstest: Aldosteronbestimmung vor und am Ende einer Infusion von 0,9%iger NaCl-Lösung über 4 Stunden. Normal: Suppression des Aldosteron < 85 pg/ml. Alternativ: Aldosteronausscheidung im Urin (5% unverändertes Aldosteron,

bestimmt werden hauptsächlich die Metaboliten Tetrahydroaldosteron 70% und Aldosteron-18-Glucuronid 15%), jedoch auch bei sekundärem Hyperaldosteronismus erhöht, daher nicht zuverlässig.

Unterscheidung (einseitiges) Adenom versus (beidseitige) Hyperplasie:
- Orthostasetest: Aldosteronbestimmung morgens 8.00 Uhr im Liegen, mittags 12.00 Uhr im Stehen. Bei Adenom kein Anstieg der Aldosteronkonzentration, sondern keine Änderung oder «paradoxer» Abfall (Grund: erhaltene ACTH-Abhängigkeit, Morgengipfel). Bei Hyperplasie Anstieg der Aldosteronkonzentration (Grund: Angiotensinabhängigkeit). *Cave: ca. 30% der Adenome zeigen einen Anstieg!*
- Bildgebung: CT oder MRT der Nebennieren. Einseitige Raumforderung versus normale oder gering vergrößerte NN bds.
- Bei diskordanten Befunden wie Anstieg des Aldosterons im Orthostasetest, aber einseitiger Raumforderung in der Bildgebung oder Abfall im Orthostasetest ohne einseitige Raumforderung in der Bildgebung wird die seitengetrennte Nebennierenvenenblutentnahme inkl. Vena cava inferior unterhalb der Einmündung mit Bestimmung von Aldosteron und (als Leithormon mit seitengleicher Konzentration) Cortisol empfohlen. Bei Seitengleichheit Hyperplasie, bei einseitig höherer Aldosteronkonzentration (normiert auf Cortisol) Adenom auf dieser Seite.

Therapie:
- Adenom: operative (laparoskopische) Entfernung. Mehrwöchige präoperative Vorbehandlung mit Spironolacton, um die Aldosteronproduktion der restlichen Nebenniere zu desupprimieren (Vermeidung eines postoperativen Hypoaldosteronismus)
- Beidseitige Hyperplasie: dauerhafte medikamentöse Therapie mit Mineralokortikoidrezeptor-Antagonisten wie Spironolacton (häufigste Nebenwirkung: schmerzhafte Gynäkomastie bei Männern wegen fehlender Selektivität für den Mineralokortikoidrezeptor) oder Eplerenon (selektiver Antagonist), Dosierung 100 bis 300 mg/d.

Verlauf bei unserer Patientin:
ARQ > 300, im Orthostasetest leichter Abfall des deutlich erhöhten Aldosterons, im CT rechtsseitige NN-Raumforderung von 1,5 cm Größe. Therapie mit 200 mg Spironolacton für drei Wochen, dann laparoskopische Entfernung des Adenoms. Im Verlauf völlige Normalisierung der Hypertonie, keine Dauermedikation mehr nötig.

Differenzialdiagnose der hypokaliämischen Hypertonie
Renin und Aldosteron erhöht, sekundärer Hyperaldosteronismus:
- Essenzielle Hypertonie unter Diuretikatherapie (Thiazide, Schleifendiuretika)
- Renovaskuläre Hypertonie.

Aldosteron erhöht, Renin supprimiert:
- Primärer Hyperaldosteronismus
- Glukokortikoidsensitiver Hyperaldosteronismus.

Aldosteron und Renin supprimiert:
- Apparenter Mineralokortikoidexzess (Defekt der renalen 11β-Hydroxysteroiddehydrogenase)
- Liddle-Syndrom (konstitutiv aktiver, amiloridsensitiver Natriumkanal der Niere, «Pseudohyperaldosteronismus», s 6.29)
- AGS (11β-Hydroxylasedefekt, vermehrte Desoxycorticosteronsekretion).

Beachte: Normokaliämischer Hyperaldosteronismus:
Wahrscheinlich häufige (ca. 10%) Ursache der vermeintlich «essenziellen» Hypertonie. Erkennbar an erhöhtem ARQ bei *Normo*kaliämie. Mehrheitlich beidseitige Hyperplasie, seltener Adenome. Gegenwärtig aber (noch) keine Empfehlung zum routinemäßigen Bestimmen des ARQ bei *allen* Hypertonikern, sondern bei trotz mehr als zwei Antihypertensiva nicht adäquat eingestellter Hypertonie. Bei Nachweis eines normokaliämischen Hyperaldosteronismus Therapieoption mit Spironolacton oder Eplerenon.

Merke: In der Endokrinologie generell gültig ist der Primat der funktionellen Diagnostik der Hormonüber- oder Unterproduktion vor der morphologischen Diagnostik. Beispiel: essenzielle arterielle Hypertonie und Inzidentalom (hormoninaktives Nebennierenadenom) in der Bildgebung verleiten zu falschem (operativen) Handeln.

1.28

Klassifikation und Definition der AV-Blockierungen:

AV-Block I°: konstant verlängerte AV-Überleitungszeit (PR-Zeit) > 200 ms

AV-Block II°: wechselndes AV-Überleitungsverhältnis
- Typ Wenckebach (oder Mobitz I): zunehmende Verlängerung der PR-Zeit mit intermittierend kompletter Blockade der AV-Überleitung
- Typ Mobitz II: fixiertes PR-Intervall bei vorhandener AV-Überleitung , aber intermittierende komplette Blockade der AV-Überleitung, z.B. Überleitung nur jeder zweiten oder dritten P-Welle (so genannte 2:1- bzw. 3:1 – Überleitung)

AV-Block III°: totaler AV-Block. Vorhöfe und Kammern schlagen unabhängig mit ihrer Eigenfrequenz. Der Kammerrhythmus kann schmalkomplexig sein bei suprahissärem (oberhalb des His-Bündels entstehendem) Ersatzrhythmus (Kammerfrequenz dann meist > 50 bis 60/min, gute Prognose) oder breitkomplexig bei infrahissärem Ersatzrhythmus (Frequenz des Kammerersatzrhythmus dann meist < 30 bis 40/min, schlechte Prognose, Synkope durch kompletten AV-Block = Adams-Stokes-Morgagni-Anfall). Bei bleibend fehlendem Einsetzen eines Ersatzrhythmus Tod des Patienten.

Bei Fehlen reversibler Ursachen (z.B. bradykardisierende Medikation) stellen im Regelfall AV-Block 2° Typ Mobitz II und AV-Block 3° eine Indikation zur Schrittmacherimplantation dar.

1.29

Das sog. Long-QT-Syndrom kann Ursache für lebensbedrohliche Kammertachykardien vom Typ «Torsade de pointes» sein.

Ausgewählte Ursachen:
- Angeboren (Romano-Ward-Syndrom, autosomal dominant; Jervell-Lange-Nielsen-Syndrom mit Schwerhörigkeit, autosomal rezessiv)
- Medikamente, z.B. Antiarrhythmika (Chinidin, Ajmalin, Disopyramid, Flecainid, Sotalol, Amiodaron u.a.), Antibiotika (Makrolide, Trimethoprim-Sulfamethoxazol u.a.), Antimykotika, Antihistaminika, Antidepressiva, Neuroleptika u.v.m.
- Hypokaliämie, Hypokalzämie, Hypomagnesiämie
- Hypothyreose
- Hypothermie
- Extreme Bradykardie
- Strukturelle Herzerkrankungen (Hypertrophie, Ischämie, Myokarditis, Kardiomyopathie)
- Zerebrovaskuläre Erkrankungen

Therapie von Torsade-de-pointes-Tachykardien:
- Hoch dosierte i.v. Magnesiumtherapie (2 g Magnesiumsulfat in 1 bis 2 min i.v., Wiederholung nach 15 min)
- Betablocker in hoher Dosierung (insbesondere LQTS-1)
- Passager Lidocain i.v. (Klasse-IB-Antiarrhythmikum) erlaubt
- Kardioversion bei anhaltender, hämodynamisch relevanter Torsades-de-pointes-Tachykardie
- Absetzen von potenziell arrhythmogenen Pharmaka
- Passageres Pacing oder permanente Schrittmacherstimulation mit «hoher» Grundfrequenz zur Verhütung bradykardiegetriggerter Torsades de pointes
- Linksseitige zervikothorakale Sympathektomie
- Ggf. implantierbarer Defibrillator (ICD).

Merke: Verlängerte QT-Zeit (verlängerte Repolarisation) durch Unterfunktion der repolarisierenden Kaliumkanäle (z.B. LQTS-1 = KVLQT1 mit Defekt in der α-Untereinheit des langsamen Kaliumkanals, 42 % aller Mutationen, belastungs- bzw. katecholamininduzierte Ereignisse; LQTS-2 = HERG mit Defekt des schnellen Kaliumkanals, 45 % aller Mutationen) oder Über-

funktion des depolarisierenden Natriumkanals (LQTS-3 = SCN5A, 8 % aller Mutationen). Mehrere bekannte Gen-Mutanten (LQTS 1–7).
Berechnung der frequenzkorrigierten QT-Zeit (QTc) nach der Bazett-Formel. QTc = QT-Zeit dividiert durch die Wurzel aus RR-Intervall, Normalwert 400 ms. Das Ausmaß der QTc-Verlängerung korreliert mit der Ereignisrate (Synkope und plötzlicher Herztod). Torsade-de-pointes-Tachykardien sind polymorphe Kammertachykardien mit wechselnder Amplitude.

1.30

Indikationen zur PCI (Ballondilatation + Stent):
- Akutes Koronarsyndrom (STEMI, NSTEMI oder instabile Angina) mit signifikanter, verursachender Stenose («culprit lesion») bei geeigneter Gefäßanatomie
- Kritische (üblicherweise > 70 %) Koronarstenose(n) mit Angina oder Ischämienachweis (Ergometrie, Stressechokardiographie, Myokardszintigraphie) bei Eingefäßerkrankung oder Mehrgefäßerkrankung (alternativ zur Bypassoperation, Bypassoperation bevorzugt bei komplexer Anatomie, Diabetes mellitus, deutlich verminderter Ventrikelfunktion).

Kontraindikationen (relativ):
- Hauptstammstenose
- Komplexe Mehrgefäßerkrankung.

Vorteile im Vergleich zur Bypasschirurgie:
- «Angenehmerer» Eingriff für den Patienten (geringerer Aufwand)
- Niedrigere Hospitalmorbidität und -mortalität
- Kürzerer stationärer Aufenthalt.

Nachteile im Vergleich zur Bypasschirurgie:
- Häufiger erneute Ischämie im Verlauf
- Erhöhte Rate an Zweiteingriffen (Problem der Restenose).

Aber: Restenoserate und damit Re-Interventionsrate liegen deutlich niedriger bei Verwendung von Drug-eluting Stents (DES). Allerdings kein prognostischer Nutzen der DES (bei insgesamt statistisch sehr niedriger Letalität im Langzeitverlauf)

1

1.31

Nebenwirkungen von ACE-Hemmern und Angiotensin-II-Rezeptor-Blockern (ARB):
- Arterielle Hypotonie
- Niereninsuffizienz
- Exanthem, Juckreiz
- Cholestatischer Ikterus
- Geschmacksstörungen
- Neutropenie
- Elektrolytstörungen (Hyperkaliämie, Hyponatriämie)
- Reizhusten (unter ACE-Hemmer ca. 5 %, Rarität unter ARB)
- Angioneurotisches Ödem (selten unter ACE-Hemmer, Rarität unter ARB). Therapie bei bedrohlichem Zungen-, Glottis- oder Larynxödem mit Adrenalin 0,3 bis 0,5 mg s.c., bzw. 0,1 mg verdünnt i.v., anschließend systemische Glukokortikoidgabe. Bei bekanntem C1-Inaktivator-Mangel Substitution erwägen.

1.32

Ablation supraventrikulärer Rhythmusstörungen:

Mit einer Erfolgsquote > 90 % dauerhaft zu beseitigen sind
- typisches Vorhofflattern
- AV-Knoten-Reentry-Tachykardie
- WPW-Syndrome (= AV-Reentry) mit «erreichbarer» akzessorischer Bahn (keine epikardiale Lage etc).

Mittlere Erfolgsquote (60 bis 80 %) bei
- atrialer Tachykardie.

1.33

Keine Kardioversion wegen der Gefahr einer zerebralen Embolie! Indikation zur Dauerantikoagulation. Wiederholung der transösophagealen Echokardiographie nach zwei Monaten; ggf. dann Kardioversion, wenn kein Thrombus mehr gefunden wird. Abbruch der Dauerantikoagulation frühestens vier Wochen nach erfolgreicher Kardioversion und dokumentiert konstantem Sinusrhythmus.

1.34

Indikationen zur Implantation eines Kardioverter-Defibrillators (ICD) sind:

Sekundärprävention
- Bei ventrikulärer Tachykardie (VT) oder Kammerflimmern (VF) nach erfolgreicher Reanimation («überlebter plötzlicher Herztod») ohne transiente oder reversible Ursache (z.B. akuter Myokardinfarkt)
- Spontane VT mit Synkope bzw. hämodynamisch wirksame VT (Präschock, Schock)
- Synkope ohne Rhythmusdokumentation mit induzierbarer, anhaltender, hämodynamisch wirksamer VT
- Spontane, anhaltende (> 30 s) hämodynamisch tolerierte Kammertachykardie und eingeschränkte LV-Funktion (Auswurffraktion < 30 bis 40 %)
- Spontane, anhaltende VT bei struktureller Herzerkrankung (z.B. alter Infarkt, *auch ohne* relevante Einschränkung der Auswurffraktion)

Primärprävention (Verhütung plötzlicher Herztod):
- Abgelaufener Myokardinfarkt (> 1 Monat) oder Z.n. Bypassoperation (> 3 Monate) *und* jeweils Auswurffraktion < 30 %
- Herzinsuffizienz mit Auswurffraktion < 30 %
- LQTS, HOCM, Brugada-Syndrom, arrhythmogene rechtsventrikuläre Dysplasie (ARVD) *und* Hochrisikokonstellation (z.B. Synkope, familiäre Häufung plötzlicher Herztode, evtl. induzierbare ventrikuläre Tachyarhythmien).

1.35

Letalität des akuten Myokardinfarktes:
- Prähospitalphase: 30 bis 40 %
- In der Klinik (nach Diagnosestellung mittels EKG und Myokardmarkern sowie Reperfusionstherapie mittels Lyse oder, besser, Akutintervention): ca. 5 % (30-Tages-Letalität).

1.36

Ursachen rechtsatrialer und rechtsventrikulärer Thromben als Ursachen für Lungenembolien:

- Vorhofflimmern
- Dilatative Kardiomyopathie mit rechtsventrikulärer Beteiligung
- Rechtsventrikuläre Dysplasie (ARVD)
- Rechtsventrikulärer Myokardinfarkt
- Endokarditis («Fixer-Endokarditis» der Trikuspidalklappe mit *Staphylococcus aureus*), allerdings keine «Thromben» im Sinne der Fragestellung
- Katheter (z. B. Port-Katheter für längerfristige Chemotherapien)
- Schrittmachersonden
- Thromboembolien z. B. aus Beinvenen. Können bei entsprechender Größe als «Rollthromben» (passager) in RA oder RV verweilen
- In RA hochwachsender Vena-cava-inferior-Thrombus, z. B. bei Hypernephrom (Tumorzapfen in Nierenvene mit progredientem Appositionsthrombus)
- LeVeen-Shunt (peritoneo-venöser Shunt)
- Stumpfes Thoraxtrauma.

1.37

Verdachtsdiagnose: *koronare Herzkrankheit* mit «Walk-through»-Angina.
Weitere diagnostische Maßnahmen:

- Ergometrie
- Koronarangiographie.

1.38

Indikationsgebiete für die Implantation von Schrittmachern mit verschiedenem Stimulationsmodus:

- VVI (isolierte Ventrikelsonde): absolute Bradyarrhythmie bei Vorhofflimmern/-flattern mit adäquatem Frequenzanstieg unter Belastung
- AAI (isolierte Vorhofsonde): bei intakter AV-Überleitung: Sinusknotensyndrom mit symptomatischen bradykarden Phasen, intermittierendes Vorhofflimmern mit bradykarden Sinusrhythmusphasen

- DDD: AV-Block II° (Typ 2, Mobitz) und III° bei Sinusrhythmus, Karotissinussyndrom
- DDI: AV-Block II° (Typ 2, Mobitz) und III° bei Sinusrhythmus, aber intermittierenden supraventrikulären Tachykardien/Vorhofflimmern (Inhibition der Weitergabe der detektierten hohen Vorhoffrequenz an die Ventrikelsonde).

Merke: erster Buchstabe = Stimulationsort, zweiter Buchstabe = Detektionsort, dritter Buchstabe = Betriebsmodus, V = Ventrikel, A = Vorhof, D = Dual, I = inhibiert und getriggert.

1.39

Differenzialdiagnose von Tachykardien mit schmalem QRS-Komplex:

- Sinustachykardie (kein Unterschied zum Normal-EKG). Unterscheide: angemessene Sinustachykardie (z. B. unter Anstrengung), unangemessene Sinustachykardie (ohne Auslöser) und Sinusknoten-Reentry-Tachykardie
- AV-Knoten-Reentry-Tachykardie (retrograde P-Wellen nicht abgrenzbar, da im QRS-Komplex verborgen, oder direkt am Ende des QRS-Komplexes zu erkennen. Retrograde P-Wellen typischerweise *negativ* in II, III, aVF)
- Vorhofflattern mit regelmäßiger (2 : 1-) Überleitung (bei Kammerfrequenz 150 bis 160/min immer zuerst zu vermuten. Unterscheide: *Typisches* Vorhofflattern (Typ I, isthmusabhängig) Frequenz um 300/min (240 bis 340), «Sägezahnmuster» der Vorhoferregung, entweder im Gegenuhrzeigersinn (90 %, negativ in II, III, aVF) oder im Uhrzeigersinn (10 %, positiv in II, III, aVF)
  Atypisches Vorhofflattern (Typ II, nicht isthmusabhängig): kein typisches Sägezahnmuster, Frequenz 340 bis 350/min, regelmäßige Vorhofaktionen mit konstanter Amplitude, Dauer und Morphologie (= Unterschied zu Vorhofflimmern), am besten sichtbar in V1
- AV-Reentry-Tachykardie: orthodrome Tachykardie bei WPW-Syndrom (kurze PQ-Zeit und δ-Welle im *Ruhe*-EKG; retrograde P-Welle üblicherweise in der ST-Strecke im *Anfalls*-EKG)

1

- Atriale Tachykardie (geänderte, aber positive P-Wellen gehen QRS im Anfall voraus)
- Permanente, junktionale Reentry-Tachykardie (negative P-Wellen in II, III, aVF, RP > PR, eigentlich eine permanente Form einer AVRT mit langsamer retrograder Leitung via akzessorische Bahn, bei Kindern häufiger als bei Erwachsenen, sehr pharmakotherapieresistent).

1.40

Medikamentös behandlungsbedürftig (nach Ausschluss sekundärer Hypertonieursachen) sind Blutdruckwerte > 140/> 90 mmHg, festgestellt bei mehrfachen Messungen, bei Diabetikern > 130/> 80 mmHg.

Hypertensiogene Lebensgewohnheiten sind u. a. übermäßige Kochsalzaufnahme, übermäßiger Alkoholkonsum, Übergewicht und fehlende körperliche Bewegung. Vor einer medikamentösen Therapie sollten sie möglichst beseitigt sein (und sind es selten!).

Merke:

	Systolisch	*Diastolisch*
Optimaler Blutdruck	*< 120 mmHg*	*< 80 mmHg*
Normaler Blutdruck	*120 – 129 mmHg*	*80 – 84 mmHg*
Hochnormaler Blutdruck	*130 – 139 mmHg*	*85 – 89 mmHg*
Grad 1 Hypertonie (mild)	*140 – 159 mmHg*	*90 – 99 mmHg*
Grad 2 Hypertonie (mäßig)	*160 – 179 mmHg*	*100 – 109 mmHg*
Grad 3 Hypertonie (schwer)	*> 180 mmHg*	*> 110 mmHg*
Isolierte systolische Hypertonie	*> 140 mmHg*	*< 90 mmHg*

Fallen systolischer und diastolischer Messwert in unterschiedliche Kategorien, zählt die höhere Kategorie.

1.41

Medikamentöse Behandlung der essenziellen Hypertonie:

Monotherapie
- Diuretika (Thiazide), ACE-Hemmer, Angiotensin-II-Rezeptor-Blocker (ARB), Kalziumantagonisten (CA), Betablocker

Merke: Auswahl der ersten Substanzklasse im Prinzip freigestellt, häufig jedoch von der Begleitproblematik bestimmt, z. B. Betablocker bei Hochdruck und Koronarkrankheit.

Kombinationstherapie (Beispiele):
- *Zweifach:* Diuretikum + eines der o. g. Antihypertensiva oder Kalziumantagonist + Betablocker oder ACE-Hemmer oder ARB
- *Dreifach/vierfach:* Diuretikum + Betablocker + ACE-Hemmer oder ARB oder Kalziumantagonist oder Diuretikum + ACE-Hemmer + Kalziumantagonist oder Diuretikum + zentraler Sympathikusinhibitor + ACE-Hemmer oder ARB oder CA
- *Reserve:* Minoxidil + Diuretikum + Betablocker

Weitere Antihypertensiva:
- α_1-Rezeptor-Blocker (nicht als Monotherapie verwenden, mögliche Prognoseverschlechterung, in Kombination mit Betablocker und ggf. zusätzlichen Antihypertensiva möglich)
- Zentrale Sympathikusinhibitoren (zentrale α_2-Rezeptor- und Imidazolinrezeptor-Stimulation, dadurch Hemmung (!) der neuronalen Sympathikusaktivität), z. B. Clonidin (altes Präparat, nebenwirkungsreich), Moxonidin
- Direkte arterioläre Vasodilatatoren Dihydralazin
Minoxidil: Reservemedikament bei anderweitig intraktabler Hypertonie.
Kombination mit Betablocker und Diuretikum (zur Gegenregulation einer deutlichen Wasserretention) sinnvoll.
- Aldosteronantagonisten (Spironolacton oder Eplerenon, bei primärem Hyperaldosteronismus infolge beidseitiger Nebennierenrindenhyperplasie, aber auch, evtl. künftig zunehmend, bei «normokaliämischem Hyperaldosteronismus», s 1.27)

Begleitkrankheiten bzw. Sonderfälle:
- Bei älteren Patienten: Diuretika (Thiazide), ACE-Hemmer/ARB, Kalziumantagonisten (lang wirksame Dihydropyridinderivate)
- Bei KHK: Betablocker und ACE-Hemmer
- Nach Myokardinfarkt: Betablocker und ACE-Hemmer/ARB
- Bei Herzinsuffizienz: ACE-Hemmer, Betablocker und Diuretika
- Bei Diabetes mellitus: ACE-Hemmer/ARB, Kalziumantagonist, kardioselektive β_1-Blocker
- Bei Asthma bronchiale: Betablocker kontraindiziert (bei COPD jedoch kardioselektive β_1-Blocker erlaubt)
- Bei pAVK: keine Betablocker (außer mit vasolilatierender Alphablocker-Komponente, z.B. Carvedilol)
- In der Schwangerschaft: *Erlaubt* sind Alpha-Methyldopa, Dihydralazin, kardioselektive Betablocker, Kalziumantagonisten. *Kontraindiziert* sind ACE-Hemmer und ARB. *Möglichst vermeiden* von Diuretika
- Bei Depression: Betablocker kontraindiziert

1.42

Durchführung eines *Suchprogramms* zum Ausschluss einer sekundären Hypertonie sinnvoll bei
- exzessiven Blutdruckwerten (diastolisch > 120 mmHg)
- trotz zweier Antihypertensiva unzureichender Blutdruckkontrolle
- therapierefraktärer (maligner) Hypertonie, insbesondere bei Retinablutungen und/oder Papillenödem, hypertensive Krise mit Lungenödem.

Das *Suchprogramm* umfasst:
- Darstellung der Nierenarterien (z.B. CT-Angiographie)
- Plasmareninaktivität und Serumaldosteron
- Katecholamine im 24-h-Urin,
- Dexamethasonsuppressionstest (niedrig dosiert Dexamethason 2 mg um 24 Uhr, morgendliche 8-Uhr-Cortisolbestimmung: normal = Abfall des Serumcortisols < 3 µg/dl)

- Ausschluss einer Nierenparenchymerkrankung.

Durchführung gezielter weiterführender Diagnostik zum Ausschluss einer sekundären Hypertonie sinnvoll bei

- Blutdruckdifferenz zwischen oberer und unterer Körperhälfte (Aortenisthmusstenose?)
- abdominellem systolisch-diastolischem Strömungsgeräusch (renovaskuläre Hypertonie?)
- plötzlichem Auftreten oder Verschlimmerung einer Hypertonie (renovaskuläre auf essenzieller Hypertonie?)
- Kreatininanstieg unter ACE-Hemmer-Therapie (renovaskuläre Hypertonie: V.a. bds. Nierenarterienstenose?)
- Proteinurie oder erhöhtem Serumkreatinin (renale Hypertonie?)
- Nachweis einer Hypokaliämie (Hyperaldosteronismus?)
- attackenhafter Hypertonie mit Herzjagen, Kopfschmerzen und Schweißausbruch (Phäochromozytom?)
- Striae, Diabetes, stammbetonter Fettsucht, «Vollmondgesicht» (Cushing-Syndrom?).

1.43

Diagnostische Bedeutung der Myokardmarker in der Diagnostik des akuten Myokardinfarktes:
- Myoglobin: frühester Anstieg (innerhalb von 1 bis 4 Stunden nach Schmerzbeginn), aber nicht myokardspezifisch. Verwertbar allenfalls als *Ausschluss*diagnostik (bei Beachtung des nötigen Zeitintervalls). Im Alltag wegen fehlender Spezifität üblicherweise nicht verwendet
- Troponine (T oder I) : späterer Anstieg (nach 4 bis 6 Stunden, Gipfel 18 bis 24 Stunden). Höhe (besser Integral der Konzentrations-Zeit-Kurve) korreliert mit Infarktgröße. Spätdiagnostik eines stattgehabten Infarktes möglich, da erhöht (abfallend) nachweisbar über ca. 10 Tage. Absolut myokardspezifisch. Sehr sensitiv, d.h. Troponinerhöhung ohne CK-Erhöhung möglich bei kleinen (Nicht-ST-Hebungs-)Infarkten. *Cave: leichte Troponinerhöhungen bei Niereninsuffizienz, erhöhtes*

1

Troponin auch bei nicht koronaratherosklero-tischen Myozytennekrosen (Myokarditis, akute Rechtsherzbelastung bei Lungenembolie, hypertensive Krise etc.). Bei klinisch hochgradigem Verdacht auf akuten Infarkt und (noch) normalem Troponin ist eine Wiederholung der Bestimmung nach sechs Stunden erforderlich. Höhe des Troponingipfels korreliert invers zur Prognose.

- CK-MB: Anstieg nach 4 bis 6 Stunden, Gipfel 18 bis 24 Stunden. Höhe (besser Integral der Konzentrations-Zeit-Kurve) korreliert mit Infarktgröße. Rascher Gipfel mit raschem Abfall spricht für erfolgreiche Reperfusion. Früher Reinfarkt nachweisbar durch erneuten Anstieg. Weniger sensitiv und weniger myokardspezifisch als Troponin

Merke:

- *Troponin beweist Myozytennekrosen, jedoch nicht zwingend deren atherosklerotisch/atherothrombotische Genese*
- *Neuere Myokardinfarktdiagnose = erhöhtes Troponin bei entsprechender Klinik, EKG kann ST-Hebungen (ST-Hebungsinfarkt STEMI) oder ST-Senkungen(Nicht-ST-Hebungsinfarkt NSTEMI) zeigen oder normal sein.*
- *Instabile Angina (definiert als neue Angina, Ruhe-Angina oder deutliche Progression einer vorbestehend stabilen Angina, alle jeweils Troponin-negativ), NSTEMI und STEMI werden als Akutes Koronarsyndrom bezeichnet*
- *Bei eindeutigem Nachweis einer ST-Hebung und typischer Symptomatik kein Abwarten der Myokardmarker sondern sofort Beginn einer Reperfusionstherapie (Thrombolyse oder Katheterintervention).*

1.44

Absolute Abbruchkriterien während eines Belastungs-EKGs:

- ST-Streckenhebung > 0,1 mV
- Starke Angina-pectoris-Beschwerden
- Präsynkope, Synkope, Zyanose
- systolischer Blutdruckabfall
- Blutdruckanstieg > 200 bis 220 mmHg systolisch mit Symptomen
- Kammertachykardie.

Relative Abbruchkriterien:

- ST-Streckensenkung > 0,2 mV
- Mäßige Angina pectoris
- Asymptomatischer Blutdruckanstieg systolisch > 240 mmHg, diastolisch > 115 mmHg
- Gehäufte (polytope) ventrikuläre Extrasystolen
- Unangemessene Dyspnoe
- Muskuläre Erschöpfung.

Kontraindikationen für eine Ergometrie:

- Instabile Angina, NSTEMI, STEMI
- Symptomatische Aortenstenose (zur asymptomatischen Aortenstenose s. 1.119)
- Höhergradige Herzinsuffizienz
- Aortendissektion
- Aortenaneurysma
- Ruhe-Blutdruck systolisch > 200 mmHg, diastolisch > 120 mmHg
- Myokarditis, Perikarditis, Endokarditis
- Lungenembolie innerhalb der letzten sechs Wochen
- Thrombophlebitis, Beinvenenthrombose
- Limitierende andere Erkrankung, z.B. ausgeprägtes Asthma bronchiale
- Hämodynamisch relevante Arrhythmien.

1.45

Diagnosen:

- Tiefe Beinvenenthrombose (postoperativ)
- Lungenembolie
- Akuter Gliedmaßenarterienverschluss (A. poplitea)
- V.a. paradoxe Embolie

Sofortmaßnahmen:

- Analgetika (z.B. Morphin 5 bis 10 mg)
- Tieflagerung der Extremität
- Embolektomie mit Fogarty-Katheter (Ergebnis wird intraoperativ angiographisch kontrolliert)
- Volle Antikoagulation (aPTT 80 bis 120 s)
- Alternativ: lokale Fibrinolyse (der «traumatisierenderen» Embolektomie bei Verschlusslokalisation weiter distal ggf. vorzuziehen). Wäre frühpostoperativ möglich.

Ergänzende Untersuchung:

- Echokardiographie (transösophageal mit Echokontrast, in der Akutphase einer Thromboembolie *ohne* Valsalva-Manöver): offenes Foramen ovale? Vorhofseptumdefekt? Rechts-links-Shunt? akutes Cor pulmonale?

1.46

Behandlungsprinzipien bei anhaltender (anhaltend ist definiert als > 30 s Dauer) monomorpher oder polymorpher ventrikulärer Tachykardie mit hämodynamischer Beeinträchtigung (Schock oder Präschock) oder funktionellem Kreislaufstillstand («pulslose» Tachykardie):
- Sofortige Kardioversion

Behandlungsprinzipien bei anhaltender monomorpher ventrikulärer Tachykardie ohne hämodynamische Beeinträchtigung:
- Bei akutem Myokardinfarkt Lidocain 1,0 (bis 1,5) mg/kg KG i. v. (Amp. à 100 mg) oder, unabhängig von akutem Myokardinfarkt, Ajmalin 0,5 (bis 1,0) mg/kg KG i. v. (Amp. à 50 mg), ggf. wiederholten der halben Dosis nach 5 min. Alternativ: Amiodaron 150 (bis 300) mg in 5 bis 20 min als Infusion (Amp. à 150 mg), anschließend 1 mg/min für 6 h, dann 0,5 mg/min *oder* 300 mg in 1 bis 2 h als Infusion (verdünnt in 250 ml G5 %, venenreizend, ZVK bevorzugt).
  Cave: Negative Inotropie (außer Amiodaron), Hypotension unter allen dreien möglich, keine Polypharmakotherapie mit multiplen Antiarrhythmika wegen Gefahr der elektromechanischen Entkopplung.
- Bei Erfolglosigkeit Kardioversion, bei Übergang in Kammerflimmern Defibrillation.

Behandlungsprinzipien bei hämodynamisch stabiler, anhaltender oder repetitiver polymorpher ventrikulärer Tachykardie vom Typ Torsade de pointes (Spitzentorsaden):
- Magnesiumsulfat 2 g i. v., Betablocker i. v. (z. B. Metoprolol 2,5 bis 5 mg), passagere Schrittmacherstimulation mit «hoher» Frequenz (> 80/min), bei Refraktarität Lidocain i. v. erlaubt (aber keine anderen Antiarrhythmika!).

Nachfolgende Maßnahmen und Dauertherapie anhaltender Kammertachykardien:

Kausaltherapie-Ansätze
- Ausschluss eines ursächlichen akuten Myokardinfarktes
- Revaskularisation (interventionell oder operativ) bei KHK
- Ausschluss proarrhythmogener Medikamente inkl. medikamentös induziertes Long-QT-Syndrom (Antiarrhythmika Klasse I und III, Makrolidantibiotika, Antidepressiva u. v. a.)
- Ausschluss angeborenes QT-Syndrom → Betablocker, im Einzelfall Schrittmacherimplantation mit erhöhter Stimulationsfrequenz (Verhütung bradykardiegetriggerter Spitzentorsaden), ICD-Implantation, Sympathektomie
- Ausschluss einer hypertrophen Kardiomyopathie → Betablocker, Beseitigung der Obstruktion mittels Alkoholablation des Septalastes oder operativer subvalvulärer Myektomie, ICD-Implantation, s. 1.121.

Bei fehlendem kausaltherapeutischen Ansatz:
- Kammertachykardie hämodynamisch wirksam oder mit Synkope oder Kreislaufstillstand: ICD-Implantation, Rezidivprophylaxe mit Betablocker oder Amiodaron
- Kammertachykardie hämodynamisch toleriert, aber Auswurffraktion des linken Ventrikels < 30 bis 35 %: ICD-Implantation, Rezidivprophylaxe mit Betablocker oder Amiodaron
- Kammertachykardie hämodynamisch toleriert, Auswurffraktion (weitgehend) normal: medikamentöse Therapie mit Betablocker oder Amiodaron
- Kammertachykardie hämodynamisch toleriert, Auswurffraktion > 35 bis 40 %, aber nicht behebbares strukturelles Substrat (z. B. Infarktnarbe): ICD-Implantation, Rezidivprophylaxe mit ß-Blocker oder Amiodaron
- Falls geeignet: Katheterablation der Tachykardie. Beispiel: «Bundle Branch Reentry» → Katheterablation des re. Tawara-Schenkels.

1.47

Medikamente zur Kontrolle der mittleren Kammerfrequenz bei fortbestehendem Vorhofflimmern:

1

- Betablocker
- Kalziumantagonisten vom Diltiazem- oder Verapamiltyp
- Digitalis (*cave: inhibiert nicht die belastungsinduzierte schnelle Überleitung*)
- Selten: Amiodaron (eigentliches Potenzial ist Rezidivprophylaxe des Flimmerns)
- Bei medikamentös therapierefraktärer schneller Überleitung: AV-Knoten-Ablation und Schrittmacherimplantation.

1.48

Kardiovaskuläre Folgen von Kokain: Inhibition der neuronalen Noradrenalinwiederaufnahme und vermehrte Freisetzung, hierdurch Noradrenalinexzess und massive Stimulation der α- und β-Adrenozeptoren. Mögliche Auswirkungen:
- Hypertonie und Tachykardie
- Koronarspasmen und Koronarthrombosen mit Myokardischämie oder Myokardinfarkt
- Supraventrikuläre und ventrikuläre Arrhythmien
- Plötzlicher Herztod
- Myokarditis, Kardiomyopathie
- Aortendissektion
- Mesenterialischämie
- Ischämischer Schlaganfall (Spasmus, Thrombus, Vaskulitis).

1.49

Medikamentöse Akuttherapie bei symptomatischen, bradykarden Herzrhythmusstörungen:
- Orciprenalin (Alupent®) i.v., Perfusor
- Atropin i.v.

Absetzen bradykardie-induzierender Medikamente

Indikationen zur dauerhaften antibradykarden Schrittmachertherapie sind u.a.:
- *Symptomatische Bradykardien:* supraventrikuläre Reizbildungs- und Leitungsstörungen (z.B. Sinusbradykardie, SA-Blockierung), AV-Leitungsstörungen (z.B. höhergradiger AV-Block II° und III°), Bradyarrhythmia absoluta bei Vorhofflimmern, Karotissinussyndrom

- *Asymptomatische Reizleitungsstörungen* (oft mit intermittierenden Bradykardien): AV-Leitungsstörungen (z.B. erworbener AV-Block III°, AV-Block II° Typ Mobitz 2). Intrafaszikuläre Leitungsstörungen (bifaszikulärer Block ohne oder mit AV-Block I°= trifaszikulärer Block) ohne Symptome (Synkope) stellen im Regelfall keine primärpräventive Indikation dar, ebenso wenig asymptomatische Sinusbradykardien.

1.50

Schockursachen:

Vermindertes intravasales Volumen
- Hypovolämischer Schock: Blutverluste (z.B. akute Gastrointestinalblutung), Plasmaverluste (z.B. Verbrennungen), Wasserverluste (z.B. Polyurie, Diarrhö).

Unzureichende kardiale Pumpleistung (= erniedrigtes Herzzeitvolumen):
- Kardiogener Schock: akutes Myokardversagen (z.B. Myokardinfarkt), extreme bradykarde Herzrhythmusstörungen (z.B. totaler AV-Block), extreme tachykarde Herzrhythmusstörungen (z.B. Kammerflattern), mechanische Verlegung der Hauptstrombahn (z.B. Lungenembolie), mechanische Behinderung der Ventrikelaktion (z.B. Perikardtamponade).

Inadäquate Vasodilatation (= erniedrigter Widerstand):
- Septischer Schock (z.B. Endotoxinschock bei gramnegativer Sepsis)
- SIRS (Systemic Inflammatory Response Syndrome)
- Anaphylaktischer Schock (z.B. Bluttransfusionszwischenfall)
- Andere primär vasodilatatorische Schockformen: zentralnervös bedingte Störungen der Blutdruckregulation (z.B. Insolation, zerebrale Blutungen, Narkotika), Ausfall der adrenergen Vasokonstriktion (z.B. medikamentös: Phentolamin), Nebennierenrindeninsuffizienz (Addison-Krise).

1.51

Indikationen für Betablocker:
- Essenzielle Hypertonie
- Koronare Herzkrankheit (Angina pectoris, Myokardinfarkt)
- Herzinsuffizienz
- Tachykarde Herzrhythmusstörungen (s. 1.17)
- Hypertrophisch-obstruktive Kardiomyopathie
- Hyperthyreose (selektive β_1-Blocker, wie Atenolol, Metoprolol oder Bisoprolol, oder unselektive Betablocker, wie Propranolol)
- Essenzieller Tremor (vorzugsweise Propranolol)
- Migräne (Anfallsprophylaxe)
- Stresssituationen.

Kontraindikationen für Betablocker:
- AV-Block II° und III°
- Pathologische Bradykardie, z. B. Sinusknotensyndrom
- Schock
- Asthma bronchiale (nicht COPD!)
- Hypothyreose
- Raynaud-Syndrom.

1.52

Vitalitätsdiagnostik bei ischämischer Kardiomyopathie differenziert zwischen Narbe und reversiblem Funktionsverlust bei «hibernating myocardium» mit fehlender kontraktiler Funktion vitaler Myozyten.

Mögliche Nachweismethoden:
PET (Positronen-Emissionstomographie, bisher Goldstandard, Nachweis eines erhaltenen Zellmetabolismus)
MRT (Nachweis der Narbe als «late enhancement»)
Low-dose Dobutamin-Stressechokardiographie (Nachweis einer kurzfristigen kontraktilen Reserve unter geringer Katecholaminstimulation)
Thallium-Myokardszintigraphie (Nachweis der Zellintegrität).
Bedeutung: Die operative oder interventionelle Revaskularisation von ischämischem, kontraktionslosem, aber vitalem Myokard vermag die Kontraktion zu verbessern bzw. wiederherzu-

stellen, damit die Herzinsuffizienzsymptomatik zu verbessern, wahrscheinlich auch die Prognose (randomisierte Studien noch ausstehend).

1.53

Häufige Formen bradykarder Herzrhythmusstörungen:
- Sinusknotensyndrom: Sinusbradykardie, SA-Blockierungen
- AV-Block II° und III°
- Bradyarrhythmia absoluta (bei Vorhofflimmern, -flattern)
- Bigeminus mit Pulsdefizit, z. B. durch früh einfallende VES.

1.54

Symptome des hypovolämischen Schocks = «kalte, hypotone Tachykardie»:
- Tachykardie, weicher Puls, Hypotonie
- Kühle Akren, kalter Schweiß
- Blässe (insbesondere bei Blutungsschock)
- Leere Extremitätenvenen
- Urinausscheidung: < 30 ml pro Stunde
- Schwer krankes Aussehen des Patienten
- Verwirrtheit, später Bewusstlosigkeit.

1.55

Ätiologie von Herzrhythmusstörungen:
- Ischämisch (Koronarkrankheit, Koronarspasmus, Vaskulitis)
- Entzündlich (Myokarditis: viral, bakteriell, rheumatisch etc.)
- Toxisch (z. B. Digitalis, Urämietoxine)
- Metabolisch (z. B. Kalium, Kalzium, Azidose, Hypoxämie)
- Endokrin (z. B. Hyperthyreose, Katecholaminexzess)
- Mechanisch (z. B. Mitralstenose, Vorhofseptumdefekt, Herztrauma)
- Strukturell (z. B. Herzinsuffizienz, HOCM, ARVD)
- Elektrisch (z. B. Blitzschlag, Stromunfall, Schrittmacherdefekte)

- Akzessorische Leitungsbahnen (z. B. WPW-Syndrom)
- Abnorm verlängerte QT-Dauer (idiopathisch, erworben)
- Ionenkanaldefekte (z. B. Long-QT-Syndrome, Brugada-Syndrom).

1

1.56

Vier konkrete Fragen zur Therapieentscheidung bei Herzrhythmusstörungen:
1. Welche Herzrhythmusstörung liegt vor (EKG-Diagnose)?
2. Ist der Patient infolge der Herzrhythmusstörung (durch extreme Bradykardie oder Tachykardie) vital gefährdet (Schock, Kreislaufstillstand)? → Sofortmaßnahmen (einschl. Reanimation); ggf. noch vor EKG-Diagnose!
3. Welche Ursache ist am wahrscheinlichsten, insbesondere: kommen iatrogene Ursachen (z. B. eine Glykosidintoxikation) infrage?
4. Welche therapeutischen Maßnahmen ergeben sich aus 1 bis 3?
   - Anfallskoupierung (z. B. vagale Stimulation, i. v.-Gabe von Antiarrhythmika, Kardioversion)
   - Kausaltherapie (z. B. Ablation, Klappenersatz, Revaskularisation)
   - Anfallsprophylaxe (z. B. Betablocker, Amiodaron).

1.57

Prinzipielle Behandlungsmethoden bei Herzrhythmusstörungen:
- Vagusstimulierende Maßnahmen (z. B. Valsalva-Manöver)
- Antiarrhythmika (Klasse I bis IV) (s. 1.22)
- Stimulation der Frequenz (z. B. Orciprenalin, Schrittmacher)
- Elektrische Kardioversion oder Defibrillation (z. B. externer oder implantierbarer Defibrillator)
- Unterstützter Kreislauf (z. B. externe Herzdruckmassage)
- Interventionelle Methoden (z. B. Ablation einer akzessorischen Bahn)

- Operative Methoden (z. B. endokardiale Resektion, Herztransplantation).

1.58

Verdachtsdiagnose:
- AV-Knoten-Reentry-Tachykardie oder orthodrome AV-Reentry-Tachykardie, s. 1.39

Sofortmaßnahmen:
- Vagusstimulierende Maßnahmen (z. B. Valsalva-Manöver, Trinken eines Glases eiskalten Wassers, Karotisdruck, Druck auf die Augenbulbi) zur Bremsung der orthodromen AV-Überleitung
- Medikamentöse Alternativen: Verapamil (5 mg i. v., ggf. nach 10 min wiederholen), Betablocker (z. B. 5 mg Metoprolol i. v., ggf. nach 10 min wiederholen), Adenosin (6 bis 12 mg i. v. als Bolus), Ajmalin (50 mg i. v.), Propafenon (70 mg i. v.)
- *Cave:* bei WPW-Syndrom und Vorhofflimmern Ajmalin i. v. Mittel der Wahl (*kein* Verapamil wegen der Gefahr der *Leitungsbeschleunigung der akzessorischen Bahn*)
- Im kardiogenen Schock elektrische Kardioversion.

Anfallsprophylaxe:
- Bei seltenen Anfällen keine!
- Betablocker
- Bei «häufigen» Anfällen oder Beeinträchtigung der Alltags-Lebensqualität Radiofrequenzablation (unter Erhaltung der AV-Leitung)
- Abklärung und Kausaltherapie (z. B. Hyperthyreose).

1.59

Ursachen für den plötzlichen Herztod:

Koronare Herzkrankheit (ca. 70 % aller Fälle)
- Akuter Myokardinfarkt
- Koronare Herzkrankheit ohne/mit Angina, ohne/mit abgelaufenem Infarkt
- Nicht atherogene Koronarerkrankung (Dissektion, Arteriitis, Embolie)
- Koronarspasmus.

Nicht ischämische Herzerkrankungen
- Dilatative CMP
- Hypertrophe CMP
- Valvuläre Herzerkrankung
- Kongenitale Vitien
- Myokarditis
- Arrhythmogene rechtsventrikuläre Dysplasie
- Akute Perikardtamponade
- Myokardruptur
- Aortendissektion.

Fehlen einer strukturellen Herzerkrankung
- Long-QT-Syndrom (angeboren, erworben)
- Brugada-Syndrom
- Präexzitationssyndrome (plus Vorhofflimmern)
- Idiopathischer kompletter AV-Block (ohne Ersatzrhythmus)
- Idiopathisches Kammerflimmern.

Extrakardiale Ursachen
- Lungenembolie
- Intrakranielle Blutung
- Drogen, Medikamente.

Besonders gefährdete Kollektive mit hohem Risiko (Auswahl):
- Häufige VES (> 10/h) oder nicht anhaltende VT bei Post-Infarkt-Patienten
- Verminderte Auswurffraktion (< 30 bis 35 %) jeglicher Ursache
- Anhaltende (> 30 s) Kammertachykardie (z.B. bei KHK, dilatativer Kardiomyopathie)
- Nach erfolgreicher Reanimation bei Kreislaufstillstand
- Arrhythmien als Ursache von Synkopen
- Plötzlicher Herztod in der Familie bei HOCM, LQTS, Brugada.

1.60

Mögliche Ursachen einer Mitralinsuffizienz:
- Mitralklappenprolaps
- Koronare Herzkrankheit mit Papillarmuskelischämie
- Segelausriss (meist hinteres Mitralsegel) bei Prolaps (Ruptur der Chordae) oder (Seitenwand)Infarkt (Papillarmuskelnekrose)
- Endokarditis

- Relative Mitralinsuffizienz bei dilatativer CMP oder Myokardinsuffizienz jeder Genese
- Rheumatisch
- Mitralringkalk
- Lupus erythematodes.

1.61

Die AV-Überleitung wird durch folgende Pharmaka gehemmt:
- Digitalis
- Betablocker
- Verapamil (Isoptin®)
- Propafenon (Rytmonorm®)
- Flecainid (Tambocor®
- Ajmalin (Gilurytmal®)
- Amiodaron (Cordarex®)
- Sotalol
- Adenosin.

1.62

Indikationen zur medikamentösen antiarrhythmischen Therapie ventrikulärer Rhythmusstörungen:
- *Prognostisch*: Ein Nutzen ist nur gesichert für Betablocker nach Infarkt oder bei Herzinsuffizienz.
- *Symptomatisch*: potenzieller symptomatischer Nutzen kann durch Prognoseverschlechterung zunichte gemacht werden (daher: keine «Rhythmuskosmetik»: z.B. senken Klasse-I-Antiarrhythmika die Häufigkeit von VES im Langzeit-EKG (Holter), erhöhen aber die Letalität bei KHK)
- Besteht eine ICD-Indikation? Wenn ja, dient die antiarrhythmische Therapie nach ICD-Implantation der Frequenzsenkung von Kammertachykardien/Kammerflimmern, deren Beseitigung bei Auftreten durch den ICD gewährleistet wird. Unter ICD-Schutz können Antiarrhythmika und ggf. Kombinationen «gefahrloser» bzgl. ihrer individuellen Effektivität versucht werden und dann symptomverbessernd sein.
- Amiodaron kann nach Infarkt oder bei Herzinsuffizienz verwendet werden, ist progno-

1

seneutral, nicht -verbessernd (daher kein Ersatz für ICD!), nicht -verschlechternd (daher zur symptomatischen Therapie erlaubt) und senkt statistisch die Häufigkeit ventrikulärer Arrhythmien.

Kontraindikationen (Auswahl):
- Klasse-I-Antiarrhythmika sind verboten bei Koronarkrankheit, Herzinsuffizienz und Hypertrophie mit Myokarddicke > 14 mm.
- Sotalol (Klasse III) ist verboten bei Herzinsuffizienz. Sotalol führt darüber hinaus bei 2 bis 3 % aller Patienten zu potenziell tödlichen Spitzentorsaden, besitzt keine belegte bessere Wirksamkeit als «einfache» Betablocker und zeigt eine rasche Kumulation bei Niereninsuffizienz.
- Kalziumantagonisten (Klasse IV) sind bei ventrikulären Rhythmusstörungen ineffektiv (Ausnahme: repetitive monomorphe VT «Gallavardin», entstehend im RV-Ausflusstrakt, prognostisch benigne, aber häufig sehr symptomatisch, hier Betablocker, Verapamil oder Ablation).

Substanzkombinationen in der medikamentösen Langzeittherapie von ventrikulären Herzrhythmusstörungen sind *unüblich* und Einzelfallentscheidungen. *Cave: proarrhythmogene Effekte von Antiarrhythmika. Wichtigste Einzelsubstanzen sind Betablocker.*

Mögliche Kombinationen:
- Betablocker (II) und Amiodaron (III)
- Betablocker (II) und Propafenon oder Flecainid (jeweils IC)
- Betablocker (II) und Mexiletin (IB)
- Amiodaron (III) und Mexiletin (IB), ggf. und β-Blocker (üblicherweise unter ICD-Schutz)

Keine Kombination von Substanzen gleicher Klasse (z. B. Amiodaron + Sotalol).
Überprüfung des «Therapieerfolges» durch Holter-EKG oder programmierte Ventrikelstimulation bietet keine Sicherheit bzgl. Rezidivverhütung.

1.63

Verdachtsdiagnosen:
- Ventrikuläre Tachykardie
- Rhythmogener Schock
- Koronarkrankheit mit noch stabiler Angina pectoris gravis
- Herzinsuffizienz III bei ischämischer CMP.

Sofortmaßnahmen:
- Bei hier vorliegender, hämodynamisch instabiler Kammertachykardie (oder bei etabliertem Schock) elektrische Kardioversion
- Bei hämodynamisch stabiler Situation (z. B. RR 95/70, orientierter Patient etc): Lidocain 100 mg i. v. (Xylocain®), alternativ Ajmalin 50 mg i. v. (Gilurytmal®).

Weiterführende Diagnostik:
- Koronarangiographie
- Echokardiographie
- Holter-EKG.

Langzeittherapie: s. 1.46
- ICD-Implantation + Betablocker (ggf. + Amiodaron)
- Koronarrevaskularisation, soweit möglich (PCI oder Bypassoperation).

1.64

a) Sofortmaßnahmen:
- Venöser Zugang
- Stark wirksames Analgetikum (z. B. Morphiumhydrochlorid 3 bis 5 (bis 10) mg i. v.)
- Nitroglyzerin (Nitrolingual® rot 0,8 mg) 1 bis 2 Zerbeißkapseln
- Acetylsalicylsäure (ASS) 300 mg p. o. oder 500 mg i. v.
- Heparin 5000 IE als i. v.-Bolus
- Ggf. Sauerstoff (falls vorhanden).

b) Verdachtsdiagnosen: akuter Myokardinfarkt mit beginnendem Lungenödem, eher (noch) hypertensiv.
Sofortmaßnahmen:
- Sitzende Körperhaltung
- Furosemid 20 bis 40 mg i. v. (z. B. Lasix®)
- Nitroglyzerin wiederholen, da keine Hypotonie

- Morphin wiederholen
- Sauerstoffmaske.

c) Verdachtsdiagnose: pathologische Bradykardie. DD: Sinusbradykardie, AV-Block II° oder III°. Im EKG (Monitor) Nachweis einer Sinusbradykardie.

Sofortmaßnahme:
- Atropin 1,0 mg i. v.

d) Erstbefunde auf der Intensivstation: im EKG infarkttypische ST-Streckenhebung in V2 bis V5. Troponin und CK-MB noch nicht erhöht (Intervall Schmerzbeginn bis Aufnahme Intensivstation 2,5 h).

Soforttherapie:

Allgemein:
- Schmerztherapie (unter Berücksichtigung der Vordosis)
- Sauerstoff
- Nitrate (Perfusor)
- ASS (bereits verabreicht)
- Heparin (Bolus 5000 IE schon verabreicht, Perfusor, unter Berücksichtigung der Vordosis)
- Betablocker (bei fehlendem Schock, z. B. Metoprolol 5 mg i. v., im Verlauf p. o.).

Rasche Reperfusion
- Fibrinolyse oder, falls innerhalb von 60 min verfügbar, besser PCI (s. a. 1.23).

Begleittherapie
- ACE-Hemmer p. o., *nicht* i. v. (ab 1. oder 2. Tag unter RR-Kontrolle)
- Statin
- Therapie von Komplikationen: Herzrhythmusstörungen (bradykard, tachykard), akute Herzinsuffizienz und Lungenödem, Schock
- Therapie einer Hypertonie
- Therapie von Begleitkrankheiten (z. B. Infektionen).

Ergänzende Diagnostik und Monitoring:
- Echokardiographie
- Röntgen-Thorax
- Blutgasanalyse
- Kontinuierliches EKG-Monitoring
- Kontiunierliche Pulsoximetrie
- Kontinuierliche arterielle Blutdruckmessung

(A. radialis, nicht erforderlich bei unkompliziertem, hämodynamisch stabilem Infarkt)
- Hämodynamisches Monitoring mittels Pulmonaliskatheter oder PICCO-Katheter (nicht erforderlich bei unkompliziertem Infarkt)

1.65

Therapieentscheidung (s. auch 1.8, 1.10, 1.11, 1.34):
- Implantation eines elektrischen Defibrillators. Stattgehabte Synkope, hochgradig verminderte Auswurffraktion und kurze Kammertachykardien im Langzeit-EKG sind eine eindeutige ICD-Indikation. Die vorgeschaltete Durchführung einer elektrophysiologischen Untersuchung (EPU) ist nicht erforderlich, da auch bei fehlender Induzierbarkeit einer monoporphen, anhaltenden VT trotzdem eine eindeutige ICD-Indikation besteht (Möglichkeit der falsch negativen EPU) aufgrund der extrem hohen statistischen Gefährdung des Patienten, einen plötzlichen Herztod zu erleiden.
- Therapie der Herzinsuffizienz mit Betablocker, ACE-Hemmer und Spironolacton, zusätzlich Diuretikum. Klärung der Indikation zur Herztransplantation (gegeben z. B. bei folgender Konstellation trotz optimaler Pharmakotherapie: maximale Sauerstoffaufnahme unter 10 bis 14 ml/kg KG × min, bleibend sehr erhöhtes BNP (Brain Natriuretic Peptide), bleibende «instabile» Herzinsuffizienz mit rezidivierenden Dekompensationen (Ruhedyspnoe, NYHA IV).

1.66

Behandlungsplan:
- Hemmung der AV-Überleitung mit Betablocker, alternativ Verapamil oder Digitalis. Kombination Betablocker und Digitalis möglich und sinnvoll bei fehlender Frequenzkontrolle unter Monotherapie
- Antikoagulation
- Baldiger prothetischer Klappenersatz.

1.67

Instabile Angina (= neue Angina oder Ruheangina oder Verschlechterung einer bestehenden Angina nach Dauer, Intensität und Häufigkeit der Anfälle, negatives Troponin):
- Betablocker, Aspirin, Clopidogrel, Heparin, Nitrate
- Baldige (aber nicht notfallmäßige) Koronarangiographie und Revaskularisation (PCI = perkutane Koronarintervention, oder Bypassoperation).

Merke: Bei dynamischen ST-Senkungen im EKG, hämodynamischer Instabilität, Rhythmusinstabilität oder persistierendem/rezidivierendem Ruheschmerz wegen Hochrisikokonstellation zusätzlich Glykoprotein-IIb/IIIa-Antagonist und umgehende Koronarangiographie.

Nicht-ST-Hebungsinfarkt (= positives Troponin, keine ST-Hebungen im EKG):
- Betablocker, ASS, Clopidogrel, Glykoprotein-IIb/IIIa-Antagonist, Heparin, Nitrate, Sedativa, Analgetika
- Dringliche (innerhalb von 6 bis 48 h, bei fehlender Schmerzfreiheit oder Instabilität, s. o., sofort) Koronarangiographie und Revaskularisation (PCI oder Bypassoperation).

ST-Hebungsinfarkt:
- Betablocker (falls keine Hypotonie oder Schock), ASS, Clopidogrel, Heparin, Nitrate, Sedativa, Analgetika, ggf. Glykoprotein-IIb/IIIa-Antagonist (kann im Rahmen einer Sofortangiographie entschieden werden, wird nicht gegeben bei alleiniger, voll dosierter Lysetherapie)
- Sofortige Reperfusion mittels Thrombolyse oder Angiographie und PCI (bei Verfügbarkeit Sofort-PCI überlegenes Verfahren) bzw. Bypassoperation.

1.68

Herzrhythmusstörungen bei WPW-Syndrom:
- (Häufig) orthodrome Tachykardie (regelmäßige Tachykardie mit schmalem QRS-Komplex, antegrader AV-Überleitung via AV-Kno-

ten, retrograder Überleitung vom Ventrikel zum Vorhof via akzessorische Leitungsbahn)
- (Selten) antidrome Tachykardie (regelmäßige Tachykardie mit breitem QRS-Komplex, antegrade Leitung vom Vorhof zur Kammer via akzessorischer Leitungsbahn, retrograde Leitung via AV-Knoten)
- Vorhofflimmern mit schneller Überleitung via akzessorischer Leitungsbahn auf die Kammer (bei kurzer Refraktärzeit der akzessorischen Bahn potenziell tödlich bei ungebremster Überleitung eines Vorhofflimmerns auf den Ventrikel mit Induktion von Kammerflimmern).

Akuttherapie einer orthodromen (schmalkomplexigen) Tachykardie (mögliche Alternativen):
- Verapamil 5 mg i. v., ggf. wiederholt
- Adenosin 6 bis 12 mg i. v.
- Betablocker, z. B. Metoprolol 5 mg i. v.
- Ajmalin 50 mg i. v. (Gilurytmal®)
- Propafenon 70 mg i. v. (Rytmonorm®)
- Amiodaron 150 bis 300 mg i. v. (Cordarex®).

Akuttherapie einer antidromen (breitkomplexigen) Tachykardie oder eines Vorhofflimmerns mit Präexzitation (mögliche Alternativen):
- Ajmalin 50 mg i. v. (Gilurytmal®)
- Propafenon 70 mg i. v. (Rytmonorm®)
- Amiodaron 150 bis 300 mg i. v. (Cordarex®)
- Kontraindiziert sind Verapamil (Isoptin®), Betablocker, Herzglykoside, Klasse-IB-Antiarrhythmika (z. B. Lidocain).

Anfallsprophylaxe:
Therapie der Wahl ist die Ablation. Falls alternativ medikamentöse Therapie (mögliche Alternativen):
- Propafenon (IC), bei seltenen Tachykardien auch als hohe Einmaldosis von 600 mg p. o. möglich
- Flecainid (IC)
- Amiodaron (III)
- (Disopyramid, IA)
- Kontraindiziert sind Betablocker (!), Verapamil, Herzglykoside.

Indikationen zur Ablation akzessorischer Leitungsbahnen:
- (Rezidivierende) Tachykardien

- Hochfrequente Tachykardien mit Schockgefährdung
- Nachweis mehrerer akzessorischer Leitungsbahnen
- Unwirksame oder nicht gewünschte medikamentöse Therapie
- Vor geplanter Schwangerschaft
- Wegen beruflicher Gefährdung (z. B. Pilot, Busfahrer, Hochleistungssportler)
- Bei zusätzlichem, intermittierendem Vorhofflimmern (Gefahr der ungebremsten Überleitung via akzessorische Bahn mit konsekutivem Kammerflimmern)
- Inzwischen überwiegend auch bei asymptomatischem Patient empfohlen (d. h. Zufallsbefund einer Deltawelle im EKG, noch keine Tachykardien. Grund: 80 % werden innerhalb von sechs Jahren symptomatisch, die Konstellation von Vorhofflimmern, das mit zunehmendem Lebensalter statistisch häufiger wird, plus akzessorische Bahn kann tödlich sein).

1.69

Diagnosen:
- Pathologische (symptomatische) Bradykardie
- Sinusknotensyndrom (syn.: Sick-sinus-Syndrom, Bradykardie-Tachykardie-Syndrom)
- Intermittierendes Vorhofflimmern.

Therapeutisches Vorgehen:
- Absetzen bradykardisierender Pharmaka
- *Zuerst* Beseitigung der bradykarden Phasen durch Implantation eines Herzschrittmachers (DDI-Typ)
- *Dann* pharmakologische Stabilisierung eines regelmäßigen Vorhofrhythmus (Sinusrhythmus oder atriale Schrittmacherstimulation), Unterdrückung des Vorhofflimmerns und Hemmung einer schnellen Überleitung im Falle eines Vorhofflimmer-Rezidivs. Geeignete Pharmaka sind Betablocker. Falls ineffektiv und bei Fehlen einer koronaren Herzkrankheit oder einer Herzinsuffizienz Klasse-Ic-Antiarrhythmika (z. B. Propafenon, Flecainid) in Kombination mit zumindest niedrig dosiertem Betablocker. Bei einer strukturellen Herzkrankheit Amiodaron.

- Im hier geschilderten Fall nach Schrittmacherimplantation Betablocker, bei fehlender Effizienz Amiodaron nach Ausschluss von Kontraindikationen.

1.70

Verdachtsdiagnosen:
- Digitalisintoxikation (Normaldosierung bei Niereninsuffizienz → Überdosierung)
- Ventrikuläre Extrasystolie und Bradykardie (digitalogen)
- Niereninsuffizienz unbekannter Ätiologie
- Hypokaliämie (Überdosierung und falsche Anwendung von Furosemid ohne gleichzeitige orale Kaliumsubstitution)
- Verdacht auf Hypovolämie (nach Diuretikaüberdosierung).

Therapeutisches Vorgehen:
- Absetzen des Herzglykosids
- Absetzen des kaliumverlierenden Diuretikums Furosemid
- Orale (ggf. intravenöse) Kaliumsubstitution
- Vorsichtige Volumensubstitution
- Nur bei bedrohlichen Arrhythmien, wie atrialer Tachykardie, komplettem AV-Block oder VES-Salven mit hämodynamischer Instabilität, Digitalisantitoxin (FAB-Antikörper-Fragmente: Digitalis-Antidot BM®, 80 mg i. v. binden 1 mg Digoxin/Digitoxin)
- Elektive Klappenoperation bei symptomatischem kombiniertem Mitralvitium.

Diagnosesicherung:
- Bestimmung von: Serumdigoxinkonzentration, Kalium, Kreatinin.

Optimalerer Therapieplan:
- Ein symptomatisches Mitralvitium gehört operiert, OP-Zeitpunkt wurde bei Symptomen seit Jahren unnötig verzögert.
- Betablocker zur Frequenzsenkung sinnvoller (hemmen auch belastungsinduzierte Tachyarrhythmie) und weniger nebenwirkungsträchtig als Herzglykoside
- Niedrig dosierte, tägliche Diuretikagabe (z. B. Hydrochlorothiazid 12,5 mg/d)
- Lebenslange Antikoagulation (hatte die Patientin bereits).

1.71

1. Atriale Tachykardie
2. AV-nodale Reentry-Tachykardie (AVNRT)
3. Orthodrome AV-Reentry-Tachykardie bei Präexzitationssyndrom (AVRT)
4. V. a. akzessorische Leitungsbahn bei Präexzitationssyndrom (allerdings nicht spezifisch, kann bei jeder hochfrequenten supraventrikulären Tachykardie auftreten).

1.72

Maßnahmen der Erstversorgung in der Inneren Medizin:
- Beseitigung von akut bedrohlichen Störungen von Kreislauf (z. B. Hypovolämie), Herz (z. B. bedrohliche Tachykardie), Atmung (z. B. Atemstillstand), Stoffwechsel (z. B. Hypoglykämie), Urogenitalsystem (z. B. akuter Harnverhalt) oder Gehirn (z. B. Krampfanfall)
- Lagerung (z. B. beim Lungenödem)
- Schmerzstillung (z. B. akuter Myokardinfarkt)
- Sedierung (z. B. bei Erregungszuständen)
- Beitrag zur Kausaltherapie (z. B. beim anaphylaktischen Schock, Entgiftung)
- Prophylaxe von drohenden Vitalstörungen (z. B. durch Absetzen eines Medikamentes, durch Punktion eines Perikard- oder Pleuraergusses).

Allgemeine Hinweise:
- Prüfung der Vitalparameter Blutdruck, Herzfrequenz, Atemfrequenz, Bewusstseinslage, Körpertemperatur
- Frühzeitiges Legen eines venösen Zuganges
- Keine i. m. Injektionen bei Akutpatienten
- Keine äußere Kälte- oder Wärmeanwendung
- Obligate Volumenzufuhr beim Schock nicht kardialer Genese.

1.73

Indikationen zur orthotopen Herztransplantation:
«Instabile» Herzinsuffizienz NYHA IV ohne Stabilisierungsmöglichkeit

Stabile NYHA-III-Herzinsuffizienz mit einer Prognoseprädiktion, welche die HTX prognostisch günstiger erscheinen lässt als die Prognose der fortbestehenden Herzinsuffizienz. Dies ist anzunehmen z. B. bei
- maximaler Sauerstoffaufnahme < 10 bis 14 ml/kg KG × min
- bleibend stark erhöhtem BNP (Brain Natriuretic Peptide)
- rezidivierenden Dekompensationen trotz optimaler Pharmakotherapie
- High-risk- oder zumindest Medium-risk-Eingruppierung im «Heart Failure Survival Score» nach Aaronson und Mancini (Score-Bildung aus 7 bzw. 8 Parametern: maximale Sauerstoffaufnahme, Auswurffraktion, Blockbild, Serumnatrium, Herzfrequenz, mittlerer Blutdruck, Vorliegen einer Koronarkrankheit, evtl. Pulmonalkapillardruck)

Merke: Eine höhergradig eingeschränkte Auswurffraktion ist per se keine HTX-Indikation.

Methoden zum Erkennen einer drohenden Abstoßungsreaktion:
- Endomyokardbiopsie (gilt als Goldstandard)
- Echokardiographie inkl. Dopplerechokardiographie u. Tissue-Doppler-Echokardiographie
- Intramyokardiale Elektrographie (IMEG)
- Zytoimmunologische Methoden (in der Frühphase)
- Szintigraphische Methoden
- Unzuverlässig: klinische Zeichen, wie Blutdruck, Herzfrequenz, Körpergewicht, Körpertemperatur;
- Myokardmarker (Troponin), EKG.

Frühsterblichkeit (30 Tage): < 10 %
Überleben nach 1 Jahr: 85 bis 95 %
Überleben nach 5 Jahren: 70 bis 80 %

Zur Langzeitimmunsuppression sind verschiedene Schemata möglich, z. B.:
- Ciclosporin A + Azathioprin + Prednisolon (passager) oder
- Ciclosporin A + Mycophenolatmofetil + Prednisolon (passager) oder
- Tacrolimus + Mycophenolatmofetil + Prednisolon (passager)
- Tacrolimus + Azathioprin + Prednisolon (passager).

Langzeitrisiken:
- V. a. im ersten Jahr: Infektionen und Abstoßung
- V. a. ab dem zweiten Jahr: Transplantatvaskulopathie und Neoplasien
- Nicht lebensbedrohliche Komplikationen: transplantationsassoziierte Hypertonie, Hyperlipidämie, Niereninsuffizienz, Osteoporose.

1.74

Definition der hypertensiven Krise:

Massive Blutdruckerhöhung (üblicherweise > 220/120 mmHg) mit klinischen Symptomen wie
- Ruhedyspnoe (bis Lungenödem)
- Angina pectoris (bis Infarkt)
- Enzephalopathie (Kopfschmerzen, Brechreiz, Vigilanzminderung, neurologische Herdsymptome)
- Thorakalem Zerreißschmerz durch Aortendissektion.

Ein hypertensiver Notfall erfordert eine *sofortige* Blutdrucksenkung innerhalb von wenigen Minuten bis max. 30 min, um eine lebensbedrohliche Komplikation (z. B. Lungenödem, hypertensive Enzephalopathie) zu beheben oder zu verhindern. Zu starke Senkung vermeiden: Völlige Beseitigung der Symptomatik reicht üblicherweise zunächst aus (meist um 160/100 mm Hg erreicht). Ausnahmen, wie Aortendissektion oder Lungenödem bei vorbestehender Herzinsuffizienz können jedoch eine deutlich stärkere Absenkung erfordern.

Stufentherapie:
Zunächst peroral bei geringer Symptomatik (mögliche Alternativen):
- Nitroglyzerin 0,8 bis 1,6 mg s. l.
- Nitrendipin-Phiole 5 mg s. l.
- Enalapril 2,5 bis 5 mg p. o.

Bei unzureichender Wirkung oder deutlicher Symptomatik i. v. Injektion, ggf. wiederholt (mögliche Alternativen):
- Urapidil (Ebrantil®) 12,5 bis 25 bis 50 mg *langsam* über Minuten i. v.

- Clonidin (Catapresan®) 75 bis 150 µg *langsam* über Minuten i. v.
- Dihydralazin (Nepresol®) 6,25 bis 12,5 mg *langsam* über Minuten i. v.
- Diazoxid (Hypertonalum®) 75 bis 150 mg als *Bolus* i. v.
- Additiv (bei Lungenödem obligat): Furosemid 20 bis 40 mg i. v.

Nach Aufnahme auf Intensivstation Dauerinfusion über Perfusor (mögliche Alternativen):
- Urapidil 3 bis 24 mg/h
- Nitroglyzerin 1 bis 6 mg/h
- Nifedipin 1 bis 6 mg/h
- Nitroprussid-Na: Anfangsdosis 0,2 µg/kg KG/min, steigern alle 5 min nach Effekt.

1.75

Verdachtsdiagnose:
- Mikrovaskuläre Angina (Small Vessel Disease) bei arterieller Hypertonie und Myokardhypertrophie.

Diagnosesicherung:
- Durch Bestimmung der Koronarflussreserve, z. B. mit intrakoronarer Dopplerflussmessung
- Durch Ausschluss anderer Ursachen.

Differenzialdiagnose (s. a. 1.86):
- Primäre mikrovaskuläre Angina («Syndrom X»): viele unterschiedliche Formen beschrieben (z. B. primäre mikrovaskuläre endotheliale Dysfunktion)
- Entzündliche Gefäßprozesse mit Koronarbeteiligung (z. B. bei Sklerodermie)
- Diabetische Mikroangiopathie
- Vasospastische Angina: typischerweise Beschwerden in Ruhe. Spricht besser auf Nitroglyzerin an. Lässt sich als DD nachweisen oder ausschließen mittels Acetylcholin- oder Ergonovin-Test (angiographischer Nachweis von Koronarspasmen unter intrakoronarer bzw. i. v. Gabe dieser Substanzen).

Therapiemaßnahmen:
- Behandlung der arteriellen Hypertonie.

1

1.76

Einteilung der chronischen arteriellen Hypotonie:

Nicht autonom-nervale orthostatische Hypotonie:
- Sympathikotone orthostatische Hypotonie
- Medikamentös (z. B. Antihypertensiva, Tranquilizer) oder Drogen (z. B. Alkohol)
- Volumenmangel (z. B. nach Diuretika, Laxanzien, Polyurie)
- Kardiogen (z. B. Tachyarrhythmie, Herzinsuffizienz)
- Venöses Pooling (z. B. Varikosis, Schwangerschaft, Immobilisierung)
- Zirkulierende endogene Vasodilatatoren (z. B. Bradykinin, Histamin)
- Endokrine Ursachen (z. B. NNR-Insuffizienz, HVL-Insuffizienz).

Autonom-nervale orthostatische Hypotonie:
- Primäre autonome Insuffizienzen (isolierte autonome Dysfunktion mit Hypotonie, Anhidrose, Blasenentleerungsstörung, Impotenz = Bradbury-Egglestone-Syndrom; autonome Dysfunktion als Teilaspekt einer Multisystematrophie = Shy-Drager-Syndrom, hier zusätzlich zerebelläre, kortikobulbäre, kortikospinale und Basalganglien-Symptome)
- Sekundäre autonome Insuffizienzen (z. B. zentral: idiopathisches Parkinson-Syndrom, peripher: Diabetes mellitus, Urämie, Amyloidose).

1.77

Stadieneinteilung der peripheren arteriellen Verschlusskrankheit (pAVK) nach Fontaine:
- I   keine Beschwerden
- II   Claudicatio intermittens
  IIa Gehstrecke ohne Schmerzen > 200 m
  IIb Gehstrecke ohne Schmerzen < 200 m
- III   Ruheschmerz
- IV   Nekrose

Klinischer Nachweis und Stenoselokalisation:
- Pulsstatus bds.: A. femoralis, A poplitea, A. tibialis posterior, A. dorsalis pedis. Auskultation: Abdomen, Beckenstrombahn, Oberschenkelinnenseite

- Nachweis mittels Knöchel-Arm-Index (systolischer RR A. tibialis/A. brachialis):
  - > 1,3 = V. a. nicht komprimierbare, diffus kalzifizierte periphere Arterien, z. B. bei Mönckeberg-Mediasklerose
  - 0,91 bis 1,3 = normal. Bei klinischer Claudicatio intermittens: Ergometrie. Falls Index-Abfall > 20 %: pAVK vorhanden
  - < 0,9 = pAVK klinisch gesichert
  - < 0,4 = ausgeprägte Ischämie
- Schmerzlokalisation:
  - Gesäß/Hüfte/Oberschenkel → Stenoselokalisation: Aorta, A. iliaca (Beckentyp)
  - Wade → Stenoselokalisation: A. femoralis, A. poplitea (Oberschenkeltyp)
  - Fußsohle, Zehen → Stenoselokalisation: Unterschenkelarterien (peripherer Typ).

Therapieprinzipien bei chronischer arterieller Verschlusskrankheit:
- Verbesserung der Kollateraldurchblutung (z. B. aktives Gehtraining)
- Kausaltherapie und Prophylaxe der Atherosklerose (Beseitigung/Beeinflussung der Risikofaktoren, Thrombozytenaggregationshemmung etc.)
- Lumenerweiternde Eingriffe: Ballondilatation (PTA), Gefäßwandstütze (Stent)
- Gefäßchirurgische Eingriffe (z. B. aortoiliakale oder femoropopliteale Bypassanlage, Thrombendarteriektomie)
- Vasodilatation (z. B. Sympathektomie, vasodilatierende Medikamente, wie Prostaglandinderivate i. v.)
- Verbesserung der O_2-Transportkapazität (z. B. Beseitigung einer Anämie)
- Verminderung der Blutviskosität (rheologische Maßnahmen, z. B. Hydroxyethylstärke oder Pentoxifyllin, umstrittene Wirksamkeit)
- Amputation.

Therapiewahl:
- Bei pAVK I–IIa konservative Therapie (Gehtraining, ASS + Risikofaktoreinstellung)
- Ab pAVK IIb und/oder Alltagseinschränkung: Lokalisationsdiagnostik (mittels Duplexsonographie, CT- oder MRT-Angiographie oder konventioneller Angiographie) und Diskussion einer interventionellen oder operativen Therapie, oder insbesondere bei diffuser und

distal betonter Stenosierung passager i. v.-Gabe von Vasodilatanzien. Zusätzlich immer o. g. konservative Therapie.

1.78

Ursachen eines pathologischen Extremitätenödems:

An oberer Extremität einseitig:
- Nach Mammaoperationen mit axillärer Lymphadenektomie (Lymphödem)
- Paget-von-Schroetter-Syndrom (Phlebödem bei Subclaviathrombose, z. B. infolge Gefäßkompression zwischen Clavicula und 1. Rippe).

An oberen Extremitäten beidseitig inkl. Hals und Kopf:
- Vena-cava-superior-Syndrom (z. B. bei Mediastinaltumoren).

An unterer Extremität einseitig:
- Akute tiefe Beinvenenthrombose
- Postthrombotisches Syndrom.

An unteren Extremitäten beidseitig:
- (Rechts-)Herzinsuffizienz
- Hypalbuminämische Ödeme (verminderte Bildung bei Leberinsuffizienz, vermehrte Ausscheidung bei nephrotischem Syndrom oder exsudativer Enteropathie)
- Ödeme bei venöser Insuffizienz
- Postthrombotisches Syndrom
- Vena-cava-inferior-Syndrom (z. B. Tumoren)
- Lymphödeme.

Merke: Ödem = pathologische Flüssigkeitseinlagerung im Interstitium. Mit dem Finger eindrückbar mit Dellenbildung. An Extremitäten unterscheide Phlebödem (infolge venösen Staus oder Thrombose, einhergehend mit livider Hautverfärbung und verstärkter Venenzeichnung) und Lymphödem (primäres L. idiopathisch oder familiär, sekundäres L).

Sonderformen:
- Myxödem bei Hypothyreose: *generalisiertes* Ödem durch subkutane interzelluläre Einlagerung von Mukopolysacchariden
- Prätibiales Myxödem bei Basedow-Hyperthyreose.

1.79

Sofortmaßnahmen bei akutem Lungenödem:
- Maßnahmen, welche die Blutfüllung der Lunge verringern: aufrechte Körperhaltung, gefäßerweiternde Pharmaka (z. B. Nitroglycerin 0,8 bis 1,6 mg sublingual, 1 bis 6 mg/h i. v.), rasch wirksames Diuretikum (z. B. Furosemid 40 bis 80 mg i. v. = Lasix®), ggf. maschinelle Hämofiltration
- Beseitigung der arteriellen Hypoxämie: Sauerstoffzufuhr per Nasensonde bzw. -maske, Überdruckatmung (CPAP oder BiPAP), ggf. Intubation und künstliche Beatmung (inkl. PEEP)
- Symptomatische Linderung der Dyspnoe mittels Morphin (3 bis 10 mg i. v.)
- Kausaltherapie: Herzinsuffizienz, Hypertonie, Tachykardie, Überwässerung.

1.80

Differenzialdiagnose des Symptoms «Thoraxschmerz»:

Trias mit vitaler Bedrohung:
- Akuter Myokardinfarkt
- Aortendissektion (mit oder ohne Aneurysma)
- Lungenembolie.

Üblicherweise ohne akute vitale Bedrohung
- Stabile Angina pectoris
- Perikarditis
- Aortenstenose
- Pleuritis
- Spontanpneumothorax (falls Spannungspneumothorax: vitale Bedrohung!)
- Radikuläre Schmerzen
- Rippenfrakturen
- Herpes zoster
- Tietze-Syndrom
- Mediastinalprozesse.
- Ösophagusspasmen
- Hiatushernie
- Refluxösophagitis
- Ösophagusruptur (Rarität, = Boerhaave-Syndrom, vitale Bedrohung!)
- Gallenkolik
- Akute Pankreatitis.

1

Merke: Thoraxschmerzen müssen anamnestisch differenziert werden nach:

- *Lokalisation und Ausstrahlung (z. B. retrosternal mit Ausstrahlung in den linken Arm)*
- *Charakter (dumpf-drückend eher kardial, spitzstechend eher pleuritisch)*
- *Atem- oder Bewegungsabhängigkeit*
- *Stärke (Skala 1 = minimal bis 10 = unerträglich, maximal)*
- *Dauer*
- *Auslöser (z. B. körperliche Anstrengung, postprandial)*
- *Begleitsymptomen (insbesondere Zeichen vitaler Bedrohung: Zyanose, Hypotonie/Schock, massive Dyspnoe, Kaltschweißigkeit, Angst).*

1.81

Mögliche Komplikationen bei und in der Frühphase nach akutem Myokardinfarkt:

- Herzrhythmusstörungen: Kammerflimmern mit plötzlichem Herztod = häufigste prähospitale Todesursache bei Myokardinfarkt, Kammertachykardie, AV-Block II° oder III°, Vorhofflimmern
- Akute Linksherzinsuffizienz: Lungenödem, Schock bei 5 bis 8 % aller Myokardinfarkte
- Septumperforation: akuter Ventrikelseptumdefekt
- Papillarmuskeldysfunktion bzw. -abriss bei Nekrose: akute Mitralinsuffizienz
- Herzwandruptur mit meist tödlicher akuter Perikardtamponade
- Thromboembolie: arteriell zerebral oder peripher durch wandständige intraventrikuläre Thromben im akinetischen Infarktareal, venös infolge Beinvenenthrombose bei Immobilisation
- Perikarditis (ggf. mit Hämoperikard und Tamponade)
- Herzwandaneurysma
- Postmyokardinfarktsyndrom («Dressler-Syndrom» = Autoimmunphänomen).

1.82

Anatomische Ursachen von angeborenen Herz- und Gefäßanomalien:

- Fehlanlage von Herzhöhlen (z. B. Double-outlet-single-ventricle, Cor triatriatum)
- Fehlanlage von Herzklappen (z. B. Ebstein-Anomalie, Trikuspidalatresie)
- Fehlanlage von Gefäßen (z. B. Truncus arteriosus, koronare a.v.-Fistel)
- Lageanomalien von Gefäßen (z. B. Transposition der großen Gefäße)
- Ursprungsanomalien von Gefäßen (z. B. Bland-White-Garland-Syndrom)
- Fehlender physiologischer Verschluss postnatal (z. B. persistierender Ductus Botalli)
- Scheidewanddefekte auf Vorhofebene (z. B. Ostium-secundum-Defekt)
- Scheidewanddefekte auf Ventrikelebene (z. B. Ventrikelseptumdefekt)
- Scheidewanddefekte auf Gefäßebene (z. B. Aorto-pulmonales Fenster)
- Endokardkissendefekte (z. B. Ostium-primum-Defekt)
- Gefäßstenosen (z. B. Aortenisthmusstenose)
- Klappenstenosen (z. B. valvuläre Aortenstenose)
- Stenosen in der ventrikulären Ausflussbahn (z. B. infundibuläre Pulmonalstenose)
- Klappeninsuffizienz (z. B. Mitralinsuffizienz).

1.83

Beispiele für *azyanotische* Formen angeborener Herz- und Gefäßanomalien mit Kurzschlussverbindungen:

- Vorhofseptumdefekte
- Isolierte Ventrikelseptumdefekte
- Persistierender Ductus arteriosus Botalli
- Aorto-pulmonales Fenster
- Partielle Lungenvenentransposition
- Ebstein-Syndrom (leichtere Grade).

Beispiele für *zyanotische* Formen:

- Eisenmenger-Reaktion (*Entwicklung* einer pulmonalen Hypertonie mit konsekutiver Shuntumkehr) nach einem der oben genannten Rezirkulationsvitien

1

- Fallot-Tetralogie
- Fallot-Pentalogie
- Eisenmenger-Komplex (VSD und *angeborene* pulmonale Hypertonie)
- Pulmonalatresie (Pseudotruncus arteriosus)
- Truncus arteriosus communis
- Trikuspidalatresie mit zusätzlichen Anomalien
- Ebstein-Syndrom (schwerere Grade)
- Transposition der großen Gefäße mit zusätzlichen Anomalien.

1.84

Endokarditiden nativer und prothetischer Herzklappen haben mit einer Letalität von 10 bis 50 % nach wie vor eine ernste Prognose. Abhängig vom ursächlichen Erreger erfordert eine Nativklappen-Endokarditis in der Akutphase in ca. 30 % einen prothetischen Klappenersatz, eine Prothesenendokarditis nahezu ausnahmslos eine Reoperation. Daher ist bei Eingriffen, die mit Bakteriämien verbunden sind, eine Prophylaxe unabdingbar (und wird leider häufig ignoriert oder vergessen!). Nach ESC-Guidelines 2004:

Folgende Herzfehler disponieren u. a. zu einer bakteriellen Endokarditis (* = hohes Risiko):
- Z. n. Klappenersatz*
- Z. n. infektiöser Endokarditis*
- Kongenitale zyanotische Vitien*
- Z. n. Conduitimplantationen*
- Kongenitale, nicht zyanotische Vitien (Ausnahme: Vorhofseptumdefekt vom Sekundumtyp)
- Erworbene Herzklappenfehler
- Mitralklappenprolaps mit Mitralinsuffizienz *oder* ausgeprägter myxoider Klappenveränderung
- Hypertrophe, obstruktive CMP.

Die Unterscheidung in hohes Risiko und niedriges Risiko entscheidet über das Ausmaß der Prophylaxe, s. u.

Folgende diagnostischen und therapeutischen Eingriffe erfordern aufgrund der nachgewiesenen Bakteriämieinzidenz eine obligate Endokarditisprophylaxe:

- Zahnärztliche Eingriffe: Zahnsteinentfernung und praktisch alle anderen zahnärztlichen Eingriffe. Ausnahme: sicher kein Auftreten einer gingivalen oder mukosalen Läsion
- Tonsillektomie
- Starre Bronchoskopie
- Biopsien im Oropharynx- und Bronchialbereich
- Zystoskopie oder Blasenkatheterisierung bei Harnwegsinfekt
- Ösophaguseingriffe: Dilatationen, Sklerotherapie etc.
- ERCP, Papillotomie
- Prostatabiopsie
- Urologische oder gynäkologische Operationen in (potenziell) infizierten Lokalisationen

Endokarditisprophylaxe fakultativ (!):
- Koloskopie (inkl. Polypektomie)
- Abdominalchirurgie.

Keine Endokarditisprophylaxe erforderlich (im Regelfall):
- Endotracheale Intubation
- Flexible Bronchoskopie
- Gastroduodenoskopie ohne oder mit Biopsieentnahme (!)
- Transösophageale Echokardiographie.

Rangfolge des Bakteriämierisikos:
- Sehr hoch bei dentalen und oralen Eingriffen
- Mäßig hoch bei urogenitalen Untersuchungen/Eingriffen
- Gering bei gastrointestinalen Untersuchungen/Eingriffen.

Als Antibiotika werden prä- und perioperativ zur Endokarditisprophylaxe empfohlen (ESC 2004):

Zahneingriffe, Oropharynx, Respirationstrakt:
- Amoxicillin 2 g p. o. 1 h vor dem Eingriff (bei Unfähigkeit der oralen Aufnahme: 2 g Amoxicillin oder 2 g Ampicillin i. v. 30 bis 60 min vor dem Eingriff)
- Bei Penicillinallergie: Clindamycin 600 mg oder Clarithromycin oder Azithromycin 500 mg p. o. 1 h vor dem Eingriff

Merke: Keine unterschiedlichen Empfehlungen bei normalem oder hohem Risiko.

Urogenital- und Gastrointestinaltrakt:
- *Hochrisikogruppe:* Amoxicillin oder Ampicillin 2 g i. v. + Gentamicin 1,5 mg/kg i. v. 30 bis 60 min vor dem Eingriff, 6 h nach dem Eingriff Amoxicillin oder Ampicillin 1 g p. o. Bei Penicillinallergie Vancomycin 1 g i. v. über 1 bis 2 h + Gentamicin 1,5 mg/kg i. v.
- *Niedrigrisikogruppe:* Amoxicillin oder Ampicillin 2 g i. v. 30 bis 60 min vor dem Eingriff *oder* Amoxicillin 2 g p. o. 1 h vor dem Eingriff. Bei Penicillinallergie Vancomycin 1 g i. v. über 1 bis 2 h.

1.85

Verdachtsdiagnosen:
- Akute exsudative Perikarditis (mutmaßlich viraler Genese)
- Beginnende Perikardtamponade (gestaute Halsvenen, Pulsus paradoxus).

Weitere diagnostische Untersuchungen:
Echokardiographie: Nachweis eines großen zirkulären Ergusses mit «swinging heart», Kompression des re. Ventrikels mit leichter Zunahme des Cavums bei Inspiration und gleichzeitiger Größenabnahme des li. Ventrikels (klinisches Korrelat: Pulsus paradoxus mit inspiratorischem Absinken des arteriellen Drucks).

Therapie:
- Punktion des Perikards und Drainage des Ergusses
- Antiphlogistika, ggf. Kortikosteroide.

1.86

Differenzialdiagnose der Koronarinsuffizienz an Hand typischer Befundkonstellationen:
1 = gesunde Personen
2 = nicht stenosierende Koronaratherosklerose, klinisch asymptomatisch
3 = klinisch manifeste Koronarkrankheit; falsch negatives Belastungs-EKG
4 = Vollbild der koronaren Herzkrankheit
5 = Falsch positives Belastungs-EKG
6 = Koronarkrankheit ohne typische Angina pectoris; sog. stumme Myokardischämie (häufig bei Diabetikern)

7 = Mikrovaskuläre Angina («small vessel disease», Syndrom X) mit angiographisch nicht erfassbaren funktionellen (z. B. primäre mikrovaskuläre Endotheldysfunktion) und/oder strukturellen (z. B. diabetische oder hypertensive Mikroangiopathie) Veränderungen oder ausgeprägte Herzhypertrophie (Hochdruckherz mit relativer Koronarinsuffizienz) oder schwere Anämie bzw. Hb-Anomalien
8 = Koronarspasmen oder nicht-koronare Herz- bzw. Thoraxbeschwerden (Pseudoangina).

1.87

Indikationen für die primärpräventive Anwendung von Antikoagulanzien (Heparin, Dicumarol) unter Beachtung der Kontraindikationen:
- Instabile Angina pectoris
- Akuter Myokardinfarkt
- Vorhofflimmern und -flattern bei Markern eines erhöhten Embolierisikos (s. 1.19)
- Während (Ausnahme Streptokinase) und nach einer Thrombolyse
- Prothetischer Klappenersatz (mechanische Herzklappen)
- Pulmonalarterielle Hypertonie
- Perioperativ (Low-dose-Heparin)
- Ischämischer Hirninfarkt (Low-dose-Heparin zur Thromboseprophylaxe).

Sekundärprävention:
- Z. n. Bein- oder Beckenvenenthrombose
- Z. n. systemischer kardiogener Embolie
- Z. n. Lungenembolie
- Chronische thrombembolische pulmonalarterielle Hypertonie.

Kontraindikationen für Antikoagulanzien (Heparin, Dicumarol) sind u. a.:
- Arterielle Hypertonie (bei unzureichender Therapieeinstellung)
- Gastrointestinale Blutungen
- Hämorrhagische Diathesen
- Hirntumoren, nach Hirntrauma
- Akuter zerebraler Insult (Ausnahme: ischämischer Hirninfarkt Low-dose-Heparin)
- Arterielle Aneurysmen
- Retinopathie mit Fundusblutungen

- Schwere Leberinsuffizienz
- Nephrolithiasis
- Bakterielle Endokarditis (Ausnahme: Endokarditis einer mechanischen Klappenprothese)
- Gravidität und Stillzeit (Heparin erlaubt)
- Chronischer Alkoholabusus
- Mangelhafte Compliance des Patienten.

1.88

Verdachtsdiagnosen:
- Spontanabgang eines rechtsseitigen Harnleitersteins
- Hochgradiger V. a. Phäochromozytom der linken Nebenniere, Fehldiagnose eines Pankreas-assoziierten Tumors
- Katecholaminexzess während der Tumormobilisation mit hypertensiver Krise, Ausbildung einer durch einen «Katecholaminsturm» vermittelten akuten Kardiomyopathie («apical ballooning» oder «Takotsubo»-CMP)
- Kardiogener Schock.

Diagnosesicherung
- Phäochromozytom: Katecholaminausscheidung im Urin, Lokalisationsdiagnostik mittels CT oder ^{123}I-MIBG-Szintigraphie. Ca. 10 % sind extraadrenal lokalisiert (diese immer familiär), ca. 10 % maligne (erhöhte Dopaminausscheidung prävalierend), wohl weit mehr als 10 % genetisch bedingt. Assoziation mit multipler endokriner Neoplasie MEN-2a und MEN-2b, von-Hippel-Lindau-Erkrankung, Neurofibromatose und familiärer Glomustumorerkrankung
- Apical-Ballooning-CMP: erst seit kurzem erkannte, passagere, fast immer innerhalb von Tagen bis Wochen vollkommen reversible massive Pumpfunktionsstörung der nicht basalen Myokardabschnitte des li. Ventrikels. Kann mit vermeintlich infarkttypischen EKG-Veränderungen (inkl. klassischer ST-Hebungen) einhergehen. Angiographisch jedoch keine Koronarauffälligkeiten und bezogen auf das Ausmaß der Kontraktionsstörung inadäquat niedriger Anstieg der Myokardmarker. Vermutete Auslösung: myokardiales Stunning

(postischämische Dysfunktion) infolge mikrovaskulärer Spasmen (hypothetisch) bei Noradrenalinexzess (gesichert). Katecholaminsturm-Situationen (und damit potenzielle Auslöser einer Apical-Ballooning-CMP) neben Phäochromozytom sind akute ZNS-Erkrankungen, wie Subarachnoidalblutung, Apoplex (v. a. bei Einbezug der rechtsseitigen Inselregion), aber auch vermeintlich «alltägliche» Situationen wie emotionaler Stress, operative Eingriffe, akute Exazerbationen chronischer Erkrankungen u. a.

Typische Trias: akute Auslösesituation (Katecholaminexzess jeder Art), massive Kontraktionsstörung des li. Ventrikels unter Aussparung der Basis +/− Infarkt-EKG, angiographisch normale Koronarien.

Therapie
- Phäochromozytom: niemals sofortige Operation!! Medikamentöse Vorbehandlung über zwei bis drei Wochen mit Alphablocker Phenoxybenzamin (Dibenzyran, beginnen mit 2 × 5 mg/d, steigern bis max. 100 mg/d) in einer Dosis bis an die Grenze der orthostatischen Hypotonie unter gleichzeitiger ausgeprägter Volumenzufuhr. Dann operative Tumorentfernung
- Apical-Ballooning-CMP: symptomatische Therapie des passageren kardiogenen Schocks (paradoxerweise können Katecholamine, evtl. besser andere positiv inotrope Substanzen, wie Levosimendan, notwendig sein), fast immer völlige Reversibilität innerhalb von Tagen oder Wochen. Bei dieser passageren CMP-Form möglichst Vermeidung weiterführender, eingreifender Maßnahmen, wie Implantation eines Assist Device. Rezidivverhütung durch langfristige Betablockertherapie bislang nicht geklärt/gesichert.

Verlauf des geschilderten Falles
- Rasche Normalisierung des Schocks unter symptomatischer Therapie, nach 10 Tagen vollkommen unauffällige Echokardiographie
- Nach Normalisierung der Kreislaufverhältnisse Sicherung der Diagnose Phäochromozytom mittels ^{123}I-MIBG, Adrenalin und Noradrenalin im Urin zu diesem Zeitpunkt nicht erhöht, Beginn der Phenoxybenzamminthera-

1

pie/Volumengabe wie oben geschildert, operative Entfernung des Phäochromozytoms nach 14 Tagen. Komplikationsloser intra- und postoperativer Verlauf.

Merke:
- *Phäochromozytompatienten müssen nicht durch hypertensive Symptome oder eine vorbekannte Hypertonie bereits aufgefallen sein.*
- *Die rasche, robust zupackende «Direttissima»-Lösung eines Problems, das zufällig entdeckt wird, mit den Beschwerden des Patienten nichts zu tun hat und nicht weiter diagnostisch abgeklärt ist, kann, wie hier, schlimmstenfalls zu einer lebensbedrohlichen Gefährdung des Patienten eskalieren.*
- *Die Katecholaminexzess-vermittelte, passagere CMP ist eine wichtige und wohl stark unterdiagnostizierte Sonderform der akuten Herzinsuffizienz.*

1.89

Ursachen chronischer akraler Durchblutungsstörungen:
- Atherosklerose (arterielle Verschlusskrankheit der unteren Extremitäten)
- Raynaud-Syndrom (Vasospastik, z.B. bei Kollagenosen)
- Vaskulitiden (z.B. Thrombangiitis obliterans Winiwarter-Buerger)
- Intoxikationen (z.B. Ergotamin, Nikotin, Blei)
- Chronische Herzinsuffizienz hohen Schweregrades
- Kälteagglutininkrankheit
- Kryoglobulinämie
- Mechanische Ursachen (z.B. Halsrippe, Skalenussyndrom)
- Neurovaskuläre Ursachen (z.B. Syringomyelie, Rückenmarkstumoren).

1.90

Ursachen klinisch bedeutsamer (hereditärer und erworbener) vaskulärer hämorrhagischer Diathesen:

- Morbus Osler (hereditäre Teleangiektasie)
- Bindegewebserkrankungen: Ehlers-Danlos-Syndrom, Osteogenesis imperfecta, Marfan-Syndrom, Pseudoxanthoma elasticum
- Vaskulitiden (z.B. Immunkomplexvaskulitis vom Typ Purpura Schoenlein-Henoch)
- Dys- und Paraproteinämien (z.B. M. Waldenström mit Purpura hyperglobulinaemica)
- Allergische Purpura (z.B. durch Medikamente induziert)
- Kumarinnekrose
- Avitaminosen (z.B. Skorbut = Vitamin-C-Mangel)
- Längerfristige Cortisontherapie oder Cushing-Syndrom.

Merke:
- *Hautblutungen durch vaskuläre Diathese: Petechien/Purpura (punktförmige Blutungen)*
- *Hautblutungen bei Thrombopenie: Petechien/Purpura oder Sugillationen (größerflächige Blutungen)*
- *Hautblutungen bei plasmatischen Gerinnungsstörungen: großflächige Sugillationen*

1.91

Einteilung der diabetischen Angiopathien:

Makroangiopathien (Atherosklerose im weiteren Sinne):
- Mediaverkalkung (Mönckeberg-Mediasklerose)
- Intimasklerose (Atherosklerose im engeren Sinne: kardial, zerebrovaskulär, aortal, peripher-arteriell, renal etc)

Mikroangiopathien:
- Retinopathia diabetica
- Nephropathia diabetica (Glomerulosklerose Kimmelstiel-Wilson)
- Neuropathia diabetica
- Diabetische Kardiomyopathie (epikardiale Makroangiopathie + diabetische Mikroangiopathie).

Merke: Die Gefahr mikroangiopathischer Komplikationen wird sowohl beim Typ-1- als auch bei Typ-2-Diabetes durch eine genaue Blutzuckereinstellung gesenkt, für makroangiopathische Komplikationen besteht lediglich ein Trend.

1.92

Ursachen einer kulturnegativen Endokarditis:
- Beginn einer antibiotischen Therapie vor Keimsicherung mittels (vielfacher) Blutkulturen (Kunstfehler!)
- Zu kurze Bebrütungszeit der Blutkulturen (< 6 d) bei sehr langsam wachsenden Keimen, wie HACEK (Haemophilus, Actinobacillus, Cardiobacterium, Eikenella, Kingella), Propionibacterium spp., Neisseria spp., Nocardia spp., Abiotrophia spp., Campylobacter spp., Brucella spp.
- Ausschließlich (a) oder wesentlich besser (b) durch Serologie zu bestimmende Erreger, wie Chlamydien (a), Coxiella burnetii (a), Legionella (b), Bartonella (b), Brucella (b), Aspergillus (b).

Therapie der kulturnegativen Endokarditis:
- Native Klappen: Vancomycin 2 × 15 mg/kg KG/d i. v. für 4 bis 6 Wochen plus Gentamicin 3 × 1,0 mg/kg KG/d für 2 Wochen
- Kunstklappen: Vancomycin 2 × 15 mg/kg KG/d i. v. für 4 bis 6 Wochen plus Rifampicin 3 × 300 bis 450 mg/d p. o. für 4 bis 6 Wochen plus Gentamicin 3 × 1,0 mg/kg KG/d für 2 Wochen
- Bei Keimnachweis (initialer Keim !) bzw. positiver Serologie entsprechend Antibiogramm und minimaler Hemmkonzentration bzw. bekannter Antibiotikawirksamkeit.

1.93

Verdachtsdiagnosen:
- Abdominelles Aortenaneurysma (BAA), V. a. beginnende Ruptur
- Suprafemorale (aortoiliakale) Stenosesymptomatik einer AVK (IIb).

Diagnosesicherung:
- Sonographie (Abdomen): infrarenale Aufweitung des Aortendurchmessers auf 6 cm mit geschichteten endoluminalen Thromben
- CT inkl. CT-Angiographie: infrarenales BAA mit 6 cm Durchmesser, wandständigem Thrombus und geringem dorsalem Flüssigkeitssaum (Zeichen der beginnenden Rup-

tur), filiforme, langstreckige Stenosen beider Aa. iliacae, keine Darstellung der distalen Unterschenkelgefäße an beiden Extremitäten, zahlreiche Kollateralen im tiefen Beckenbereich.

Therapie:
- Aorto-bifemorale Kunststoffprothese (Y-Prothese).

1.94

Betablocker:
- Gesicherte prognostische Indikation in der Langzeittherapie der koronaren Herzkrankheit
- Gesicherte prognostische Indikation bei instabiler Angina und beim akuten Myokardinfarkt (Akutphase und Sekundärprophylaxe).

Nitrate:
- Symptomatische Indikation in der Akut- und Langzeittherapie der KHK unter Berücksichtigung der Nitrattoleranz (bei fehlender Schmerzfreiheit unter Betablocker, ASS, Statin)
- Symptomatische Indikation in der Akuttherapie des Myokardinfarktes
- Symptomatische Indikation bei der hypertensiven Krise (mit/ohne Angina pectoris).

Kalziumantagonisten:
- Symptomatische Indikation bei chronisch stabiler Angina pectoris bei fehlender Schmerzfreiheit unter Betablocker und Nitraten
- Symptomatische Indikation bei Prinzmetal-Angina (vasospastische Angina)
- Symptomatische Indikation bei der mikrovaskulären Angina
- Symptomatische Indikation bei der hypertensiven Krise (mit/ohne Angina pectoris)
- *Kontraindiziert* bei instabiler Angina pectoris und akutem Myokardinfarkt.

Merke: Prognostischer Nutzen nur bei Betablockern. Nitrate und Kalziumantagonisten spielen daher bei der Therapie der koronaren Herzkrankheit (zu Recht) kaum (noch) eine Rolle (symptomatische Reservemedikamente).

1

1.95

Lautstärkeeinteilung von Herzgeräuschen während Auskultation in 1–6/6:

1/6 gerade eben mit dem Stethoskop zu erahnen

2/6 leise, aber sofort zu hören

3/6 mäßig laut

4/6 laut

5/6 sehr laut, aber nicht ohne Stethoskop zu hören

6/6 ohne Stethoskop zu hören

1.96

Verdachtsdiagnose:
- Heparininduziertes Thrombose-Thrombozytopenie-Syndrom vom Typ HIT-II

Diagnosesicherung:
- Thrombozyten: 52 000
- Fibrinogen: n
- Quick: n
- PTT: 40 s
- Entscheidend ist der Antikörpernachweis gegen Heparin-Plättchenfaktor-4-Komplex: HIPA-Test (Heparin-induzierter-Plättchen-Aktivierungs-Test), PF4/Heparin-ELISA Test.

Therapie:
- Übergang auf direkten Thrombininhibitor Lepirudin (Refludan®) oder das Heparinoid Danaparoid (Orgaran®)
- Dicumarole nie als initiale Monotherapie, Einsatz sinnvoll erst bei Thrombozytenzahlen > 100 000, besser 150 000, erhöhtes Risiko von Hautnekrosen
- bei vital gefährdenden Thrombosen/Thromboembolien (z.B. fulminante Lungenembolie): Lysetherapie möglich

Merke:
- *HIT I: nicht autoimmun, zwei bis drei Tage nach Beginn der Heparintherapie (dosisabhängig) auftretend, häufig spontane Rückbildung, Thrombozytenabfall nicht unter 100 000, harmlos. Bei 10 bis 20% aller Heparintherapien zu beobachten.*
- *HIT II: lebensbedrohliche Erkrankung! Vier bis zehn Tage nach Beginn einer Heparintherapie (dosisunabhängig) auftretende Thrombozytopenie (Werte um 40 000 bis 60 000, selten unter 20 000 bis 30 000, daher kaum Blutungskomplikationen), bedingt durch Antikörperbildung gegen den Heparin-Plättchenfaktor-4-Komplex. Dieser Antikörper-Heparin-PF4-Komplex bindet an Fc-Rezeptoren der Thrombozyten mit konsekutiver weiterer PF4-Bildung, Thrombozytenaktivierung und -aggregation. Dadurch meistens potenziell vital gefährdende thrombotische und thromboembolische venöse und arterielle Komplikationen (arteriell u.a. an Prädilektionsstellen mit (atherosklerotisch) geschädigtem/aktiviertem Endothel). Zusätzlich Aktivierung von mikrovaskulärem Endothel durch den AK-Heparin-PF4-Komplex. Bei 0,3 bis 3% aller Heparintherapien zu beobachten.*
- *Niedermolekulare Heparine (LMWH) gehen deutlich seltener mit einer HIT II einher als unfraktioniertes Heparin (UFH), sind jedoch keine Therapieoption einer HIT II unter UFH.*

1.97

Ein elektrischer Alternans des QRS-Komplexes (schlagweiser Wechsel zwischen zwei QRS-*Voltage-Höhen*) deutet auf das Vorliegen eines Perikardergusses hin («swinging heart» im Echokardiogramm). Alternativ Auftreten bei schwerster Kardiomegalie und -myopathie (z.B. dekompensierte Aorteninsuffizienz).

Alternierend wechselnde *Dauer* des QRS-Komplexes beim Präexzitationssyndrom möglich («Concertina-Phänomen»).

1.98

Eine laufende Antikoagulation verbietet die Thrombolyse bei akutem Myokardinfarkt nicht (keine absolute Kontraindikation). Vorzuziehen wäre jedoch prinzipiell eine Akutintervention (PCI).

1.99

Nebenwirkungen von Amiodaron:
- Korneaeinlagerungen (Cornea verticillata, > 50 %, klinische Sehstörung selten)
- Photosensibilität (> 50 %)
- Hyperthyreose (< 3 bis 4 %, in Iodmangelgebieten häufiger)
- Hypothyreose (< 1 bis 2 %)
- Hepatitis (< 2 %)
- Übelkeit (< 5 %)
- Bradykardie, AV-Block II° oder III° (< 3 %)
- Proarrhythmie (Torsade-de-pointes-VT, Rarität, obwohl QT-Verlängerung relativ häufig)
- Neurologische Komplikationen: Geschmacksstörung/-verlust, Tremor, periphere Neuropathie, Gedächtnisstörungen, Schlafstörungen, Ataxie (zusammen < 3 bis 5 %)
- Grau-Blau-Färbung der Haut (Gesicht), «Pseudozyanose» (nur bei heute unüblich hoher Dosis)
- Pneumonitis, Lungeninfiltrate (< 1 %).

Merke:
Pneumonitis als bedrohliche Komplikation, unerkannt tödlicher Verlauf möglich. Therapie mit Kortikosteroiden und Absetzen von Amiodaron. Meist abhängig von der Kumulativdosis, d. h. üblicherweise späte Nebenwirkung (Monate nach Therapiebeginn, allerdings Frühmanifestation möglich).

Hyper- und Hypothyreose: Schilddrüsenfunktionsstörungen unter Amiodaron hängen weitgehend von der Existenz vorbestehender Veränderungen ab, insbesondere einer multifokalen Autonomie (mit oder ohne Knotenstruma). Daher obligates Schilddrüsenscreening (TSH, T4, T3, TPO-Ak, Schilddrüsensonographie) vor Beginn einer Amiodarontherapie.

Folgen der Iodzufuhr durch Amiodaron:
- *Iodhaltiges Amiodaron erhöht die tgl. Iodzufuhr (bei einer Dosis von 200 mg/d) um das 30fache des Normalen.*
- *Wolf-Chaikoff-Effekt: transiente (initiale) Inhibition des Iodidtransports und der Hormonsynthese infolge intrathyreoidalen Iodidüberangebots, somit zu Beginn der Therapie physiologische, leichte Hypothyreose.*

Intrinsische Eigenschaften von Amiodaron:
- *Amiodaron inhibiert die Konversion (5-Mono-Deiodination) von T4 zu T3. Normale physiologische Folge und kein Hinweis auf eine Hyperthyreose ist die unter Amiodaron übliche leichte Erhöhung des freien T4 bei normalem T3 und gering supprimiertem TSH. Echte Hyperthyreose erst bei erhöhtem T3 und stark supprimiertem TSH.*
- *Amiodaron inhibiert die T3-Rezeptor-Bindung an nukleäre Rezeptoren.*
- *Amiodaron hat einen toxischen Effekt auf die Schilddrüsenfollikel mit Induktion einer destruktiven Thyreoiditis (Typ-II-Hyperthyreose, s. u.).*

Unterscheide zwei Hyperthyreoseformen (Auftreten üblicherweise 4 Monate bis 2 Jahre nach Beginn der Therapie):
- *Typ I: vermehrte T4- und T3-Produktion in vorbestehender multifokaler oder unifokaler Autonomie infolge des Iodüberangebots*
- *Typ II: destruktive Thyreoiditis mit vermehrter Freisetzung (aber nicht Bildung) von T4 und T3. Dauer der Hyperthyreose Wochen bis Monate, dann gefolgt von Eu- oder Hypothyreose*
- *Unterscheidung von Typ I und II: vorbestehende Knoten(struma), erhöhte Vaskularisierung im Farbdoppler, höhere Thyreoglobulinkonzentrationen und nicht erhöhtes Interleukin 6 sprechen für Typ I. Durch Feinnadelpunktion Nachweis der Thyreoiditis bei Typ II.*

Therapie:
- *Typ I: Thionamide in höherer als üblicher Dosis (wegen der großen intrathyreoidalen Iodidspeicher nur sehr langsames Ansprechen zu erwarten), Perchlorat, ggf. Lithium, ggf. Thyreoidektomie*
- *Typ II: Kortikosteroide (Start z. B. mit Prednisolon 40 mg), zusätzlich passager Thionamide. Unter Kortikoiden üblicherweise relativ rasches Ansprechen.*

Hypothyreose: v. a. bei vorbestehender, latenter Autoimmunthyreoiditis (erhöhte TPO-Ak). Wird erkennbar an hohen TSH-Werten. Therapie mittels Hormonsubstitution.

1

1.100

Drehschwindelattacken durch Kopfseitlagerung oder Kopfreklination. Ursache: Cupulolithiasis. Therapie: Lagerungsmanöver.

1.101

Demenz bei primär neurodegenerativen Erkrankungen:
- Alzheimer-Erkrankung (60 bis 80 % aller Demenzen bei Menschen > 70 Jahren)
- Lewy-Body-Demenz (fluktuierende Aufmerksamkeit, Halluzinationen, erhaltenes Gedächtnis)
- Idiopathisches Parkinson-Syndrom und atypische Parkinson-Syndrome (z. B. progressive supranukleäre Lähmung mit vertikaler Blickparese, cortico-basalganglionäre Degeneration, Multiple-System-Atrophie)
- Frontotemporale Demenz (M. Pick)
- Chorea Huntington
- Neurodegeneration mit zerebraler Eisenakkumulation (Kindes- und Adoleszentenalter).

Sekundäre Demenzformen:
- Vaskuläre Demenz (10 bis 30 % aller Demenzen, z. B. lakunäre Insulte, subkortikale atherosklerotische Enzephalopathie, s. 1.111)
- Alkoholismus (direkt toxisch oder durch Mangel an Thiamin = Vitamin B_1: unterscheide Wernicke-Enzephalopathie* mit der Trias Nystagmus/Ataxie/Desorientiertheit und, als Spätfolge, Korsakoff-Syndrom mit ante- und retrograder Amnesie bei erhaltenem Langzeitgedächtnis)
- Metabolisch*: Hyper- oder Hypothyreose, Vitamin-B_{12}-Mangel, Hyperkalzämie, z. B. bei Hyperparathyreoidismus, schwere Nieren- oder Leberinsuffizienz
- Medikamentös*: z. B. Antikonvulsiva, Psychopharmaka, Hypnotika, Anticholinergika
- Normaldruckhydrozephalus* (Trias: Ataxie, Enuresis, Demenz)
- Intrakranielle Raumforderungen* (z. B. Tumoren, chronisches subdurales Hämatom)
- Intoxikationen (z. B. Kohlenmonoxid, organische Lösungsmittel, Blei)

- infektiöse und immunologische Erkrankungen (z. B. Creutzfeldt-Jakob-Erkrankung, HIV, M. Whipple*)
- Schädel-Hirn-Trauma.

* = reversibel oder zumindest potenziell (teil)reversibel

Merke: Die Demenz ist vielfach nur ein Symptom der jeweiligen Erkrankung.

1.102

Verdachtsdiagnose:
- Subarachnoidalblutung (SAB)

Ursache
- Aneurysmaruptur mit Blutung in den Subarachnoidalraum

Erstversorgung:
- Symptomatische Schmerztherapie (Opioidanalgetikum)
- Kalziumantagonisten zur Therapie des sekundären Vasospasmus(Nimodipin p. o., im KH kontinuierlich i. v.).

Klinikeinweisung auf neurologische/neurochirurgische Intensivstation
- CT-Schädel
- Aneurysmaausschaltung (operativ oder interventionell mittels Coils).

1.103

Diagnose:
- Migräne mit Aura

Differenzialdiagnose:
- Cluster-Kopfschmerz (einseitig, Horner, konjunktivale Injektion)
- Spannungskopfschmerz (beidseits okzipital, Ansprechen auf Amitriptylin)
- Hemikranie (Besserung auf Indometacin)
- Arteriitis temporalis (Sehstörungen, BSG ↑↑↑, Biopsiebefund)
- Kraniale Neuralgien (Trigeminus, Glossopharyngeus etc)
- Ausschluss intrakranieller Raumforderungen, Blutungen, Glaukom.

Akuttherapie:

- Ruhe, Reizabschirmung
- Erste Wahl: ASS oder Paracetamol (z. B. 0,5 bis 1 g Aspisol® i. v. oder ASS 300 mg als Kautablette oder Paracetamol 500 mg) plus Metoclopramid (z. B. Paspertin® 10-20 mg i. v., Amp. à 10 mg)
- Bei schwereren Anfällen: Dihydroergotamin (1 bis 2 mg s. c., z. B. Dihydergot® Amp. à 1 mg)
- Bei unzureichendem Effekt o. g. Medikamente: Serotoninrezeptor-Agonisten («Triptane», z. B. Sumatriptan 6 mg s. c. (= 1 Amp. Imigran®, auch p. o., als Nasenspray oder als Suppositorium verfügbar), *cave Kontraindikationen:* u. a. Angina, Myokardinfarkt, Schlaganfall, Hypertonie, AVK, Schwangerschaft/Stillzeit, Alter > 65 Jahre).

Anfallsprophylaxe:
Nur bei häufigen, schweren oder komplizierten (mit mehrtägigen neurologischen Ausfällen verbundenen) Attacken:

- Betablocker (erste Wahl, z. B. Metoprololtartrat 50 mg/d, steigern auf 100 bis 200 mg/d)
- Kalziumantagonisten (Flunarizin Frauen 5 mg, Männer 10 mg abends)
- Weitere Optionen (zweite Wahl): Serotoninantagonisten (z. B. Pizotifen), Valproinsäure (Antiepileptikum).

1.104

Brugada-Syndrom:
EKG: Pseudo-Rechtsschenkelblock mit *deszendierender* ST-Hebung in V_1 bis V_3. Muss im Ruhe-EKG nicht dauernd vorhanden sein, Provokation unter Natriumkanalblockade mit Ajmalin (1 mg/kg KG in 5 min i. v., Klasse IA) oder Flecainid (2 mg/kg KG in 10 min i. v., Klasse IC) unter Intensivbedingungen möglich

Ursache

- Mutationen im Natriumkanal SCN5A mit Funktionsminderung, v. a. im rechtsventrikulären epikardialen Ausflusstraktmyokard mit transmyokardialer Dispersion der Repolarisation
- Kann in Kombination mit arrhythmogener rechtsventrikulärer Dysplasie (genetische Erkrankung mit Lipideinlagerung im rechtsventrikulären Myokard) oder LQTS-3 (ebenfalls Mutation des SCN5A, allerdings üblicherweise mit Überfunktion) auftreten

Klinik und Prognose:

- Neigung zu Torsade-de-pointes-Tachykardien oder Kammerflimmern, Folgen sind Synkope, plötzlicher Herztod (häufig nachts im Schlaf, gehäuftes Vorkommen in Ostasien), Familienanamnese mit gehäuftem plötzlichem Herztod
- Prognose ungünstig bei (in absteigender Bedeutung) überlebtem Kreislaufstillstand, dokumentierter VT, Synkope, Induzierbarkeit einer anhaltenden VT während der elektrophysiologischen Untersuchung (umstritten), typisches Spontan-EKG (statt erst unter Provokation).

Therapie:

- Keine bekannte effektive medikamentöse Therapie, insbesondere keine Indikation für Betablocker (erhöhter adrenerger Tonus eher protektiv), Amiodaron vermutlich ebenfalls wirkungslos, Klasse-I-Antiarrhythmika verboten. Ausnahme: paradoxerweise evtl. Chinidin wirksam (keine etablierte Therapieform!!)
- ICD: Eindeutig empfohlen bei überlebtem Kreislaufstillstand, dokumentierter Kammertachykardie oder Synkope (sofern nicht definitiv anderer, harmloser Genese), sinnvoll bei Familienanamnese für plötzlichen Herztod plus Auslösbarkeit einer anhaltenden VT in der EPU oder asymptomatischen Patienten plus Auslösbarkeit einer anhaltenden VT in der EPU (allerdings EPU-Indikation bei asymptomatischen «EKG-Trägern» nicht unumstritten!).

Merke: Von den beiden Kanalerkrankungen mit erhöhtem Risiko für plötzlichen Herztod bei (vermeintlich) fehlender kardialer Erkrankung, LQT-Syndrome und Brugada-Syndrom, wird ersteres primärpräventiv (und mit zumindest gewisser Effektivität) mit Betablockern therapiert, letzteres nicht.

1

1.105

Verdachtsdiagnose:
- Demenz vom Alzheimer-Typ

Differenzialdiagnosen:
- Vaskulär bedingte Demenz (üblicherweise pathologisches CT)
- Idiopathisches Parkinson-Syndrom (weitere Symptome)
- Andere irreversible Demenztypen (weitere Symptome)
- Reversible Demenzformen (entsprechende Ausschlussdiagnostik).

siehe hierzu 1.101

1.106

Diagnosen:
- Carotis-interna-Stenose li.
- Transiente ischämische Attacke (TIA) mit Amaurosis fugax (li.) sowie mit flüchtiger motorischer Aphasie und Hemiparese re.

Differenzialdiagnosen (nach den Untersuchungsbefunden unwahrscheinlich):
- Tumoren, Blutungen, Aneurysmen, Embolien, Vaskulitis u. a.

Therapie:
- Thrombendarteriektomie oder Stentimplantation.

Ausschlusskriterien:
- Kurze Lebenserwartung (z. B. Malignome)
- Kein Ausschluss intrakranieller Prozesse.

Langzeittherapie:
- Sekundärprävention kardiovaskulärer Risikofaktoren
- Thrombozytenaggregationshemmer (ASS oder Clopidogrel).

Zur Stadieneinteilung zerebraler Perfusionsstörungen s. 1.114

Zur Operationsindikation asymptomatischer und symptomatischer Karotisstenosen s. 1.115

1.107

Tachykardien mit breitem QRS-Komplex: folgendes Flussdiagramm von Brugada et al. (1991) gestattet eine Unterscheidung zwischen einer supraventrikulären Tachykardie mit aberrierender Überleitung und einer ventrikulären Tachykardie (VT):

Fehlen von RS-Komplexen in allen präkordialen Ableitungen? → ja → VT
↓
nein
↓
R/S-Intervall > 100 ms in einer präkordialen Ableitung → ja → VT
↓
nein
↓
atrioventrikuläre Dissoziation («durchwandernde» P-Wellen oder Capture beat)? → ja → VT
↓
nein
↓
morphologische Kriterien für VT in V_1 und V_6 erfüllt (s. u.)? → ja → VT
↓
nein
↓
supraventrikuläre Tachykardie mit aberrierender Überleitung

Morphologische Kriterien für VT mit Rechtsschenkelblockkonfiguration:
- V_1: monophasische R-Zacke, qR- oder RS-Komplex, kein triphasischer QRS-Komplex
- V_6: R/S-Ratio < 1, QS-oder QR-Komplex, monophasische R-Zacke, kein triphasischer QRS-Komplex.

Morphologische Kriterien für VT mit Linksschenkelblockkonfiguration:
- V_1 oder V_2: R > 30 ms, > 60 ms R bis zum Nadir von S, geknotetes S
- V_6: QR- oder QS-Komplex (jede Q-Zacke in V_6), monophasische R-Zacke.

Alternativ und einfach, wenngleich oft nicht erfolgreich: der Karotissinus-Druckversuch (oder Adenosin i. v.).

1.108

Verdachtsdiagnosen:
- Akute, massive Lungenembolie (LE)
- Tiefe Beinvenenthrombose re.
- Familiäre Thrombophilie.

Diagnosesicherung:
- EKG: Hinweise auf eine LE sind neben der Sinustachykardie die Zeichen einer akuten Rechtsherzbelastung, wie SI-QIII-Typ, inkompletter oder kompletter Rechtsschenkelblock, T-Negativierung in V_1 bis V_3, geringe ST-Hebungen in III, aVF
- D-Dimer: erhöht bei frischer Thrombose/Thromboembolie
- Echokardiographie: dilatierter re. Ventrikel mit inverser Septumbewegung, Trikuspidalinsuffizienz, Nachweis einer pulmonalen Hypertonie. Die transösophageale Echokardiographie vermag bisweilen LE im Pulmonalishauptstamm und der re. Pulmonalarterie zu visualisieren. *Cave: Je ausgeprägter das akute Rechtsherzversagen ist, umso geringer oder fehlend ist eine Pulmonalarteriendruckerhöhung trotz ausgeprägter Strombahnverlegung.*
- Pulmonalis-CT in Spiraltechnik (Methode der Wahl bei begründetem Verdacht): Nachweis, Lokalisation und Ausmaß der Embolie(n), Nachweis einer Rechtsherzdilatation. Heutzutage Nachweis von Embolien bis in Subsegmentarterien möglich
- Lungenperfusionsszintigraphie: nur noch üblich zum Ausschluss einer LE bei sehr geringem Verdacht (Ausschlussdiagnostik bei geringer Vortestwahrscheinlichkeit).
- Pulmonalisangiographie: bei Verfügbarkeit eines aussagekräftigen Spiral-CT nicht mehr erforderlich.

Therapie:
- Heparin 5000 IE als Bolus i. v., danach Perfusor mit PTT 2- bis 3fach der oberen Norm (also 80 bis 120 s)
- Sauerstoff
- Bettruhe
- Analgesie, falls erforderlich
- Lysetherapie: Eindeutig indiziert bei massiver oder fulminanter LE, d. h. bei Vorliegen von Vitalstörungen wie Hypotonie oder etabliertem Schock, Hypoxämie. Lyse sinnvoll auch bei Zeichen eines dilatierten re. Ventrikels (Echokardiographie oder CT) wegen hoher Gefahr eines Rechtsherzversagens. *Merke: Je vitaler die Indikation, umso relativer sind die Kontraindikationen:*
  Beispiel 1: hämodynamisch und respiratorisch stabile Lungenembolie mit vergrößertem re. Ventrikel 3 Tage nach Appendektomie → keine Lysetherapie!
  Beispiel 2: Lungenembolie mit Kreislaufschock, einen Tag nach Hüfgelenksersatz → Lyse indiziert!
  Absolute Kontraindikationen, selbst bei vitalster Indikation, sind frische ZNS-Eingriffe.
- Embolektomie: Bei Versagen der Lysetherapie, d. h. Fortbestehen der Vitalstörung, oder bei vitaler Kontraindikation gegen eine Lysetherapie und massiver oder fulminanter LE bei (weitgehend) zentraler pulmonalarterieller Embolielokalisation.

Vorgehen bei der Patientin:
Gabe von 5000 IE Heparin i. v. durch den Notarzt, Sauerstoffmaske, Transport ins KH. Die Sauerstoffsättigung beträgt spontan 80 %. Das Spiral-CT der Pulmonalarterie zeigt eine subtotale Einengung beider Pulmonalisäste durch einen auf der Pulmonalisgabel reitenden Thrombembolus, der re. Ventrikel ist deutlich dilatiert. In der Echokardiographie dilatierter re. Ventrikel mit eingeschränkter Kontraktion, geringe Trikuspidalinsuffizienz, Nachweis einer pulmonalen Hypertonie. (Der *systolische* Druckgradient zwischen re. Ventrikel und Vorhof, anhand der Trikuspidalinsuffizienz messbar, beträgt 50 mmHg, somit beträgt der systolische Pulmonalarteriendruck 50 mmHg plus geschätztem rechtsatrialen Druck, bei gestauten Halsvenen als Zeichen einer deutlichen RA-Druckerhöhung also 65 bis 70 mmHg). In der Blutgasanalyse pO_2 60 mmHg, pCO_2 28 mmHg. RR unverändert 80/50 mmHg. Sofortiger Beginn einer Lysetherapie mit rtPA 100 mg über 2 h (alternativ: 2×50 mg über je 5 min in einem Abstand von 30 min). Hierunter rasche Besserung der Präschocksituation, der RR beträgt nach 2 h 110/80 mmHg, die Patientin gibt eine deutliche Besserung der Dyspnoe an, pO_2-Anstieg auf 70 mmHg.

In der Duplexsonographie Nachweis einer Drei-Etagen-Phlebothrombose des re. Beines mit umspültem Thrombusende in der V. iliaca. Kompression des Beines mit Binden, später nach Umfangsnormalisierung Stützstrumpfhose der Stärke II. Die Thrombophiliediagnostik ergibt im weiteren Verlauf eine heterozygote APC-Resistenz (Faktor-V-Leiden), s. 1.6.

Langzeittherapie: Marcumarisierung für sechs Monate, Verzicht auf orale Kontrazeptiva, bei Situationen erhöhter Thrombosegefahr (Bus- oder Flugreise, perioperativ etc.) passager niedermolekulares Heparin. Bei Thromboserezidiv lebenslange Antikoagulation.

Merke:

Einteilung der LE nach Grosser:

- *I = kleine LE. Minimale, passagere Symptome, RR, pO_2 und pCO_2 normal*
- *II = submassive LE: geringe Dyspnoe und Tachykardie. RR normal, $pO_2 < 80$ mmHg, $pCO_2 < 40$ mmHg*
- *III = massive LE: ausgeprägte Dyspnoe und Tachykardie, RR erniedrigt, $pO_2 < 65$ mmHg, $pCO_2 < 30$ mmHg*
- *IV = fulminante LE: massive Dyspnoe, Schock, $pO_2 < 50$ mmHg, $pCO_2 < 30$ mmHg.*

1.109

Ursachen der vertebrobasilären Insuffizienz:

- Stenose(n) durch atherosklerotische Plaque(s) im Bereich der Aa. vertebrales oder A. basilaris
- Mikroembolien aus atherosklerotischen Plaques im hinteren Hirnkreislauf
- Dissektion der A. vertebralis
- Vertebraliskompression durch Rotation des Kopfes besonders bei vorbestehender Einengung des Canalis costotransversarius durch medio-laterale Exostosen der Processus uncinati
- Umkehr der Blutströmung der A. vertebralis beim Anzapfsyndrom (Subclavian-steal-Syndrom)

Begünstigende Faktoren:

- additive Perfusionsminderung durch akuten Blutdruckabfall oder -senkung, Herzinsuffizienz

Symptome:

- Drop Attacks: akuter Tonusverlust mit Hinstürzen *ohne* Bewusstseinsverlust, d.h. keine Synkope!
- Bulbäre Störungen: Dysphagie, Dysarthrie
- Vestibuläre Störungen: Schwindel, Ataxie
- Augenmuskelstörungen: Doppelbilder
- Gesichtsfeldausfälle
- Kopfschmerzen
- Vigilanzstörungen (bei Basilarisverschluss: Para- oder Tetraparese mit rasch einsetzender Bewusstseinstrübung bis zum Koma: akut lebensbedrohliches Krankheitsbild!)
- Epileptische Anfälle.

1.110

Diagnosen und (kausale) Verdachtsdiagnose:

Fall 1 und 2:

- Klinisch juveniler ischämischer Hirninfarkt (Fall 1) bzw. TIA (Fall 2), nach MRT in beiden Fällen ischämischer Hirninfarkt
- Offenes Foramen ovale (PFO) und Vorhofseptumaneurysma (ASA)
- Paradoxe Hirnembolie.

Fall 1:

- Z.n. rezidiv. Beinvenenthrombosen
- V.a. erbliche Thrombophilie.

Thrombophiliediagnostik Fall 1:

- Thrombozyten: n
- PTT: n
- Quick-Wert: n
- Fibrinogen: n
- APC-Resistenz: heterozygote Merkmalsträgerin
- Prothrombinmutation G20210A: n
- MTHFR-Gen-Mutation: n
- Homozystein: n
- Protein C: n
- Protein S: n
- Antithrombin III: n
- Antikardiolipin-AK: negativ
- p- und c-ANCA: negativ.

Thrombophiliediagnostik Fall 2: unauffällig

Therapie Fall 1:

- Heparin i.v. oder niedermolekulares Heparin s.c.

- Anschließend lebenslange Antikoagulation (Marcumar®), da *mehrere* Beinvenenthrombosen und vital bedrohliche Folge (paradoxe zerebrale Embolie). Bei erster Beinvenenthrombose (ohne vital bedrohliche Embolie) und heterozygoter APC-Resistenz wäre die Empfehlung eine sechsmonatige Antikoagulation, nachfolgend passagere Antikoagulation (mit Heparin) bei Risikokonstellation wie Schwangerschaft, Operationen, lange Flugreisen etc.

Therapie Fall 2:
- Heparin i. v. oder niedermolekulares Heparin s. c.
- Nachfolgend Entscheidung, ob dauerhaft ASS oder Antikoagulation oder interventioneller PFO-Verschluss mit «Schirm». Bei Patienten mit PFO ohne ASA beträgt das Rezidivrisiko bei fehlender Thrombophilie < 1 % pro Jahr. Hier wird ASS in einer Dosis von 300 mg/d empfohlen. Bei PFO + ASA beträgt das Rezidivrisiko einer paradoxen Hirnembolie ca. 4 % pro Jahr, hier werden eine Dauerantikoagulation mit Marcumar oder ein interventioneller Schirmverschluss empfohlen (hierbei passagere, mehrmonatige Thrombozytenaggregationshemmung mit ASS oder ASS + Clopidogrel, keine Antikoagulation). Bei relevanter Thrombophilie sollte Marcumar empfohlen werden, da bei Schirmimplantation das Risiko einer linksatrialen Thrombenbildung auf dem Schirm sowie das fortbestehende, unbeeinflusste Risiko von Lungenembolien bestehen. Ebenso sollte, insbesondere bei älteren Menschen, bei konkurrierender Embolieursache (Beispiel: komplexe Plaques im Aortenbogen, atherosklerotische Karotisstenose) von einer Schirmimplantation wegen nicht belegbarem Kausalzusammenhang und daher unzureichender Therapiesicherheit abgesehen werden.

1.111

Ursachen eines Schlaganfalles:
- Ischämie in 80 bis 85 % (z. B. paradoxe oder kardiogene Embolie, arterio-arterielle Embolie, Atherosklerose, Mikroangiopathie, Vaskulitis, Dissektion, Sinusvenenthrombose)

- Blutung in 10 bis 15 % (z. B. hypertensive Rhexisblutung, Ruptur von Aneurysmen oder AV-Malformationen, Traumen)
- DD: Tumor in < 1 bis 5 % (z. B. Metastasen, primäre Hirntumoren).

Formen ischämischer Insulte (nach CT-Morphologie)
- Territorialinfarkt («Makroangiopathische Infarkte»): gesamtes Territorium einer Endstromarterie betroffen, Ursache makroangiopathischer Verschluss oder große Embolie
- Lakunäre(r) Infarkt(e): subkortikale (Basalganglien, Capsula interna, Pons), kleine Infarkte infolge atherosklerotischen Verschlusses oder Arterio(lo)hyalinose kleiner, perforierender Marklagerarterien, meist Hypertonieassoziiert. Bei zusätzlicher periventrikulärer Dichteminderung spricht man von subkortikaler atherosklerotischer Enzephalopathie SAE (= M. Binswanger). Lakunäre Infarkte äußern sich meist als reine motorische Hemiparese und/oder reine Sensibilitätsstörung, nehmen einen klinisch milderen Verlauf mit guter Rückbildungstendenz, zeigen keine kortikalen Ausfälle (Aphasie, Agnosie, Apraxie, Hemianopsie, Neglect), keine Bewusstseinstrübung oder epileptischen Anfälle.
- Grenzzoneninfarkt: hämodynamisch (Perfusionsdefizit in «letzter Wiese» bei Blutdruckabfall und meist vorgeschalteter Stenose) induzierter Infarkt, meist subkortikal in Grenzzonen arterieller Versorgungsgebiete
- Embolische Infarkte: Typisch bei rezidivierenden Embolien sind Infarkte in vollkommen unterschiedlichen zerebralen Lokalisationen («Zufallsverteilung»), bei einzelner Embolie keine eindeutige Abgrenzung von anderen Infarktformen möglich.

1.112

Ursachen einer kardiogenen Embolie:
Sinnvoll ist eine Unterscheidung der potenziellen Emboliequellen in
- direkte Emboliequellen (morphologischer Nachweis des embolisierenden Substrates) und

1

- Embolieprädispositionen (kardiale Erkrankungen/Morphologien mit statistisch gesichertem, erhöhtem Embolierisiko ohne aktuellen Nachweis des Emboliesubstrates).

Der morphologische Nachweis einer potenziellen Emboliequelle wird wegen der besseren oder ausschließlichen Visualisierung der Vorhöfe, der Herzklappen und der herznahen Gefäße am treffsichersten mittels transösophagealer Echokardiographie geführt.

Direkte Emboliequellen (*damit beweisende Ursache*):
- Thromben (am häufigsten: Thromben im linken Vorhofohr bei Vorhofflimmern)
- Vegetationen (Endokarditis)
- Tumoren (z. B. Myxom, Fibroelastom).

Emboliepraedispositionen sind u. a.:
Mit *sehr hoher* Kausalität zum (embolischen) Hirninfarkt:
- Vorhofflimmern (Gilt als beweisend, EKG-Dokumentation ist im Regelfall ausreichend, da die Antikoagulationsindikation nicht vom zusätzlichen Thrombusnachweis mittels TEE im Vorhofohr abhängt.)
- Spontaner Echokontrast im li. Vorhof bei Stase (selten im li. Ventrikel bei hochgradiger Pumpfunktionsstörung)
- Mechanischer (oder biologischer) Klappenersatz.

Mit *wahrscheinlicher* Kausalität:
- Aortenplaques (Ascendens, Bogen)
- Linksventrikuläre systolische Myokarddysfunktion, global oder regional (z. B. Infarktnarbe)
- Akuter Myokardinfarkt
- Mitralstenose
- Mitralringkalk.

Mit *möglicher* Kausalität
- Offenes Foramen ovale (PFO) mit oder ohne Vorhofseptumaneurysma (ASA)
- Verkalkte Aortenklappenstenose
- Aortenaneurysma
- Kongenitale Vitien
- Pulmonale AV-Fisteln.

Neben *morphologisch* mittels TEE erkennbaren potenziellen Emboliequellen müssen passagere oder permanente Hyperkoagulabilitäts-Zuständen

de bzw. Thrombophilien (s. dort) berücksichtigt werden (mit passagerer, flüchtiger Thromboembolie ohne nachträgliche echokardiographische «Erkennbarkeit»).

Hyperkoagulabilitätszustände sind u. a. gegeben bei:
- Malignomen
- Schwangerschaft
- oralen Kontrazeptiva
- nephrotischem Syndrom
- Diabetes mellitus
- Infektionen
- Hyperlipidämie
- myeloproliferativen Syndromen
- Hyperviskositätssyndromen.

1.113

Allgemeine Richtlinien zur Erstversorgung bei apoplektischem Insult:
- Vor Ort: intravenöser Zugang und 0,9 %ige NaCl- oder Ringerlösung, Sicherung der Vitalfunktionen: Überwachung von Atmung (bei bewusstseinsgetrübten oder komatösen Patienten Intubation), Puls, Blutdruck
- In der Notaufnahme: EKG (wichtigste Frage: Vorhofflimmern), Ausschluss einer intrazerebralen Blutung mittels CT, Dopplersonographie der extrakraniellen Gefäße
- Keine generelle Blutdrucksenkung! Nur bei Hypertonie > 220/120 mmHg über mehrere Stunden Absenkung um max. 20 % bzw. nicht unter 170/100 mmHg. Keine Senkung bei Internaverschluss oder filiformer Stenose. Blutdrucksenkung, z. B. mit Urapidil langsam i. v., nachfolgend Perfusor, Vermeiden von nicht exakt steuerbaren Drucksenkungen, z. B. mit Nitroglycerin p. o. oder Nifedipin p. o.
- Niedermolekulares oder unfraktioniertes Heparin nur bei ischämischem Hirninfarkt und nur zur Thromboseprophylaxe. Eine therapeutische, volle Heparinisierung ist nicht indiziert! Ausnahmen: Basilaristhrombose, Dissektionen, (embolische Insulte)
- Behandlung der Grunderkrankung (z. B. Herzinsuffizienz, Rhythmusstörungen, bei Diabetes BZ-Werte mittels Altinsulin unter 180 mg/dl einstellen)

- Osmotherapie (Mannitol 20 %) zur Behandlung eines progredienten Hirnödems (Kopfschmerzen, Nüchternerbrechen, Bradykardie, Stauungspapille, Hirndruckzeichen im CT)
- Antipyretika (z.B. Paracetamol) frühzeitig, die Körpertemperatur sollte unter 37,5 °C liegen, milde Hypothermie wünschenswert.

Pflegerische Maßnahmen:
- Blasenkatheter bei Inkontinenz
- Regelmäßige Umlagerung (alle 2 h), Dekubitusprophylaxe
- Kontrakturprophylaxe
- Krankengymnastik 2 ×/d
- Frühe Mobilisation
- Logopädie bei Aphasie oder Dysarthrie
- bei Schluckstörungen (Aspirationsgefahr!) Magensonde, ggf. PEG.

Klärung einer Thrombolyseindikation:
- Ischämischer Infarkt innerhalb von 3 h
- Versorgung in erfahrenem Schlaganfallzentrum gewährleistet
- CT: kein raumfordernder Infarkt, keine bereits sichtbare Hypodensität > 1/3 des Mediaterritoriums
- Lyse i.v. mit Alteplase 0,9 mg/kg KG (max. 90 mg), 10 % als Bolus, 90 % über 1 h via Perfusor.

Nicht wirksam oder kontraindiziert bei ischämischem Hirninfarkt:
- Hämodilution mit Dextran oder HAES
- Antikoagulation in therapeutischer Dosis
- Kortikoide zur Hirnödemprophylaxe
- Bisherige «Neuroprotektiva».

Langzeittherapie des ischämischen Insultes:
- Behandlung der Risikofaktoren Hypertonie, Diabetes mellitus, Hyperlipidämie
- Thrombozytenaggregationshemmung: ASS 50 bis 300 mg/d (Beginn innerhalb der ersten 48 h) oder Dipyridamol 2 × 200 mg + ASS 2 × 25 mg/d (*cave:* Dipyridamol kontraindiziert bei KHK) oder Clopidogrel 75 mg/d (bei ASS-Unverträglichkeit oder Insult unter ASS)
- Antikoagulation bei kardiogen embolischer Genese (Beginn abhängig von Infarktgröße, 1 bis 3 Wochen nach Insult, Gefahr der sekundären Einblutung bei noch bestehender Blut-Hirn-Schrankenstörung)

- Statin (bei atherosklerotischer Insult-Genese)
- ACE-Hemmer + Indapamid oder Angiotensinrezeptor-Blocker (ARB) bei atherosklerotischer Insultgenese
- Krankengymnastik.

Therapie des hämorrhagischen Insults:
- Basismaßnahmen wie bei ischämischem Insult
- Aber: Blutdrucksenkung anstreben unter Erhalt eines ausreichenden Perfusionsdrucks > 60 bis 70 mmHg (ggf. Messung des intrakraniellen Drucks ICP erforderlich, Perfusionsdruck = mittlerer Blutdruck minus ICP)
- Keine Antikoagulation, kein ASS
- Bei Eintrübung infolge intrakranieller Druckerhöhung mit Hirnödem Gabe von Mannit 20 %
- Therapie von epileptischen Anfällen mit Diazepam oder Phenytoin
- Operation bei sekundärer Eintrübung und kortikaler Lokalisation, üblicherweise keine Operation bei Lokalisation in Thalamus, Putamen, Pons, Hirnstamm.

1.114

Klinische Stadieneinteilung und Prognose zerebraler Perfusionsstörungen:

Stadium	Bezeichnung	Dauer	Prognose
I	asymptomatische Hirngefäßstenose	–	–
II	transitorisch-ischämische Attacke (TIA)	Minuten bis maximal 24 h	reversibel
	reversibles ischämisches neurologisches Defizit (RIND)	6 bis 48 h	reversibel
III	prolongiertes, reversibles ischämisches neurologisches Defizit (PRIND)	6 bis 48 h	progredient, reversibel
IV	kompletter Infarkt	anhaltend	Teilrückbildung, irreversibel

Merke: Diese klinische Einteilung korreliert nicht mit der zerebralen Bildgebung mittels CT oder MRT. Auch bei TIA oder (P)RIND können selbstverständlich trotz klinisch kompletter Reversibilität bleibende Hirninfarkte zugrunde liegen.

1.115

*Operationsindikation bei **asymptomatischer** Karotisstenose:*

- 80 %ige bis 99 %ige Stenose und
- Männlicher Patient und
- Lebenserwartung > 5 Jahre (nur hier Langzeitnutzen > perioperative Komplikationsrate) und
- Zentrumsspezifische perioperative Komplikationsrate < 3 %.

Einzelfallentscheidung bei

- Frauen (Nutzen statistisch nicht belegt unabhängig vom Stenosegrad)
- 50 bis 79 % Stenose mit rascher Progression (Duplexsonographie-Verlauf in 6 bis 12 Monaten).

*Operationsindikation bei **symptomatischer** Karotisstenose:*

- Stenose 70 % oder höhergradiger, OP-Zeitpunkt nicht akut, Nutzen am größten bei OP innerhalb von zwei Wochen nach letztem Defizit, jedoch erhaltener Nutzen auch bei späterem OP-Zeitpunkt
- Stenose 50 bis 70 %, OP-Zeitpunkt nicht akut, aber innerhalb von zwei Wochen nach letztem Defizit. Bei späterem OP-Zeitpunkt kein signifikanter Nutzen im Vergleich zu konservativer Therapie. Nutzen insgesamt begrenzt und nur bei Männern nachzuweisen
- Für Schlaganfälle mit bleibenden, schweren Defiziten keine Daten aus randomisierten Studien vorhanden.

1.116

Verdachtsdiagnosen:

- Infektiöse Endokarditis
- Aorteninsuffizienz, gering- bis allenfalls mittelgradig
- Sepsis.

Diagnosesicherung Endokarditis:

- Erregernachweis aus dem Blut (Abnahme von mindestens 3 Blutkulturen im Abstand von mindestens 1 h, unabhängig vom Fieberverlauf, jeweils aerobes und anaerobes Milieu). Bei positivem Befund Bestimmung der Antibiotikaempfindlichkeit des Erregers (minimale Hemmkonzentration)
- Transösophageale Echokardiographie zum Nachweis von Klappenvegetationen. Deutlich höhere Sensitivität im Vergleich zur transthorakalen Echokardiographie bei Vegetationen < 5 mm.

Weiterer Verlauf:

Der untersuchende Internist entließ die Patientin (ohne Entnahme von Blutkulturen) nach Hause, verordnete Bettruhe und *orales* Penicillin *in niedriger Dosierung*. Tags darauf vorübergehende Normalisierung der Temperaturen, nach drei Tagen erneuter Fieberanstieg, jetzt mehrmalig Schüttelfröste mit Temperaturspitzen bis nahezu 40 °C. Der Allgemeinzustand der Patientin verschlechterte sich, sie klagte auch über zunehmende Luftnot, Schwindelgefühl und hochgradige Schwäche. Im Einvernehmen mit den Eltern der Patientin wurde sie als Notfall in ein 100 km entferntes Herzzentrum verlegt. Weitere Untersuchungsbefunde:

- Septisches Zustandsbild, Ruhedyspnoe
- Im Nagelbett zweier Finger und eines Zehs Splitter-Hämorrhagien, an zwei Fingerbeeren Osler-Knötchen
- RR 115/50 mmHg, Sinustachykardie
- Auskultatorisch höhergradige Aorteninsuffizienz (nun 4/6 und holodiastolisch)
- Echokardiographisch (transthorakal *und transösophageal*): höhergradige Aorteninsuffizienz (III von IV) mit mäßig dilatiertem li. Ventrikel, flottierende Vegetationen bis 8 mm an der Aortenklappe, kein Ringabszess
- Blutkultur: mehrfacher Nachweis von Streptococcus mitis (Viridans-Gruppe), gute Penicillinempfindlichkeit.

Sofortiger Beginn einer intravenösen Penicillintherapie (4 × 5 Mio. IE Penicillin G), zusätzlich Gentamicin 3 mg/kg KG/d i.v. Die Temperaturen fallen in den nächsten zwei Tagen stufenweise auf 38,5 °C ab, keine Schüttelfröste, gebesserter Allgemeinzustand der Patientin. Niedrig dosiert Captopril 2 × 12,5 mg/d zur Senkung der Nachlast unter Blutdruckkontrolle. Am dritten Tag erleidet die Patientin eine plötzliche schlaffe Lähmung des re. Armes, eine Minderung der groben Kraft des re. Beines, eine motorisch-aphasische Sprachstörung mit kontinuierlicher Rückbildung in den nächsten Stunden. Im CT geringgradige linkshirnige, dem Mediastromgebiet zugehörige Hypodensität von 5 mm im Sinne eines embolischen Insultes. Keine Reperfusionseinblutung.

Aufgrund der embolischen Komplikation trotz wirksamer antibiotischer Therapie wird ohne weitere Diagnostik (Koronarangiographie bei einer 19-Jährigen wegen sicher fehlender KHK unsinnig, Aortensuffizienz infolge Endokarditis bereits geklärt, daher keinerlei Indikation für eine Herzkatheteruntersuchung!) die Indikation zum herzchirurgischen Klappenersatz gestellt und die Patientin am folgenden Tag erfolgreich und ohne weitere Komplikationen (insbesondere erfreulicherweise ohne zerebrale Einblutung unter der Herz-Lungen-Maschine) mit einer mechanischen Klappe versorgt, heparinisiert, später marcumarisiert. Die intravenöse Antibiotikatherapie wird noch vier Wochen ab OP-Zeitpunkt fortgesetzt, und die Patientin fünf Wochen postoperativ nach Hause entlassen (mit Endokarditisprophylaxe-Ausweis und Marcumar-Ausweis, Erlernen der Antikoagulationsselbstmessung wurde empfohlen).

Kommentar:
Zur Entscheidungsfindung: Das Zusammentreffen von Fieber und einem Herzgeräusch kombiniert mit allgemeinen Entzündungszeichen und ggf. vorausgegangenen instrumentellen, schleimhautverletztenden Eingriffen oder einer möglichen bakteriellen Exposition berechtigt dazu, bereits auf der Entscheidungsebene I die Verdachtsdiagnose «infektiöse Endokarditis» zu stellen, und zwingt zu weiteren diagnosesichernden Schritten: *Nachweis des Erregers (Blutkultur)* und der *Klappenvegetationen (transösophageale Echokardiographie*, bei negativem Befund nach einer Woche wiederholen). *Nach* Entnahme von ausreichend vielen Blutkulturen (davor wäre es ein Kunstfehler!) wegen des unaufhaltsamen Letal-

verlaufs einer infektiösen Endokarditis Beginn einer bakteriziden und *intravenösen* antibiotischen Therapie unter stationären Bedingungen, s. u. (Entscheidungsebene II).

Entscheidend für die Prognose sind die frühzeitig gestellte Diagnose und der sofortige Therapiebeginn angesichts einer Letalität behandelter Fälle von noch immer (je nach Keim) 10 bis 30 %. Herzkatheteruntersuchung überflüssig (evtl. Ausnahme: bekannte KHK oder höchstgradiger Verdacht (Risikofaktorkonstellation), hier isolierte Koronarangiographie vertretbar). Zur Endokarditisprophylaxe s. 1.84

Antibiotikatherapie:
Bei stabilen Patienten kann bis zum Erhalt des Blutkulturergebnisses abgewartet werden (ca. 2 Tage). Bei Sepsis, rasch progredientem Verlauf, hämodynamischer Instabilität, großen Vegetationen (> 10 mm) oder Prothesenendokarditis ist eine sofortige Antibiotikatherapie im Anschluss an die Entnahme von Blutkulturen indiziert.

In Unkenntnis des Keims Beginn einer kalkulierten Antibiotikatherapie. Bei bleibend kulturnegativer Endokarditis (s. 1.92) Therapie über 4 bis 6 Wochen (Gentamicin 2 Wochen), bei Erhalt eines Kulturergebnisses oder einer positiven Serologie Anpassen an den Keim, s. u.

Folgende Alternativen für initiale Therapie:
1. Paul-Ehrlich-Gesellschaft und DGK 2004:
- Nativklappe: Ampicillin 12 bis 24 g/d i. v. (3 bis 6 ED) plus Gentamicin 3 mg/kg KG/d i. v. plus Ceftriaxon 2 g/d i. v.
- Klappenprothese: Vancomycin 2 g/d (2 ED, Infusion über mindestens 45 bis 60 min!) plus Gentamicin 3 mg/kg KG/d i. v. plus Rifampicin 3 × 300 mg/d p. o.

2. ESC 2004
- Nativklappe: Vancomycin 15 mg/kg KG i. v. alle 12 h plus Gentamicin 1 mg/kg i. v. alle 8 h
- Klappenprothese: Vancomycin 15 mg/kg KG i. v. alle 12 h plus Gentamicin 1 mg/kg i. v. alle 8 h plus Rifampicin 300 bis 450 mg/d p. o. alle 8 h.

3. ACC/AHA 2005
- Nativklappe oder Klappenprothese > 1 J.: Ampicillin-Sulbactam 4 × 3 g/d i. v. plus Gentamicin 3 mg/kg KG/d i. v.

1

- Klappenprothese < 1 J.: Vancomycin 30 mg/kg KG/d i.v plus Gentamicin 3 mg/kg KG/d i.v. plus Cefepim 3×2 g/d i.v. plus Rifampicin 3×300 mg/d p.o. oder i.v.

Nach Erhalt des Blutkulturergebnisses je nach Keim und Empfindlichkeit (Beispiele):

- Viridansstreptokokken und Str. bovis: Penicillin G 4×5 Mio. IE/d i.v. (Dauer 4 Wochen) optional plus Gentamicin 3 mg/kg KG/d i.v. für 2 Wochen
- Staph. aureus methicillinsensibel: Oxacillin oder Flucloxacillin 8 bis 12 g/d i.v. (4 bis 6 ED) 4 bis 6 Wochen plus Gentamicin 3 mg/kg/d i.v. (3 ED) 3 bis 5 Tage (nur!)
- Staph. aureus methicillinresistent: Vancomycin 2 g/d i.v. (2 ED) 4 bis 6 Wochen plus Gentamicin 3 mg/kg KG/d i.v. (3 ED) 3 bis 5 Tage (nur!).
- Bei Prothesenendokarditis mit Staph. aureus: Oxacillin oder Vancomycin (je nach Methicillinresistenz) wie oben, aber 6 Wochen plus Gentamicin 3 mg/kg KG/d i.v. (3 ED) 2 Wochen, zusätzlich Rifampicin 3×300 mg/d p.o 6 Wochen
- Enterokokken: Ampicillin 12 bis 24 g/d i.v. (3 bis 4 ED) 4 bis 6 Wochen plus Gentamicin 3 mg/kg/d i.v. (3 ED) 4 bis 6 Wochen (!)

Indikationen zum prothetischen Klappenersatz in der Frühphase (oder als Notfall) bei infektiöser Endokarditis:

- Arterielle Embolie(n) unter adäquater Antibiose
- Herzinsuffizienz III und IV (infolge progredienter Klappeninsuffizienz u/o Myokardbeteiligung)
- Nicht beherrschbare Infektion
- Ringabszess (AV-Blockierungen)
- Vegetationen > 10 mm (insbesondere der Mitralklappe)
- Staphylokokken oder Pilze als Erreger (antibiotisch üblicherweise nicht auszuheilen)
- Endokarditis einer Klappenprothese (antibiotisch üblicherweise nicht auszuheilen).

Fortsetzung der antibiotischen Therapie üblicherweise für vier Wochen über den Operationszeitpunkt hinaus. Gefürchtet wird die Komplikation der Prothesenendokarditis mit einer Letalität von 25 bis 50 %. Eintrittspforte meist zahnärztliche Eingriffe, Koloskopien, urologische Untersuchungen, pulmonale Infektionen u.a. ohne Prophylaxe.

Merke: Haut- und Retinamanifestationen bei Endokarditis:

- *Janeway-Läsionen: schmerzlose erythematöse Flecken der Hand- und Fußinnenflächen*
- *Osler-Knoten: schmerzhafte Knötchen an Fingerbeeren und Zehen*
- *Roth-Flecken: exsudative, ödematös-hämorrhagische Veränderungen an der Retina*
- *Unspezifisch: Petechien, Splitter-Hämorrhagien (lineare rötlich-braune Hämorrhagien im Nagelbett, häufigste Hautmanifestation bei Endokarditis)*

1.117

Keine Reanimationsmaßnahmen!

Die bereits vorhandene Kieferstarre lässt auf einen seit mehr als 4 h eingetretenen Tod schließen. Als sichere Zeichen des biologischen Todes gelten:

- Totenstarre (Eintritt nach 4 bis 12 Stunden)
- Totenflecken (nach 30 bis 60 min)
- Fäulniszeichen (nach Tagen).

(vgl. 1.126)

1.118

Das Marfan-Syndrom ist durch Mutationen im Fibrillin-1-Gen (FBN-1-Gen, bisher > 100 bekannte Mutationen) oder, deutlich seltener, im TGF-β2-Gen bedingt. Es ist eine der häufigsten genetisch bedingten Bindegewebserkrankungen mit einer Inzidenz von 1 : 10 000 bis 20 000, autosomal dominantem Erbgang, aber sehr variabler Penetranz.

Klinische Manifestationen:

- Linsenluxation (Ectopia lentis)
- Skoliose, Kyphose, Trichterbrust
- Spinnenfingrigkeit, Armspannweite zu Körpergröße > 1,05
- Mitralklappenprolaps
- Aortenaneurysma mit nachfolgender Dissektion (häufigste Todesursache)
- Duralsackektasie.

Therapeutisch wird empfohlen:

- Lebenslange Betablockertherapie (Senkung der aortalen Wandspannung)
- Regelmäßige Bildgebung der Aortenweite (Echokardiographie/MRT)
- Vermeiden stärkerer körperlicher Aktivität
- Prophylaktischer prothetischer Ersatz der Aortenwurzel und Aorta ascendens ab einem Durchmesser > 50 mm (bei positiver Familienanamnese für Dissektion) bzw. > 55 mm (bei unauffälliger Familienanamnese).

1.119

Diagnosen:
- Hochgradige, verkalkte valvuläre Aortenstenose
- Chronische Linksherzinsuffizienz
- Akutes Lungenödem
- Koronare Herzkrankheit geringer Ausprägung.

Klinischer Schweregrad (nach NYHA): IV im Stadium der akuten Linksherzinsuffizienz mit Lungenödem, III nach Rekompensation.

Korrekte Erstversorgung des akuten Lungenödems:
- Aufrechte Körperhaltung, Sauerstoff
- Akute Diurese (Furosemid)
- Nitrate sind zwar zur Lungenödemtherapie prinzipiell geeignet und indiziert, können aber bei ursächlicher Aortenklappenstenose einen übermäßigen arteriellen Blutdruckabfall induzieren («Nitratsynkope») und sollten daher möglichst vermieden werden.

Als Therapiemaßnahmen stehen im weiteren Ablauf zur Verfügung:
- Therapie der Wahl: chirurgischer Aortenklappenersatz.
  Bei *asymptomatischen* Patienten mit Aortenklappenstenose im höheren Lebensalter erreicht die natürliche Letalität nicht das Risiko der Operation und der postoperativen Komplikationen, daher üblicherweise konservative Therapie mit regelmäßiger klinischer und echokardiographischer Kontrolle. Das wirkliche Fehlen von Symptomen bei hochgradiger Stenose sollte bei Zweifeln durch Ergo-

metrie (!) dokumentiert werden. Treten bei ergometrischer Belastung bis zum Alterssoll Blutdruckabfall, fehlender Blutdruckanstieg, ventrikuläre Rhythmusstörungen oder Luftnot/Angina/Schwindel auf, liegt doch eine symptomatische Aortenklappenstenose mit operativer Therapiekonsequenz vor.

Bei *symptomatischer* Aortenklappenstenose ist die Indikation zum Aortenklappenersatz eindeutig gegeben wegen extrem schlechter Prognose des natürlichen Verlaufs. Im Alter über 70 Jahre muss bei isoliertem Aortenklappenersatz mit einer Hospitalsterblichkeit um 3 bis 8 %, im Alter über 80 Jahre um 5 bis 10 % gerechnet werden. Bei begleitender Myokardrevaskularisation und bei symptomatischer Linksherzinsuffizienz steigt dieses Risiko weiter an, ebenso bei Komorbiditäten wie Diabetes, Niereninsuffizienz, Zerebral-Atherosklerose etc.

- Valvuloplastie (Ballondilatation) der Aortenklappe. Die katheterinterventionelle Ballonvalvuloplastie der Aortenklappe im Erwachsenenalter ist praktisch verlassen. Sie wird heutzutage extrem selten als palliatives Verfahren zur Risikosenkung vor dringlicher nicht kardialer Operation oder als Überbrückung vor einem Aortenklappenersatz bei kardiogenem Schock mit fehlender Akut-Operabilität durchgeführt. Sie weist eine hohe Rate an frühen Restenosierungen von über 50 % nach sechs bis zwölf Monaten auf. Grund für die hohe Restenosierungsrate ist die degenerative Genese der kalzifizierten Aortenklappenstenose des höheren Lebensalters. Hierbei finden sich schollige Verkalkungen der Klappensegel ohne Verklebung der Kommissuren. Mittels Ballonvalvuloplastie können verklebte Kommissuren bleibend «gesprengt» werden. Dies erklärt die im Vergleich weitaus höhere längerfristige Erfolgsrate der Ballonvalvuloplastie der rheumatischen Mitralklappenstenose, bei der, solange sie nicht kalzifiziert ist, Kommissuralverklebungen aufgerissen werden können. Die scholligen Verkalkungen der Aortenklappensegel dagegen werden kurzfristig «gebrochen» mit passager verbesserter Segelbeweglichkeit, aber rascher erneuter Konsolidierung.

- Eine medikamentöse Progressionsverlangsamung der degenerativen Aortenklappenstenose ist nicht gesichert. Erste Erfolg versprechende Ergebnisse mit Statinen (Inflammationshemmung innerhalb der Segel) aus nicht prospektiven Untersuchungen ließen sich bislang in einer randomisierten Studie nicht bestätigen. Der Nutzen von ACE-Hemmern (Blockade des innerhalb der Segel nachweisbaren Angiotensinsystems) wird geprüft.

Weiterer Verlauf:
Der hier geschilderte Patient wurde komplikationslos operiert und mit einer biologischen Prothese versorgt. Entlassung aus dem Krankenhaus nach 12 Tagen in die Rehabilitationsklinik. Die Myokardfunktion zeigte echokardiographisch eine weitgehende Normalisierung nach drei Monaten infolge der Beseitigung der stenosebedingten Nachlasterhöhung. Keine Antikoagulation notwendig. Beachten der Endokarditisprophylaxe (Das Erläutern und Aushändigen eines Endokarditisausweises («Herzpass») gemäß den Richtlinien der Paul-Ehrlich-Gesellschaft zählt zu den häufigsten fehlerhaften Unterlassungen im ärztlichen Umgang mit Vitienpatienten!!)

Kommentar:
Die ärztliche Entscheidung zu operativen Eingriffen an Betagten muss neben der somatisch-statistisch-technischen Seite auch individuelle und ethische Aspekte (z. B. bei Malignomen, bei Demenz, Systemerkrankungen etc) berücksichtigen. Zur Entscheidungsfindung: Beschwerdebild, Einschätzung des klinischen Schweregrades und der körperliche Untersuchungsbefunde mit den typischen Auskultationsphänomenen der valvulären Aortenstenose erlauben ohne weitere differenzialdiagnostische Überlegungen bereits auf der Entscheidungsebene 1 eine rasche und fast umfassende Beurteilung hinsichtlich Diagnose und anstehender Therapiemaßnahmen. Die weitere Befunderhebung, insbesondere die Dopplerechokardiographie, auf der Entscheidungsebene 2 sichert die erfasste Diagnose und präzisiert den hochgradigen hämodynamischen Schweregrad der Klappenstenose. Die invasiven Untersuchungen (Herzkatheter, Angiographie,

Koronarangiographie) sind nur als präoperative diagnostische Maßnahmen erforderlich (Frage einer additiv notwendigen Bypassversorgung bei signifikanten Koronarstenosen).

Merke: Die häufigsten Formen der erwachsenen Aortenstenose sind
- *die degenerativ-kalzifizierte Aortenstenose des höheren Lebensalters und*
- *die angeborene bikuspide Aortenklappe mit sekundärer Degeneration infolge mechanischer Fehlbelastung.*
Beide weisen, im Gegensatz zur heute seltenen rheumatischen Aortenstenose und der rheumatischen Mitralstenose, keine verklebten Kommissuren auf.

Einteilung des Schweregrades der Aortenklappenstenose (nach AHA/ACC-Guidelines)
- Klappenöffnungsfläche > 1,5 cm² = gering
- Klappenöffnungsfläche 1,0 bis 1,5 cm² = mittelgradig
- Klappenöffnungsfläche < 1,0 cm² = hochgradig
- Klappenöffnungsfläche < 0,75 cm² = kritisch

Auswahl der Klappenprothese
- Mechanische Klappe: Vorteil: dauerhafte Haltbarkeit (keine erneute künftige Operation); Nachteil: zwingende Antikoagulation (ca. 1 bis 2 % bedrohliche Blutungen/J)
- Biologische Klappe: Vorteil: keine dauerhafte Antikoagulation bei SR; Nachteil: begrenztere Haltbarkeit (moderne Klappen wohl 15 bis 20 Jahre)
- Homograft (glutaraldehydfixierte Leichenklappe): Vorteil: physiologischste Klappe; Nachteil: begrenzte Haltbarkeit, nur für Aortenklappenposition etabliert
- Ross-Operation: spezielles Operationsverfahren für die Aortenklappe. Die stenosierte Aortenklappe wird durch die patienteneigene Pulmonalklappe ersetzt, in Pulmonalisposition erhält der Patient eine biologische Klappe. Vorteil: physiologische Klappe. Nachteil: technisch aufwändige Doppelklappenoperation bei Einfachklappenfehler, Haltbarkeit der Pulmonalisbioprothese. In erfahrenen Zentren und bei guter Patientenselektion jedoch sehr gute Langzeitergebnisse.

1.120

Dritte Diagnose:
- Pericarditis constrictiva (posttraumatisch und nach zweimaliger Thorakotomie)
- Obere und untere venöse Einflussstauung mit Stauungsleber, Meteorismus, Aszites und peripheren Ödemen
- Sekundärer Aldosteronismus.

Diagnose-sichernde Untersuchungsbefunde:
- *Röntgen-Thorax:* normaler oder geringgradig vergrößerter Herzschatten; fakultativ Kalksichel in der p.a.-Projektion und seitlich, hier nicht zu erkennen (kurzer Verlauf!)
- *Echokardiogramm:* dem Epikard aufgelagerte (regional oder homogen) echoreiche Verdickung, welche die Epikardbewegung systolisch parallel begleitet. Präsystolische Einwärtsbewegung des Ventrikelseptums zum li. Ventrikel. Die Pulmonalklappe kann sich bereits präsystolisch durch die Vorhofkontraktion öffnen, also nach Beginn der P-Welle und vor Beginn des QRS-Komplexes im EKG (enddiastolischer RV-Druck übersteigt bereits den enddiastolischen Pulmonalarteriendruck).
- *PW-Doppler:* spätdiastolische Füllungsbehinderung des linken Ventrikels (Typ Compliancestörung mit verminderter A-Welle des Mitralflussdopplers) mit respiratorischer Variabilität, d.h. inspiratorisch Zunahme des diastolischen Trikuspidalklappendurchflusses und Abnahme des Mitralklappendurchflusses (bei jeweils gleich bleibendem E > A-Verhältnis), exspiratorisch umgekehrt. Im Gewebsdoppler (TDI) Erhalt der frühdiastolischen Ea-Geschwindigkeit (im Gegensatz zur DD restriktive CMP)
- *CT- und MRT:* Merkmale perikardialer Konstriktion: Verbreiterung des Peri-Epikards mit oder ohne Verkalkung (Kalk nur im CT sichtbar!), Einschnürung eines oder beider Ventrikel, Einengung einer oder beider AV-Gruben, S-förmiger Septumverlauf, Erweiterung der Vorhöfe, Diameter der Vv. cava sup. oder inf. größer als derjenige der Aorta descendens. CT hochgeeignet zur Perikardbeurteilung, MRT hochgeeignet zur Myokardbeurteilung (insbesondere Frage der RV-Myokardatrophie bei langjähriger Perikardkonstriktion mit hohem Risiko für RV-Ballonieren und Pumpversagen bei operativer Perikardresektion, aber auch zur Beurteilung der DD restriktive CMP)
- *Rechtsherzkatheter:* enddiastolischer Druckangleich auf deutlich überhöhtem Niveau (z.B. 24 mmHg) in PC-Position (repräsentiert den linksatrialen Druck bzw. LVEDP), RVEDP und RA-Druck. Dip-Plateau-Phänomen der diastolischen RV-Druckkurve (oder auch Quadratwurzel-Phänomen: frühdiastolischer normaler RV-Druckabfall auf 0 mmHg, jedoch rasches mittdiastolisches Ansteigen auf stark erhöhte Werte mit plateauartiger Konstanz bis zum Ende der Diastole). Kussmaul-Phänomen: inspiratorischer Anstieg des RA-Drucks infolge vermehrten Zuflusses bei unzureichendem Abfluss.

Andere Ursachen oberer bzw. unterer venöser Einflussstauung:
- Dekompensiertes Cor pulmonale jedweder Genese (chronische pulmonale Hypertonie, COPD etc.)
- Akute Lungenembolie mit akutem Cor pulmonale
- Restriktive Kardiomyopathie oder «infiltrative» CMP (z.B. Amyloidose)
- Primäre (z.B. primäre Ringdilatation) oder sekundäre (bei Cor pulmonale) Trikuspidalinsuffizienz (tastbare systolische Pulswelle bei Leberpalpation, «Leberpuls»)
- Trikuspidalstenose
- Mediastinalprozesse mit Kompression (z.B. Lymphom)
- Cavathrombose u.a.

Therapieentscheidung: partielle chirurgische Resektion des Perikards. Präoperativ: Volumentherapie.

Kommentar:
Drei Herzoperationen nach Messerstich, ein denkwürdiger Abendspaziergang mit schwerwiegenden Folgen. Die späte Fibrosierung des Perikardbeutels erklärt sich mutmaßlich durch Ablagerung thrombotischer Massen im Gefolge der akuten Blutung («clotted pericardium») kombiniert mit der entzündlichen Reaktion des Perikardgewebes auf die abgelaufenen Traumen.

1

Die Diagnose einer Perikardtamponade stützt sich mit den einfachen Mitteln der Entscheidungsebene I auf Symptome der extremen venösen Einflussstauung zusammen mit arterieller Hypotonie. Rasche Bestätigung durch Echokardiographie oder Rö-Durchleuchtung (E-II). Bei fehlender Perikardverkalkung kann die Abgrenzung einer Pericarditis constrictiva von einer restriktiven Kardiomyopathie schwierig und die Verkennung der Letzteren folgenschwer sein (Differenzierungshilfen s. o.).

1.121

Diagnosen:
- Hypertrophisch-obstruktive Kardiomyopathie mit Herzinsuffizienz NYHA II°
- Begleitende, geringgradige Mitralinsuffizienz
- V. a. ventrikuläre Tachykardien.

Therapie der Obstruktion:
- Pharmakologisch : Betablocker, Verapamil, Disopyramid (üblicherweise in Kombination mit Betablocker). Ziel ist die Senkung der systolischen Obstruktion durch negative Inotropie, sowie die Verbesserung der diastolischen Füllung durch Frequenzsenkung
- Bei fortbestehender Symptomatik unter medikamentöser Therapie: operative transaortale subvalvuläre Myektomie oder interventionelle Verödung (Ablation) des ersten und/ oder zweiten Septalastes (versorgt den subvalvulären Muskelwulst) mittels Alkoholinjektion.

Beide Verfahren gewährleisten eine effektive und anhaltende Reduktion/Beseitigung des Gradienten. Hypothetisch könnte die Alkoholablation wegen Induktion einer Narbe arrhythmiefördernd und damit prognoseverschlechternd sein: Hierfür gibt es jedoch bei großen Behandlungskollektiven keinen Hinweis.

Weitere Therapieoptionen (weitgehend verlassen):
- Sequenzielles SM-System (Änderung des Septumkontraktionsablaufes)
- Mitralklappenersatz (Wegfall der systolischen, einengenden Vorwärtsbewegung).

Strategien zur Therapie der Kammertachykardien/Prävention des plötzlichen Herztodes
- ICD-Implantation:
  Als «major risk factors» für einen plötzlichen Herztod bei HOCM gelten (AHA/ACC/ESC-Consensus Document 2003): überlebter Herzstillstand*, spontane, anhaltende Kammertachykardien*, positive Familienanamnese für plötzlichen Herztod*, unerklärte Synkope, diastolische Myokarddicke > 30 mm, nicht anhaltende Kammertachykardien im LZ-EKG, abnormaler/fehlender Blutdruckanstieg unter Belastung
  Als «possible risk factors» gelten: Vorhofflimmern, Ausmaß des Gradienten, starke körperliche Belastung, Myokardischämie, Hochrisiko-Mutation
  Die mit * versehenen Konstellationen gelten als eindeutige Indikation zur ICD-Implantation, bei den restlichen Konstellationen muss eine (schwierige) individuelle Entscheidung getroffen werden. *Merke:* **Die Bedrohung durch plötzlichen Herztod ist üblicherweise unabhängig vom Gradienten und der klinischen Herzinsuffizienz-Symptomatik.**
- Amiodarontherapie: kann zwar potenziell die Häufigkeit von Kammertachykardien senken, ist jedoch keine etablierte, durch Studien belegte Option zur Senkung des plötzlichen Herztodes
- Beseitigung des Gradienten (s. o.): kann allenfalls die belastungsinduzierten Kammertachykardien/Herztode senken, die jedoch nur den kleineren Anteil ausmachen.

Therapie im vorliegenden Fall
- Beginn einer Betablockertherapie bis zur Maximaldosis
- Implantation eines ICD (Familienanamnese für plötzlichen Herztod, Synkope, Tachykardien)
- Bei nach sechsmonatiger Betablockertherapie fortbestehender Dyspnoe im Alltag und intrakavitärem Druckgradienten unter Ergometerbelastung von 70 mmHg interventionelle Alkoholablation des ersten Septalastes mit 1,5 ml 96%igem Ethanol. Hierdurch vollständige Beseitigung des Ruhegradienten, Reduktion des Belastungsgradienten auf 30 mmHg mit wei-

terem Abfall auf < 10 mmHg nach zwei Monaten (nach Abschluss des Remodelling-Vorgangs). Patient seit dem Eingriff beschwerdefrei voll belastbar.
- Lebenslange Beachtung der Endokarditisprophylaxe (bei allen HOCM-Patienten)

Kommentar:
Die hypertrophe Kardiomyopathie (HCM) ist eine autosomal dominant mit variabler, zumeist hoher Penetranz vererbbare Krankheit. Mutationen betreffen verschiedene Proteine des Sarkomers. Die häufigsten Mutationen (> 50 %) betreffen folgende drei Proteine:
- β-Myosin-Schwerkette (Erstbeschriebene Mutation 1989, auf Chromosom 14q1)
- Myosin-bindendes Protein C
- Troponin T.

Weitere Genmutationen umfassen die Myosin-Leichtketten, Titin, Alpha-Tropomyosin, Alpha-Aktin, Troponin-I, Alpha-Myosin-Schwerkette. Bislang sind > 200 Mutationen bekannt. In der Regel handelt es sich dabei um sog. Missense-Mutationen, d.h. Änderungen einzelner Nukleotid-Basen-Paare, die eine veränderte Kodierung von einzelnen Aminosäuren zur Folge haben. Die phänotypische Expression der Hypertrophie wird mitbeeinflusst durch Modifyer-Gene und Umgebungseinflüsse. Die variable Neigung zu ventrikulären Arrhythmien, aber auch zu Vorhofflimmern, wird wohl ebenfalls genetisch determiniert. Bei etwa einem Viertel der Patienten findet sich eine intraventrikuläre Obstruktion während der Kammersystole. Im weiteren Verlauf entwickelt sich bei einem Teil der Patienten, unabhängig vom Vorliegen einer Obstruktion, eine linksventrikuläre Dilatation mit progredienter systolischer Myokardinsuffizienz.

1.122

Diagnosen Fall A:
- Dilatative Kardiomyopathie
- V. a. Alkoholkardiomyopathie
- Chronische Herzinsuffizienz, aktuell NYHA IV (Ruhedyspnoe).

Diagnosen Fall B:
- Dilatative Kardiomyopathie
- V. a. chronische oder abgelaufene Myokarditis nach Virusinfekt
- Chronische Herzinsuffizienz NYHA II (Beschwerden bei alltäglicher Belastung).

Medikamentöse Therapie der chronischen Herzinsuffizienz (nach ESC-Guideline 2005):

Prognoseverbessernd:
- Betablocker (ab NYHA II, bzw. ab NYHA I post Myokardinfarkt)
- ACE-Hemmer oder, bei Unverträglichkeit, Angiotensinrezeptor-Blocker ARB (ab NYHA I)
- Aldosteronantagonist (ab NYHA III, bzw. ab NYHA I post Myokardinfarkt).

Symptomverbessernd:
- Diuretika (Thiaziddiuretikum ab NYHA II, Schleifendiuretikum bzw. «sequenzielle Nephronblockade» mit Thiazid + Schleifendiuretikum bei höhergradiger Herzinsuffizienz)
- Digitalis (ab NYHA III, bei Frauen potenziell prognoseverschlechternd, niedrige Spiegel anstreben)
- ARB *zusätzlich* zu Betablocker und ACE-Hemmer.

Allgemeinmaßnahmen:
- Meiden größerer körperlicher Belastungen
- Strukturiertes Bewegungsprogramm sinnvoll (nicht bei Dekompensation)
- Tägliche Gewichtskontrolle
- Mindern/Beseitigen von Risikofaktoren (Hochdruck, Rauchen, Diabetes, Hypercholesterinämie, Stress, Alkohol)
- Zurückhaltende Kochsalzaufnahme.

Spezielle Therapieoptionen:
- Primärpräventive ICD-Implantation bei persistierend eingeschränkter Auswurffraktion < 30 % trotz medikamentöser Maximaltherapie über mehrere Monate
- Resynchronisationstherapie (biventrikuläre Schrittmacherstimulation) bei LSB > (120 bis) 150 ms und NYHA III-IV trotz optimaler Pharmakotherapie
- Herztransplantation bei nicht stabilisierbarer Herzinsuffizienz oder Hochrisikokonstellation trotz optimaler Pharmakotherapie (z.B.

1

maximale Sauerstoffaufnahme < 10 ml/kg KG, sehr hohes BNP etc.).

Weiteres Vorgehen Fall A:

- Bei Aufnahme ausgeprägtes Low-output-Syndrom mit beginnendem kardiogenem Schock (beginnende Niereninsuffizienz, beginnende Leberinsuffizienz vermutlich durch die Kombination von Perfusionsminderung, Stauung und Alkohol), daher Beginn mit Betablocker und ACE-Hemmer zunächst nicht möglich. Aufnahme auf der Intensivstation, Anlage ZVK, Gabe von Schleifendiuretikum (Torasemid 2 × 40 mg/d i. v.) sowie passager positiv inotrope Stimulation mit dem Calciumsensitizer Levosimendan (Infusion über 24 h, Wirkdauer 5 Tage wegen langer Halbwertszeit). Am dritten Tag konnte mit niedrigst dosiertem Betablocker (Bisoprolol 1,25 mg) und ACE-Hemmer (Captopril 2 × 6,25 mg/d, kurze HWZ) begonnen werden. Nach weiteren drei Tagen Verdopplung von Betablocker und ACE-Hemmer möglich (nun Umstellung auf ACE-Hemmer mit langer HWZ), insgesamt Gewichtsreduktion um 10 kg in zwei Wochen, Normalisierung von Kreatinin und Transaminasen, γ-GT rückläufig auf 110 U/l, NT-proBNP rückläufig auf 2180 ng/l. Herfrequenz 70/min, RR 105/75 mmHg, normalisierte kardiale und pulmonale Auskultation mit Ausnahme einer minimalen Mitralinsuffizienz. Verlegung des Patienten nach drei Wochen in NYHA-II-Stadium in die Rehabilitationsklinik mit folgender Medikation: Bisoprolol 7,5 mg/d (Zieldosis 10 mg/d), Ramipril 5 mg/d (Zieldosis 10 mg/d), Spironolacton 25 mg/d, Torasemid 10 mg/d, Hydrochlorothiazid 12,5 mg/d

- Vier Monate später: Patient völlig normal belastbar (NYHA I), wieder berufstätig. Bislang völlige Alkoholabstinenz. RR 110/75 mmHg, Herzfrequenz 64/min, Herz und Lunge auskultatorisch unauffällig. EKG: Normalbefund. Echokardiographie: EDD rückläufig auf 59 mm, FS und Auswurffraktion ansteigend auf 28 % (n > 30 %) bzw. 55 % (n > 60 %), keine Mitralinsuffizienz mehr. NT-proBNP 340 ng/l (n < 110). Maximale Sauerstoffaufnahme 24,8 ml/kg KG/min.

Aufgrund der weitgehenden, wenn auch nicht völligen Normalisierung sind folgende Überlegungen wichtig:

- Listung zur Herztransplantation sicher nicht indiziert (NYHA I, fast normale AF, normale maximale Sauerstoffaufnahme, nur gering erhöhtes BNP)
- Primärpräventive ICD-Implantation sicher nicht indiziert (AF > 30 %)
- Obligate Fortführung der Alkoholkarenz
- Obligate Fortführung der maximalen medikamentösen Therapie mit hier Bisoprolol 10 mg/d, Ramipril 10 mg/d, Spironolacton 25 mg/d
- Regelmäßige echokardiographische Kontrollen in drei- bis sechsmonatigen Intervallen.

Weiteres Vorgehen Fall B:

- Fakultativ Myokardbiopsie: selbst bei Nachweis von Virusgenom keine etablierte Therapieoption außerhalb von Studien. Der Patient muss über die (praktisch) fehlende individuelle Therapierelevanz bei allerdings ätiologisch-diagnostischem Informationsgewinn aufgeklärt werden. Seltene Ausnahmen mit eindeutiger Therapieoption sind: Myokardsarkoidose, Riesenzellmyokarditis, Wegener-Myokarditis, Kollagenosen, Borreliose. Ein lichtmikroskopischer (Virus-)Myokarditisnachweis mit Lymphozyten- und Makrophageninfiltraten gelingt selten. Weit sensitiver sind moderne molekularbiologische Methoden (PCR, In-situ-Hybridisierung) zum Nachweis von Virusgenom, zumeist Enteroviren (z. B. Coxsackie B-3), aber auch Parvovirus B19 u. a. Prinzipiell muss bei chronischen Verlaufsformen zwischen Viruspersistenz (hypothetische Therapieoption: Interferon) und inflammatorischer Kardiomyopathie ohne Viruspersistenz (hypothetische Therapieoption: Immunsuppressiva) unterschieden werden. Bei unserem Patienten zeigte die Myokardbiopsie in der molekularbiologischen Diagnostik den Nachweis enteroviraler DNS in geringer Zahl ohne wesentliche zelluläre oder humorale Inflammation.
- Herzkatheteruntersuchung: sinnvoll, aber nicht obligat, zum sicheren Ausschluss einer KHK als Ursache der Herzinsuffizienz i. S.

einer ischämischen CMP (bei einem 32-Jährigen ohne Risikofaktoren der Atherosklerose unwahrscheinlich) und zur Erhebung der Hämodynamik (bei o.g. echokardiographischen Parametern und Besserung unter Standardmedikation ebenfalls nicht zwingend erforderlich). Bei unserem Patienten: erhöhter LVEDP auf 19 mmHg, Auswurffraktion homogen auf 40 % vermindert, unauffällige Koronarien

- Unter der Medikation mit Betablocker (über sechs Wochen gesteigert von Anfangsdosis auf Maximaldosis, hier von 1,25 auf 10 mg Bisoprolol), ACE-Hemmer (hier gesteigert von anfänglich 2,5 auf 10 mg Ramipril) und niedrig dosiertem Thiaziddiuretikum (12,5 mg Hydrochlorothiazid) bei weitgehender körperlicher Schonung im Verlauf des nächsten Halbjahres vollständiges Verschwinden der anfänglichen mäßiggradigen Kurzluftigkeit und muskulären Schwäche bei alltäglichen Belastungen, entsprechend einer Besserung des klinischen Schweregrades von NYHA II auf NYHA I.

Zur Entscheidungsfindung Fall B:

Verdachtsdiagnose «chronische Herzinsuffizienz durch Myokarditis» auf den Ebenen E-1 und E-2 aufgrund der typischen Trias:
- Verminderte körperliche Leistung (nach NYHA)
- Herzvergrößerung und verminderte systolische Funktion
- Virale Infektion als mutmaßliche Ursache.

Bestätigung der ätiologischen Verdachtsdiagnose auf der Ebene E-3. Das zeitliche Zusammentreffen von starker körperlicher Belastung während eines Virusinfektes, myokardialen Symptomen (ventrikuläre Extrasystolie, Herzvergrößerung mit echokardiographisch systolischer Funktionsstörung) und Minderung der körperlichen Belastbarkeit begründen die Arbeitsdiagnose Myokarditis. Sie macht weitergehende diagnostische Schritte zur Abklärung extrakardialer Ursachen des Leitsymptoms «Belastungsdyspnoe» überflüssig.

Merke: *Ursachen des klinischen Bildes «dilatative CMP» (systolische Pumpfunktionsstörung mit normalen Koronarien und fehlender Hypertonie)*

sind vielfältig und individuell selten zu klären. Als häufige Möglichkeiten (zum Teil in Kombination) sind u. a. belegt:
- *Genmutationen (v. a. Strukturproteine betreffend wie Titin, Laminin etc., familiäre Häufung möglich), wahrscheinlich größter Anteil*
- *Myokarditis (akut, abgelaufen), postinfektiöse inflammatorische CMP*
- *Immunologische Genese (Antikörper gegen Myozytenstrukturen)*
- *Alkohol (mögliche (Teil-)Reversibilität bei Alkoholkarenz, s. o.).*

1.123

Verdachtsdiagnose:
Thoraxapertur-Kompressions-Syndrom (Thoracic-outlet-Syndrom)

Diagnosesicherung:
- Angiographie: In Adduktionsstellung beider oberer Extremitäten zeigten sich die Aorta ascendens sowie die Aortenbogenabgänge kontrastreich und regelrecht; ebenso kam die A. subclavia bds. gut zur Darstellung. In Abduktionsstellung (90 bis 110°) kam es ebenfalls zu guter Kontrastmittelanfärbung der Aorta ascendens, des Aortenbogens und der Halsgefäße. Bemerkenswert war jetzt allerdings ein völliger Subclaviaverschluss bds. in Höhe des Durchtritts der Gefäße zwischen erster Rippe und Schlüsselbein. Diagnosestellung eines Kostoklavikularsyndroms.
- Arterielle Druckmessung: Normaler Druckverlauf in der A. subclavia proximal des Durchtritts zwischen erster Rippe und Schlüsselbein auch bei extremer Abduktion. Distal davon war mit zunehmender Abduktion eine kontinuierliche Abnahme des arteriellen Blutdrucks messbar, bei Abduktion um 120° kein messbarer Blutdruck mehr.

Therapiemaßnahme:
Nach bestätigter Verdachtsdiagnose: Resektion der ersten Rippe bds.

Weiterer Verlauf:
Postoperativ fortschreitende Besserung der Schulter-Arm-Symptomatik. Nach sechs Monaten konsequenter krankengymnastischer Be-

1

wegungstherapie Beschwerdefreiheit, volle Belastungs- und Arbeitsfähigkeit in seinem Elektrikerberuf.

Kommentar:
Drosselungsphänomene durch den M. scalenus anterior, eine Halsrippe oder eine deformierte Rippe wurden unter dem Namen des Thoraxapertur-Kompressionssyndroms zusammengefasst. Darüber hinaus sind zwei weitere Krankheitsbilder beschrieben, die durch Kompressionserscheinungen der Axilla-Subclavia-Gefäße und des Plexus brachialis in Abhängigkeit von der Armstellung gekennzeichnet sind: das Hyperabduktionssyndrom (anatomisch vorgebildete Enge zwischen der Sehne des M. pectoralis minor und dem Processus coracoideus) und das hier beschriebene Kostoklavikularsyndrom. Die beiden Letzteren werden als Schultergürtelsyndrome zusammengefasst. Bei gründlicher Erhebung der Anamnese und des abduktionsabhängigen Radialispulses wäre eine frühzeitige Diagnosestellung möglich und dem jungen Patienten die demütigenden beruflichen Umstände erspart geblieben. Die vermutete (unsinnige) Diagnose Karpaltunnelsyndrom führt ausschließlich zu Daumenballenatrophie sowie zu Sensibilitäts- und (Fein-)Motorikstörung von D1 bis D3, nicht jedoch der Unterarmmuskulatur.

1.124

Verdachtsdiagnosen:
- Kohlenmonoxidvergiftung
- Koronarinsuffizienz.

Diagnosesicherung:
Bestimmung des Carboxy-Hb (CO-Hb) vor Sauerstoffzufuhr:
- Ehemann: 34 %
- Ehefrau: 33 %

Akuttherapie:
100 % Sauerstoff → prompte Besserung der Angina pectoris und Verschwinden der Ischämiezeichen im EKG bei beiden Patienten.

Weiterer Verlauf:
Beschwerde- und Anfallsfreiheit beider Eheleute nach Reparatur der undichten Heizöfen.

Kommentar:
CO-Vergiftungen sind nicht selten. CO (Rauch, Campingöfen, Holzkohlegrills, Autoabgase in nicht gelüfteter Umgebung etc.) bindet nach Inhalation an Hämoglobin (mit 240fach höherer Affinität als O_2), verdrängt Sauerstoff und behindert zusätzlich die Sauerstoffdissoziation vom Hämoglobin (Linksverschiebung der O_2-Bindungskurve). Unspezifische klinische Symptome wie Kopfschmerzen, Übelkeit, Benommenheit sind häufig, bei schwereren Verläufen Zeichen des Organsauerstoffmangels, wie Angina pectoris, aber auch epileptische Anfälle sowie Bewusstseinseintrübung bis zum Koma. Gravierende Folgeproblematik (üblicherweise bei CO-Vergiftungen mit Bewusstseinsverlust) ist ein verzögertes (Tage bis Wochen nach vermeintlich folgenlos überstandener Vergiftung) neuropsychiatrisches Syndrom mit kognitiven Defiziten, Persönlichkeitsveränderungen, fokal-neurologischen Ausfällen. Diagnosestellung mittels Bestimmung des Carboxy-Hb (CO-Hb). Blutgasanalytisch bestimmter Sauerstoffpartialdruck und pulsoxymetrisch bestimmte Sauerstoffsättigung sind normal und keinesfalls geeignet, eine CO-Vergiftung auszuschließen. Trotz schwerer O_2-Entsättigung des Hämoglobins besteht keine Zyanose, Haut und Schleimhäute sind eher rosig. Therapie mit 100 % Sauerstoffmaskenatmung, bei Bewusstseinseintrübung Intubation und maschinelle Beatmung mit F_iO_2 von 1,0 (= 100 % O_2). Halbwertszeit des CO mehrere Stunden.

1.125

Verdachtsdiagnose:
Hirntod infolge Schädel-Hirn-Trauma.
Das hirntote Mädchen wird weiter künstlich beatmet, andere Organstörungen (z.B. des Herzens, der Lunge, der Nieren etc.) bestehen nicht.

Diagnosesicherung:
Der praktische Nachweis des Hirntodes ergibt sich aus seiner Begriffbestimmung als vollständiger und bleibender Verlust der gesamten Hirntätigkeit. Schon begrifflich sind alle noch so schweren Schäden mit einer wenigstens teilweise erhaltenen Hirntätigkeit ausgeschlossen, ebenso alle Zustände einer nur vorübergehenden

fehlenden Hirnleistung (z.B. endogene oder exogene Intoxikationen).

Maßgebliche *klinische Symptome* des Ausfalls der Hirnfunktion sind:
- Bewusstlosigkeit (Koma)
- Lichtstarre beider wenigstens mittel-, meistens maximal weiten Pupillen, wobei keine Wirkung eines Mydriatikums vorliegen darf
- Fehlen des okulozephalen Reflexes (Puppenkopfphänomen)
- Fehlen des Kornealreflexes
- Fehlen von Reaktionen auf Schmerzreize im Trigeminusbereich
- Fehlen des Pharyngealreflexes
- Ausfall der Spontanatmung.

Wiederholung nach 12 Stunden (bei direkter Hirnschädigung) bzw. 72 Stunden (bei indirekter Hirnschädigung) *oder*

Apparative Untersuchungen
- Aufzeichnung der fehlenden Hirnströme(über 30 min kontinuierlich, Nulllinien-EEG)
- Aufzeichnung der fehlenden elektrischen Erscheinungen im Gehirn nach einer Reizung des Gehörs (Fehlen von akustisch evozierten Potentialen)
- Darstellung der Hirngefäße mit dem Befund einer fehlenden Durchblutung des Gehirns (z.B. Duplexsonographie).

Der Hirntod muss von zwei von der direkten Patientenbetreuung und dem Transplantationszentrum unabhängigen und in der Hirntoddiagnostik erfahrenen Ärzten festgestellt werden. Unabdingbar ist das Vorliegen einer primären (direkten, z.B. Schädel-Hirn-Trauma) oder sekundären (indirekten, z.B. hypoxische Hirnschädigung durch verzögerte Reanimation bei Kreislaufstillstand) Hirnschädigung und das Fehlen von Intoxikation, Hypothermie oder Schock.

Merke: Definition der Diagnose: «Hirntod» wird definiert als Zustand des irreversiblen Erloschenseins der Gesamtfunktion des Großhirns, des Kleinhirns und des Hirnstammes bei einer unter Ersatz der fehlenden Spontanatmung durch kontrollierte Beatmung noch aufrecht erhaltenen spontanen Herz-Kreislauffunktion. Der Hirntod ist der Individualtod des Menschen.

Organentnahme:

Als Spenderkriterien gelten:
- Die klinischen Zeichen des Hirntodes
- Der Ausschluss eines vorbestehenden irreversiblen Schadens des zu entnehmenden Organs (Eine passagere Funktionsverschlechterung ist keine Kontraindikation.)
- Übertragung von Krankheiten (z.B. Sepsis, Malignom, HIV) unwahrscheinlich (Eine lokale Infektion ist keine Kontraindikation.)
- Lebensalter < 65 Jahren (je nach Organ unterschiedliche Grenzen).

Im vorliegenden Falle sind die Kriterien für eine Organspende erfüllt.

Kommentar:
Die geschilderten Fälle (s.a. 1.127) behandeln Probleme an der Grenze zwischen Leben und Tod. Wie oft in der Notfallmedizin gelingt es mit den Mitteln der einfachen körperlichen Untersuchung und bei Kenntnis der jeweiligen Begleitumstände, die aktuelle Situation rasch einzuschätzen, die richtigen diagnostischen Schritte zu veranlassen und danach adäquat zu handeln. Beachte die verschiedenartigen Definitionen von «Tod» (Individualtod = Hirntod, biologischer Tod, dissoziierter Hirntod). Hirntod und Organspende-Diskussion erfordern ein Höchstmaß an Zuwendung und Einfühlungsvermögen gegenüber den Angehörigen.

1.126

Verdachtsdiagnose: «Scheintod»
Medizinisch sollte man nicht von Scheintod sprechen. Es liegt lediglich eine unzureichende Untersuchung bzgl. Herz-, Kreislauf- und Atmungsfunktion bei erhaltenen, wenn auch minimalen vitalen Grundfunktionen mit nur scheinbarem Fehlen von Herz- und Atemtätigkeit vor. Auftreten u.a. bei Vergiftungen, Unterkühlung oder in Form eines rhythmischen Atemstillstandes (Cheyne-Stokes-Atmung) als Symptom zerebraler Durchblutungsstörungen bei hochgradiger Herzinsuffizienz.

Beim Atemstillstand und fehlenden Karotispulsen sind zwar generell Reanimationsmaßnahmen indiziert, müssen aber möglichst individuell ent-

1

schieden werden (z. B. nicht im Terminalstadium von Erkrankungen, wie bei der vorgestellten Patientin, bei bereits sicher länger (> 15 min) bestehendem Herz-Kreislaufstillstand etc.).

Im vorliegenden Fall wäre es lediglich geboten gewesen, die Patientin aus ihrem Tiefschlaf aufzuwecken, um die Atemtätigkeit anzuregen. Überprüfung der Abendmedikation: Sedativa!

Merke: Die rechtliche Todesfeststellung (Ausstellen des Totenscheins) erfordert das Vorliegen mindestens eines der drei sicheren Todeszeichen: Totenflecke (Livores: rotviolette Flecken durch Absinken des Blutes in die abhängigen Körperpartien, früheste Erkennbarkeit ½ bis 1 Stunde nach Ableben) oder Totenstarre (Muskelstarre, beginnend an Unterkiefer, Hals- und Nackenmuskulatur mit peripherem Fortschreiten, Beginn 4 bis 12 h nach Ableben) oder einsetzende Fäulnis. Die Leichenschau wird an der entkleideten Leiche vorgenommen.

1.127

Verdachtsdiagnose:
Apallisches Syndrom (Persistent Vegetative State). Schwere Form einer hypoxischen Enzephalopathie. (Der Begriff hypoxischer *Hirnschaden* wirkt im Gespräch mit Angehörigen wenig einfühlsam, besser: *Hirnschädigung* durch Sauerstoffmangel, im Arztbrief hypoxische Enzephalopathie). Es handelt sich um ein sog. «Wachkoma» mit einem wachen/erweckbaren Patienten ohne Bewusstsein. Ursache ist eine ausgeprägte Schädigung des Hirnkortex bei erhaltener Hirnstammfunktion (Begriff «dissoziierter Hirntod» bei zunächst offener Prognose irreführend), am häufigsten nach verzögerter Reanimation bei Herz-Kreislauf-Stillstand.

Die Frage, ob es sich um ein irreversibles Endstadium handelt, ist klinisch oft lange Zeit schwer zu entscheiden, selbst nach Monaten können in Einzelfällen erstaunliche kortikale Leistungen zurückkehren. Üblicherweise ist jenseits von drei Monaten jedoch nicht mit einer Besserung zu rechnen. Der Tod tritt in diesen Fällen meist durch infektiöse Komplikationen (Pneumonie, Harnwegsinfekte) ein.

Charakteristische Kriterien des apallischen Syndroms sind:

- Keine Wahrnehmung der eigenen Person oder der Umgebung
- Keine Möglichkeit der Interaktion mit anderen Personen
- Keine Hinweise für anhaltende, reproduzierbare, vorsätzliche oder spontane Verhaltensantworten auf visuelle, akustische, taktile Reize oder Schmerzreize
- Kein Sprachverständnis, keine Sprachproduktion
- Variabler Wachheitsgrad (erhaltener Schlaf-Wach-Rhythmus)
- Ausreichend erhaltene hypothalamische und autonome Hirnstammfunktionen zum Überleben mit pflegerischer Hilfe
- Blasen- und Darminkontinenz
- Variable erhaltene Hirnnerven- und spinale Reflexe.

Die Kriterien des Hirntodes sind *nicht* erfüllt.

Daraus ergibt sich ganz klar, dass der Kortikalschaden bei erhaltener Hirnstammfunktion nicht zum Kriterium des Individualtodes gemacht werden kann.

1.128

Diagnose:
Miktionssynkope

Erstversorgung:
Flachlagerung, Versorgung der Kopfplatzwunde, keine Medikation

Kommentar:
Ein nicht seltener nächtlicher Zwischenfall, welcher der Situationskomik nicht entbehrt, dem aber, solange sich der Patient beim Sturz nicht verletzt hat, kaum klinische Bedeutung zukommt und der deshalb zu keinen weiteren, vertiefenden Untersuchungsmaßnahmen Anlass gibt. Pathophysiologisch handelt es sich um eine vagovasale Synkope durch Blasendehnung/Entlastung, begünstigt durch Orthostase, Vasodilatation (warmes Bett) und sedierenden Bierkonsum. Es empfiehlt sich in ähnlichen Fällen, sich des nächtlichen Harndranges *im Sitzen* zu entledigen.

1.129

Ursachen einer akuten Perikarditis bzw. eines chronischen Perikardergusses:

- Idiopathisch
- Infektiös: Viren (Enteroviren, Influenza, HIV u. a.), Bakterien (Mykoplasmen, Chlamydien, Eitererreger = purulente Perikarditis, Tuberkulose, Rickettsien, Listerien, Leptospiren) Pilze, Parasiten
- Autoimmunerkrankungen/-vaskulitiden: rheumatoide Arthritis, SLE, Sklerodermie, Polymyositis, Sjögren-Syndrom, M. Bechterew, Wegener-Granulomatose, Riesenzellarteriitis, Polyarteriitis nodosa, Churg-Strauss-Syndrom, Reiter-Syndrom, Behçet-Syndrom, thrombotisch-thrombozytopenische Purpura, familiäres Mittelmeerfieber
- Autoimmune Sonderformen: Postkardiotomiesyndrom (nach herzchirurgischen Eingriffen), Dressler-Syndrom (Myokardinfarkt-assoziierte Perikarditis)
- Metabolisch: Urämie, dialyseassoziiert, Myxödem, Gicht, Skorbut
- Erkrankungen angrenzender Strukturen: Myokardinfarkt mit Ruptur der freien Wand (akute, fast immer tödliche Tamponade, selten gedeckte Perforation mit Ausbildung eines Pseudoaneurysmas), Aortendissektion (akute hämorrhagische Tamponade), Pneumonie, Lungenembolie
- Neoplasien: primäre Tumoren wie Mesotheliom, Sarkom u. a., häufiger metastatisch oder infiltrativ per continuitatem bei Karzinomen (z. B. Mammakarzinom, Bronchialkarzinom), Lymphomen u. a.
- Trauma: direkt (penetrierende Verletzung, z. B. Messerstich, aber auch Drahtperforation bei Koronarinterventionen) oder indirekt bei stumpfem Thoraxtrauma oder Bestrahlung
- Assoziation mit anderen Syndromen/Erkrankungen: inflammatorische Darmerkrankungen, Stevens-Johnson-Syndrom, Löffler-Syndrom, hypereosinophiles Syndrom, Amyloidose, akute Pankreatitis

Merke: Häufig bleibt die Ursache einer akuten Perikarditis oder eines chronischen Perikardergusses ungeklärt.

1.130

Synkopen-Trias:

Fall A. Es besteht klinisch der hochgradige Verdacht auf eine neurokardiogene Synkope. Ursache ist wahrscheinlich eine Hypersensitivität des ventrikulären Barorezeptors bei zunehmender Reizung infolge Vorlastminderung bei längerem Stehen (oder Sitzen) und kompensatorischer sympathischer Stimulation. (Als «Paradebeispiel» im wörtlichen Sinne dient der Gardeoffizier vor dem Buckingham-Palast, der nach längerem Stehen inmitten seiner Kameraden plötzlich synkopiert, s. 1.11). Die neurokardiogene Synkope ist die häufigste Form der vasovagalen Synkopen. Als diagnostische Maßnahme erfolgt eine Kipptischuntersuchung, die nach 18 Minuten passivem Stehen in 70°-Position zur exakten Reproduktion der Prodromalsymptome führt, und 30 Sekunden später zum Synkopeneintritt. Der Blutdruckabfall trat 20 Sekunden vor dem Frequenzabfall ein, die Herzfrequenz zeigte eine Asystolie über 12 Sekunden, entsprechend einem kardioinhibitorischem Typ einer neurokardiogenen Synkope. Therapeutisch wird die Patientin bezüglich Allgemeinmaßnahmen, Stehtraining (Ziel ist eine Desensibilisierung des Barorezeptors) und Vorgehen zu Beginn der Prodromalphase (gegensinniger Unterarmzug als isometrisches Manöver) beraten. Eine medikamentöse Therapie erfolgt zunächst nicht, ebenso wenig natürlich eine Schrittmacherimplantation. In einer zwölfmonatigen Nachbeobachtungszeit tritt, unter täglich eingehaltenem Stehtraining, keine erneute Synkope mehr auf.

Fall B. Es besteht der hochgradige Verdacht auf Torsade-de-pointes-Tachykardien durch Sotalol-induziertes Long-QT-Syndrom bei Akkumulation infolge Niereninsuffizienz. Das Ruhe-EKG zeigt eine frequenzkorrigierte QTc-Zeit von 520 ms, entsprechend 130 %. Während der Intensivüberwachung sind auf dem Monitor Torsade-de-pointes-Tachykardien zu dokumentieren. Die in diesem Falle wegen der Niereninsuffizienz kontraindizierte Sotaltherapie wird beendet, ein β_1-selektiver Betablocker später zur Rezidivprophylaxe des Vorhofflimmerns verwendet. Wegen fehlenden Nachweises einer höheren Ef-

1

fizienz im Vergleich zu konventionellen Beta-blockern in der Rezidivprophylaxe des Vor-hofflimmerns besteht auch bei fehlenden Kontraindikationen üblicherweise keine Indi-kation zur Sotaloltherapie, das eine Inzidenz von Torsade-de-pointes-Tachykardien von 2 bis 3 % aufweist.

Fall C. Eine neurokardiogene Synkope ist wegen des Auftretens jeweils im Liegen unwahrschein-lich. Am ehesten ist eine bradykarde Synkope zu vermuten, alternativ eine Epilepsieform ohne große klonisch-tonische Krämpfe. Körperliche Untersuchung, Ruhe-EKG, Langzeit-EKG (re-gelmäßiger Sinusrhythmus, minimale Frequenz 42/min), Echokardiographie, Ergometrie sind unauffällig, ebenso die neurologische Diagnos-tik inkl. EEG. Es erfolgt nun eine elektrophysio-logische Untersuchung, die eine normale Sinus-knotenerholungszeit zeigt, einen normalen Frequenzanstieg unter Atropin, sowie eine nor-male AV-Überleitung in Ruhe und unter phar-makologischer Provokation mit Ajmalin. Supra-ventrikuläre oder ventrikuläre Tachykardien sind nicht auslösbar. Ein Schlafapnoe-Screening verläuft unauffällig. Trotz Synkopeneintritt im Liegen wird eine Kipptischuntersuchung durch-geführt, die erwartungsgemäß einen Normalbe-fund zeigt. Bei fortbestehendem Verdacht auf eine rhythmogene, am ehesten bradykarde Syn-kope wird ein Loop-Rekorder implantiert. Bei Aktivierung des Rekorders durch den Patienten direkt nach einer erneuten Synkope fünf Wo-chen später ergibt die retrograde Rhythmusab-frage eine aus einem langsamen Sinusrhythmus eintretende Asystolie durch Sinusarrest über 36 Sekunden. Der Patient wird mit einem Zwei-kammer-Schrittmacher-System versorgt und ist seither rezidivfrei. Eine Koronarangiographie zum sicheren Ausschluss einer stenosierenden Koronaratherosklerose trotz fehlender Sympto-matik und unauffälliger Ergometrie war normal. Der Fall demonstriert die geringe Sensitivität von Langzeit-EKG, aber auch der elektrophysio-logischen Untersuchung in der Erkennung ins-besondere bradykarder Synkopenursachen. Bei fortbestehendem, aber nicht klärbarem Verdacht auf eine rhythmogene Synkope ist der Loop-Re-korder indiziert.

1.131

Salerno

Antworten zu Kapitel 2:
Hämatologie, Onkologie

2.1

Symptome eines Folsäuremangels:
- Leukopenie
- Thrombozytopenie
- Megaloblastäre Anämie
- Glossitis, Stomatitis, Enteritis
- Neuralrohrdefekte während der Schwangerschaft.

Ursachen eines Folsäuremangels:
- Fehlernährung, z.B. bei Alkoholismus (+ genetische Disposition)
- Enterale Resorptionsstörungen
- Medikamentös: Kontrazeptiva, Antikonvulsiva (Phenytoin u.a.), Folsäure-Antagonisten (u.a. Trimethoprim, Methotrexat), Biguanide.

S. hierzu auch 2.66

2.2

Stadium I des Hodgkin-Lymphoms:
Befall einer einzigen Lymphknotenregion (I/N) oder Vorliegen eines einzigen extranodalen Herdes (I/E).

Stadium II:
Befall von 2 oder mehr Lymphknotenregionen auf einer Seite des Zwerchfells (= II/N) oder Vorliegen lokalisierter extranodaler Herde und Befall einer oder mehrerer Lymphknotenregionen auf einer Seite des Zwerchfells (= II/E).

Stadium III
Befall von zwei oder mehr Lymphknotenregionen auf beiden Seiten des Zwerchfells (= III/N) oder Vorliegen lokalisierter extranodaler Herde und Lymphknotenbefall, sodass ein Befall auf beiden Seiten des Zwerchfells vorliegt (= III/E).

Stadium IV
Disseminierter Befall eines oder mehrerer extralymphatischer Organe mit oder ohne Befall von Lymphknoten.

2.3

Diagnosekriterien für das multiple Myelom:

Hauptkriterien:
- Paraproteinämie im Serum (monoklonale Gammopathie IgG > 3,5 g/dl oder IgA > 2 g/dl) und/oder Bence-Jones-Protein im Urin (> 1 g/d)
- Ausgeprägte plasmazelluläre Infiltration (> 30 %) des Knochenmarks mit zum Teil atypischen polymorphen Plasmazellen
- Histologischer Plasmozytomnachweis in einer Gewebebiopsie.

Nebenkriterien:
- 10 bis 29 % Plasmazellen im Knochenmark
- Monoklonale Gammopathie unterhalb der o.g. Konzentrationen
- Osteolysen
- Antikörpermangel: normales IgG < 600 mg/dl, IgA < 100 mg/dl, IgM < 50 mg/dl.

Die Diagnose ist gesichert, wenn wenigstens ein Haupt- und ein Nebenkriterien oder drei Nebenkriterien erfüllt sind. Röntgenologisch können sich umschriebene Osteolysen oder eine diffuse Osteoporose zeigen.

Stadieneinteilung:
nach Durie und Salmon

- Stadium I (niedrige Zellmasse): Hb > 10 g/dl *und* normales Serumkalzium *und* röntgenologisch max. eine Osteolyse *und* niedrige Paraproteinkonzentration (IgG < 5 g/dl, IgA < 3 g/dl, Leichtketten im Urin < 4 g/d)
- Stadium II (mittlere Zellmasse): weder Kriterien von Stadium I oder III erfüllt
- Stadium III (hohe Zellmasse): Hb < 8,5 g/dl *oder* erhöhtes Serumkalzium > 3,0 mmol/l *oder* multiple osteolytische Herde *oder* hohe Paraproteinkonzentration (IgG > 7 g/dl, IgA > 5 g/dl, Leichtketten im Urin > 12 g/d)
- Zusatzkriterien: A = normale Nierenfunktion; B = Kreatinin erhöht (> 2,0 mg/dl).

Therapieindikationen:
Optionen im Stadium II oder III

- Konventionelle Chemotherapie mit Melphalan 0,25 mg/kg KG/d 1 bis 4 + Prednison 2 mg/kg KG/d 1 bis 4, alle 4 bis 6 Wochen wiederholen («Alexanian-Schema»)
- Polychemotherapie (z. B. VAD-Schema)
- Hochdosischemotherapie mit Melphalan, nachfolgend Stammzelltransplantation.

Komplikationen eines multiplen Myeloms:

- Frakturen infolge Osteolysen (z. B. pathologische Oberschenkelfraktur)
- Niereninsuffizienz
- Hyperkalzämie
- Infektionen infolge Antikörpermangelsyndrom
- Hyperviskositätssyndrom.

2.4

Ziel der Rhesusprophylaxe ist es, die Bildung von Antikörpern gegen das Rhesus-Antigen D bei Rhesus-negativen Frauen zu verhindern, um bei späteren Schwangerschaften das Kind nicht der Gefahr eines Morbus haemolyticus neonatorum infolge Rhesus-D-Inkompatibilität auszusetzen. Prinzip: Anti-D-Immunglobulin.

2.5

Angeborene Störung der Blutgerinnung durch qualitative oder quantitative Störungen des von-Willebrand-Faktors (FVIII:vWF). Die vWJ-Erkrankung ist die häufigste hereditäre Koagulopathie. Der vWF ist ein heterogenes, multimeres Plasmaglykoprotein. Er dient der Vermittlung der Thrombozytenadhäsion an das Subendothel der Gefäßwand (Kollagen) durch hochmolekulare vWF-Multimere und Bindung an Thrombozyten-Glykoprotein Ib (GPIb). Er ist zusätzlich der Carrier von Faktor VIII:C im Plasma.
Die hereditäre Störung tritt durch Mutation im vWF-Gen auf. Es erfolgt eine autosomal dominante (Subtypen 1 und 2) oder autosomal rezessive (Subtypen 2 und 3) Vererbung. Folgen sind eine gestörte Thrombozytenadhäsion und eine reduzierte Aktivität von Faktor VIII: C. Selten sind erworbene Fälle durch von-Willebrand-Faktor-Antikörper bei Autoimmunerkrankungen, lymphoproliferativen Erkrankungen, nach Polytransfusion.

Symptomatik:
Das Krankheitsbild ist durch eine verlängerte Blutungszeit gekennzeichnet, häufig nur durch eine diskret verstärkte Blutungsneigung (Typ 1, Häufigkeit 70 bis 80 %). Der Typ 2 (Häufigkeit 15 bis 20 %) zeigt eine unterschiedliche Ausprägung, je nach Subtyp. Der Typ 3 (Häufigkeit 1 bis 3 %) ist die schwerste Form mit deutlicher Blutungsneigung.

Diagnosesicherung:
Bestimmung der Aktivität des Ristocetin-Co-Faktors und der Aktivität von vWF. Zum Teil tritt bei Subtyp 2 eine milde Thrombopenie auf.

Therapie:
Bei leichteren Blutungen Gabe des Vasopressinanalogons Desmopressin beim Subtyp 1, 2A oder 2M. Bei der Blutung beim Subtyp 2B, 2N und 3 muss ein vWF-angereichertes Plasmapräparat (z. B. HämateHS) gegeben werden.

Merke: Desmopressin ist beim Subtyp 2B kontraindiziert aufgrund der Gefahr der Thrombopenie, beim Subtyp 3 wirkungslos. Desmopressin ist wegen Oxytocin-ähnlicher Wirkung in der Schwan-

gerschaft kontraindiziert. Rekombinante FVIII-Präparate enthalten keinen FVIII:vWF und sind bei der vWJ-Erkrankung wirkungslos.

2.6

Verdachtsdiagnose:
myelodysplastisches Syndrom, morphologischer Subtyp: RARS (s. u.).

Klassifikation (WHO 2001):
- Refraktäre Anämie (RA)
- Refraktäre Anämie mit Ringsideroblasten (RARS)
- Refraktäre Zytopenie mit Multilineage Dysplasia (RCMD)
- Refraktäre Zytopenie mit Multilineage Dysplasia und Ringsideroblasten (RCMD-RS)
- Refraktäre Anämie mit Blastenüberschuss (RAEB-1, RAEB-2)
- RAEB in Transformation (RAEB/T)
- Myelodysplastisches Syndrom, undifferenziert
- Myelodysplastisches Syndrom assoziiert mit isolierter del 5q (5q-Syndrom).

Durchschnittliche Prognose (RARS):
25 bis 76 Monate

Differenzialdiagnosen (u. a.):
- Aplastische Anämien
- Medikamentös-toxische Markschädigung
- Megaloblastäre Anämien
- Kongenitale Anämien
- Periphere Umsatzstörungen der Blutzellen (z. B. Immunthrombozytopenie u. a.)
- Leukämien
- Neoplasien mit Markinfiltration
- Osteomyelofibrose.

Therapeutische Möglichkeiten:
- Meist (bei den üblicherweise älteren Patienten) nur supportive Maßnahmen: Transfusionen, Antibiotika
- Individuell möglich: hämatopoetische Wachstumsfaktoren: G-CSF, Erythropoetin

Bei jüngeren Patienten individuelle Entscheidung:
- Intensive Chemotherapie
- Allogene Knochenmarktransplantation bis etwa zum 55. Lj.

2.7

Therapie bei heterozygoter APC-Resistenz.
- Bisher keine Thrombose (Primärprävention): bei längerer körperlicher Inaktivität (lange Bus- oder Flugreisen, perioperativ) ausreichende Hydrierung, fakultativ prophylaktische Applikation eines niedermolekularen Heparins (unter Aufklärung über mögliche Nebenwirkungen, wie z. B. insbesondere HIT), perioperativ standardisierte Thromboseprophylaxe mit niedermolekularem Heparin
- Nach erster Thrombose: je nach Lokalisation Antikoagulation für mindestens drei bis sechs Monate
- Auftreten wiederholter Thrombosen: lebenslange Antikoagulation ab der zweiten Thrombose.

2.8

ABVD (Bonadonna 1975):
- Adriamycin (= Doxorubicin)
- Bleomycin
- Vinblastin
- Dacarbacin.

2.9

B-Zell-Non-Hodgkin-Lymphome; Einteilung nach der WHO-Klassifikation:

Vorläuferzell-B-Zell-Lymphome:
- Vorläufer-B-lymphoblastische Leukämie/Lymphome

Periphere-B-Zell-Lymphome:
- B-CLL, kleinzelliges lymphozytisches Lymphom
- B-CLL-Variante: mit monoklonaler Gammopathie/plasmozytoider Differenzierung
- B-Zell-prolymphozytische Leukämie
- Lymphoplasmozytisches Lymphom
- Mantelzell-Lymphom; Variante: blastisches Mantelzell-Lymphom
- Keimzentrumslymphom Grad 1 und 2; Varianten: diffuses und kutanes follikuläres Keimzentrumslymphom

2

- Keimzentrumslymphom Grad 3
- Marginalzonen-B-Zell-Lymphom vom MALT-Typ
- Nodales Marginalzonen-B-Zell-Lymphom
- Marginalzonen-B-Zell-Lymphom der Milz
- Haarzell-Leukämie
- Plasmazellmyelom/Plasmozytom
- Diffuses großzelliges B-Zell-Lymphom; Varianten: zentroblastisch, immunoblastisch, anaplastisches, T-Zell- oder histiozytenreich, plasmoblastisch
- Primäres mediastinales (thymisches) großzelliges B-Zell-Lymphom
- Burkitt-Lymphom
- Atypisches (pleomorphes) Burkitt-Lymphom.

T-Zell-Non-Hodgkin-Lymphome; Einteilung nach der WHO-Klassifikation:
Vorläufer-T-Zell-Lymphome:
- Vorläufer-T-Zell-lymphoblastische Leukämie/Lymphom

Periphere Lymphome:
- T-Zell-prolymphozytische Leukämie
- T-Zell-großzelliges granuliertes lymphozytisches Lymphom
- Aggressive NK-Zell-Leukämie
- Mycosis fungoides/Sézary-Syndrom
- Peripheres T-Zell-Lymphom, nicht spezifiziert
- Subkutanes Pannikulitis-ähnliches T-Zell-Lymphom
- Hepatosplenisches γ-δ-T-Zell-Lymphom
- Angioimmunoblastisches T-Zell-Lymphom
- Extranodales NK/T-Zell-Lymphom, nasal und nasaler Typ
- Entropathie-typisches T-Zell-Lymphom
- Adulte T-Zell-Leukämie/Lymphom (HTLV 1+)
- Anaplastisches großzelliges Lymphom, primär systemisch
- Primäre kutane CD30-positive T-Zell-proliferative Erkrankung.

2.10

Differenzialdiagnosen einer Polyglobulie(= Erythrozytose):
- Myeloproliferative Syndrome (z.B. Polycythaemia vera)

- Paraneoplastische Erythropoetinerhöhung bei Nierentumoren, Leberzellkarzinomen, Ovarialkarzinom, Uterustumoren, Kleinhirntumoren
- Hypoxämie mit reaktiver Erythropoetinerhöhung bei Höhenaufenthalt, chronisch-respiratorische Insuffizienz, Rechts-links-Shunt, Hämoglobinopathien, zentraler Hypoventilation, Tabakrauchen, CO-Vergiftung
- Gesteigerte Erythropoese bei Cushing-Syndrom, Kortikosteroidtherapie, Androgentherapie, Erythropoetintherapie
- Pseudopolyglobulie infolge Hämokonzentration (z.B. Exsikkose).

2.11

Verdachtsdiagnose:
Polycythaemia vera

Differenzialdiagnosen:
s. 2.10 (Polyglobulie)

Diagnosesicherung:
Knochenmarkhistologie: hyperzelluläres Mark mit Proliferation aller drei Zelllinien, Verdrängung der Fettmarkanteile, faserarmes Knochenmark

Therapieverfahren (fakultativ):
Aderlässe (Ziel: Hämatokrit < 45 %), falls ineffektiv oder Komplikationen wie Thrombosen:
- Hydroxycarbamid (Litalir)
- α-Interferon (bei jüngeren Patienten)
- (radioaktiver Phosphor, ^{32}P)
- Symptomatisch Antihistaminika gegen den quälenden Juckreiz.

2.12

Myeloproliferative Erkrankungen:
- Polycythaemia vera
- Chronische myeloische Leukämie
- Essenzielle Thrombozythämie
- Idiopathische Osteomyelofibrose.

2.13

Diagnose:
Chronische myeloische Leukämie

Komplikationen:
- Blutungsneigung (Thrombopenie)
- Hyperurikämie
- Blastenkrise (Blastenschub)
- Folgestörungen der zytostatischen Therapie (z. B. Panmyelopathie)
- u. a.

Differenzialdiagnosen:
- Chronische myelomonozytäre Leukämie (Philadelphia-Chromosom: negativ)
- Leukämoide Reaktionen (Ph-Chromosom negativ, Leukozyten < 50 000, ALP-Index erhöht, s. 2.62)
- Osteomyelofibrose (Ph-Chromosom neg., nur mäßige Leukozytose, ALP-Index eher erhöht, s. 2.59).

Therapiemöglichkeiten:
Palliativer Ansatz:
- Hydroxycarbamid
- α-Interferon (ggf. kombiniert mit Ara-C)
- Imatinib (Glivec®): spezifische Hemmung der BCR-ABL-Tyrosinkinase, lang anhaltende Remissionen erreichbar.
Potenziell kurativer Ansatz:
- Allogene Stammzelltransplantation.
Beurteilung des Therapieerfolges entlang hämatologischer, zytogenetischer und molekularbiologischer Remissionskriterien

2.14

Die FAB-Klassifikation unterscheidet bei den akuten Leukämien zwei große Krankheitsgruppen:
- Akute lymphatische Leukämien (L1 bis L3)
- Akute myeloische Leukämien (M0 bis M7), bei Erwachsenen 80 % aller Leukämien.

2.15

Immunphänotypisierung akuter lymphatischer Leukämien:
B-Vorläufer-ALL
- Pro-B-ALL (CD 19)
- Common-ALL (CD 10, CD 19)
- Prä-B-ALL (CD 10, CD 19, c-Ig = zytoplasmatisches Immunglobulin)
B-ALL (CD 10, CD 19, s-Ig = Oberflächenimmunglobulin)
T-Linien-ALL (CD 7, CD 2, CD 1a, Cy CD 3)
- Prä-T-ALL
- T-ALL

2.16

Medikamente, chemische Substanzen oder Erreger, die als Ursache einer aplastischen Anämie/Panmyelopathie (Bi- oder Trizytopenie) gesichert oder wahrscheinlich sind:

Medikamente(Auswahl):
- Analgetika: Paracetamol, Metamizol (Agranulozytose)
- Antirheumatika: Phenylbutazon, andere nicht steroidale Antiphlogistika, Gold
- Antibiotika: Chloramphenicol, Sulfonamide
- Antikonvulsiva: Hydantoine
- Thyreostatika: Carbimazol, Methimazol
- Neuroleptika: Phenothiazine
- Andere Medikamente: Cimetidin, Tolbutamid.

Chemische Substanzen:
- Insektizide: Hexachlorzyklohexan und andere chlorierte Kohlenwasserstoffe
- Lösungsmittel: Benzol.

Viren:
- Parvo-B19
- Hepatitis C
- EBV
- CMV
- HIV
- Flavivirus

Merke: Etwa 80 % aller Panmyelopathien werden wegen nicht erkennbarer Ursache als idiopathisch eingestuft, nur etwa 20 % sind medikamentös/toxisch (mit)verursacht.

2.17

Mögliche Indikationen bei hämatologischen Erkrankungen:

- Haarzell-Leukämie
- Chronische myeloische Leukämie
- Follikuläre Non-Hodgkin-Lymphome
- Plasmozytom
- Polycythaemia vera.

Mögliche Indikationen bei soliden Tumoren (stadienabhängig):

- Nierenzellkarzinom
- Malignes Melanom
- Karzinoid
- Kaposi-Sarkom.

2.18

WHO-Stufenschema der medikamentösen Schmerztherapie bei Tumorpatienten: Die Zuordnung der einzelnen Stufen erfolgt nach der Schmerzstärke (zwischen 0 und 100 %).

Stufe I (bis 30 %) peripher wirksames (Nicht-Opioid-) Analgetikum, ggf. Koanalgetikum (s. u.):

- Paracetamol
- Metamizol
- NSAID, z. B. Indometacin, Diclofenac.

Stufe II (30 bis 60 %) schwaches Opioid + peripher wirksames Analgetikum, ggf. Koanalgetikum:

- Tramadol
- Dihydrocodein
- Tilidin/Naloxon.

Stufe III (ab 70 %) starkes Opioid + peripher wirksames Analgetikum, ggf. Koanalgetikum:

- Morphin
- Buprenorphin
- Hydromorphon
- Levomethadon
- Fentanyl TTS.

«Koanalgetika» (je nach individueller Indikation und Situation):

- Neuroleptika
- Antidepressiva
- Antikonvulsiva (z. B. bei Neuralgien)
- Bisphosphonate (z. B. bei Osteolysen)
- Kortikosteroide (z. B. Schmerz durch Peritumorödem).

Merke: Die Therapie bei chronischen Tumorschmerzen sollte nach festem Zeitschema, nicht bedarfsweise, durchgeführt werden, die orale ist der parenteralen Applikation vorzuziehen, die Dosis ist ausreichend hoch zu wählen (Steigerung), lang wirksame Präparate sind vorzuziehen. Transdermale Applikation (Pflaster) möglich mit Fentanyl TTS, Buprenorphin. Laxanziengabe bei Opioidtherapie (Obstipation).

2.19

Diagnose:

Immunthrombozytopenie (ITP, M. Werlhof) durch Autoantikörper gegen thrombozytenspezifische Antigene. 2 Verlaufsformen:

- Akute ITP vorwiegend im Kindes-/Jugendalter nach Virusinfekten, hohe Spontanremission
- Chronische ITP im Erwachsenenalter (überwiegend Frauen).

Differenzialdiagnosen der Thrombozytopenie:

- Pseudothrombopenie (bei automatisierter Zählung in EDTA-Blut, Ausschluss durch Bestimmung in Citratblut).

Erhöhter Verbrauch:

- Akute postvirale Thrombopenie
- Andere, Autoantikörper-induzierte Thrombozytopenien (z. B. Lupus erythematodes, autoimmunhämolytische Anämie mit Thrombopenie = Evans-Syndrom, Thrombopenie bei malignen Lymphomen, medikamentösallergisch induziert, Heparin-induzierte Thrombopenie)
- Disseminierte intravasale Gerinnung
- HELLP-Syndrom
- Moschowitz-Syndrom = thrombotischthrombozytopenische Purpura TTP
- von-Willebrand-Jürgens-Syndrom 2B
- u. a.

Verminderte Bildung:

- Verminderte Megakaryozytopoese: angeboren, erworben (Medikamente, Chemikalien, Viren, Radiatio, u. a.) oder Verdrängung durch Knochenmarkinfiltration
- Ineffektive Thrombozytopoese: angeborene Formen, Myelodysplasie, paroxysmale nächt-

liche Hämoglobinurie, Vitamin B_{12}- oder Folsäuremangel.

Verteilungsstörung:
- Hypersplenismus.

Therapie:
- Bei akuter Form ohne Spontanblutungen zunächst keine Therapie
- Akuttherapie mit 7s-Immunglobulinen (400 mg/kg KG/d über 5 d, *cave: primärer Ig-A-Mangel) bei Blutungen oder präoperativ (z. B. vor Splenektomie) zur rascheren Anhebung der Thrombozytenzahlen als mit Kortikosteroiden*
- Therapie der chronischen ITP in Stufen: Kortikosteroide (z. B. Prednisolon 1 bis 2 mg/kg KG/d × 2 bis 4 Wochen, dann ausschleichen).

Falls keine Besserung nach 6 Monaten:
↓
Splenektomie + ggf. Kortikosteroide
falls keine Besserung
↓
Azathioprin
Vincristin
Cyclophosphamid
Rituximab (anti-CD20-monoklonaler Antikörper)
↓
Ciclosporin A
Danazol
Interferon-alpha-2b

2.20

Gefürchtete Komplikation nach Splenektomie ist die Postsplenektomiesepsis (OPSI-Syndrom: *Overwhelming Postsplenectomy Infection Syndrome*). Risiko vor allem in den ersten beiden Jahren nach Splenektomie erhöht, bleibt aber lebenslänglich bestehen.

Prophylaxe: Häufigster Erreger ist Streptococcus pneumoniae, Impfung mit Pneumokokken-Polysaccharid-Vakzine (Pneumovax 23®), zusätzlich Impfungen gegen Haemophilus influenzae B und Meningokokken empfohlen.

2.21

Klassifikation der Zytostatika:
Alkylanzien
- Alkylsulfonate (z. B. Busulfan)
- Nitrosoharnstoffderivate (z. B. Carmustin)
- Stickstofflostderivate (z. B. Cyclophosphamid, Chlorambucil, Melphalan).

Antimetaboliten
- Folsäure-Analoga (z. B. Methotrexat)
- Purinanaloga (z. B. 6-Mercaptopurin)
- Pyrimidinanaloga (z. B. 5-Fluoruracil, Gemcitabin).

Antibiotika
- Anthrazykline (z. B. Daunorubicin, Doxorubicin)
- Sonstige (z. B. Bleomycin).

Pflanzeninhaltsstoffe
- Taxane (Paclitaxel, Docetaxel)
- Vinkaalkaloide (z. B. Vincristin, Vinblastin, Vinorelbin).

Hormone und Antihormone
- Antiandrogene (z. B. Flutamid)
- Antiöstrogene (z. B. Tamoxifen)
- Aromatasehemmer (z. B. Exemestan)
- Gestagene
- GnRH-Analoga (z. B. Buserelin)
- Östrogene (z. B. Polyestradiol).

Zytokine
- Wachstumsfaktoren (z. B. GM-CSF)
- Interferone (z. B. alpha-, beta-Interferone)
- Interleukine (z. B. IL-2, IL-3).

Monoklonale Antikörper (z. B. Trastuzumab, Rituximab)

Platinverbindungen (z. B. Carboplatin, Cisplatin)

Topoisomerase-Hemmstoffe (z. B. Etoposid, Teniposid, Irinotecan, Topotecan)

Sonstige Zytostatika (z. B. Amsacrin, L-Asparaginase, Dacarbazin).

2.22

- Erythrozytenkonzentrate können aufgrund des geringen Anteils an Plasma «major-kompatibel» transfundiert werden, z. B. Spenderblutgruppe 0 auf Empfängerblutgruppe A, B oder AB.

- Plasmapräparate können «minor-kompatibel» transfundiert werden, z. B. Spenderblutgruppe AB auf Empfängerblutgruppe 0, A oder B.

2.23

Regeln für die Durchführung einer Notfalltransfusion:

- Notfalltransfusion mit «ungekreuzten» Blutpräparaten nur bei vitaler Indikation!
- Der transfundierende Arzt muss schriftlich einen Notfall deklarieren und trägt die Verantwortung für das erhöhte Transfusionsrisiko.
- Kreuzprobenblut muss vor Beginn der Transfusion asserviert werden.
- Mit der Transfusion darf erst nach der ABO-Identitätsbestimmung («Bedside-Test») begonnen werden, aber noch bevor das Ergebnis der Kreuzprobe vorliegt.
- Ist die Blutgruppe des Patienten nicht bekannt, sollten bis zum Vorliegen der Blutgruppenbestimmung (5 bis 10 min) Erythrozytenkonzentrate der Blutgruppe 0 Rhesus-negativ (ccddee) und Plasma der Blutgruppe AB transfundiert werden.
- Erst anschließend wird auf Blutpräparate umgestellt, die identisch für die AB0-Blutgruppe und den Rhesusfaktor D sind.

Unterscheide:

- Erythrozytenkonzentrate: geringer Plasma-, hoher Erythrozytenanteil durch Zentrifugation. Standard
- Gewaschene bzw. gefilterte Erythrozyten: plasmafrei bzw. Leukozytenarm. Indikationen: chronische Transfusionen, geplante Organtransplantation, Immunsuppression.
- Frischblut: Konservenalter < 72 h. Indikation: Austauschtransfusion (z. B. schwere Hämolysen)
- Vollblut enthält Plasma und Blutzellen in physiologischer Zusammensetzung. Keine Indikation mehr. Besser trennen nach Erythrozytenkonzentraten und FFP.

Transfusionskomplikationen:

- Infektionen: Hepatitis C (1 : 20 000), Hepatitis B (1 : 50 000), HIV (1 : 500 000)
- Hypervolämie bei Herz- oder Niereninsuffizienz
- Transfusionsreaktion: Fieber, Schüttelfrost, Übelkeit, Kopfschmerzen, Blutdruckabfall. Entweder nicht hämolytisch oder hämolytisch (Fehltransfusion oder andere Antikörperreaktionen. Symptome wie oben, zusätzlich Kreuz- und Bauchschmerzen).

2.24

Es handelt sich um eine dem Plasmozytom ähnliche Erkrankung («osteosklerotisches Myelom») mit Paraproteinämie und folgenden Komponenten: Polyneuropathie, Organomegalie (Leber, Milz, Lymphknoten), Endokrinopathie (Hypogonadismus, Hypothyreose), monoklonales Paraprotein, Hautveränderungen (Hyperpigmentierung, Hämangiome, Hypertrichose). Es finden sich erhöhte Zytokinspiegel (IL-1β, IL-6, TNF-α) und ein erhöhter VEGF-Spiegel. Die Paraproteinämie ist gering, das Knochenmark meist ohne relevante Plasmazellvermehrung. Mögliche weitere Manifestationen sind Nierenbeteiligung (Glomerulonephritis), venöse und arterielle Thrombosen (Budd-Chiari-Syndrom, Herz-, Hirn- oder Milzinfarkte etc), pulmonale Hypertonie, osteosklerotische und -lytische Knochenveränderungen. Chronischer Verlauf mit deutlich besserer Prognose als ein Plasmozytom. Keine standardisierte Therapie (Chemotherapie: u. a. Prednison + Melphalan, VAD, CHOP, Radiatio osteosklerotischer Herde).

2.25

Diagnose: Hemmkörperhämophilie post partum. Form einer Immunkoagulopathie. Es handelt sich um eine erworbene Hämophilie A durch Bildung polyklonaler Ig-G-Antikörper gegen Faktor VIII. Sehr seltene Erkrankung. Auslöser der Ak-Bildung in der Hälfte der Fälle unbekannt, sonst im Zusammenhang mit Autoimmunerkrankungen, soliden Tumoren, lymphoproliferativen Erkrankungen, unter Medikamenten (z. B. Penicilline, α-Methyldopa), nach Entbindung. Klinisch zeigen sich massive, flächenhafte Blutungen in Haut, Weichteile und Muskulatur. Die postpartale Hemmkörperhämophilie weist eine hohe Spontanremissionsrate auf, bei anderer Genese umfassen die Therapieoptionen dieser bedrohlichen Erkrankung (Letalität bis 10 %) DDAVP (bei F-VIII-Aktivität > 5 % und fehlenden bedrohlichen Blutungen), in schwereren Fällen Plasmapherese oder Immunadsorption zur raschen Ak-Senkung, nachfolgend Immunsuppression mit Kortikosteroiden, ggf. in Kombination mit Azathioprin oder Cyclophosphamid.

2.26

Häufigere Ursachen für eine Thrombozytose:

Myeloproliferative Erkrankungen:
- Essenzielle Thrombozythämie
- Polycythaemia vera
- Chronische myeloische Leukämie
- Osteomyelofibrose.

Sekundäre Thrombozytosen:
- Nach akuter Infektion
- Nach Splenektomie
- Postoperativ
- Malignome
- Hämolytische Anämien
- Akuter Blutverlust
- Eisenmangel
- Chronische entzündliche Erkrankungen (z. B. rheumatoide Arthritis, chronische entzündliche Darmerkrankungen)
- Extreme körperliche Belastungen
- Nach Vitamin-B_{12}-Therapie
- u. a.

2.27

Ein Serumferritinspiegel unter 20 bis 30 ng/ml zeigt eine Erschöpfung der Eisenreserven an. Meist ist das Transferrin erhöht. Erhöhte Werte im Rahmen einer Akut-Phase-Reaktion (z. B. bei Infekten, Malignomen) schließen einen Eisenmangel jedoch nicht aus.

Ursachen eines Eisenmangels:
- Verminderte Aufnahme: verminderte Zufuhr (z. B. streng vegetarische Kost), Resorptionsstörung im oberen Dünndarm (z. B. bei Sprue)
- Blutverlust: gastrointestinal, urogenital, Hypermenorrhö.

2.28

Leukämoide Reaktion bei Sepsis.

2.29

1 = Einwirkung von Heparin.
2 = Beispielsweise beim angeborenen Faktor-VIII-Mangel (Thrombophilie A)
3 = Vaskuläre hämorrhagische Diathese
4 = Hämorrhagische Diathese durch Thrombopenie
5 = Hemmung der Prothrombinsynthese durch Cumarinderivate (z. B. Phenprocoumon).
6 = Hyperfibrinolyse (z. B. unter der Einwirkung eines Fibrinolytikums).
7 = Verbrauchskoagulopathie.

2.30

Hämatopoetische Stammzelltransplantation.

Prinzip:
Transfusion einer Suspension gesunder Knochenmarkszellen oder mobilisierter Blutstammzellen bei gestörter oder zerstörter Hämatopoese des Empfängers.
- Autolog = Transfusion eigener Stammzellen, die während einer Remission entnommen wurden. Nachteil: potenzielle Tumorzellkontamination (bei Knochenmarksbefall); Vorteil: fehlende Immunogenität.
- Allogen = Stammzelltransfusion eines immungenetisch fremden Spenders. Vorteil: fehlendes Risikos des Übertragens maligner Zellen; Nachteil: GVH (Graft-versus-Host)-Erkrankung.

2

Voraussetzung und Durchführung
- Konditionierung des Empfängers durch Beseitigen der Grunderkrankung (z.B. Hochdosischemotherapie bei Lymphom) und Ausschaltung der Immunabwehr (z.B. Cyclophosphamid + Ganzkörperbestrahlung, Busulfan oder Melphalan in hoher Dosis)
- Nachfolgend Stammzelltransplantation durch Transfusion einer Spenderleukozytenpräparation, die nach mehrtägiger G-CSF-Stimulation gewonnen wurde (durch G-CSF Mobilisation CD34-positiver hämatopoetischer Stammzellen aus dem Knochenmark ins periphere Blut).

Mögliche Indikationen (Beispiele):
Prinzipiell Erkrankungen, bei denen hämatopoetische Stammzellen primär erkrankt sind oder sekundär durch Hochdosischemotherapie oder Strahlentherapie geschädigt werden
Angeborene, nichtmaligne Krankheiten (allogen):
- Hämoglobinopathien: Thalassaemia major, (Sichelzellanämie)
- Immundefizienzsyndrome: schwerer kombinierter Immundefekt, Wiskott-Aldrich-Syndrom, Chédiak-Higashi-Syndrom
- Speicherkrankheiten (M. Gaucher, metachromatische Leukodystrophie, Mukopolysaccharidose)
- Osteopetrose.

Erworbene, nichtmaligne Krankheiten (allogen):
- aplastische Anämien.

Maligne Erkrankungen (allogen oder autolog, falls nicht anders angegeben), je nach Erkrankung zu unterschiedlichem Zeitpunkt (z.B. erste Remission, chronische Phase, zweite Remission):
- Akute lymphatische oder undifferenzierte Leukämie (in erster oder zweiter Remission)
- Akute myeloische Leukämie (in erster Remission)
- Chronisch-myeloische Leukämie (in chronischer Phase)
- Myelodysplastische Syndrome
- Hochmaligne NH-Lymphome (vorzugsweise autolog, in zweiter oder späterer Remission)
- Hodgkin-Lymphom (vorzugsweise autolog)
- Multiples Myelom.

Maligne Erkrankungen, experimentell bzw. erste Studien:
- Malignes Teratom
- Ewing-Sarkom
- Nierenzellkarzinom
- (Metastasiertes Mammakarzinom, autolog)
- (Kleinzelliges Bronchialkarzinom)
- u.a.

2.31

Stadienabhängige Therapieprinzipien des Mammakarzinoms:

Operation:
- Subkutane (brusterhaltende) Mastektomie bei Tumor < 2 cm, bei Tumor > 2 cm ggf. nach neoadjuvanter Chemotherapie
- Modifizierte radikale Mastektomie bei lobulären Karzinomen, Haut- oder Muskelinfiltration, multizentrischen Karzinomen, Lymphangiosis carcinomatosa
- Axilläre Lymphonodektomie (u.U. Sentinel-Lymphonodektomie) zur therapiebeeinflussenden Prognoseabschätzung.

Strahlentherapie:
- Grundsätzlich bei brusterhaltenden Operationen, um lokale und lokoregionäre Rezidive zu verhindern
- Bei radikaler Mastektomie empfohlen, wenn T3-Stadium oder > 4 befallene Axillalymphknoten
- Palliativ bei nicht resektablem Primärtumor, Haut- oder Weichteilmetastasen, frakturgefährdeten oder schmerzhaften Skelettmetastasen.

Neoadjuvante Chemotherapie:
- Diskutabel bei Tumoren > 2 cm zur Tumorreduktion, um eine subkutane Mastektomie durchführen zu können.

Adjuvante Chemotherapie (St. Gallen Konsensus 2005)
Nodal-negativ (Axilla) und Tumor < 2 cm und Rezeptor-positiv (Östrogen- oder Progesteronrezeptoren) und G1(hoher Differenzierungsgrad) und Alter > 34 Jahre und Her-2/neu-negativ und keine vaskuläre Invasion am Primärtumor (= definiert einen Niedrig-Risiko-Status):

- Tamoxifen (Antiöstrogen) 20 mg/d über fünf Jahre.

Eines der o. g. Kriterien **nicht** vorliegend:

- *Prämenopausal* falls Rezeptor-pos. medikamentöse Ovarialablation (GnRH-Analoga) oder Chemotherapie (anthracyclinhaltige Chemotherapie, ggf. 6 Zyklen CMF = Cyclophosphamid + Methotrexat + Fluorouracil) plus Tamoxifen 20 mg/d über fünf Jahre, falls Rezeptor-neg anthracyclinhaltige Chemotherapie, ggf. 6 Zyklen CMF.
- *Postmenopausal*: anthracyclinhaltige Chemotherapie, ggf. 6 Zyklen CMF plus Tamoxifen 20 mg/d über fünf Jahre.

Nodal-positiv < 4 LK

- *Prämenopausal, Rezeptor-pos:* medikamentöse Ovarialablation (GnRH-Analoga) und/oder Chemotherapie (anthracyclinhaltige Chemotherapie, ggf. sechs Zyklen CMF) plus Tamoxifen 20 mg/d über fünf Jahre
- *Prämenopausal, Rezeptor-neg*: anthracyclinhaltige Chemotherapie, ggf. sechs Zyklen CMF
- *Postmenopausal:* anthracyclinhaltige Chemotherapie, ggf. sechs Zyklen CMF plus Tamoxifen 20 mg/d über fünf Jahre.

Nodal-positiv 4 oder mehr LK

- *Prämenopausal, Rezeptor-pos:* medikamentöse Ovarialablation (GnRH-Analoga) und/oder anthrazyklinhaltige Polychemotherapie (z. B. EC = Epirubicin + Cyclophosphamid, oder FEC = Fluorouracil + Epirubicin + Cyclophosphamid, oder ET = Epirubicin + Docetaxel) plus Tamoxifen 20 mg/d über fünf Jahre
- *Prämenopausal, Rezeptor-neg*: anthrazyklinhaltige Polychemotherapie plus Tamoxifen 20 mg/d über fünf Jahre
- *Postmenopausal:* anthrazyklinhaltige Polychemotherapie plus Tamoxifen 20 mg/d über fünf Jahre.

Palliative Hormontherapie (bei metastasiertem Mammakarzinom):

Sequenzielle palliative Hormontherapie bei positivem oder unbekanntem Rezeptorstatus. Prinzipielle Optionen: Östrogenentzug durch GnRH-Analoga (Buserelin = ProFact-Depot®, Goserelin = Zoladex®) oder Aromatasehemmer (Hemmung der Umwandlung von Androstendion zu Östron, Substanzen: Letrozol = Femara®, Anastrozol = Arimidex®, Exemestan = Aromasin®, Aminoglutethimid = Orimeten®), Östrogenrezeptorblockade mit Tamoxifen (Nolvadex®) oder Raloxifen (Evista®, Optruma®), oder Gabe von Gestagenen (Senkung des Östrogenspiegels, Hemmung der Östrogenrezeptorsynthese, Substanzen: Megestrolacetat = Megestat®, Medroxyprogesteronacetat = Clinovir®, Clinofem®, Farlutal®):

- Prämenopausal: GnRH-Analogon (oder Ovariektomie), dann wie postmenopausal
- Postmenopausal: 1. Aromatasehemmer/-blocker, 2. Tamoxifen, 3. Gestagene.

Palliative Chemotherapie (bei metastasiertem Mammakarzinom):

Verbesserte Remissionsquoten bis 50 bis 80 %, Vollremissionen selten möglich, Remissionsdauer im Schnitt ca. 1 Jahr, Aggressivität der Chemotherapie von Prognosekriterien abhängig (je günstiger, desto weniger aggressiv), unterschiedliche Mono- oder Polychemotherapie-Schemata. Schemata mit Taxoiden haben die höchsten Ansprechraten *(cave: komplette Alopezie incl. Wimpern und Augenbrauen)*, weitere «neuere» Substanzen sind Vinorelbin und Gemcitabin. Der monoklonale Antikörper Trastuzumab (Herceptin®, cave Kardiotoxizität) ist geeignet bei Überexpression des Her2-neu-Antigens.

- Monotherapie-Optionen: Epirubicin wöchentlich, Folinsäure/Fluorouracil FS/FU, Gemcitabin, Mitoxantron oder Bendamustin
- Polychemotherapie (nicht aggressiv): CMF (s. o.), EC (s. o.) , Mitoxantron + Bendamustin
- Polychemotherapie (aggressiv): NA = Vinorelbin + Doxorubicin, Hochdosis-EC, ED = Epirubicin + Docetaxel
- Antikörpertherapie: Trastuzumab, evtl. in Kombination mit Paclitaxel oder Docetaxel.

2.32

Häufigste Tumoren bei Männern sind Bronchialkarzinome und Prostatakarzinome, bei Frauen Mammakarzinome und kolorektale Karzinome. Entwicklung in den letzten Jahren: Tumor-Neuerkrankungsrate bei Frauen in den letzten 15

Jahren konstant, bei Männern gering rückläufig.

Magenkarzinom rückläufig, Bronchialkarzinom bei Männern rückläufig, bei Frauen ansteigend, Mammakarzinom ansteigend, Melanom ansteigend bei unveränderter Sterberate. Zervixkarzinom nach deutlichem Rückgang seit 15 Jahren konstant. Hodenkarzinome steigend bei Rückgang der Sterblichkeit (Fünf-Jahres-Gesamtüberleben 93 %).

2.33

Stadieneinteilung und Therapie kolorektaler Karzinome:

	Stadieneinteilungen nach	
	UICC	TNM
Carcinoma in situ	0	TisNoMo
Tumor Mukosa + Submukosa	I	T1NoMo
Tumor reicht bis zur Muscularis propria	I	T2NoMo
Infiltration aller Wandschichten	II	T3NoMo
Tumor bis viszerales Peritoneum bzw. andere Organe	II	T4NoMo
Regionale Lymphknotenmetastasen	III	T1–4N1–2Mo
Fernmetastasen	IV	T1–4N1–2M1

Therapie:

Kolonkarzinom
- *UICC I + II:* radikale Tumorresektion, keine adjuvante Therapie
- *UICC III:* radikale Tumorresektion + adjuvante Chemotherapie (5-FU/Folinsäure)
- *UICC IV:* Erhalt der Darmpassage: Tumorresektion, (passagere) Anus-praeter-Anlage. Chemotherapie, mit 5-FU/FS (alternativ orales Capecitabin als 5-FU Prodrug), 5-FU/FS + Irinotecan, 5FU/FS + Oxaliplatin, Irinotecan mono, Oxaliplatin mono oder Tyrosinkinaseinhibitoren (Gefitinib, Erlotinib). Monoklonale Antikörper, wie Bevacizumab (VEGF-Ak), Cetuximab (Epidermal-GF-Rezeptor-Hemmung).

Rektumkarzinom
- *UICC I:* radikale Tumorresektion, keine adjuvante Therapie
- *UICC II + III:* radikale Tumorresektion, adjuvante Radio-/ Chemotherapie (5-FU), alternativ präoperative neoadjuvante Radio-/ Chemotherapie (5-FU)
- *UICC IV:* Erhalt der Darmpassage: Tumorresektion, Anus-praeter-Anlage, Kryotherapie. Chemotherapie: 5-FU/FS (alternativ orales Capecitabin als 5-FU Prodrug), 5-FU/FS + Irinotecan, 5-FU/FS + Oxaliplatin, Irinotecan mono, Oxaliplatin mono oder Tyrosinkinaseinhibitoren (Gefitinib, Erlotinib). Monoklonale Antikörper, wie Bevacizumab (VEGF-Ak), Cetuximab (E-GF-Rezeptor-Hemmung)
- *Primär inoperabler T4-Tumor:* neoadjuvante Radio-/ Chemotherapie präoperativ.

2.34

Therapie des Hodgkin-Lymphoms in der Schwangerschaft:
Soweit das Risiko für die Mutter dies erlaubt, Verlagerung des Therapiebeginns vom 1. ins 2. Trimenon. Aber auch jenseits des ersten Trimenons bleiben therapiebedingte fetale Risiken bestehen: Spontanabort, Missbildungen, Wachstumsretardierungen, Späteffekte. Durchzuführende Diagnostik: abdominelle Sonographie und MRT von Thorax und Abdomen inkl. Becken (ohne Kontrastmittel).
Das klinische Bild des Hodgkin-Lymphoms ist bei Schwangeren nicht vom Krankheitsbild bei Nichtschwangeren zu unterscheiden. Ebenso sind die Ansprechraten auf die Therapie und die mediane Überlebenszeit identisch. Wichtig ist die stadienbezogene Therapie wie bei Nichtschwangeren. Zum Diagnosezeitpunkt im ersten Trimenon (falls eine Therapieverzögerung nicht möglich ist bei Vorliegen einer B-Symptomatik, einer Bulky-Disease, fortgeschrittenem Stadium und/oder rascher Progression) Polychemotherapie nach dem ABVD-Protokoll ohne das hochteratogene Dacarbazin. Bei Diagnosezeitpunkt im

zweiten oder dritten Trimenon Therapie nach dem ABVD-Protokoll. Eine Aufrechterhaltung der Schwangerschaft trotz Therapiedurchführung ist aber nur vertretbar, wenn die Schwangere bereit ist, das erhöhte fetale Risiko zu tragen. Im ersten Trimenon ist die Gefährdung des Feten auch durch eine Strahlentherapie am größten. Im ersten Trimenon gilt das Überschreiten einer Strahlenbelastung des Feten von 10 cGy als Indikation für einen Schwangerschaftsabbruch.

2.35

Diagnose:
Tumorlysesyndrom.

Prophylaxe:
Gabe von Allopurinol 2 bis 3 × 300 mg/d, konsequente Volumenzufuhr mit 150 bis 200 ml/h, Alkalisierung des Urins mit einem pH > 7 durch Natriumbikarbonat. Der Urin-pH sollte allerdings bei Hyperphosphatämie wegen der Gefahr einer Kalziumphosphatausfällung nicht über 7,5 liegen. Durch eine niedrig dosierte Vor-Phase-Therapie kann der Gefahr eines Tumorlysesyndroms Rechnung getragen werden.

Therapie:
Die Behandlung der manifesten Erkrankung richtet sich nach der Art der metabolischen Entgleisung.
Die Hyperurikämie wird abhängig von der Nierenfunktion mit unterschiedlich dosiertem Allopurinol behandelt.
Bei Hyperkaliämie forcierte Diurese mit Gabe von Furosemid und Natriumbikarbonat, Glukose-Insulin-Infusion (50 ml Glukose 50 % + 15 IE Altinsulin)
Bei symptomatischer oder mit EKG-Veränderungen einhergehender Hypokalzämie Substitution von Kalzium und Vitamin B.
Dialysebehandlung bei therapierefraktärer Hyperkaliämie, Hyperphosphatämie, Hyperkalzämie sowie Zeichen der Überwässerung bei Oligo-/Anurie.
Zur Behandlung und zur Prophylaxe einer akuten Hyperurikämie, zur Verhinderung eines akuten Nierenversagens bei Patienten mit hämatologischen Malignomen mit einer hohen Tumorlast und dem Risiko einer raschen Tumorlyse oder zur Risikominderung nach Beginn der Chemotherapie steht ein rekombinantes Urat-Oxidase-Enzym (Rasburicase, Fasturtec) zur Verfügung.

2.36

Ursachen von Blutungsdiathesen:
● Koagulopathien
● Vaskuläre Erkrankungen
● Thrombozytopenien
● Thrombopathien.

Kutane Manifestationsformen:
● Vaskulär: Petechien (= punktförmige Blutungen) und Purpura (= multiple Petechien), Beispiel: Purpura Schönlein-Henoch
● Koagulopathie: Sugillationen (großflächige Hautblutungen), Beispiel: Hämophilie A
● Thrombopenisch/thrombopathisch: Petechien/Purpura und (seltener) Sugillationen, Beispiel: M. Werlhof.

2.37

Diagnose:
Kälteagglutininkrankheit (vermutlich chronisch-idiopathisch), autoimmunhämolytische Anämie. Sicherung der Diagnose durch Nachweis eines erhöhten Kälteagglutinintiters (IgM-Antikörper). Hier: > 1 : 8000 (normal: bis 1 : 64).

Differenzialdiagnose und Klassifikation:
1. Chronisch-idiopathisch
2. Sekundär:
● Infektionen: Mykoplasmenpneumonie, Mononukleose, Zytomegalie u. a., meist Spontanremissionen
● Maligne Erkrankungen: Lymphome, Plasmozytom, M. Waldenström u. a.
● Immunopathien: Kollagenosen.

Therapie:
● Schutz vor Abkühlung
● Kortikosteroide oder Immunsuppressiva (z. B. Azathioprin, Cyclophosphamid) nur bei niedrigen Ak-Titern wirksam
● Splenektomie üblicherweise ineffektiv

- Ggf. Plasmapherese zur akuten Senkung des Antikörperspiegels
- Behandlung einer Grundkrankheit (s. o.)
- Blutersatz: nur gewaschene und erwärmte Erythrozyten, Kreuzprobe bei 37 °C.

2.38

Ursachen einer Neutropenie:

Verminderte Granulopoese:
- Panmyelopathie
- Myelodysplastisches Syndrom
- Megaloblastäre Anämie
- Verdrängung im Knochenmark durch leukämische oder andere neoplastische Infiltrate
- Chronische idiopathische Neutropenie.

Verminderte Überlebenszeit der Granulozyten:
- Virusinfektionen
- Hypersplenismus
- Kollagenosen
- Felty-Syndrom
- Sepsis
- Miliartuberkulose
- u. a.

Agranulozytose = Anzahl der neutrophilen Granulozyten < 500/µl. Meist medikamentös ausgelöst (Autoimmunreaktion gegen Neutrophile, unbekannte Idiosynkrasie mit verminderter Granulopoese, toxische Knochenmarksschädigung durch Zytostatika). Auslösende Medikamente:
- Thyreostatika (Thiamazolderivate)
- Analgetika/Antiphlogistika (Metimazol, Indometacin, D-Penicillamin, Goldsalze)
- Antibiotika (Sulfonamide)
- Sulfonylharnstoffe
- Antikonvulsiva
- Psychopharmaka
- Zytostatika
- u. a.

2.39

Ursachen einer Eosinophilie:
- Postinfektiös («eosinophile Morgenröte»)
- Allergien (kutan, bronchial etc)

- Parasiten (u. a. Helminthosen)
- Kollagenosen / Vaskulitiden
- Churg-Strauss-Syndrom
- Malignome (z. B. maligne Hodgkin- und Non-Hodgkin-Lymphome, myeloproliferative Erkrankungen, Ovarialtumoren, andere Karzinome)
- Eosinophilenleukämie
- Idiopathisches hypereosinophiles Syndrom
- Löffler-Endokarditis
- Sarkoidose
- Colitis ulcerosa
- Infektionen
- M. Addison
- u. a.

2.40

Ursachen einer Splenomegalie:
- Infektionen (z. B. Mononukleose, infektiöse Endokarditis, Tuberkulose, Malaria, Brucellose)
- Hämolytische Anämien
- Portale Hypertension (Leberzirrhose, extrahepatische Pfortaderobstruktion)
- Maligne Lymphome (u. a. Haarzellleukämie)
- Chronisch-myeloische Leukämie
- Chronisch-lymphatische Leukämie
- Myeloproliferative Syndrome
- Kollagenosen (SLE, Felty-Syndrom, Still-Syndrom)
- Sarkoidose
- Speicherkrankheiten (Amyloidose, M. Gaucher)
- u. a.

Indikationen für eine Splenektomie:

Gesicherte Indikationen:
- Hereditäre Sphärozytose (klinische Heilung von der Hämolyse bei Fortbestehen der Formanomalie)
- Elliptozytose.

Nach individueller Abwägung:
- Hämolytische Anämien durch Enzymdefekte (z. B. Glukose-6-Phosphatdehydrogenasemangel)
- Thalassämien
- Autoimmunhämolytische Anämien

- Idiopathische thrombozytopenische Purpura (M. Werlhof)
- Hypersplenismus
- Milzabszess(e), z. B. embolisch bei infektiöser Endokarditis.

2.41

- Kurative Chemotherapie: Ziel der vollständigen Heilung
- Palliative Chemotherapie: keine Heilung, Ziele sind verbesserte Lebensqualität und Lebensverlängerung
- Adjuvante Chemotherapie: zur Verhütung von Rezidiven oder Metastasen (oder Therapie von okkulten Mikrometastasen) durch eine einer primär kurativen Therapie (z. B. Operation) nachgeschalteten Chemotherapie
- Neoadjuvante Chemotherapie: Verbesserung oder Ermöglichung der (kurativen) Operabilität durch vorgeschaltete Chemotherapie mit dem Ziel der Reduktion der Tumormasse.

2.42

Klassifikation der hämolytischen Anämien:

Korpuskuläre Defekte:
- Membranproteindefekte: Sphärozytose, Elliptozytose; erworben als paroxysmale nächtliche Hämoglobinurie (PNH)
- Enzymdefekte: Glukose-6-Phosphatdehydrogenasemangel, Pyruvatkinasemangel
- Hämoglobinopathien: Thalassämien (verminderte Synthese normaler Globinketten), Hämoglobinvarianten (z. B. Sichelzellanämie (HbS), weitere 800 bekannte Mutationen)

Extrakorpuskuläre Störungen:
- Immunhämolytische Anämien: Alloantikörper (Transfusionshämolyse, M. haemolyticus neonatorum), Autoantikörper (Wärmeantikörper, Kälteagglutinine), medikamentenspezifische Ak (Penicillin, Chinidin)
- Mechanisch ausgelöste Hämolyse (z. B. Klappenprothesen, Mikroangiopathien)
- Toxische Hämolyse (z. B. Blei, Arsen, Benzol, Verbrennungen, Schlangengifte, Bakteriotoxine)

- Parasitenbefall (Malaria)
- Stoffwechselerkrankungen (Zieve-Syndrom = Hämolyse + ethyltoxische Hepatopathie + Hyperlipidämie, Aβ-Lipoproteinämie)
- u. a.

Laborkonstellation der Hämolyse:

Gesteigerter Erythrozytenabbau:
- Anämie
- LDH erhöht (HBDH = Isoenzyme 1 + 2)
- Haptoglobin erniedrigt
- Indirektes Bilirubin erhöht
- Urobilinurie, Hämoglobinurie, dunkler Urin
- Freies Hämoglobin im Plasma
- Bei Autoimmunhämolyse: positiver direkter Coombs-Test, ggf. positive Kälteagglutinine.

Reaktive Steigerung der Erythropoese:
- Retikulozyten erhöht
- Ggf. kernhaltige rote Vorstufen im Blut.

2.43

Multiples Myelom (IgG) mit Bence-Jones-Proteinurie

Stadium III B (nach Durie und Salmon), eines der nachfolgenden Kriterien reicht für III:
- Hohe Myelomzellmasse, hohe Paraproteinkonzentration
- Generalisierter Knochenbefall mit multiplen Osteolysen
- Hb < 8,5 g/dl
- Hyperkalzämie
- Kreatinin > 2,0 mg/dl (definiert Stadium B).

Therapeutisches Konzept:
- Standardtherapie: Polychemotherapie: Melphalan + Prednisolon (nach Alexanian), VAD (Vincristin, Adriamycin, Dexamethason), vor geplanter Hochdosischemotherapie, bei Nichtansprechen auf MP, bei Niereninsuffizienz. Optional Alpha-Interferon (zur Remissionserhaltung)
- In ausgewählten Fällen Hochdosischemotherapie + autologe oder allogene Stammzelltransplantation
- Bei refraktärem Plasmozytom Therapieversuch mit Thalidomid (Angiogenesehemmung), Bortezomib (Proteosomhemmung).

Therapie der Komplikationen:
- Gefahr pathologischer Frakturen: lokale Strahlentherapie, Bisphosphonate
- Hyperkalzämie: forcierte Diurese mit Volumen + Schleifendiuretikum, Kortikosteroide, Bisphosphonate (z. B. Clodronsäure, Pamidronsäure oder Zoledronsäure), ggf. Dialyse
- Akutes Hyperviskositätssyndrom: Plasmapherese
- Hochgradiges Antikörpermangelsyndrom: ggf. i. v. Immunglobuline
- Schmerztherapie.

2.44

Klinisch relevante Tumormarker für die Tumornachsorge:
- CYFRA 21-1: nicht kleinzelliges Bronchialkarzinom, Harnblasenkarzinom
- CEA: kolorektales Karzinom, Analkarzinom, Magenkarzinom, Mammakarzinom, Bronchialkarzinom
- AFP: Leberzellkarzinom, nicht seminomatöse Keimzelltumoren
- PSA: Prostatakarzinom
- CA 15-3: Mammakarzinom
- NSE: kleinzelliges Bronchialkarzinom, Apudome, Seminom, Nierenzellkarzionom
- β-HCG: nicht seminomatöse Keimzelltumoren, Chorionkarzinome
- CA 72-4: Magenkarzinom, muzinöses Ovarialkarzinom
- SCC: Plattenepithelkarzinom (Cervix uteri, HNO-Trakt, Lunge, Ösophagus)
- CA 125: epitheliales Ovarialkarzinom, Endometriumkarzinom
- CA 19-9: Pankreaskarzinom, Gallenblasen/-gangskarzinom, kolorektales Karzinom
- Thyreoglobulin: differenziertes Schilddrüsenkarzinom
- Kalzitonin: medulläres Schilddrüsenkarzinom (C-Zellkarzinom).

2.45

Ein erhöhtes Thromboserisiko nach Einnahme von Kontrazeptiva besteht:

- Nach vorausgegangener thrombotischer Erkrankung
- Beim Nachweis einer hereditären Thrombophilie (s. 1.6)
- Bei Thromboseneigung in der Familie
- Bei nephrotischem Syndrom
- Bei kardiovaskulärer oder zerebrovaskulärer Erkrankung oder mit Risikofaktoren
- Bei Adipositas.

2.46

Lebensrettende Soforttherapie der Wahl bei der thrombotisch-thrombozytopenischen Purpura (TTP, Moschowitz-Syndrom):
- Plasmapherese: Plasmaaustausch mit Fresh Frozen Plasma (FFP): Austausch eines Plasmavolumens des Patienten pro Tag, bei fehlender Effizienz zweimalige Plasmapherese pro Tag
- Bei fehlender Effizienz Verwendung von Kryopräzipitat-freiem Plasma (frei von von-Willebrand-Faktor-Multimeren).

Additiv sinnvoll (insbesondere bei Vorliegen eines Inhibitors der vWF-Protease)
- Kortikosteroide: Prednison 1,0 bis 1,5 mg/kg KG/d.

Additiv möglich (jedoch keine gesicherte Therapieoption):
- Andere Immunsuppressiva (z. B. Azathioprin, Cyclophosphamid, Rituximab)
- Vincristin
- Immunglobuline
- Splenektomie (?).

Als wirkungslos gelten Acetylsalicylsäure, Dipyridamol, Heparin.

Thrombozytenkonzentrate sind kontraindiziert!

Merke: Die TTP wird durch eine Thrombozytenaggregation an endothelialen ultragroßen vWF-Multimeren in der Mikrozirkulation infolge Funktionsverlustes (angeborene Aktivitätsminderung oder erworbene inhibitorische Antikörperbildung) der von-Willebrand-Faktor spaltenden Protease (Plasmametalloproteinase ADAMTS-13) verursacht. Eine Endothelschädigung mit vermehrter Freisetzung der vWF-Multimere (z. B. Schwanger-

schaft, metastasierendes Tumorleiden, HIV, Medikamente wie Mitomycin C, Hochdosischemotherapie, Ticlopidin, Chinin) kann eine additive oder auslösende Rolle spielen.

Leitsymptome der lebensbedrohlichen TTP sind:

- Thrombozytopenie mit Purpura
- (Mikroangiopathische) hämolytische Anämie mit Nachweis von Fragmentozyten und LDH-Erhöhung, negativer Coombs-Test
- Neurologische Ausfälle: sensomotorische Defizite, Krämpfe, Koma
- Fakultativ Nierenversagen
- Fakultativ andere Organischämien: Abdominalorgane, Herz, Retina
- Fieber.

Endothelschädigung durch Shigella-like-Toxin von E. coli-Stämmen O157:H7 verursacht bei Kindern das hämolytisch-urämische Syndrom mit Nierenversagen, aber ohne neurologische Manifestation. Hier liegt keine Störung der AD-AMTS-13 vor, es erfolgt kein Plasmaaustausch, sondern Überbrückung des Nierenversagens mitttels Dialyse.

TTP wurde 1925 erstbeschrieben von Eli Moschowitz (nicht: Moschcowitz oder Moschkowitz) in den Archives of Internal Medicine.

2.47

Diagnose: Hereditäre Sphärozytose (korpuskuläre hämolytische Anämie)
Therapie: Splenektomie.

2.48

Diagnose: Schub einer autoimmunhämolytischen Anämie im Rahmen der generalisierten Autoimmunopathie

2.49

Direkter Coombs-Test:
Nachweis von an Erythrozyten *gebundenen* inkompletten IgG-Auto-Antikörpern oder C3-Komplement durch Anti-IgG-Globulin oder Anti-C3-Globulin. Positiv bei autoimmunhämolytischer Anämie, Morbus haemolyticus neonatorum, Transfusionszwischenfällen.

Indirekter Coombs-Test:
Nachweis inkompletter *freier* Alloantikörper oder *freier* Autoantikörper im Serum. Zu untersuchendes Serum wird mit Testerythrozyten vorinkubiert zur Antikörperbindung an die Erythrozyten, nachfolgend Zugabe von Anti-IgG-Globulin wie beim direkten Coombs-Test. Einsatz zur Suche nach Anti-Rh-IgG-Antikörper im Serum Rhesus-Faktor negativer Frauen.

2.50

Ursachen autoimmunhämolytischer Anämien durch Wärmeautoantikörper:

- Autoimmunopathien (z. B. SLE)
- Maligne Lymphome (besonders niedrig-maligne NHL)
- Virale und bakterielle Infektionen (z. B. Mykoplasmen)
- Medikamente: α-Methyldopa-Typ mit Autoantikörpern gegen Rh-Antigene, Penicillintyp (Penicillin als stabiles Hapten am Erythrozyten mit Ak-Induktion), Chinidintyp (Chinidin als instabiles Hapten)
- Andere Tumoren (selten)
- Idiopathisch.

2.51

Behandlungsoptionen bei autoimmunhämolytischen Anämien:

- Kortikosteroide: Prednison 1 mg/kg KG/d, bei Remission langsames Ausschleichen über Monate
- Bei fehlendem Effekt oder Rezidiv: Splenektomie
- Bei fehlendem Effekt oder Rezidiv nach Kortikosteroiden und Splenektomie: Immunsuppressiva (Cyclophosphamid, Azathioprin, Danazol, Rituximab)
- Ggf. Plasmapherese überbrückend bis zur Medikamentenwirkung oder vor Splenektomie

- Immunglobuline vermögen zwar die Hämolyse zu bremsen, sind aber deutlich weniger effektiv als bei der ITP.

2.52

Diagnose: β-Thalassaemia minor
Therapie: Bei Bedarf Bluttransfusionen (bei häufigen Transfusionen Therapie mit Desferoxamin zur Verhütung der Eisenüberladung), Folsäure. Keine Eisengaben!

2.53

Ursachen einer Verbrauchskoagulopathie (disseminierte intravasale Gerinnung, s. auch 2.29):
- Sepsis (z.B. durch gramnegative Bakterien, Meningokokken, Cholera, Rickettsiosen, Viruserkrankungen)
- Verschiedene Schockformen
- Akute Hämolysen
- Fruchtwasserembolie, septischer Abort, vorzeitige Plazentalösung, intrauteriner Fruchttod
- Akute Organnekrosen (z.B. akute Pankreatitis, Lebernekrose)
- Metastasierende Neoplasien mit Tumornekrosen
- Akute Leukämien (v.a. Promyelozyten- und Monozytenleukämie)
- Nach extrakorporaler Zirkulation
- Nach Transplantationen (besonders bei septischer Komplikation)
- Polytrauma
- Vergiftungen (Schlangengifte)
- u.a.

Stadiengerechte Therapie:

Hyperkoagulabilität / Frühphase:
- Thrombopenie, AT-III ↓
- Therapie: Heparin 500 bis 1000 IE/h i.v.

Manifeste DIG
- Thrombopenie, AT-III ↓, Fibrinogen ↓, Quick ↓, PTT ↑
- Therapie: kein Heparin mehr! AT-III-Substitution bei Werten < 70 bis 80 %, FFP mit Ziel

Quick > 50 % und Fibrinogen > 50 mg/dl. Bei Quick < 20 % PPSB (Prothrombinkomplex, enthält Faktoren II, VII, IX und X), Thrombozytenkonzentrate bei Werten < 20 000.

Manifeste DIG mit Hyperfibrinolyse
- Extreme Thrombopenie, AT-III ↓↓, Fibrinogen ↓↓, Quick ↓↓, PTT ↑, Fibrinogenspaltprodukte erhöht
- Therapie wie bei manifester DIG, jedoch erhöhter Substitutionsbedarf.

2.54

Zu unterscheiden sind endokrine, hämatologische und neurologische paraneoplastische Syndrome:

Endokrine Syndrome:

Häufig:
- Cushing-Syndrom (ektope ACTH- oder CRH-Sekretion, z.B. kleinzelliges Bronchialkarzinom, Adeno- oder Plattenepithelkarzinom der Lunge, Karzinoid, Prostatakarzinom)
- SIADH, Syndrom der inadäquaten ADH-Sekretion (Hyponatriämie bei Hypernatriurie, fehlende Ödeme, tumorassoziierte ADH-Produktion, z.B. kleinzelliges Bronchialkarzinom, Plattenepithelkarzinom der Lunge, gastrointestinale Tumoren, Ovarialkarzinom)
- Hyperkalzämie durch Sekretion von Parathormon (PTH) oder eines parathormonähnlichen Proteins PTHrP (z.B. kleinzelliges Bronchialkarzinom, gastrointestinale Tumoren, Mammakarzinom, Plattenepithelkarzinom).

Selten:
- Akromegalie (GHRH oder GH-Produktion, z.B. bei Apudomen, Pankreaskarzinom)
- Hypoglykämie durch Produktion von Insulin-like Growth Factor II (IGF-II) (z.B. Sarkome, gastrointestinale Tumoren, Leberzell-, Nierenzell-, Prostatakarzinom)
- Diarrhö durch Calcitonin- oder VIP-Produktion (z.B. Bronchial-, Mamma- und Kolonkarzinom, eutope Calcitoninproduktion beim medullären Schilddrüsenkarzinom)

- Feminisierung durch β-HCG-Produktion (z.B. Seminome, nicht seminomatöse Keimzelltumoren, Chorionkarzinom, Leberzellkarzinom, kleinzelliges Bronchialkarzinom)
- u.a.

Neurologische Syndrome:
- Lambert-Eaton-Syndrom (z.B. bei Ovarialkarzinom, Mammakarzinom, kleinzelligem Bronchialkarzinom)
- Myasthenia gravis (beim infiltrierenden Thymom)
- Polymyositis und Dermatomyositis
- Paraneoplastische zerebelläre Degeneration
- Fokale Enzephalitiden (kortikal, limbisches System, Hirnstamm, Kleinhirn, autonome Dysfunktion)
- Subakute nekrotisierende Myelopathie
- Periphere sensomotorische Neuropathien
- u.a.

Hämatologische Syndrome:
- Thrombozytose durch erhöhtes IL-6 (z.B. Bronchialkarzinom, gastrointestinale Tumoren, Mammakarzinom, Ovarialkarzinom, Lymphome)
- Erythrozytose durch Erythropoetin (z.B. Nierenzellkarzinom, Leberzellkarzinom)
- Granulozytose durch G-CSF, GM-CSF oder IL-6 (z.B. Bronchialkarzinom, gastrointestinale Tumoren, Ovarialkarzinom, Hodgkin-Lymphome)
- Eosinophilie durch IL-5 (z.B. Bronchialkarzinom, Lymphome, Leukämien)
- Thrombophlebitis (z.B. Bronchialkarzinom, Pankreaskarzinom, gastrointestinale Tumoren, Mamma-, Ovarial- und Prostatakarzinom, Lymphome)
- u.a.

2.55

Verdachtsdiagnose: Agranulozytose

Diagnosesicherung:
- Keine Anämie
- Thrombozyten normal
- Leukozyten: neutrophile Granulozyten < 500/µl

- Knochenmark: völliges Fehlen ausgereifter Formen der weißen Reihe, zahlreiche Promyelozyten. Normale Erythro- und Megakaryopoese.

Erstversorgung:
- Absetzen der eingenommenen Medikamente
- Umkehrisolation
- Orale Darmdekontamination
- G-CSF sinnvoll
- Blutkulturen, Schleimhautabstriche
- Antibiotikatherapie: s 2.61
- Bei fortdauerndem Fieber Ausschluss Pilzsepsis (u.U. frühzeitige antimykotische Therapie auf Verdacht) oder reaktivierte Tbc
- Keine Kortikosteroide!

2.56

Vor Bluttransfusion (unabhängig von der Kreuzprobe!):

Obligate Untersuchungen des Spenderblutes:
- ABO-Blutgruppe
- Rh-Faktor D
- Irreguläre Antikörper im Serum.

Obligate Untersuchungen des Empfängerblutes:
- ABO-Blutgruppe
- Isoagglutinine gegen AB (Serumgegenprobe)
- Rh-Faktor D
- Alloantikörpersuchtest im Serum.

2.57

Folgende Laborkonstellation ist typisch für eine akute Leukämie:
- Anämie
- Thrombozytopenie meist < 50 000/mm³
- Granulozytopenie
- Im Differenzialblutbild morphologisch nachweisbare leukämische Blasten
- Im Knochenmark Infiltration mit leukämischen Blasten und kleiner normaler hämopoetischer Restpopulation.

Merke: Die Typisierung der leukämischen Blasten erfolgt nach Zytomorphologie, zytochemischen Reaktionen (z.B. Peroxidase, PAS), immunolo-

gischen (Oberflächenmarker), zytogenetischen (z. B. Ph-Chromosom) und molekulargenetischen (Gen-Rearrangement) Kriterien.

2.58

Therapeutisch einsetzbare hämatopoetische Wachstumsfaktoren:
- Granulozytenkolonie-stimulierender Faktor (G-CSF)
- Granulozyten-Makrophagenkolonie-stimulierender Faktor (GM-CSF)

2.59

Diagnose:
Klinische Spätform einer Osteomyelofibrose (OMF) mit extramedullärer Blutbildung

Differenzialdiagnosen:
- Knochenmarkskarzinose
- Haarzell-Leukämie
- Toxische Panmyelopathie (z. B. Zytostatika, Chloramphenicol)
- Akute Leukämie
- Chronisch-myeloproliferative Erkrankungen: Polycythaemia vera, essenzielle Thrombozythämie, chronisch-myeloische Leukämie
- u. a.

Therapie (palliativ, supportiv):
- Blutersatz, ggf. Erythropoetin
- Hydroxyurea
- Interferon-α
- Allopurinol (zur Prophylaxe einer Gicht)
- Milzbestrahlung (beim akuten Milzinfarkt)
- Üblicherweise keine Splenektomie!
- Stammzelltransplantation (junge Patienten in Frühstadien der Erkrankung).

2.60

Gesamtrisiko von Zweitneoplasien 4 bis 10 % nach zehn Jahren. Bereits nach ein bis vier Jahren können auftreten:
- bei 4 bis 5 % Non-Hodgkin-Lymphome (diffuse B-Zell-Lymphome mit E-Befall)
- bei 3 bis 4 %Leukämien oder myelodysplastische Syndrome
- bei 5 bis 6 % andere Malignome.

Nach alleiniger Strahlentherapie treten insbesondere Zweittumoren im Bestrahlungsgebiet nach 3 bis 30 Jahren auf:
Mamma-, Haut-, Schilddrüsenkarzinome, Sarkome
Das AML-Risiko beträgt nach Strahlentherapie 0,2 % nach 15 Jahren.

2.61

Maßnahmen bei Therapie- (Zytostatika-)induziertem neutropenischem Fieber:

Mikrobiologische Untersuchungen:
- Blut-, Sputum, Urinkultur, ggf. Abstriche.

Empirische, kalkulierte Antibiotikatherapie:
- Cephalosporin 3. Generation mit Pseudomonaswirksamkeit (Ceftazidim oder Cefepim) plus Aminoglykosid (z. B. Gentamicin) oder Cephalosporin 3. Generation (z. B. Cefotaxim oder Ceftriaxon) plus Mezlocillin/Sulbactam oder Piperacillin/Tazobactam
- Bei Nichtansprechen zusätzlich Carbapenem (Imipenem/Cilastatin oder Meropenem) plus Antimykotikum oder Carbapenem plus Aminoglykosid plus Glykopeptid (Vancomycin oder Teicoplanin) plus Antimykotikum

Weitere therapeutische Maßnahmen:
- Orale Verabreichung von Antimykotika (z. B. Amphotericin B)
- Selektive Darmdekontamination gramnegativer Keime (z. B. Neomycin 2 bis 4 g/d p. o.)
- Mundpflege mit Desinfizienzien
- G-CSF
- Ausschluss pyrogener Medikamente: z. B. Bleomycin, Actinomycin D, Cytosin-Arabinosid
- Ausschluss allergischer Reaktionen

2.62

Ursachen leukämoider Reaktionen (30 000 bis 50 000 Leukozyten/μl) im Blutbild:

Mit vorherrschend myeloischen Zellen (= exzessive Neutrophilie):
- Bakterielle Septikämien (v.a. Pneumokokken, Staphylokokken)
- Morbus Still
- Verbrennungen
- Tumormetastasen
- Hämolysen
- Sweet-Syndrom
- Hämorrhagien
- Agranulozytose im Regenerationsstadium
- Perniziosa nach Behandlung mit Vit. B_{12}
- Pelger-Huet-Anomalie
- Hereditäre Neutrophilie
- Chronisch-idiopathische Neutrophilie
- Therapie mit hämatopoetischen Wachstumsfaktoren
- u.a.

Mit vorherrschend Lymphozyten oder Monozyten:
- Bakterielle Infektionen: Keuchhusten, Tbc, Brucellose, Rickettsiosen u.a.
- Virale Infektionen: Mononukleose (EBV), Zytomegalie (CMV), HIV
- Knochenmetastasen
- Hypersensitivitätsreaktionen
- Hodgkin-Lymphom
- u.a.

2.63

Diagnostisches Vorgehen:
CT-gesteuerte Biopsie der Raumforderung an der li. Thoraxwand zur histologischen Diagnosesicherung. Bei CD31-Positivität und Nachweis von AK gegen Glattmuskel-Aktin Diagnose eines endothelialen CD31-positiven Tumors.

Diagnose
Angiosarkom.

Differenzialdiagnose:
Transplantationsassoziiertes Kaposi-Sarkom, Altersgipfel 5. bis 8. Lebensjahrzehnt, Inzidenz 1 bis 4 %, assoziiert mit humanem Herpesvirus 8 (HHV8), imponierend durch bläulich-rötliche Nodi, häufig in der Haut der unteren Extremitäten, ebenso in Gehirn, Lunge, Leber, Knochen, Rektum und Lymphknoten auftretend.

Mögliche therapeutische Optionen:
Abhängig vom Ausbreitungsstadium Resektion, Chemotherapie (Ifosfamid, Adriamycin), Strahlentherapie.

Merke: Angiosarkome: Häufigkeit < 1 % aller Sarkome. Auftreten im chronischen Lymphödem, z.B. nach Axilladissektion bei radikaler Mastektomie, in nicht benutzten AV-Fisteln, in Bestrahlungsgebieten. Angiosarkome stellen 9 % aller intrakardialen Tumoren, treten zu 80 % im re. Vorhof auf. Sie sind bei Erstdiagnose bereits zu 75 % metastasiert.

2.64

Befundkonstellationen bei Anämien:
- Eisenmangel im Gefolge von chronischer Blutung
- Infektanämie
- Störungen der Eisenutilisation (z.B. myelodysplastische Syndrome)
- Hämolytische Anämien.

2.65

Diagnosen:
- Chronisch-lymphatische Leukämie (CLL) = leukämische Verlaufsform eines lymphozytischen malignen Lymphoms (Kiel-Klassifikation) vom B-Zell-Typ
- Antikörpermangelsyndrom (Z.n. Herpes Zoster)
- Autoimmunhämolytische Anämie
- Stadium nach Rai: III, nach Binet: C.

RAI-Klassifikation:
0 = periphere Lymphozytose > 15 000/µl und Knochenmarklymphozytose > 30 %
I = Lymphozytose und Lymphadenopathie
II = Lymphozytose plus Splenomegalie oder Hepatomegalie oder beides (mit oder ohne Lymphadenopathie)
III = Lymphozytose plus Anämie (< 11 g/dl), mit oder ohne Adenopathie oder Organomegalie
IV = Lymphozytose plus Thrombozytopenie (< 100 000/µl), mit oder ohne Adenopathie oder Organomegalie.

Binet-Klassifikation:

A = keine Anämie, keine Thrombozytopenie, < 3 betroffene Lymphknotenareale

B = keine Anämie, keine Thrombozytopenie, > 3 betroffene Lymphknotenareale

C = Anämie < 10 g/dl, oder Thrombozytopenie < 100 000/µl

Stadiengerechte Therapie:
Keine Therapie in den Rai-Stadien O-II, Zytostatika «spät und mild».
Therapie der Wahl ab Stadium III: Chlorambucil (18 mg/m² p.o. d 1) plus Prednison (75, 50, 25 mg d 1, 2, 3) gemäß KNOSPE-Schema, alle 2 bis 3 Wochen wiederholen, Dosissteigerung von Chlorambucil um 5 mg/m² bis Wirkungseintritt oder Toxizität.
Chemotherapieoptionen bei Therapieversagen:
- Fludarabin
- COP-Schema (Cyclophosphamid, Vincristin, Prednison)
- CHOP-Schema (Adriamycin, Cyclophosphamid, Vincristin, Prednison).

Therapieoptionen für jüngere Patienten:
- Anti-CD20-Ak = Rituximab®, ggf. in Kombination mit Cyclophosphamid und Fludarabin
- Hochdosischemotherapie mit nachfolgender allogener Stammzelltransplantation.

Additivmaßnahmen:
- Gammaglobuline bei Infektneigung wegen Ak-Mangelsyndrom
- Strahlentherapie: Lymphknotenpakete, Milz
- Bei isolierter autoimmunhämolytischer Anämie: Prednison als Monotherapie
- Splenektomie bei ausgeprägtem Hypersplenismus mit hierdurch führender Anämie oder Thrombozytopenie.

2.66

Ursachen megaloblastärer Anämien:

Vitamin-B_{12}-Mangel (= Cobalamin)
- Unzureichende Aufnahme (z.B. Vegetarier)
- Unzureichende Freisetzung von Cobalamin aus Nahrungsmitteln infolge Achlorhydrie, partieller Gastrektomie, Magensäureblockade

- Unzureichende Intrinsic-Faktor- (IF-) Bildung: Perniziosa (= autoimmune atrophische Gastritis durch Parietalzelldestruktion, Bildung von Anti-Parietalzell-Ak und IF-Ak), totale Gastrektomie, kongenitaler Mangel oder funktionelle Anomalie des IF
- Malabsorption durch Erkrankungen des terminalen Ileums: Sprue, M. Crohn, Z.n. Resektion, Neoplasien oder granulomatöse Erkrankungen, selektive Cobalamin-Malabsorption (Imerslund-Syndrom, Rarität)
- Konkurrierende Aufnahme durch Fischbandwurm oder bakterielle Überwucherung.

Folsäuremangel
- Unzureichende Aufnahme (z.B. bei Alkoholismus, Junk Food)
- Erhöhter Bedarf: Schwangerschaft, Kindheit, Malignome, chronische Hämolyse, chronische exfoliative Hauterkrankungen, Hämodialyse
- Malabsorption: z.B. Sprue, Medikamente (Phenytoin, Barbiturate), Alkoholismus
- Gestörter Metabolismus: Folsäureantagonisten (s.u.), Alkohol, Dihydrofolat-Reduktase-Defekt.

Interferenz mit DNS-Synthese durch Pharmaka:
- Folsäure-Antagonisten (Dihydrofolatreduktase-Inhibitoren, wie Methotrexat, Trimethoprim, Pentamidin, Triamteren)
- Direkte DNS-Synthese Inhibitoren: 5-FU, Cytosin-Arabinosid, Azathioprin, 6-Mercaptopurin, Hydroxyurea, Procarbazin, Aciclovir, Zidovudin.

Metabolische Erkrankungen:
- Hereditäre Orotazidurie (Pyrimidinsynthesestörung)
- Lesch-Nyhan-Syndrom (kindliche, männliche Gicht plus ZNS-Störungen).

Ungeklärte Ätiologie:
- Refraktäre megaloblastäre Anämie
- Di-Guglielmo-Syndrom
- Kongenitale dyserythropoetische Anämie.

Merke: die häufigsten Ursachen einer megaloblastären Anämie sind Perniziosa (Ausfall der Intrinsic-Faktor-Bildung durch Autoimmun-Destruktion der Parietalzellen), Z.n. Billroth-II Magenresektion und Erkrankungen des terminalen Ileums.

2.67

Befunde bei Hypersplenismus (= Hyperspleniesyndrom):
* Periphere Zytopenie infolge verstärkter Elimination im Rahmen einer Splenomegalie
* Zellreiches, hyperregeneratorisches Knochenmark
* Splenomegalie
* Besserung der Zytopenie nach Splenektomie
Ursachen s. 2.40

2.68

Verdachtsdiagnose:
Megaloblastäre Anämie durch Vitamin-B_{12}-Mangel, funikuläre Myelose
Weitere mögliche Ursachen s. 2.66

Diagnosesicherung:
* Serum-Vitamin B_{12}: $\downarrow\downarrow$
* Folsäure: n
* Gastrin: erhöht (sekundär infolge fehlender Säurebildung durch die Parietalzellen)
* Parietalzellantikörper: ++
* Antikörper gegen Intrinsic Faktor: ++
* Schilling-Test ohne Intrinsic Faktor: pathologisch. Schilling-Test mit IF: normale Resorption und Ausscheidung des radioaktiv markierten Cobalamins im Urin
* Gastroskopie: chronisch-atrophische Gastritis des Magenfundus und -korpus (Autoimmungastritis = Typ A), Ausschluss Magenkarzinom (Kontrollendoskopie alle drei Jahre!)
* Knochenmarkaspirat (nicht obligat zur Diagnosestellung): zahlreiche Promegaloblasten und Megaloblasten, Riesenmetamyelozyten, hypersegmentierte Kerne.
Fakultativ weitere Autoimmunphänomene, z. B.:
* Thyreoglobulinantikörper: +
* Mikrosomale Schilddrüsenantikörper: +.

Therapie:
* Vitamin B_{12} parenteral (Cyanocobalamin oder Hydroxycobalamin 500 bis 1000 µg/d i.m. über fünf bis sieben Tage, dann wöchentlich über zehn Wochen, dann lebenslang 1000 µg i.m. alle zwei bis drei Monate)

* Eisen- und Folsäuresubstitution für zwei bis drei Monate.

2.69

Ungünstige Prognosekriterien bei begrenzten Ausbreitungsstadien eines Hodgkin-Lymphoms sind:
* Großer Mediastinaltumor = «bulky disease» (> 1/3 des maximalen Thoraxdurchmessers bei sagittaler Thoraxaufnahme im Stehen, oder Tumor > 5 cm)
* Extranodaler Befall (E-Stadium)
* Drei oder mehr befallene Lymphknotenregionen
* BSG > 50 mm/1 h bei A-Stadien bzw. > 30 mm/1 h bei B-Stadien.

Therapie
* Stadium I und II ohne ungünstige Prognosekriterien: zwei bis vier Zyklen ABVD plus 30 Gy Involved-field-Strahlentherapie
* Stadium I und II mit ungünstigen Prognosekriterien: vier Zyklen ABVD plus 30 Gy Involved-field-Strahlentherapie.

2.70

Diagnosen:
* Hyperviskositätssyndrom bei Makroglobulinämie Waldenström (= lymphoplasmazytoides NHL)
* Purpura hyperglobulinaemica.

Therapie:
* Plasmapherese als Notfallmaßnahme bei Hyperviskositätssyndrom
* Chemotherapie, z.B. mit Chlorambucil mono, Prednisolon + Chlorambucil, Fludarabin, CHOP oder monoklonale Ak-Therapie mit Rituximab®.

2.71

Diagnose:
Hodgkin-Lymphom (Lymphogranulomatose), Stadium II B

Therapie:
Kombinierte Chemo- und Strahlentherapie, s. 2.69

Merke: Histologisch werden folgende Formen unterschieden:
- *Lymphozytenreich (3 %)*
- *Nodulär sklerosierend (60 %)*
- *Mischtyp (25 %)*
- *Lymphozytenarm (1 %)*

Schlechtere Prognose bei Mischtyp und lymphozytenarmem Typ.
Leberbiopsie, Staging-Laparotomie und Lymphangiographie gehören nicht mehr zur Routinediagnostik zur korrekten Stadieneinteilung.
Häufigste Lymphknoten-Primärlokalisation: Hals > Axillen > Mediastinum > inguinal und abdominell.

2.72

Diagnose:
Akute myeloische Leukämie, FAB-Typ: M4 (myelomonozytär).

2.73

Zervixkarzinom, Mammakarzinom, Ovarialkarzinom, maligne Lymphome, Melanom und akute Leukämien.

2.74

Bei der Prophylaxe des akuten Erbrechens nach zytostatischer Therapie (z.B. nach Cisplatin) gelten neben Dexamethason die 5-HT$_3$-Rezeptorantagonisten als Mittel der Wahl:
- Granisetron (Kevratil®)
- Ondansetron (Zofran®)
- Topisetron (Navoban®)
- Dolasetron (Anemet®)

sowie der Neurokinin-(NK-1)-Rezeptorantagonist
- Aprepitant (Emend®).

2.75

Hauptursache der renalen Anämie ist der Mangel an Erythropoetin (EPO) infolge einer Hyposekretion durch die erkrankte Niere. Weitere Faktoren sind eine toxische Erythroblastenhemmung, eine verkürzte Erythrozytenüberlebenszeit und Eisenmangel (bei Hämodialysepatienten).
Die Kausaltherapie der renalen Anämie erfolgt mit rekombinantem Erythropoetin. Gabe bei asymptomatischer Anämie < 8,5 g/dl oder symptomatischer Anämie. Dosierung: 3 × 20 µg/kg KG/Woche s.c. Nebenwirkungen der EPO-Therapie sind u.a. arterielle Hypertonie und Thromboseneigung. Zusätzlich Eisensubstitution bei erniedrigtem Ferritin.

2.76

Angeborene Koagulopathien.
- Hämophilie A: Faktor VIII-Mangel
- Hämophilie B: Faktor IX-Mangel
- Hämophilie C: Faktor XI-Mangel.

2.77

Es handelt sich um eine nach Transplantation auftretende lymphoproliferative Erkrankung, die EBV-assoziiert (de novo oder reaktiviert) ist. EBV induziert zunächst eine unkontrollierte polyklonale B-Zell-Proliferation bei Reaktivierung oder Neuinfektion nach Transplantation. Besonders hoch ist die Inzidenz der PTLD nach Herztransplantation (bis 5 %) und Lungentransplantation (bis 8 %). Die PTLD tritt typischerweise in den ersten zwei Jahren nach Transplantation auf und ist gekennzeichnet durch einen extranodalen (abdominellen) Befall, zerebralen Befall und, in ca. 20 %, Befall des Allografts. Therapieprinzip ist die Reduktion der Immunsuppression +/- komplette chirurgische Resektion, ggf. auch Bestrahlung mit Involved Field. Bei Übergang in ein Lymphom entsprechende zytoreduktive Chemotherapie. Im Rahmen der Reduktion der Immunsuppression kann auch Aciclovir eingesetzt werden.

2.78

Diagnose:
Paroxysmale nächtliche Hämoglobinurie PNH (syn.: Strübing-Marchiafava-Michell-Anämie).
Die PNH ist eine benigne klonale Stammzellerkrankung durch eine erworbene Mutation des PIG-A-Gens auf dem X-Chromosom. Hierdurch Fehlen von GPI-Ankermolekülen für verschiedene Proteine auf hämatopoetischen Zellen. Unter anderem fehlen die Bindung des Complement-Defense-Proteins CD55 und des CD59, einem Blocker der Komplementaktivierung auf der Zelloberfläche. Dies führt zur Komplementlyse der Erythrozyten und zu einer erhöhten Thrombozytenaggregation. Betroffen sind alle drei Zellreihen. Führende Probleme sind eine erworbene, korpuskuläre hämolytische Anämie, venöse, vorzugsweise abdominell (Leber, Darm) auftretende Thrombosen und eine insuffiziente Hämatopoese.

Differenzialdiagnosen:
Ausschluss anderer hämolytischen Anämien durch:
- Familienanamnese
- Coombs-Test
- Ery-Enzymanalysen
- Osmotische Resistenz
- Hb-Analysen
- Serologische Analysen etc.

Therapieprinzipien:
- Ggf. vorsichtige orale Eisendosierung (kann Hämolyse fördern)
- Transfusionen (Erythrozytenkonzentrate, möglichst gefiltert)
- Androgene (Fluoroxymesteron über mehrere Wochen)
- Kortikosteroide bei hämolytischem Schub
- Bei Thromboseneigung Kumarine
- Ggf. allogene Knochenmarktransplantation (einzig kuratives Verfahren)

Kommentar:
Die für dieses Krankheitsbild typische Symptomatik ist, bei aller Komplexität der Pathobiochemie, ein lehrreiches Beispiel für das stufenweise diagnostische Vorgehen bei selteneren Erkrankungen:

- Erfasste Diagnose (Verdachtsdiagnose) auf der Ebene 1: Anämie
- Gesicherte Diagnose auf der Ebene 2: PNH
- Spezielle, z.B. molekulargenetische Analysen (Ebene 3) sind für Diagnose und Therapie zunächst nicht gefordert.

Stehen Thromboembolien oder die Leibschmerzen im Vordergrund, wird eine breite internistische Basisdiagnostik auf Grund des abnormen Blutbildes rasch auf die richtige Spur führen.

2.79

Eine akzidentelle Übertragung durch den Spender ist heute infolge des Ausschlusses Tumorerkrankter von der Organspende ein geringes Risiko. Nach kurativer Therapie einer Tumorerkrankung des Empfängers Abstand zur Nierentransplantation mindestens zwei Jahre bei Kolon- oder Mammakarzinom, fünf Jahre bei Melanom.

De-novo-Tumorerkrankung des Empfängers:
- Haut- und Lippentumoren sind je nach Sonnenexposition 4- bis 20fach erhöht.
- Non-Hodgkin-Lymphome (überwiegend B-Zell-Lymphome) 30- bis 50fach erhöht. Ein Teil der B-Zell-Lymphome ist polyklonal, EBV-assoziiert.
- Keine erhöhte Inzidenz für Lungen-, Prostata-, Colon-, Rektum- und Mammakarzinome.

Die Inzidenz von Tumorerkrankungen nach Nierentransplantation nimmt zeitabhängig mit der Dauer der Immunsuppression zu und zeigt ein gestaffeltes Auftreten:
- Kaposi-Sarkom im Mittel nach 23 Monaten
- Lymphome nach 37 Monaten
- Karzinome der Vulva und des Perineums nach 98 Monaten.

Unterschiedliche Möglichkeiten von Tumorerkrankungen bei Dialysepatienten:
- Tumorerkrankung als Ursache der Niereninsuffizienz, z.B. Plasmozytom, Nierenzellkarzinom
- Pathogenetisches Agens der Niereninsuffizienz, z.B. Phenacetin, als Ursache von Tumoren der ableitenden Harnwege und der Blase

- Zystkarzinome bei bestehenden oder sich ausbildenden Nierenzysten bei Dialysepatienten
- Non-Hodgkin-Lymphome etwas gehäuft
- Restliche Tumorarten ohne erhöhte Inzidenz.

2.80

Cyclophosphamid, Dacarbacin, Etoposid, Hydroxyurea, Ifosfamid, Melfalan, Procarbacin, Teniposid, Methotrexat, Azathioprin, Capecitabine, Thioguanin, Carboplatin, Cisplatin.

2.81

Hippokrates – Galen – Avicenna – Vesal – Harvey

Antworten zu Kapitel 3:
Atmungsorgane

3.1

Erweitertes Erregerspektrum einer Pneumonie bei HIV-positiven Patienten:
- Bakterien: Mycobacterium tuberculosis, Mycobacteria other than tubercle bacilli (MOTT, früher: atypische M.)
- Viren: Zytomegalievirus, Herpes simplex, Herpes zoster
- Pilze: Pneumocystis jiroveci (ohne Prophylaxe), 25 % aller Pneumonien; Cryptococcus neoformans, Aspergillus spp., Candida spp.
- Hohes Pneumonierisiko bei CD4-Lymphozyten < 200/µl

Merke: *Häufigste «übliche Keime» sind Pneumokokken und Haemophilus influenzae. Pneumocystis jiroveci wurde bislang als Protozoon klassifiziert, nach neuer Taxonomie als Pilz.*

3.2

Häufigste Erreger akuter Exazerbationen chronischer Bronchitiden in frühen Krankheitsstadien:
- Streptococcus pneumoniae (Pneumokokken)
- Haemophilus influenzae
- Klebsiella pneumoniae
- Proteus spp.
- In späten Krankheitsstadien zusätzlich Pseudomonas aeruginosa
- Bei Bronchiektasen zusätzlich Klebsiella pneumoniae, Staph. aureus, Enterobacteriaceae.

3.3

Stadieneinteilung der pulmonalen Sarkoidose (nach röntgenologischen Kriterien):
- Stadium I: bihiläre Adenopathie, keine Parenchymveränderungen
- Stadium II: bihiläre Adenopathie mit Parenchymveränderungen (retikulonoduläre Zeichnungsvermehrung, Infiltrate)
- Stadium III: Parenchymveränderungen ohne Lymphadenopathie
- Stadium IV: Lungenfibrose.

Diagnosesicherung:
- Histologischer Nachweis nicht verkäsender Epitheloidzellgranulome, am häufigsten durch bronchoskopisch gewonnene transbronchiale Biopsien (= beweisend)
- Nachweis einer lymphozytären Alveolitis in der Bronchiallavage mit Verschiebung des T-Helfer/T-Suppressor-Quotienten zugunsten der T-Helferzellen, d.h. erhöhtem CD4/CD8-Quotienten (diagnoseweisend)
- Labor: erhöhte BSG, häufig polyklonale Gammopathie, erhöhtes Kalzium, erhöhtes ACE.

Chronische Sarkoidose, extrapulmonale Beteiligungen:
- Augen: Iridozyklitis, Keratokonjunktivitis
- Haut: Erythema nodosum
- Gelenke: Polyarthritis
- Knochen: Osteolysen kleiner Knochen (Jüngling-Zysten)
- Parotis: Schwellung mit Fazialisparese und Uveitis (Heerfordt-Syndrom)
- Periphere Lymphadenopathie
- Hepatosplenomegalie

3

- Herz: Myokardgranulome (maligne ventrikuläre Arrhythmien möglich!), Perikarderguss
- Nervensystem: Hirnnervenparesen, granulomatöse Meningitis.

Merke: Akute Sarkoidose = Löfgren-Syndrom: Uveitis, Arthritis, Erythema nodosum. Betroffen sind meist junge Frauen.

3.4

Häufigste Erreger nicht nosokomial (= ambulant) erworbener Pneumonien:
- Pneumokokken
- Mycoplasma pneumoniae
- Chlamydia pneumoniae
- Legionella pneumoniae
- Haemophilus influenzae.

Therapieempfehlungen für die ambulant erworbene Pneumonie (Paul-Ehrlich-Gesellschaft 2004):

Leichte bis mittelschwere Pneumonie, Alter < 65 J., keine Begleiterkrankungen:
- Cephalosporine (2. Generation, z.B. Cefuroxim, Cefotiam) oder Aminopenicilline mit Betalaktamasehemmer, z.B. Amoxicillin + Clavulansäure, Ampicillin + Sulbactam, jeweils plus Makrolid (z.B. Erythromycin, Roxithromycin, Azithromycin, Clarithromycin) *oder*
- Fluorchinolon 3. (Levofloxacin) oder 4. Generation (Moxifloxacin).

Leichte bis mittelschwere Pneumonie, Alter > 65 J, keine Begleiterkrankungen:
- Cephalosporine 2. Generation (z.B. Cefuroxim, Cefotiam)oder 3a. Generation (Cefotaxim, Ceftriaxon) *oder*
- Aminopenicilline mit Betalaktamasehemmer, z.B. Amoxicillin + Clavulansäure, Ampicillin + Sulbactam *oder*
- Fluorchinolon 3. (Levofloxacin) oder 4. Generation (Moxifloxacin) *oder*
- Carbapenem 2. Generation (Ertapenem).

Mittelschwere bis schwere Pneumonie, Alter > 65 J., mit Begleiterkrankungen, Patienten aus Alters- oder Pflegeheimen, altersunabhängig Patienten mit Sepsis/septischem Schock, innerhalb

von 24 h intensivpflichtig ohne Risiko für Pseudomonas-Beteiligung
- Cephalosporin 3a. Generation (Cefotaxim, Ceftriaxon) *oder* Acylaminopenicillin/Betalaktamasehemmer (z.B. Piperacillin/Sulbactam, Piperacillin/Tazobactam) oder Carbapenem 2. Generation, jeweils plus Makrolid *oder*
- Fluorchinolon 3. (Levofloxacin) oder 4. Generation (Moxifloxacin).

Schwere Pneumonie, altersunabhängig Patienten mit Sepsis oder septischem Schock, innerhalb von 24h intensivpflichtig mit Risiko für Pseudomonas aeruginosa
- Acylaminopenicillin/Betalaktamasehemmer (z.B. Piperacillin/Sulbactam, Piperacillin/Tazobactam) oder Carbapenem 1. Generation (Imipenem/Cilastatin, Meropenem), jeweils plus Makrolid
- Cephalosporin 3b. Generation (Ceftazidim) oder 4. Generation (Cefepim), jeweils plus Makrolid plus Clindamycin
- Fluorchinolon 2. (Ciprofloxacin) oder 3. Generation (Levofloxacin), jeweils plus Clindamycin.

3.5

DD chronischer Husten bei Nichtrauchern mit normalem Rö-Thoraxbild:
- Chronische Rhinitis/Sinusitis («postnasal drip syndrom»)
- Asthma bronchiale (Husten als forme fruste)
- Bronchiale Hyperreagibilität
- Gastroösophagealer Reflux (Mikroaspirationen oder reflektorisch über Rezeptoren des unteren Ösophagus)
- Medikamentös verursachter Husten (z.B. ACE-Hemmer)
- Psychogener Husten
- u.a.

In Unkenntnis des Röntgenbefundes kommen beim Nichtraucher zusätzlich infrage:
- Bronchialkarzinom
- Exogen-allergische Alveolitis
- Pneumonie
- Linksherzinsuffizienz

- Tbc
- Bronchiektasen
- Sarkoidose
- u. a.

Hier sind der pathologische Röntgenthoraxbefund und entsprechende klinische Befunde (Fieber, Hämoptysen etc.) diagnostisch wegweisend.

3.6

Ursachen eines Erythema nodosum:
- Sarkoidose
- Tuberkulose
- Streptokokkeninfektionen
- Yersinieninfektionen
- Colitis ulcerosa
- Morbus Crohn
- Morbus Behçet
- Medikamentenallergie (z. B. Penicilline, orale Kontrazeptiva)
- Idiopathisch
- u. a.

Merke: *Erythema nodosum = schmerzhafte, subkutane, rötlich-violette Indurationen bis Walnusshälftengröße, meist an den Schienbeinen lokalisiert.*

3.7

Ursachen einer zentralen Zyanose:
- Pulmonale Verteilungs- und Diffusionsstörung, alveoläre Hypoventilation
- Rechts-links-Shunt
- Methämoglobinämie
- u. a.

Ursachen einer peripheren Zyanose:
- Herzinsuffizienz, hochgradiges Low-output-Syndrom
- Venöse oder arterielle Durchblutungsstörungen (meist lokalisiert)
- u. a.

Merke:
- Zentrale Zyanose: unvollständige O_2-Sättigung des Hämoglobins, Zunge und Haut zyanotisch

- Periphere Zyanose: vermehrte periphere Ausschöpfung primär normal O_2-gesättigten Hämoglobins infolge verminderter Perfusion.

3.8

Histologische Einteilung der Bronchialkarzinome:
- Kleinzelliges Bronchialkarzinom (Small Cell Lung Cancer = SCLC), ~30 %
- Nicht kleinzelliges Bronchialkarzinom (Non Small Cell Lung Cancer = NSCLC): Plattenepithelkarzinom (~45 %), Adenokarzinom (~15 %), großzelliges Karzinom (~10 %).

Standarddiagnostik, alle Patienten:
- Anamnese (Raucher, chronischer Husten, Hämoptysen, Gewichtsverlust etc)
- Klinische Untersuchung
- Röntgen-Thorax in 2 Ebenen
- Sputumzytologie
- Bronchoskopie
- Transbronchiale oder CT-gesteuerte transthorakale Biopsie oder thorakoskopische Biopsie (bzw. direkte operative Entfernung eines peripher gelegenen Rundherdes)
- Lungenfunktionsprüfung
- CT-Thorax, -Abdomen
- Pleura- und Abdomensonographie
- Skelettszintigramm
- Allgemeine Untersuchungen: Labor, Tumormarker (als Ausgangswert zur Verlaufskontrolle, SCLC: NSE, NSCLC: CYFRA21-1), EKG, u. a.

Zusätzlich bei SCLC
- Schädel-CT
- Knochenmarksaspiration und -histologie.

Zusätzlich bei NSCLC mit operativer oder strahlentherapeutischer Option:
- Lungenperfusionsszintigraphie (präoperativ)
- PET zur Beurteilung der Mediastinalbeteiligung und Metastasen
- Schädel-CT bei klinischen Hinweisen
- Knochenmarkpunktion
- u. a.

3

3.9

Stadieneinteilung des kleinzelligen Bronchialkarzinoms:

- «very limited disease» (Stadium I nach TNM-Klassifikation = T1 und T2, N0, M0)
- «limited disease» (Stadium I–III nach TNM-Klassifikation): Primärtumor in einer Thoraxhälfte ohne Thoraxwandinfiltration ± ipsilaterale hiläre Lymphknoten ± ipsi- oder kontralaterale mediastinale Lymphknoten ± ipsilaterale Skalenus- oder supraklavikuläre Lymphknoten ± ipsilateraler Pleuraerguss (ohne maligne Zellen) ± Atelektase ± Rekurrens- oder Phrenikusparese
- «extensive disease» (Stadium III/IV nach TNM-Klassifikation): alle Patienten, die nicht «limited disease» sind (z. B. kontralaterale hiläre LK, kontralaterale supraklavikuläre LK, Vena-cava-superior-Syndrom, Tumoreinbruch in große mediastinale Gefäße, Lymphangiosis carcinomatosa, Pleuritis carcinomatosa, maligner Pleuraerguss, Thoraxwandinfiltration) – zusätzliche Einteilung in ED I/II möglich (ED II: alle Patienten mit Metastasen der kontralateralen Lunge oder hämatogenen Fernmetastasen)

Wegen der frühzeitigen Dissemination (ein SCLC gilt als primär metastasierte Erkrankung) und der guten Wirksamkeit der Chemotherapie steht beim SCLC die systemische Therapie im Vordergrund.

- T1 oder T2, jeweils N0, M0 (= Very Limited Disease): Operation und adjuvante Polychemotherapie
- Limited Disease: (Operation), Polychemotherapie und lokale Strahlentherapie, bei kompletter Remission prophylaktische Schädelbestrahlung.
  Chemotherapieschemata: Cisplatin + Etoposid, Carboplatin + Etoposid, ACO (Adriamycin + Cyclophosphamid + Vincristin), Topotecan + Paclitaxel, ACE (Adriamycin + Cyclophosphamid + Etoposid; bei Rezidiv), Adriamycin + Ifosfamid + Vincristin (bei Rezidiv), Topotecan (bei Rezidiv), Etoposid mono (palliativ, schlechter AZ)

- Extensive Disease: Polychemotherapie, situationsangepasst, Schemata s. o., ggf. palliative regionale Strahlentherapie.

3.10

Stadieneinteilung des nicht kleinzelligen Bronchialkarzinoms erfolgt nach der TNM-Klassifikation und dem American Joint Committee on Cancer:

- Primärtumor: Tx, Tis, T1 bis 4
- Regionäre Lymphknoten: Nx–3
- Fernmetastasen: Mx–1

Stadium I bis IV:

- Stadium I: T1–T2, N0, M0
- Stadium IIA: T1, N1, M0 (= auf Lunge begrenztes Tumorwachstum)
- Stadium IIB: T2, N1, M0 oder T3, N0, M0 (= auf Lunge begrenztes Tumorwachstum)
- Stadium IIIA: T1–3, N2, M0 oder T3, N1, M0 (= auf Thorax begrenzt, aber in die Umgebung infiltrierend, z. B. Pleura)
- Stadium IIIB: T1–3, N3, M0 oder T4, N0–3, M0 (= auf Thorax begrenzt, aber in die Umgebung infiltrierend, z. B. Pleura)
- Stadium IV: Fernmetastasen (jedes M1).

Therapie:

- Stadium I und II: operative Resektion, adjuvante Chemotherapie, bei Inoperabilität des Patienten Strahlentherapie
- Stadium IIIA: Operation, adjuvante Chemotherapie + Strahlentherapie, bei Inoperabilität Strahlentherapie. Alternativ neoadjuvante Chemoradiotherapie, nachfolgend Operation
- Stadium IIIB: palliative Chemo- und/oder Strahlentherapie. In Studien neoadjuvante Chemoradiotherapie, nachfolgend ggf. Operation, palliative Therapiemaßnahmen (endobronchiale Laserung, Stents, Pleurodese etc.)
- Stadium IV: Palliative Chemo- und/oder Strahlentherapie, ggf. Strahlentherapie extrathorakaler Metastasen.

Insbesondere folgende Chemotherapeutika kommen bei NSCLC zum Einsatz:

- Carboplatin + Etoposid
- Paclitaxel + Carboplatin
- Docetaxel + Cisplatin

- Gemcitabin + Cisplatin
- Vinorelbin + Cisplatin
- Vinorelbin + Mitomycin-C + Prednisolon
- Gemcitabin mono
- Vinorelbin mono
- Irinotecan
- Pemetrexed.

Antikörpertherapie (experimentell), in Kombination mit Chemotherapie:
- Cetuximab (Erbitux®), Inhibitor des EGF-Rezeptors (Epidermal Growth Factor)
- Bevacizumab (Avastin®), Anti-VEGF-Antikörper.

Small Molecules:
- Gefitinib (Iressa®), Tyrosinkinase-Inhibitor
- Erlotinib (Tarceva®), Tyrosinkinase-Inhibitor.

3.11

Ursachen des akuten Atemnotsyndroms des Erwachsenen = Adult Respiratory Distress Syndrome (ARDS) = Schocklunge:

Direkte pulmonale Schädigung z. B. durch:
- Aspiration (Beinaheertrinken, Aspiration von Magensaft)
- Inhalative Noxen
- Intoxikation
- Pneumonie (bakteriell, viral, fungal, Protozoen)
- Lungenkontusion
- Medikamentös-toxisch (Bleomycin, Amiodaron)

Indirekte pulmonale Schädigung z. B. durch
- Sepsis
- Polytrauma
- Fettembolie
- Verbrennung
- Hämorrhagischen Schock
- Massentransfusion
- Verbrauchskoagulopathie
- Nekrotisierende Pankreatitis
- Lange extrakorporale Zirkulation
- Schädel-Hirn-Trauma mit intrakranieller Drucksteigerung
- Sichelzellkrise
- Schwere Malaria tropica.

3.12

Künstliche Beatmung, Richtwerte zur Indikation:
- Atemfrequenz: > 35/min
- Atemzugvolumen: < 5 ml/kg KG
- Vitalkapazität: < 10 ml/kg KG
- pCO_{2art}: > 55 bis 60 mmHg
- pO_{2art} (bei 6 l O_2/min): < 55 mmHg
- pO_{2art} (bei reinem Sauerstoff): < 200 mmHg
- Maximale inspiratorische Kraft < 25 cmH_2O.

3.13

Respiratorische Insuffizienz: funktionelle Einteilung in Partialinsuffizienz und Globalinsuffizienz.
- Definition *Partialinsuffizienz:* pO_{2art} erniedrigt bei Normo-/ Hypokapnie (pCO_{2art} erniedrigt)
- Definition *Globalinsuffizienz:* pO_{2art} erniedrigt bei Hyperkapnie (pCO_{2art} erhöht).

3.14

Verdachtsdiagnose:
Hyperventilationstetanie.

Diagnosesicherung (im anfallsfreien Intervall):
- Hyperventilationsversuch (Provokation von Beschwerden durch Hyperventilation über 3 min)
- Blutgasanalyse: respiratorische Alkalose mit erniedrigtem pCO_{2art}
- Normales Serumkalzium (DD zur hypokalzämischen Tetanie bei Hypoparathyreoidismus)
- Neurologische Befunde: mechanische Übererregbarkeit des N. facialis (Chvostek-Phänomen), des N. peroneus (Lust-Zeichen), nach Oberarmstauung (Trousseau-Phänomen).

Therapeutische Maßnahmen bei psychogener Hyperventilation:
- Aufklärung und Beruhigung
- Kurzfristige Beutelatmung (Rückatmung des exhalierten CO_2)
- Atemschulung, Entspannungstherapie, autogenes Training, psychosomatische Therapie.

3

3.15

Ursachen einer respiratorischen Alkalose:
- (Psychogenes) Hyperventilationssyndrom
- Hypoxie: Lungenerkrankungen (z.B. Asthma bronchiale, Lungenfibrose, Pneumonie, Lungenödem), Höhenaufenthalt, ausgeprägte Anämie
- ZNS-Stimulation mit zentraler Hyperventilation: ZNS-Erkrankungen (z.B. Enzephalitis, Tumoren, Schädeltraumen), Schmerz, Angst, Fieber
- Hormone/Medikamente: Schwangerschaft, Progesteron, Salizylate u.a.
- Stimulation von intrathorakalen Rezeptoren: Herzinsuffizienz, Lungenembolie, Hämatothorax, instabiler Thorax
- Sepsis/septischer Schock
- Leberinsuffizienz
- Mechanische Hyperventilation
- Hitzeexposition
- Erholungsphase von einer metabolischen Azidose
- u.a.

3.16

Häufige Ursachen akuter Dyspnoe:
- Obstruktive Ventilationsstörungen (z.B. Asthmaanfall, Glottisödem, Laryngospasmus, Aspiration)
- Restriktive Ventilationsstörungen (z.B. Pneumothorax, Pleuraerguss)
- Lungengefäßerkrankungen (z.B. Lungenembolie)
- Störungen der zentralen Atemregulation (harmlos: z.B. Hyperventilationssyndrom, ernsthaft: z.B. Enzephalitis)
- Kardial bedingt (z.B. akute Linksherzinsuffizienz mit Lungenödem)
- Nicht kardiales Lungenödem (septisch, toxisch, neurogen u.a.)
- Fieber
- Anämie.

3.17

Verfügbare Methoden zur Lungenfunktionsprüfung:
- Patient: *Peak-flow-Meter*: Messung des exspiratorischen Spitzenflusses zur Eigenkontrolle (Verschlechterung, Therapieeffekt) sowie *spirometrische Heimmonitoring-Geräte*: Messung von FVC, PEF und FEV_1 zur Eigenkontrolle.
- Allgemeinarzt/Internist: *Spirometrie mit Fluss-Volumen-Diagramm:* Unterscheidung zwischen obstruktiver und restriktiver Ventilationsstörung. Bei normalen Messwerten ist eine gröbere Lungenfunktionsstörung unwahrscheinlich.
- Pneumologe: *Bodyplethysmographie, Blutgasanalyse, CO-Diffusion:* statische (z.B. Vitalkapazität) und dynamische Lungenfunktionsgrößen (z.B. Einsekundenkapazität), Atemwegswiderstand, Compliance, Diffusion, exspiratorische Gasanalyse, Blutgasanalyse, Provokationstest, Bronchospasmolysetest, Ergospirometrie u.a.

3.18

Die häufigsten Erreger von Atemwegs- und Lungeninfektionen (Rhinitis, Sinusitis, Laryngitis, Bronchitis, Pneumonie) sind:

Bakterien:
- Pneumokokken
- Haemophilus influenzae
- Mycoplasma pneumoniae
- Chlamydia pneumoniae
- Legionellen
- Bordetella pertussis
- Moraxella catarrhalis
- Enterobakterien
- Staphylokokken
- Streptokokken (außer Pneumokokken)
- Klebsiella pneumoniae
- (Mykobakterien)
- u.a.

Viren:
- Rhinoviren
- Coronaviren
- Influenza- und Parainfluenzaviren

- Adenoviren
- Respiratory Syncytial Virus (RSV)
- u.a.

Bei speziellen Konstellationen stehen andere Erreger im Vordergrund (Immunsuppression, HIV etc.). Hier muss an Pneumocystis jiroveci, andere Pilze, atypische Mykobakteriosen, CMV u.a. gedacht werden! (s. 3.1), bei Altenheimbewohnern an Anaerobier und MRSA, bei nosokomialer Pneumonie und Beatmung zusätzlich an Pseudomonas denken!

3.19

Ursachen sekundärer Pneumonien:
- Linksherzinsuffizienz (Stauungspneumonie)
- Lungenembolie (Infarktpneumonie)
- Bettlägerigkeit (hypostatische Pneumonie)
- Bronchusveränderungen (Retentionspneumonie bei Bronchialkarzinom, Bronchiektasen)
- Aspiration
- Endogene Noxen (z.B. Urämietoxine)
- Bakterielle Superinfektion (z.B. bei Pertussis, bei Influenzainfektion, unter Immunsuppression).

3.20

Häufigste Ursachen fibrosierender, interstitieller Lungenkrankheiten:
- Inhalative anorganische Noxen (Pneumokoniosen, z.B. Silikose, Asbestose)
- Inhalative organische Noxen (exogen-allergische Alveolitis, z.B. Farmerlunge, Befeuchterlunge)
- Physikalische Einwirkungen (z.B. ionisierende Strahlen)
- Infektionen (z.B. Viren)
- Medikamente (z.B. Amiodaron, Bleomycin, Busulfan, Methotrexat)
- Kreislaufbedingt (z.B. chronische Lungenstauung)
- Nach ARDS
- Systemerkrankungen (z.B. Kollagenosen/Vaskulitiden, Immunopathien, Sarkoidose, Histiozytosis X, Neurofibromatose)
- Speicherkrankheiten

- «Idiopathische» Lungenfibrose
- u.a.

3.21

Befundkonstellation: Hämoptoe + (Mikro)Hämaturie
Differenzialdiagnose → Sicherung der Diagnose:
- Goodpasture-Syndrom → Anti-GBM-Antikörper
- Lupus erythematodes → ANA mit Anti-dsDNS-Antikörpern
- Wegener-Granulomatose → cANCA, PR3-ANCA
- Mikroskopische Polyangiitis → pANCA, MPO-ANCA
- Hämorrhagische Diathese/Thrombozytopathie → Laborbefunde
- Purpura Schönlein-Henoch → Klinik, Histologie
- Kryoglobulinämie → Kryoglobuline
- (Churg-Strauss-Vaskulitis → Eosinophilie, Biopsie, Glomerulonephritis mit Mikrohämaturie selten)
- u.a.

3.22.

Ursachen einer Hämoptoe:
- Infektionen (z.B. Tracheobronchitis, Pneumonie, Tbc, Bronchiektasie, Lungenabszess, Aspergilleninfektion)
- Neoplasien (z.B. Bronchialkarzinom, -karzinoid)
- Pulmonale Gefäßprozesse (z.B. Lungenembolie, a.v. -Fisteln, Stauung bei Linksinsuffizienz, M. Osler, pulmonale Hypertonie)
- Immunopathien (z.B. Goodpasture-Syndrom, Wegener-Granulomatose)
- Medikamentös: Antikoagulanzientherapie, ASS, Clopidogrel
- Hämorrhagische Diathesen
- Fremdkörperaspiration
- Trauma
- Starker Husten
- Pulmonale Endometriose
- u.a.

3

3.23

Einteilung des Schweregrades einer Dyspnoe:
- Anhand subjektiver Werteskalen (z. B. Borg-Skala)
- Anhand Belastungsstufen (z. B. Dyspnoeskala der American Thoracic Society: Klassifikation in Stadium 0 bis 4).

3.24

Allgemeine Klassifikation der Störungen der Atemfunktion:
- Ventilationsstörungen: Obstruktive Ventilationsstörung der oberen Luftwege (z. B. Glottisödem, Rekurrensparese, obstruktives Schlafapnoesyndrom), obstruktive Ventilationsstörung der unteren Luftwege (z. B. Asthma bronchiale, chronisch-obstruktive Lungenerkrankung), restriktive Ventilationsstörung (z. B. Lungenfibrose, Lungenresektion, Pleuraschwarte, Adipositas, Kyphoskoliose), kombiniert obstruktiv-restriktive Ventilationsstörung
- Diffusionsstörungen: z. B. Lungenfibrose, Emphysem, Lungenödem, Pneumonie
- Perfusionsstörungen: z. B. Lungenembolie, Linksherzinsuffizienz
- Zentrale Atemregulationsstörungen: z. B. primäre alveoläre Hypoventilation.

3.25

Funktionelle Diagnose:
- Positiver Bronchospasmolysetest mit signifikanter Besserung einer Bronchialobstruktion
- Obstruktive Ventilationsstörung (z. B. bei Asthma bronchiale).

3.26

Chronische respiratorische Insuffizienz:

Indikationen zur intermittierenden Selbstbeatmung (ISB):
Eine **Hyperkapnie** ist Ausdruck einer insuffizienten Atempumpe (Antriebsstörung oder Er-

müdung). Die insuffiziente Atempumpe kann durch die intermittierende Selbstbeatmung (ISB) behandelt werden. Die Symptome der Hyperkapnie (Kopfschmerzen, Schlafstörungen, Einschlafneigung, Konzentrationsstörung) bilden sich zurück. Somit stellen neuromuskuläre Erkrankungen, Thoraxdeformitäten und nächtliche/zentrale Hypoventilationen mit respiratorischer Globalinsuffizienz gute Indikationen zur ISB dar; auch chronisch-obstruktive Atemwegserkrankungen können nach Ausschluss aller anderen Möglichkeiten eine Indikation darstellen (bislang noch keine Mortalitätsreduktion nachgewiesen).
Gute Prognose: stabile neuromuskuläre Erkrankungen, Thoraxdeformitäten; weniger gut: obstruktive Lungenerkrankungen.

Indikationen zur Sauerstofflangzeittherapie:
Mehrfacher Nachweis einer **Hypoxämie** mit einem pO_{2art} von weniger als 55 bis 60 mmHg trotz optimierter medikamentöser Therapie bei stabilem oder chronisch sich verschlechterndem Krankheitsverlauf. Die Indikation zur Sauerstofflangzeittherapie kann auch bei Unterschreiten der Grenzwerte unter Belastung, bei nächtlichen Hypoxämien oder bei Vorliegen einer pulmonalarteriellen Hypertonie gegeben sein. Beurteilung der Sauerstoffmenge durch Testatmung: Jeweils nach 30 min wird die O_2-Zufuhr um 0,5 l/min erhöht. Die geringste O_2-Zufuhr, die zu einem $pO_{2art} > 60$ mmHg führt, sollte für die Dauertherapie verwendet werden. (*Cave: pCO_{2art}-Retention mit Eintrübung. Ein relevanter pCO_{2art}-Anstieg muss bei der verwendeten O_2-Zufuhr ausgeschlossen werden. Atemantrieb bei chronischen Lungenerkrankungen via pO_{2art}, nicht mehr pCO_{2art}, somit bei Besserung der Hypoxämie Nachlassen des Atemantriebs mit alveolärer Hypoventilation und Hyperkapnie, Eintrübung, Atemstillstand und Tod des Patienten möglich*).
Günstigste Prognose: chronisch-obstruktive Bronchopneumopathie (COPD); ferner indiziert bei Lungenfibrosen, Mukoviszidose, pulmonaler Hypertonie, Kyphoskoliose, Z. n. Lungenresektionen u. a.

3.27

Verdachtsdiagnose:
Spontanpneumothorax (idiopathisch).

Sicherung der Diagnose:
Röntgen-Thorax (evtl. in Exspirationsstellung): Darstellung einer zarten, konvexen Pleuralinie, fehlende Lungenfeinstruktur distal dieser Pleuralinie

Behandlungsverfahren:
- Bettruhe, Sauerstoffzufuhr, Sedierung, Analgetika, Antitussiva
- Bei kleinem Pneu («Mantelpneu») abwarten
- Hier: intrapleurale Saugdrainage
- Therapieversager: Pleurodese, videoassistierte Thorakoskopie.

3.28

Einteilung und Ursachen des Pneumothorax:

Spontanpneumothorax:
- Idiopathisch (apikale Lungenparenchymzyste)
- Sekundär: i.e.S. bei Lungenerkrankungen (z.B. Emphysem, Kavernen, Abszess)
- Katamenialer Pneumothorax: menstruationsabhängig (Rarität).

Traumatischer Pneumothorax:
- Nach penetrierenden Thoraxtraumen, Rippenfrakturen, Überdruckbeatmung, Herzdruckmassage.

Iatrogener Pneumothorax:
- Bei Fehlpunktion der A. subclavia, nach Perikardpunktion, nach Pleurapunktion, nach Lungenbiopsie, nach Anlegen von Drahtzerklagen.

Merke: Spannungspneumothorax: Zunehmende Luftansammlung mit Überdruck im Pleuraraum infolge Ventilmechanismus, führt zu Mediastinalverlagerung, Gefäßkompression mit Schock, unbehandelt zum Tode. Sofortige Notfallentlastung lebensrettend: Punktion (z.B. mit dicker Braunüle) im 2./3. ICR am Rippenoberrand in der Medioklavikularlinie der betroffenen Lungenseite.

3.29

Ursachen einer Lungenembolie:
- Thromboembolie auf dem Boden von Bein-/Beckenvenenthrombosen
- Thromboembolie bei Thrombophlebitis oberflächlicher Beinvenen
- Endokarditis der Trikuspidal- oder Pulmonalklappe mit septischen Embolien
- Katheterembolien (z.B. Venenkatheter, Schrittmachersonden)
- Fett- und Knochenmarkembolien
- Luftembolien
- Fruchtwasserembolie.

Häufige Risikofaktoren einer Lungenembolie:
- Verletzung/Operation an Bein oder Becken
- Immobilisation
- Malignome
- Vorhofflimmern
- Herzinsuffizienz
- Adipositas
- Lebensalter > 50 Jahre
- Entwässerung
- Kortikosteroide/Östrogentherapie
- Tabakrauchen
- Erbliche Thrombophilie (s. 1.6)
- u.a.

3.30

Einteilung der Schweregrade einer pulmonalen Hypertonie nach Erfassung des mittleren Pulmonalarteriendrucks (PAPm):
- Latent: PAPm in Ruhe normal < 20 mmHg, PAPm unter Belastung (50 Watt) > 30 mmHg
- Manifest: PAPm in Ruhe > 20 mmHg. Früher gebräuchliche Unterteilung in geringgradig (20 bis 35 mmHg), mittelgradig (35 bis 55 mmHg), hochgradig (> 55 mmHg).

Merke: PAPm > 50 mmHg: Fünf-Jahres-Überlebensrate ca. 10 % bei vaskulärer Form der pulmonalarteriellen Hypertonie.

3

3.31

Klassifikation der pulmonalen Hypertonie (Venedig 2003):

Pulmonalarterielle Hypertonie PAH:
- Idiopathisch (IPAH)
- Familiär (FPAH)
- Assoziiert mit (APAH) Kollagenosen, angeborenen Shuntvitien, portaler Hypertonie, HIV-Infektion, Medikamenten, Drogen, Toxinen (Appetitzügler, Amphetamine, «Crack» etc.), Schilddrüsenerkrankungen, Glykogenosen, M. Gaucher, hereditärer hämorrhagischer Teleangiektasie, Hämoglobinopathien, myeloproliferativen Syndromen, Splenektomie
- Assoziiert mit signifikanter venöser oder kapillärer Beteiligung: pulmonale venookklusive Erkrankung (PVOD), pulmonale kapilläre Hämangiomatose
- Persistierende pulmonale Hypertonie des Neugeborenen.

Pulmonale Hypertonie mit Linksherzerkrankungen:
- Linksseitige atriale oder ventrikuläre Erkrankung
- Linksseitige valvuläre Erkrankung.

Pulmonale Hypertonie assoziiert mit Lungenerkrankungen und/oder Hypoxämie:
- COPD
- Interstitielle Lungenerkrankungen
- Schlafapnoesyndrom
- Alveoläre Hypoventilationssyndrome
- Chronischer Höhenaufenthalt
- Entwicklungsanomalien.

Pulmonale Hypertonie infolge chronisch-thrombotischer und/oder -embolischer Prozesse:
- Thrombotische Obstruktion der proximalen Pulmonalarterien
- Thrombotische Obstruktion distaler Pulmonalarterien
- Nicht thrombotische pulmonale Embolie (Tumor, Parasiten, Fremdkörper).

Verschiedenes:
- Sarkoidose
- Pulmonale Langerhanszell-Histiozytose
- Lymphangiomatose

- Pulmonalgefäßkompression durch LK, Tumor, fibrosierende Mediastinitis oder andere Prozesse.

3.32

Allgemeiner Behandlungsplan bei pulmonaler Hypertonie mit chronischem Cor pulmonale:

Oberster Grundsatz: Behandlung der Grunderkrankung (z.B. antiobstruktive Therapie bei COPD, Immunsuppression bei Kollagenosen, Absetzen von Pharmaka, Thrombendarteriektomie bei chronisch rezidivierenden Lungenembolien).
- Sauerstofftherapie
- Antikoagulation (alle Patienten, unabhängig von thrombembolischer Genese)
- Vasodilatanzien: Versuch mit Kalziumantagonisten, wenn unter Akuttestung mit inhalativem Iloprost oder NO oder i.v. Prostazyklin eine deutliche Drucksenkung > 20 % erzielbar ist
- Endothelin-Rezeptorantagonisten p.o./Phosphodiesterase-5-Inhibitoren p.o. zur Primärtherapie, wenn in der Akuttestung keine Reversibilität erzielbar ist
- Prostazyklinderivate inhalativ oder i.v. (via Port-Katheter) bei therapierefraktären NYHA III und IV Stadien
- (Herz-)Lungentransplantation.

3.33

Therapiemöglichkeit einer thromboembolischen pulmonalen Hypertonie durch rezidivierende Lungenembolien (außer Antikoagulation): pulmonale Thrombendarteriektomie. Indikation: organisierte Pulmonalarterienembolien der zentralen bis segmentalen Arterien (technische Erreichbarkeit), hoher Lungengefäßwiderstand, operabler Patient. Komplexer Eingriff (vorsichtiges «Ausschälen» in der Gefäßwand) mit früher hohem Risiko (aktuell in erfahrenen Zentren Letalität < 10 %), jedoch exzellenten hämodynamischen und klinischen Ergebnissen (Pulmonalismitteldruck sinkt auf unter die Hälfte, der Lungengefäßwiderstand auf ein Drittel).

3.34

Klassifikation der Fibrinolytika:
- Indirekte Fibrinolytika mit systemischer und lokal fibrinolytischer Wirkung: Streptokinase, Urokinase, anisoylierter Streptokinase-Plasminogenaktivator-Komplex (APSAC)
- Direkte Fibrinolytika mit fibrinselektiver Wirkung: rekombinante Gewebsplasminogenaktivatoren (Alteplase, Reteplase, Tenecteplase), rekombinante Prourokinase.

3.35

Häufige Ursachen eines Pleuraergusses:

Transsudat = Hydrothorax (spezifisches Gewicht: < 1015; < 3 g/dl Eiweiß):
- Chronische Herzinsuffizienz
- Nephrotisches Syndrom
- Hypalbuminämien verschiedener Genese (z. B. exsudative Enteropathie)
- Pericarditis constrictiva
- Leberzirrhose
- Peritonealdialyse
- u. a.

Exsudat (spezifisches Gewicht > 1015; > 3 g/dl Eiweiß):
- Malignome
- Pneumonien
- Tuberkulose
- Lungeninfarkt
- Urämie
- Kollagenosen
- Postkardiotomiesyndrom
- Pankreatitis
- Myxödem
- Meigs-Syndrom (rechtsseitiger Pleuraerguss bei gutartigen Ovarialtumoren)
- u. a.

Putride:
- Pleuraempyem

Blutig:
- Hämatothorax

Lymphflüssigkeit:
- Chylothorax (milchiges Aussehen, > 4 g/l Fettanteil)

Eosinophiler Erguss:
- Eosinophile Pneumonie
- u. a.

Merke: Pleurapunktate sollten folgende Untersuchungen erhalten:
- *Spezifisches Gewicht, Eiweißgehalt, LDH, Glukose, Leukozyten und Erythrozyten, Triglyzeride, Lipase*
- *Bakteriologische Diagnostik*
- *Zytologische Diagnostik*
- *Tbc-Diagnostik.*

3.36

Chemische Pleurodese bei malignen Ergüssen:
- Gute Effekte (> 90 %): Talkum
- Mittlerer Effekt (um 70 %): Tetrazyklinhydrochlorid, Fibrinkleber
- Geringer lokaler Effekt: Zytostatika (z. B. Mitoxantron).

3.37

Verdachtsdiagnose:
Peripheres Bronchialkarzinom

Weiteres Vorgehen:
Histologische Diagnosesicherung durch
- Bronchoskopie mit Biopsie (Problem der Erreichbarkeit des peripher gelegenen Tumors)
- Ggf. transthorakale Biopsie
- Ggf. Thorakoskopie/Thorakotomie (mit kompletter Entfernung des Rundherdes).

Erweiterte Diagnostik, Stadieneinteilung und Therapie bei Nachweis eines Bronchial-Karzinoms s. 3.8. bis 3.10.

3.38

Verdachtsdiagnosen:
- Myasthenisches Syndrom = Lambert-Eaton-Syndrom
- V. a. kleinzelliges Bronchialkarzinom.

Diagnosesicherung:
- Stimulations-EMG: Amplitudeninkrement
- Acetylcholinrezeptorantikörper: negativ

- ANA: negativ
- Kalziumkanalantikörper: +++

Paraneoplastische Syndrome s. 2.54

3.39

Ursachen von Rundherden in der Lunge mit rönt-genologisch homogener Verdichtung:
- Entzündlich (z.B. Tuberkulom, Abszess, My-zetom, Sarkoidose, Rheumaknoten)
- Neoplastisch (z.B. Bronchialkarzinom, Me-tastasen, Hamartom, Chondrom, Neurinom)
- Verschiedene (z.B. a.v.-Fisteln)
- u.a.

Ursachen von Rundherden in der Lunge mit rönt-genologisch nachweisbarer Höhlenbildung:
- Infektiös (z.B. tuberkulöse Kaverne, Lungen-abszess, Aspergillom, Echinokokkus)
- Degenerativ (z.B. Emphysemblasen)
- Fehlbildungen (z.B. Zysten-Wabenlungen, bronchogene Zyste)
- Neoplastisch (z.B. nekrotisierender Tumor)
- Bronchogen (z.B. Bronchiektasien)
- u.a.

3.40

Prinzipien einer stadiengerechten Therapie der Sarkoidose:
- Pulmonale Sarkoidose Stadium I ohne extra-pulmonale Beteiligung: keine spezifische The-rapie, ggf. nicht steroidale Antiphlogistika
- Akute Sarkoidose (Löfgren-Syndrom): meist nicht steroidale Antiphlogistika ausreichend.

Weitgehend unstrittige Therapieindikationen mit Kortikosteroiden:
- Pulmonale Sarkoidose ab Stadium II bei nach-weislich deutlicher Einschränkung der Lun-genfunktion
- Klinisch bedeutsame Beteiligung extrathora-kaler Organsysteme (Beispiele: Iridozyklitis, Hyperkalzämie, ossärer Befall, Polyneuropa-thien, Myokardbeteiligung, Haut).

s. auch 3.3

3.41

Diagnostische Indikationen zur bronchoalveolä-ren Lavage:
- Erregernachweis pulmonaler Infektionen (z.B. therapierefraktäre Pneumonie, Pneu-mocystis-jiroveci-Pneumonie im Verlaufe ei-ner AIDS-Krankheit)
- Aktivitätsbeurteilung bei chronisch-entzünd-lichen Lungenerkrankungen (z.B. Sarkoidose, exogen-allergische Alveolitis)
- Erkennung einer pulmonalen Beteiligung bei systemischen Kollagenosen/Vaskulitiden (z.B. SLE, Sjögren-Syndrom, Dermatomyositis, M. Wegener)
- Erkennung maligner Prozesse (z.B. Nachweis maligner Zellen bei peripheren Bronchialneo-plasien)
- Diagnostik der akuten Abstoßungsreaktion nach Lungentransplantation (einschl. Erre-gernachweis, z.B. Legionellen) zusammen mit der transbronchialen Biopsie.

Therapeutische Indikationen zur bronchoalveo-lären Lavage:
- Im Rahmen der Beatmungstherapie bei Status asthmaticus
- Nach massiver Aspiration
- Alveolarproteinose
- Atelektasenbildung.

3.42

Der Tiffeneau-Test misst, wie viel Luft nach lang-samer tiefstmöglicher Einatmung bei einem for-cierten Exspirationsstoß in der 1., 2. und 3. Se-kunde ausgestoßen werden kann. Das Volumen in der ersten Sekunde wird als Einsekundenka-pazität ($FEV_{1.0}$) bezeichnet. Tiffeneau-Index = Einsekundenkapazität in Prozent der Vitalkapa-zität ($100 \times FEV_{1.0}/VK$).
- Bei einer obstruktiven Ventilationsstörung ist der Tiffeneau-Index erniedrigt, weil die Se-kundenkapazität stärker eingeschränkt ist als die Vitalkapazität.
- Bei einer restriktiven Ventilationsstörung bleibt der Tiffeneau-Index normal, da beide Funktionsgrößen, Sekunden- *und* Vitalkapa-zität, vermindert sind.

3.43

Generelle Indikation zur Lungentransplantation ist eine terminale Lungeninsuffizienz, die abhängig von den Erkrankungen jeweils unterschiedlich definiert ist:
- COPD und α_1-Antitrypsin-Mangel: $FEV_{1.0}$ < 25 %, pCO_{2art} > 55 mmHg, PAPm > 25 mmHg
- Zystische Fibrose/Bronchiektasen: $FEV_{1.0}$ < 30 %, pCO_{2art} > 50 mmHg, pO_{2art} < 50 mmHg (Raumluft). Progredienter Verlauf trotz optimaler Therapie
- Lungenfibrose: VC oder TLC < 60 bis 70 %, DLCO < 50 bis 60 %, pulmonale Hypertonie, pO_{2art} < 60 mmHg (Raumluft), progredienter Verlauf trotz optimaler Therapie
- Primäre pulmonale Hypertonie: NYHA III oder IV trotz optimaler Therapie, prognostisch ungünstige Hämodynamik: rechtsatrialer Druck > 15 mmHg, PAPm > 55 mmHg, Herzindex < 2,0 l/min × m²

Indikationen zur einseitigen Lungentransplantation:
- Interstitielle Lungenkrankheiten (z.B. idiopathische Lungenfibrose, Sarkoidose)
- Lungenemphysem (COPD, α_1-Antitrypsin-Mangel)
- Primäre pulmonale Hypertonie.

Indikationen zur bilateralen Lungentransplantation (obligat wegen chronischer Infektion beider Lungen):
- Mukoviszidose
- Bronchiektasien
- COPD mit chronischer Infektion
- Oben genannte Indikationen in Einzelfällen (Abwägung evtl. besseres Outcome versus Verwendung von zwei Transplantaten für einen Patienten).

Indikationen zur Herz-Lungen-Transplantation:
- Angeborene Vitien mit Eisenmenger-Reaktion
- Alle oben genannten Lungenerkrankungen mit gleichzeitiger *irreversibler* Rechtsherzschädigung (Rarität, da Cor pulmonale nach LTX üblicherweise reversibel ist)

3.44

Häufige Komplikationen nach Lungentransplantation:
- Reperfusionsödem (erste Woche postop.)
- Akute Abstoßungsreaktion
- Infektionen (Bakterien, Viren, Pilze, Protozoen)
- Bronchiale Komplikationen an der Anastomose (Anastomoseninsuffizienz)
- Chronische Abstoßung/Transplantatdysfunktion = Bronchiolitis obliterans
- Nebenwirkungen durch die immunsuppressiven Medikamente.

3.45

Kontraindikationen zur Lungentransplantation:

Absolute Kontraindikationen:
- HIV-Infektion oder andere floride Infektion (z.B. aktive Hepatitis-B- oder -C-Infektion)
- Maligne Tumorerkrankung (außer entsprechend lange Rezidivfreiheit)
- Suchtverhalten (Nikotin, Alkohol, u.a.)

Relative Kontraindikationen:
- Allgemeinzustand (z.B. Kachexie, Adipositas)
- Chirurgisch-technische Probleme (z.B. schwere Thoraxdeformitäten)
- Begleiterkrankungen (z.B. Niereninsuffizienz, Leberinsuffizienz, psychiatrische Grunderkrankungen)
- Psychosoziale Probleme (z.B. fehlende Compliance)
- Fehlende Rehabilitationsfähigkeit
- Lebensalter > 60 bis 65 Jahre
- u.a.

3.46

Unter hochauflösender (high resolution) Computertomographie der Lunge versteht man eine Dünnschicht-CT (Schichtbilder mit 1 bis 2 mm Kollimation), deren morphologischer Informationsgehalt durch die Verwendung eines räumlich hochauflösenden Rekonstruktionsalgorithmus zusätzlich gesteigert wird. Indikationen:

- Differenzialdiagnose diffuser Lungenparenchymerkrankungen: Alveolitis, Lungenfibrose, exogen-allergische Alveolitis, Sarkoidose, Lymphangiosis carcinomatosa, Pneumokoniosen (z. B. Silikose, Asbestose), Lymphangioleiomyomatose, Histiocytosis X, Alveolarproteinose
- Unterscheidung unterschiedlicher Emphysemformen
- Bronchiale Erkrankungen: Bronchiolitis obliterans, evtl. mit organisierender Pneumonie (BOOP).

3.47

Verdachtsdiagnosen:
- Infektion/Pneumonie mit Mycoplasma pneumoniae
- Autoimmunhämolytische Anämie
- V. a. Begleitnephritis
- V. a. Begleithepatitis
- Nicht eitrige Otitis media bds.

Diagnosesicherung:
- Üblicherweise durch KBR und/oder ELISA: spezifischer Antikörpernachweis
- Möglich, aber keine Routine: Erregernachweis mit Schnelltest (Enzymimmunoassay, DNA-Amplifikationsverfahren), Kultur
- Nachweis von Kälteagglutininen mit Titeranstieg

Therapie:
- Makrolidantibiotikum: z. B. Erythromycin, Roxithromycin, Clarithromycin, Azithromycin
- (Alternativ: Doxycyclin, *cave: Kontraindikation in der Schwangerschaft!*).

Merke: Neben einer Kälteagglutinin-bedingten autoimmunhämolytischen Anämie kann als weitere Komplikation ein Erythema exsudativum multiforme auftreten.

3.48

Mögliche Erreger «atypischer» Pneumonien:
- Mycoplasma pneumoniae
- Chlamydia pneumoniae

- Legionella pneumophila
- Chlamydia psittaci (Ornithose)
- Coxiella burnetii (Q-Fieber) und andere Rickettsiosen
- Pneumocystis jiroveci (v. a. bei Immunsuppression, HIV etc.)
- Pneumotrope Viren (z. B. Influenzaviren, Adenoviren)
- Pilzpneumonien.

3.49

«Early onset»: ab 48 h nach Hospitalisierung
- Durch Erreger wie bei ambulant erworbener Pneumonie (siehe Punkt 3.4): Pneumokokken, Haemophilus u. a.

«Late onset»: nach dem 3. Tag der Hospitalisierung:
- Enterobacteriaceae: E. coli, Klebsiella pneumoniae, Enterobacter spp., Serratia spp., Proteus spp.
- Staphylococcus aureus
- Pseudomonas
- Acinetobacter spp.
- Stenotrophomonas spp.
- Methicillinresistente Staphylokokken (MRSA)
- Anaerobier (Peptostreptococcus spp., Bacteroides spp.)
- Legionellen.

Merke: Die Erreger mit der höchsten Resistenzlage sind: Pseudomonas, Acinetobacter, Stenotrophomonas und MRSA.

Therapie
Unter Berücksichtigung des Risikofaktorstatus des Patienten (Paul-Ehrlich-Gesellschaft 2004):

Risikofaktoren	Punktscore
Alter > 65 Jahre	1 Punkt
Strukturelle Lungenerkrankung	2 Punkte
Antibiotische Vorbehandlung	2 Punkte
Beginn der Pneumonie ab Tag 5	3 Punkte
Schwere respiratorische Insuffizienz (mit oder ohne Beatmung)	3 Punkte
Extrapulmonales Organversagen	4 Punkte

Leichte Pneumonie und ohne Risikofaktoren (< 3 Punkte)

- Cephalosporine der 2. oder 3a. Generation (Cefuroxim, Cefotiam, Cefotaxim, Ceftriaxon)
- Aminopenicillin/Betalaktamasehemmer (Amoxicillin/Clavulansäure, Ampicillin/Sulbactam)
- Fluorchinolon 3. oder 4. Generation (Levofloxacin, Moxifloxacin)
- Carbapenem 2. Generation (Ertapenem).

Mittelschwere Pneumonie mit Risikokonstellation (3 bis 5 Punkte)

- Acylaminopenicillin/ Betalaktamasehemmer (Piperacillin/Sulbactam, Piperacillin/Tazobactam)
- Cephalosporin 3b. oder 4. Generation (Ceftazidim, Cefepim, Cefpirom)
- Carbapenem 1. Generation (Imipenem/Cilastatin, Meropenem)
- Fluorchinolon 2. oder 3. Generation (Ciprofloxacin, Levofloxacin).

Schwerwiegende Pneumonie mit schwerwiegender Risikokonstellation (≥ 6 Punkte)

- Cephalosporine der 3b. oder 4. Generation oder Acylaminopenicillin/Betalaktamasehemmer oder Carbapenem 1. Generation *plus* Aminoglykosid *oder* Fluorchinolon der 2. oder 3. Generation.

3.50

Lungenabszesse.

Prädispositionen z. B.:

- Aspiration
- Alkoholabusus
- ZNS-Störungen (Schlaganfall etc)
- Ösophaguserkrankungen
- Lungeninfarkt
- Bronchialobstruktion (Bronchialtumor, Fremdkörper)
- Immundefekt (u. a. entgleister Diabetes mellitus, schwere Niereninsuffizienz)
- Silikoseherde/Thoraxtraumen
- Präformierte Hohlräume (Kavernen, Zysten).

Mögliche Erreger (meist Mischinfektion) z. B.:

- Anaerobier: Bacteroides fragilis spp., Bacteroides gracilis, Prevotella spp., Fusobacterium nucleatum, Peptostreptococcus spp.
- Aerobier: Streptococcus milleri, Staph. aureus, Pneumokokken (selten als Einzelerreger), Haemophilus influenzae, Pseudomonas aeruginosa, E. coli, Klebsiella pneumoniae.

Behandlungsverfahren:

- Antibiotische Therapie (nach Keimnachweis und Antibiogramm)
- Mechanische Drainage (bronchoskopisch, perkutan, thorakoskopisch)
- Chirurgische Sanierung (z. B. Lobektomie)
- Evtl. Beseitigung einer mechanischen Ursache

3.51

Indikationen zur Prophylaxe der Pneumocystis-jiroveci-Pneumonie (PCP):

- HIV-Infektion und Z. n. oropharyngealer Candidose
- HIV-Infektion und CD4-Zellen < 200/µl
- Überstandene Pneumocystis-jiroveci-Pneumonie
- Unter «modernen», hochwirksamen Immunsuppressiva (z. B. Tacrolimus) wird nach Organtransplantation eine dauerhafte Prophylaxe empfohlen
- Therapie mit TNF-α-Inhibitoren/Antikörpern, z. B. bei chronischer Polyarthritis
- Unter Kortikosteroiden oder anderen Immunsuppressiva: keine generellen Empfehlungen, PCP tritt jedoch häufig nach Absetzen einer lange dauernden Cortisontherapie auf.

Medikamente und Verabreichungsmodus:

- Mittel der 1. Wahl: Cotrimoxazol (160 mg Trimethoprim + 800 mg Sulfamethoxazol 3 ×/Woche p. o.) oder Dapson (100 mg/d p. o.)
- Mittel der 2. Wahl: inhalatives Pentamidin-Diisethionat (Prophylaxeeinleitung 300 mg/d für maximal 4 Tage, dann 1 × 300 mg im Monat).

3

3.52

Nach einer amerikanisch-europäischen Konsenskonferenz wird ein ARDS pragmatisch nach folgenden Kriterien definiert:
- Akutes Auftreten
- Schwere Gasaustauschstörung (PO_{2art}/F_iO_2 < 200 mmHg/100 %)
- Beidseitige Lungeninfiltrate
- Abwesenheit einer kardialen Ursache der Ödemeinlagerung (fehlende Zeichen einer Linksherzinsuffizienz).

3.53

Verdachtsdiagnose:
(obstruktives) Schlafapnoesyndrom (SAS)

Diagnosesicherung:
Polysomnographie im Schlaflabor mit Messung der Apnoe-Hypopnoe-Episoden pro Stunde Schlafzeit (pathologisch ist ein Index > 10/h). Differenzierung in obstruktives und zentrales SAS, s. 3.54.

Therapie:
- Eliminierung sedierender Faktoren (Tranquilizer, Alkohol, Neuroleptika)
- Gewichtsreduktion
- Änderung der Schlafposition
- Maßnahmen der «Schlafhygiene» (z. B. Vermeiden von Alkoholkonsum)
- Theophyllin (bei leichterer Ausprägung)
- Nasale Überdruckatmung (CPAP, bei stärkerer Ausprägung)
- HNO-fachärztliche Konsiliaruntersuchung mit der Frage nach chirurgischen Therapiemöglichkeiten (z. B. Uvulo-Palato-Pharyngo-Plastik, Prothesen zur Unterkiefervorverlagerung).

3.54

Schlafapnoesyndrom

Mit Obstruktion der oberen Atemwege:
- Obstruktives Schnarchen: partielle Obstruktion der oberen Atemwege ohne Abnahme des Luftstromes

- Obstruktive Apnoe: komplette (Apnoe) oder inkomplette (Hypopnoe) Obstruktion der oberen Atemwege mit Sistieren oder Abnahme des Luftstromes.

Ohne Obstruktion der oberen Atemwege:
- Primäre alveoläre Hypoventilation (Undine-Fluch-Syndrom)
- Sekundäre alveoläre Hypoventilation (muskosklettale Erkrankungen, neurologische, zerebrale, pulmonale und kardiale Krankheiten)
- Zentrale Apnoe: Fehlen des zentralen Atemantriebs.

3.55

Mögliche Folgestörungen beim Schlafapnoesyndrom:
- Pulmonale Hypertonie und Cor pulmonale
- Arterielle Hypertonie bzw. deren Akzeleration
- Schlaganfall
- Herzinsuffizienz
- Herzrhythmusstörungen
- Koronare Herzkrankheit
- Erhöhtes Unfallrisiko
- u. a.

3.56

Pseudokrupp = Laryngitis subglottica

Diagnosestellung:
Die Laryngitis subglottica ist durch die Symptomtrias: inspiratorischer Stridor, Heiserkeit und bellender Husten gekennzeichnet. Sie tritt akut im Verlaufe eines viralen Luftwegsinfektes (meist RS- oder Parainfluenzaviren) auf und ist eine Erkrankung des Säuglings- und jungen Kleinkindesalters.

Differenzialdiagnosen:
Die wichtigste Differenzialdiagnose besteht in der Abgrenzung zur Epiglottitis und zur bakteriellen Laryngotracheobronchitis, die beide durch einen rasch progredienten Verlauf mit hohem Fieber, Speichelfluss, Schluckbeschwerden, kloßiger Sprache und einer typischen Schonhal-

tung gekennzeichnet sind. Ein Asthmaanfall ist im Säuglingsalter ungewöhnlich, doch verursacht sein pathophysiologisches Äquivalent, die Bronchiolitis, ebenfalls eine akute Atemnot; diese Dyspnoe ist allerdings exspiratorisch, auch fehlt die Aphonie.

Therapie:
- Luftbefeuchtung, Beruhigung, Flüssigkeit
- Bei Stridor Inhalation mit Adrenalin als Aerosol

Falls ineffektiv
- Gabe von Kortikosteroiden (als Suppositorium oder i. v.)
- Schwere Fälle (intraktabler Stridor, Apathie, Zyanose) werden stationär behandelt.

Merke: Echter Krupp = belägebedingte Stenosierung der oberen Atemwege bei Diphtherie.

3.57

Verdachtsdiagnose:
Bronchiolitis obliterans mit organisierender Pneumonie (BOOP).

Differentialdiagnose der BOOP:
- Interstitielle Lungenerkrankungen
- Lungenfibrose
- Chronische eosinophile Pneumonie
- Exogen-allergische Alveolitis
- ARDS
- Vaskulitiden
- Kollagenosen
- Drogen und Medikamente
- Infektionen (z. B. Mykoplasmen, Legionellen, Zytomegalievirus, HIV, Adenoviren)
- Fokal organisierende Pneumonie (z. B. nach Aspiration)
- u. a.

Weitere diagnostische Schritte:
- Bronchoalveoläre Lavage: schaumige Alveolarmakrophagen, Lymphozytose mit erniedrigtem CD4/CD8-Quotienten
- Offene Lungenbiopsie: exzessives Granulationsgewebe innerhalb der kleinen Atemwege und der Alveolargänge mit chronischer Entzündungsreaktion in den betroffenen Alveolen.

Daraus folgende neue Therapieentscheidung: hoch dosierte Kortikosteroidtherapie mit gutem klinischem Ansprechen.

Merke: BOOP = spezielle Form einer «idiopathischen» interstitiellen Pneumonie. Auslöser können unterschiedliche Noxen sein, z. B. Infektionen (daher vor Kortisontherapie obligate Antibiotikatherapie einer möglichen Infektion), aber auch idiopathische Formen (COP = cryptogene organisierende Pneumonie) sind möglich. Für die Diagnosestellung sind wegweisend: hochauflösendes CT der Lunge, Bronchiallavage und transbronchiale oder offene Biopsie (letztere beweisend). Typisch sind unregelmäßige Verteilung, erhaltene Lungenarchitektur, Granulationsgewebe in Bronchiolen, Alveolargängen und Alveolen sowie eine milde interstitielle Entzündung. Folgende Phänomene sind obligat nicht vorhanden: interstitielle Fibrose, Granulome, Nekrosen, Vaskulitis, eosinophile Infiltrate. In der Regel gutes Ansprechen auf Kortisontherapie.

3.58

Therapieziele in der Behandlung des akuten bronchitischen Syndroms:
- Expektoration (Sekretolytika, Mukolytika, physikalische Therapie)
- Bronchospasmolyse (z. B. β_2-Agonisten bei spastischer Komponente)
- Infektbehandlung (Antibiotika) bei V. a. Superinfektion
- Entzündungshemmung (topische Kortikosteroide bei anhaltendem trockenem Reizhusten)
- Elimination inhalativer Noxen (z. B. Stäube, Rauchen)
- Spezielle Maßnahmen (z. B. bei Influenza-A/-B-Infektionen)
- Antitussiva (bei quälendem und starkem Hustenreiz)
- Antipyretika/Analgetika.

3.59

Stadiengerechte Therapie des Asthma bronchiale (Stufentherapie – vereinfacht):

- Grad 1: keine Dauermedikation
- Grad 2: inhalative Kortikosteroide
- Grad 3: inhalative Kortikosteroide + lang wirksame, inhalative β_2-Adrenergika, optional Theophyllin oder Leukotrienrezeptor-Antagonist
- Grad 4: wie 3, plus orale Kortikosteroide
- Als Bedarfsmedikation: kurz wirkende, inhalative β_2-Adrenergika.

Status asthmaticus:

Der schwere Asthmaanfall ist definiert mit
- Orthopnoe
- Tachypnoe (> 25/min)
- Tachykardie (> 120/min)
- Zyanose
- ausgeprägter Bronchospastik oder «silent lung»
- Pulsus paradoxus
- Bewusstseinsstörungen.

Definition: Der Unterschied zwischen schwerem Asthmaanfall und Status asthmaticus ist quantitativ. Man spricht von einem Status, wenn die Dyspnoe trotz Ausschöpfung der medikamentösen Therapie mehrere Stunden (> 6 bis 24 h) anhält.

Allgemeiner Behandlungsplan:
- Sauerstoffzufuhr
- β_2-adrenerges Dosieraerosol
- Prednisolon 250 mg i.v.
- Theophyllin i.v. (0,24 bis 0,48 g als Kurzinfusion, davor Medikamentenspiegel bestimmen!)
- β_2-Sympathomimetikum s.c. oder i.v. (Terbutalin ½ Amp. s.c., ggf. wiederholen)
- Sekretolytika
- Atemerleichternde Körperhaltung
- Extrem vorsichtige Sedierung (z.B. mit Promethazin, keine Benzodiazepine!)
- Bei refraktärer Hypoxämie oder respiratorischer Erschöpfung Beatmung (einschl. Relaxation) + Bronchiallavage
- Antibiotikatherapie bei bakterieller Superinfektion.

3.60

Verdachtsdiagnose:
Histiocytosis X (Langerhans-Zell-Granulomatose). Pneumothorax rechts.

Differenzialdiagnosen:
Andere interstitielle Lungenerkrankungen, atypische Pneumonie.

Diagnosesicherung:
Hochauflösendes CT der Lunge zeigt ober- und mittelfeldbetont kleinzystische und noduläre (bis 10 mm) Veränderungen. Lungenfunktionsanalytisch mäßige Obstruktion, nachweisbare Diffusionsstörung, verminderte Vitalkapazität. In der Bronchiallavage erhöhte Lymphozytenzahl mit > 5 % CD1-Lymphozyten. Beweisend ist die transbronchiale Biopsie mit histiozytären Granulomen und verbreiterten Alveolarsepten.

Therapie:
Im vorliegenden Fall zunächst Thoraxdrainage zur Entlastung des Pneumothorax. Pneumothoraces stellen eine typische Komplikation dar infolge Ruptur subpleuraler Zysten. Therapie der Grundkrankheit durch vollständige Nikotinabstinenz und medikamentöse Therapie mit Glukokortikoiden, hierunter deutliche Besserung zu erwarten, falls noch keine irreversible zystisch-fibrotisch zerstörte Lungenarchitektur vorliegt («Honigwabenlunge»).

Merke: Histiocytosis X oder Langerhans-Zell-Granulomatose ist eine seltene granulomatöse Erkrankung des Monozyten-Makrophagensystems. Bei isoliertem Lungenbefall entwickelt sich ein zystischer Umbau mit interstitieller Fibrose, unbehandelt in eine Honigwabenlunge (irreversible Lungenarchitekturzerstörung mit schwerer respiratorischer Insuffizienz) mündend. Histologisch Nachweis von Granulomen mit Langerhanszellen, Histiozyten, Eosinophilen, Lymphozyten, Plasmazellen. Betroffen sind junge, starke Raucher. Systemische Manifestationen der Histiocytosis X sind das Hand-Schüller-Christian-Syndrom (Kleinwuchs, Diabetes insipidus, Exophthalmus, Landkartenschädel) und die Abt-Letterer-Siwe-Krankheit (Haut- und Knochengranulomatose, Hepatosplenomegalie, hämorrhagische Diathese).

3.61

Ätiologische Klassifikation des Asthma bronchiale:
- Allergisches Asthma bronchiale (extrinsic asthma)
- Nicht allergisches Asthma (intrinsic asthma): (viraler) Infekt, Analgetika, chemisch-irritativ/toxisch, gastroösophagealer Reflux, belastungsinduziert
- Mischformen

3.62

Definition COPD («chronic obstructive pulmonary disease»)
Chronische Lungenkrankheit mit progredienter, nach Gabe von Bronchodilatatoren und/oder Glukokortikoiden nicht vollständig reversibler Atemwegsobstruktion auf dem Boden einer chronischen Bronchitis und/oder eines Lungenemphysems. Hauptsymptome sind chronischer Husten, Auswurf, Atemnot.

Schweregradeinteilung
Gemäß der Global Initiative for Obstructive Lung Disease, GOLD)

0	Risiko-gruppe	normale Spirometrie	chronische Symptome (Husten, Auswurf)
I	leicht-gradig	FEV1 > 80 % Soll, FEV1/VK < 70 %	mit oder ohne Symptomatik wie Husten, Auswurf, Belastungs-dyspnoe
II	mittel-gradig	FEV1 < 80 %, aber > 30 % Soll, FEV1/VK < 70 %	mit oder ohne Symptomatik wie Husten, Auswurf, Dyspnoe
III	schwer	FEV1 < 30 % Soll, FEV1/VK < 70 % oder FEV1 < 50 % Soll	chronische respiratorische Insuffizienz oder Rechtsherzinsuffizienz

Therapie der COPD:

Prävention:
- Raucherentwöhnung (wichtigste Maßnahme!), Schutzimpfungen.

Nicht medikamentöse Therapie:
- Physiotherapie (Lippenbremse, atemerleichternde Körperhaltungen, Hustentechniken, mechanische externe Sekretmobilisation).

Medikamentöse Therapie:
- Anticholinergikum inhalativ (z. B. Ipratropium, lang wirksames Tiotropium), langwirksames β_2-Sympathomimetikum (z. B. Formeterol, Salmeterol), Kombination von Anticholinergikum und β_2-Sympathikomimetikum effektiver
- Inhalative Glukokortikoide bei Schweregrad II oder III nur, wenn hierunter die FEV_1 um > 15 % und > 200 ml ansteigt und/oder die klinische Symptomatik (Dyspnoe, Husten, Auswurf) sich innerhalb von drei Monaten verbessert. Neuerdings großzügigere Indikationsstellung («triple»-Therapie)
- **Keine** Langzeittherapie mit oralen Kortikosteroiden, Einsatz nur passager bei Exazerbationen
- Kein Theophyllin (zweite Wahl, geringe therapeutische Breite)
- Mukolytika (z. B. N-Acetylcystein) nach subjektivem Therapieerfolg
- Antitussiva (z. B. 60 mg Codein) bei quälendem, trockenem Husten im Rahmen von Exazerbationen bei fehlender Globalinsuffizienz.

Sauerstofflangzeittherapie:
Indiziert bei chronischer Hypoxämie < 55 mmHg, bei Cor pulmonale < 60 mmHg. Anwendung über mindestens 16 h täglich.

Heimbeatmung:
Nächtliche nicht invasive Maskenbeatmung indiziert bei refraktärer Globalinsuffizienz zur Entlastung der Atemmuskulatur.

Operative Lungenvolumenreduktion:
In ausgewählten Einzelfällen an spezialisierten Zentren. Fragliche Langzeiterfolge mit Lungentransplantation bei geeigneten Kandidaten mit terminaler respiratorischer Insuffizienz.

Therapie der Exazerbation:
- Intensivierung der Bronchodilatatoren: je 2 Hübe eines kurz wirksamen β_2-Mimetikums und eines Anticholinergikums alle 15 min,

3

3

oder 1,0 bis 2,5 mg eines β_2-Mimetikums plus 0,5 mg Ipratropiumbromid in Vernebler füllen und alle 15 min mindestens 10 Atemzüge inhalieren lassen. Ggf. β_2-Mimetikum i.v. (90 µg Reproterol = 1 Amp. Bronchospasmin®) oder s.c. (0,25 mg Terbutalin = ½ Ampulle Bricanyl®). Theophyllin zweite Wahl: 200 mg über 5 min langsam i.v., Dauerinfusion mit 800 mg/d (Theophyllinspiegel 8 bis 20 mg/l).

- Kortikosteroide oral: Prednisolon 20 bis 40 mg/d für maximal zwei Wochen
- Antibiotika bei bakterieller Infektion (Aminopenicillin + Betalaktamasehemmer oder Oralcephalosporin oder Makrolid oder Fluorochinolon der 3./4. Generation)
- Nicht invasive Beatmung (bei bekanntem COPD-Patienten ab $pO_{2\,art} < 50$ mmHg und $pCO_{2\,art} > 70$ mmHg und pH < 7,35), bei fehlender Effizienz innerhalb von zwei Stunden invasive Beatmung.

3.63

Verdachtsdiagnose:
Churg-Strauss-Syndrom = allergische granulomatöse Vaskulitis.

Differenzialdiagnosen:
- Allergien
- Akute/chronische eosinophile Pneumonie
- Parasitosen
- Malignome
- Infektionen
- Kollagenosen
- Hypersensitivitätsvaskulitiden.

Diagnosesicherung durch Gewebebiopsie (z.B. Haut, Gefäße, Lunge): granulomatöse Vaskulitis mit eosinophiler Infiltration.

Therapie:
- Kortikosteroide
- Immunsuppressiva (z.B. Cyclophosphamid).

Merke: *Das Churg-Strauss-Syndrom (allergische Angiitis und Granulomatose) ist charakterisiert durch Asthma, Blut- und Gewebseosinophilie, extravaskuläre Granulome und eine nekrotisierende Vaskulitis kleiner und mittelgroßer Arterien, Ka-*

pillaren, Venolen und Venen. Multiorganerkrankung mit unbehandelt hoher Letalität. Betroffene Organe sind oberer Respirationstrakt (allergische Rhinitis, Sinusitis), Lunge, Haut, Herz (häufigste Todesursache ist ein irreversibles Myokardversagen), Niere (höhergradige Funktionsbeeinträchtigung jedoch selten), peripheres Nervensystem (Mononeuritis multiplex), Gastrointestinaltrakt. Klinische Trias diagnostisch wegweisend: obligate, ausgeprägte Bluteosinophilie, Asthma, vaskulitische Mehrorganbeteiligung. ANCA in ca. 50 % der Fälle positiv.

3.64

Mögliche Folgekrankheiten nach Befall mit Aspergillus fumigatus:
- Allergische bronchopulmonale Aspergillose
- Exogen-allergische Alveolitis
- Aspergillom
- Invasive Lungenaspergillose
- Exogen-allergisches Asthma bronchiale.

3.65

Verdachtsdiagnosen:
- Z.n. akuter Lungenembolie
- V.a. tiefe Beinvenenthrombose
- Koronare Herzkrankheit und Z.n. Myokardinfarkt
- Chronische Herzinsuffizienz (Schweregrad II–III NYHA).

Erstversorgung:
- Bettruhe, Sedierung, Sauerstoffzufuhr, ggf. Analgetika
- Heparin 5000 bis 10 000 IE als Bolus i.v., anschließend 30 000 bis 40 000 IE/24 h unter PTT-Kontrolle (oder niedermolekulare Heparine s.c.)
- Kompressionsverband der unteren Extremitäten
- Fortsetzung der bisherigen Medikation (s.o.).

Diagnosesicherung:
- Pulmonale CT-Angiographie
- Nachweis von D-Dimer im Serum: +++

- Farbduplex/Dopplersonographie der unteren Extremitäten: fehlende Atemmodulation der Strömungssignale am linken Oberschenkel, dort auch fehlender Strömungsstopp bei Valsalva-Manöver.

Weitere Therapiemaßnahmen bei vital gefährdender, massiver oder fulminanter Lungenembolie (die Gefahr besteht in einem akuten Rechtsherzversagen innerhalb der ersten Stunden nach stattgehabter Embolie infolge akuter Nachlasterhöhung des hieran nicht gewöhnten re. Ventrikels) mit Hypotonie, beginnendem od. etabliertem Schock oder anhaltender respiratorischer Insuffizienz, individuell auch bei isoliert vergrößertem re. Ventrikel (in CT oder Echo) ohne respiratorische oder Kreislaufinsuffizienz:

- Thrombolyse mit rt-PA, cave: Kontraindikationen (z. B. Schwangerschaft, Blutungsdiathese etc)!
- Operative Embolektomie bei Lyseversagen oder vitaler Lysekontraindikation
- Anschließend Dauerantikoagulation.

Kommentar:
Wahrscheinlich hat das Zusammentreffen von extremer Ödemausschwemmung und langem Sitzen während der Flugreise die Entstehung der tiefen Beinvenenthrombose mit Thromboembolie in die Lungen begünstigt. Die stattgehabte Lungenembolie kann in den Schweregrad II bis III (submassiv – massiv) eingestuft werden (Schweregradeinteilung nach Grosser). Aufgrund der fehlenden Kreislaufbeeinträchtigung, der nur mäßigen und rasch durch Sauerstoffzufuhr auszugleichenden Hypoxämie, der bereits überlebten ersten, riskantesten Stunden (s. o.) und der (relativen) Kontraindikation chronischer Ventrikelthrombus erfolgte bei dem geschilderten Patienten keine Lysetherapie.
Die anschließende Dauerantikoagulation ist aus mehreren Gründen indiziert:

- Wegen der stattgehabten Thrombose und Thromboembolie
- Wegen des echokardiographisch nachgewiesen apikalen Ventrikelthrombus.

Zur Thromboseprophylaxe bei langen Flug- und Autoreisen: Antithrombose-Kompressionsstrümpfe, stündlich gymnastische Übungen, evtl. niedermolekulare Heparine.

Zur Entscheidungsfindung: die Verdachtsdiagnose muss aufgrund anamnestischer Hinweise zusammen mit dem Leitsymptom «akute Dyspnoe» gestellt werden, um frühzeitig die Erstversorgung (Heparin) sicherzustellen und Rezidivembolien zu verhüten.

3.66

Diagnosen:
- Höhenlungenödem
- Lungenembolien nach exzessiver Dehydratation
- Z. n. «fluid lung» mit fortbestehender Gasaustauschstörung

Therapiemöglichkeiten:
- Sauerstoff (2 l/min)
- Abtransport in tiefere Lagen (unter 300 m)
- Nifedipin
- Dexamethason (obligat bei Hinweisen auf zusätzliches Höhen-Hirnödem: Kopfschmerzen, Verwirrtheit, Bewusstseinseinschränkung)
- NO-Inhalation
- In Erprobung: Sildenafil
- Hyperbare Überdruckkammer
- Ggf. PEEP-Beatmung
- Unsicher: Diuretika, Morphin
- Im geschilderten Fall zusätzlich Antikoagulation für sechs Monate wegen stattgehabter Lungenembolie.

Prophylaxe:
- Höhentraining durch langsamen Aufstieg (Schlafhöhe: 300 m/d)
- Acetazolamid
- Nifedipin.

Kommentar:
Das Höhenlungenödem (nicht identisch mit Acute Mountain Sickness, Mal di Puna) ist immer ein lebensbedrohlicher Zustand und tritt mit einer Latenz von einem bis drei Tagen in Höhen über 2500 m auf. Es gehört zu den nicht kardiogenen Formen des Lungenödems. Gefährdet sind insbesondere Personen unter 25 Jahren, gesunde Höhenbewohner nach einem Tieflandaufenthalt von mehr als vier Wochen, Patienten mit pulmonalen Infekten, Niereninsuffizienz, vorbestehender Lungenstauung oder Cor pulmonale sowie

Personen mit einem vorausgegangenen Höhenlungenödem. Als pathophysiologische Faktoren
werden die erhöhte Kapillarpermeabilität der
Lungen im Gefolge der arteriellen und pulmonalen Hypoxie sowie eine ungenügende Stickstoff-
monoxid- (NO-) vermittelte pulmonale Vasodilatation diskutiert. Bei disponierten Personen
findet man eine ungenügende Steigerung der
Ventilation auf Hypoxie, eine überschießende
pulmonale Vasokonstriktion auf Hypoxie mit
der Folge einer pulmonalen Hypertonie und
gleichzeitig eine gesteigerte Kapillardurchlässig-
keit mit der Folge eines Permeabilitätsödems.
Nifedipin und NO-Inhalation verhindern diese
exzessive Vasokonstriktion und senken den in-
trapulmonalen Gefäßdruck (und Filtrations-
druck). Der Carboanhydrasehemmer Acetazolamid eliminiert wahrscheinlich über zentrale
Effekte der Azidose die periodischen Atempha-
sen im Schlaf und verbessert so die nächtliche
Sauerstoffversorgung.

3.67

Verdachtsdiagnose:
Caissonkrankheit = Dekompressionskrankheit,
Typ I

Erstversorgung:
- Sauerstoffatmung, Kopftieflagerung
- Bei Typ II: Husten, Erstickungsangst, starke
  Gelenkschmerzen, motorische oder sensible
  Hirnausfälle, Verwirrtheit, Seh-, Hör- und
  Sprachstörungen → hyperbare Sauerstoffthe-
  rapie in einer Druckkammer, anschließend
  ZNS-Diagnostik (z. B. mittels Kernspintomo-
  graphie).

Kommentar:
Sportunfälle und -verletzungen haben oft ihre
Ursache in Ausbildungsmängeln; hier: ungenügende Ausbildung, falsches Gruppenverhalten,
keine Anleitung durch erfahrenen Taucher,
falscher Notaufstieg. Verhältnismäßig milde
Symptomatik wegen der geringen Tauchtiefe.
Ob Asthmatiker überhaupt tauchen dürfen, ist
Gegenstand einer Fachdiskussion. Umstritten ist
unter den Maßnahmen der Erstversorgung die
«nasse Rekompression», d. h. das erneute Tau-

chen mit Pressluft, ggf. als Ultima Ratio in Regionen ohne reguläre Rekompressionseinrich-
tungen.
Kernspintomographisch lassen sich Dekompres-
sionsschäden an Gehirn und Rückenmark oft
gut erfassen, auch wenn klinische Symptome
fehlen. Unter Tauchern mit neurologischer Beteiligung bei der Dekompressionskrankheit werden 50 % innerhalb von zehn Minuten und über
90 % innerhalb von drei Stunden nach dem Auftauchen symptomatisch!
Cave: Bei der Caisson-Krankheit zusätzlich auf
pulmonale Barotraumen (z. B. Ruptur von Alveolarsepten, Pneumothorax) und auf arterielle
Gasembolien achten!

3.68

Verdachtsdiagnose:
exogen-allergische Alveolitis

Erstversorgung:
- Antigenkarenz
- Sauerstoffzufuhr
- Prednisolon 50 mg/d über eine bis zwei Wo-
  chen mit stufenweiser Dosisreduktion.

Diagnosesicherung im Intervall:
- Lungenfunktion: restriktive Ventilationsstö-
  rung
- Nachweis antigenspezifischer IgG-Antikörper
  (hier gegen Alternaria tenuis)
- Ggf. Antigenprovokationstest + bronchoalveo-
  läre Lavage: Nachweis von vermehrten Neu-
  trophilen (im akuten Schub) und vermehrten
  Lymphozyten (im chronischen Stadium) mit
  Überwiegen von T-Suppressorzellen
- (Lungenbiopsie, nur in speziellen Situatio-
  nen).

Langfristiges Behandlungskonzept:
- Antigenkarenz → Wechsel des Arbeitsplatzes
- Exponierte Personen: Tragen von für Feinstaub
  wirksamen Partikelfiltern der Klasse P2 (DIN
  3181).

Kommentar:
Einer exogen-allergischen Alveolitis liegt eine
Typ-III-Immunreaktion gegen inhalativ aufge-
nommene Antigene zugrunde. Im Wesentlichen

handelt es sich um Glykoproteine von Vögeln (z. B. Taubenzüchterlunge), thermophilen Aktinomyzeten (z. B. Farmerlunge, andere organische Stäube) und Schimmelpilzen. Die genannten Mikroorganismen kommen u. a. in Heu, Getreidestaub, mikrobiell kontaminierten Luftbefeuchtern und Klimaanlagen oder, wie im vorliegenden Falle, im Holzstaub vor. Meist entwickelt sich das Krankheitsbild im Laufe mehrerer Jahre. Unter den exponierten Personen findet man neben einer kleinen Zahl manifest Erkrankter (Prävalenz < 1%) eine Gruppe mit Vorstadien derartiger Gesundheitsstörungen sowie eine weitere, bis zu 50% der exponierten Individuen umfassende asymptomatische Gruppe mit ausschließlich immunologischen Zeichen einer Sensibilisierung. Wegen der Gefahr einer irreversiblen Lungenfibrose muss eine frühzeitige Diagnose gestellt werden.

Zur Entscheidungsfindung: Die Koinzidenz von beruflicher Exposition und klinischer Symptomatik und ein Karenzversuch von zwei bis drei Wochen muss schon in der frühen Krankheitsphase den Verdacht auf eine exogen-inhalativ induzierte Immunopathie lenken und Anlass zu einer pneumologisch-immunologischen Diagnostik geben. Neben den bisher bekannten Berufsgruppen (Landwirtschaft, Vogelhalter, Käsewascher, Pilzzüchter) sind neuerdings Fälle in der Schaumstoffproduktion und bei Lackierern bekannt geworden; als Antigene kommen dabei Isozyanate infrage (evtl. meldepflichtige Berufskrankheit).

3.69

Verdachtsdiagnose:
Lymphangioleiomyomatose der Lunge.

Diagnosesicherung:
Transbronchiale oder offene Lungenbiopsie.

Therapie:
Keine effektive medikamentöse Therapie bekannt. Versucht werden u. a. Progesteron, Ovarektomie, Tamoxifen und LH-RH-Analoga. Unwirksam sind Kortikosteroide und Immunsuppressiva.

Merke: Die Lymphangioleiomyomatose der Lunge ist eine seltene, prämenopausale Frauen betreffende Erkrankung, die mit Emphysembildung, rezidivierenden Pneumothoraces und chylösem Pleuraerguss einhergeht. Histologisch: Proliferation interstitieller glatter Muskelzellen und Zystenbildung. Progredienter Spontanverlauf, langfristig einzige Therapiechance stellt die Lungentransplantation dar.

3.70

Verdachtsdiagnose:
Idiopathische pulmonalarterielle Hypertonie.

Diagnosesicherung:
Nachweis der **präkapillären** pulmonalen Hypertonie (Diskrepanz zwischen diastolischem Pulmonalisdruck und Pulmonalkapillardruck, deutlich erhöhter Lungengefäßwiderstand PVR)
Ausschluss sekundärer Ursachen einer pulmonalarteriellen Hypertonie, insbesondere thrombembolische PAH (mittels Pulmonalis-CT, Labor etc), s. 3.31

Therapie:
- Antikoagulation (unabhängig von thromboembolischer Genese!)
- Reversibilitätsprüfung des PVR mit inhalativem Prostaglandinderivat (z. B. Iloprost). Bei Abnahme des PVR > 20% Therapieversuch mit hoch dosierten Kalziumantagonisten, bei fehlender Abnahme des PVR Therapie mit Endothelinantagonist oder/und PDE-Hemmer. S 3.32.

Bei der vorgestellten Patientin zeigte die akute Reversibilitätstestung keine PVR-Reduktion, Beginn einer Therapie mit Bosentan 2 × 62,5 mg/d p. o., nach einem Monat Steigerung auf 2 × 125 mg/d. Invasiv gemessener Pulmonalismitteldruck drei Monate nach Therapiebeginn gesunken auf 40 mmHg, PVR-Abnahme auf 7,2 Wood-Einheiten. Drei Monate nach zusätzlicher Gabe von Sildenafil p. o. weiteres Absinken des Pulmonalismitteldrucks und des PVR (30 mmHg bzw. 4,8 WE). Patientin klinisch deutlich gebessert mit geringer verbleibender Leistungseinschränkung im Alltag.

- Therapieoptionen bei Progression zu NYHA III–IV unter der gegenwärtigen Therapie: Prostaglandinderivate inhalativ, bei fehlender Effizienz kontinuierlich i.v., Lungentransplantation.

Merke: Die genannten Therapieformen sind extrem kostenintensiv. Monatstherapiekosten z.B. für Bosentan ca. 3000 €.

3.71

Ergospirometrie: kardiopulmonale Leistungsuntersuchung.
Wichtige Kenngrößen sind u.a.:
- Maximale Sauerstoffaufnahme
- Maximale Sauerstoffaufnahme an der anaeroben Schwelle (VO2AT)
- Sauerstoffpuls
- VCO_2/VO_2-slope.

Einsatzgebiete:
- Wichtige Verlaufsuntersuchung in der Therapie einer chronischen Lungen- oder Herzinsuffizienz
- Prognoseabschätzung möglich, hilft u.a. in der Indikationsstellung zur Transplantation
- Sportmedizin (maximale Leistungsfähigkeit, Leistungssteigerung, Dauerleistungsgrenze).

3.72

Es handelt sich um lateinische Abkürzungen:

q.d.	(qd oder QD)	quaque die	1 x pro Tag
b.i.d.	(bid oder BID)	bis in die	2 x pro Tag
t.i.d.	(tid oder TID)	ter in die	3 x pro Tag
q.i.d.	(qid oder QID)	quater in die	4 x pro Tag

3

Antworten zu Kapitel 4:
Verdauungsorgane

4.1

Colitis ulcerosa, Therapieprinzipien
Leichte bis mittelschwere Schübe:
- Aminosalicylate: Salazosulfapyridin (Sulfasalazin, nebenwirkungsreicher wegen Sulfonamidkomponente) oder 5-Aminosalizylsäure (5-ASA)
- Bei distaler Kolitis: rektale Applikation von 5-ASA (+ Kortikosteroid).

Schwere Schübe (oder extraintestinale Manifestationen wie Iridozyklitis, Arthritis, Erythema nodosum):
- Kortikosteroide i.v.

Therapieversager:
- Ciclosporin A (i.v.)
- Azathioprin oral (additiv zu Kortikosteroiden).

Fulminanter, therapierefraktärer Verlauf:
- Proktokolektomie
- Rezidivprophylaxe: Sulfasalazin oder 5-ASA.

Bei hochgradiger Kolitis zusätzlich:
- Intensivüberwachung
- Nahrungskarenz
- Magensonde
- Infusionstherapie und parenterale Ernährung
- Antibiotika (z.B. Cefoxitin + Azlocillin)
- Endoskopische «Dekompression» (Luftabsaugung)
- Enge Abstimmung mit dem Abdominalchirurgen (Proktokolektomie, falls therapierefraktäres toxisches Megakolon über Tage fortbesteht).

Rezidivprophylaxe nach abgeklungenem Schub:
- Bei linksseitiger Kolitis 5-ASA-Klysmen 1 ×/d oder 5-ASA p.o.
- Bei ausgedehnter Kolitis 5-ASA 1,5 bis 3 g/d p.o.
- Auslassversuch nach einem bis zwei Jahren
- Keine Kortikosteroide!

4.2

Gastrointestinale, endokrin aktive Tumoren:
- Insulinom
- Glukagonom
- Vipom (Verner-Morrison-Syndrom)
- Gastrinom (Zollinger-Ellison-Syndrom)
- Somatostatinom
- GRFom (Produktion von Growth-hormone-releasing Hormon)
- ACTHom (ACTH-Produktion)
- PET, Karzinoid verursachend (Serotoninbildung)
- PET, Hyperkalzämie verursachend (Produktion von Parathomon-related Peptide PTHrP)
- Karzinoid.

Außer Insulinom praktisch immer maligne!

Die Nicht-Karzinoid-Tumoren werden auch als PET (= pankreatische endokrine Tumoren) zusammengefasst.

Merke: Gastrointestinale neuroendokrine Tumoren entstammen dem diffusen neuroendokrinen System des Gastrointestinaltraktes und besitzen gemeinsame Merkmale:
- *Zellmarker: Chromogranin, Neuronenspezifische Enolase (NSE), Synaptophysin*

- *Pathologie: alle sind APUDome (= Amine Precursor Uptake and Decarboxylation), besitzen ultrastrukturell dichte Granula, wenige Mitosen, häufig Produktion mehrerer Peptide oder Amine, die nicht immer sezerniert werden, Malignität erst durch Metastasierung zu erkennen, nicht in der Histologie*
- *Biologisches Verhalten: üblicherweise langsam wachsend, Sekretion von aktiven Peptiden/Aminen mit klinischer Symptomatik, hohe Dichte an Somatostatinrezeptoren (für die Lokalisationsdiagnostik und Therapie nutzbar).*

4.3

Häufigste Ursachen für eine obere gastrointestinale Blutung:

- Ulcus duodeni
- Ulcus ventriculi
- Ösophagusvarizen, Magenfundusvarizen
- Erosionen (Magen, Duodenum)
- Mallory-Weiss-Läsionen (Schleimhauteinrisse am ösophagokardialen Übergang nach heftigem Erbrechen)
- Refluxösophagitis
- Tumorblutung
- Angiodysplasien
- u.a.

4.4

Melaena:
Teerstuhl. Entsteht durch Kontakt von Blut mit Darmbakterien. Weist in der Regel auf eine obere gastrointestinale Blutung hin (z.B. Ulcus ventriculi oder duodeni, hämorrhagisch erosive Gastritis, Mallory-Weiss-Läsion, Angiodysplasien, Divertikelblutungen im oberen GI-Trakt, u.a.).

Hämatemesis:
Durch Kontakt von Blut mit Magensäure entsteht ein kaffeesatzähnliches Sekret, das erbrochen wird. Ursachen sind z.B. Refluxösophagitis, Erosionen und Ulzera im Magen, Angiodysplasien.

Hämatochezie:
Peranaler hellroter Blutabgang. Meist akute untere gastrointestinale Blutung. Blutungsquellen

je nach Alter z.B. Divertikel, Polypen, maligne Tumoren, Kolitis, Gefäßmissbildungen, Hämorrhoiden, Varizen), aber auch schwere obere gastrointestinale Blutungen möglich (ca. 10% der Fälle).

4.5

Antibakterielle Dreifachbehandlung (sog. Tripeltherapie) zur Helicobacter-pylori-Eradikation:

- «French Triple»: Amoxicillin 2 × 1 g/d + Clarithromycin 2 × 500 mg/d + Omeprazol 2 × 20 mg/d p.o. über 7 Tage (Eradikationsrate > 90%, Nebenwirkungen wie Diarrhö oder Geschmacksstörung bis 30%)
- «Italian Triple»: Metronidazol 2 × 400 mg/d + Clarithromycin 2 × 250 mg/d + Omeprazol 2 × 20 mg/d für 7 Tage (Eradikationsrate 85 bis 90%, Nebenwirkungen bis 20%)
- Geringer wirksam und nicht empfohlen: Amoxicillin + Metronidazol + Omeprazol («English Triple»)
- Obsolet: Wismutsalze
- Erfolgskontrolle nach sechs bis acht Wochen mittels ^{13}C-Harnstoff-Atemtest oder Gastroskopie mit Biopsie.

4.6

Verdachtsdiagnose: Autoimmunhepatitis Typ I («lupoide» Hepatitis)
Behandlungsprinzip: immunsuppressive Therapie (Azathioprin+ Prednisolon), ggf. Lebertransplantation.

4.7

Akute Hepatitis-B-Virus-Infektion
Immunität gegen Hepatitis-A-Virus

4.8

Indikationen zur simultanen aktiven und passiven Immunisierung gegen Hepatitis B (bei nicht geimpften Personen):

- Nadelstichverletzung mit HBsAg-positivem Material (innerhalb der ersten 12 bis 24 h Stunden)
- Schleimhautkontakt mit Material von HbsAg-positiven Personen
- Neugeborene HBsAg-positiver Mütter
- Sexualpartner von HBsAg-positiven Personen.

Passiv: Hepatitis-Immunglobulin
Aktiv: rekombinantes HBsAg.

4.9

Indikationen zur aktiven Impfung gegen Hepatitis B:
- Medizinisches Personal
- Dialysepatienten
- Drogenabhängige
- Homosexuelle
- Sich promiskuitiv verhaltende Personen
- Haushaltskontaktpersonen mit HBsAg-Trägern
- Geistig Behinderte
- Kinder in Regionen mit hoher HBsAg-Trägerquote
- Personen, die häufig oder lange in Gebiete reisen, in denen die Hepatitis B endemisch ist (z. B. Asien)
- Alle Personen mit chronischen Lebererkrankungen.

4.10

Chronische Hepatitis B

4.11

Behandlung der chronischen Hepatitis B mit antiviralen Substanzen:
- Voraussetzung: replikative chronische Infektion, d. h. HBsAg +, (HBeAg +,) HBV-DNS +, erhöhte Transaminasen
- Therapieerfolg: Negativierung der HBV-DNS, HbeAg-Serokonversion (= Verlust des HbeAg, Nachweis von Anti-HBe), Normalisierung der Transaminasen.

Auswahl Interferon oder Nukleosidanalogon:
- Transaminasen < 2fach obere Norm: Nukleosidanalogon bei histologischer Aktivität oder Progression
- Transaminasen 2- bis 5fach über der oberen Norm: Interferon oder Nukleosidanalogon
- Transaminasen > 5fach ob. Norm: Interferon
- Kombination Interferon + Nukleosidanalogon nicht effektiver.

Interferon-α
- Dosierung: IFN-α2a (Roferon®), IFN-α2b (Intron A®) 3 × 9 bis 10 Mio. IE/Woche s. c. für 4 bis 6 Monate. Alternativ pegyliertes Interferon-α 2a 1 × 180 µg/Woche s. c. (PEG-IFN-α2a = Pegasys®) für 6 bis 12 Monate
- Serokonversion von HBe-Ag zu Anti-HBe 25 bis 50 %, in 10 % Elimination von HbsAg, d. h. komplette Ausheilung (nach Therapieende weitere 30 bis 60 % in den nächsten Jahren).
- Prädiktoren eines Interferonansprechens sind Hepatitisverlauf < 2 Jahre, Frauen, hohe Transaminasen, niedrige HBV-DNS im Serum, Infektion im Erwachsenenalter, keine zusätzliche Hepatitis-D-Infektion und HBV-Genotyp A oder B (statt C oder D).
- Kontraindikationen: Child-B- oder -C-Leberzirrhose, Autoimmunerkrankungen, Depression, Schwangerschaft, Epilepsie, Thrombopenie < 70 000, Leukopenie < 2000, fortgeschrittene HIV-Erkrankung.
- Nebenwirkungen: grippeähnliche Beschwerden, Fieber, Abgeschlagenheit, Gewichtsverlust, Haarausfall, Übelkeit/Erbrechen, Leuko- und Thrombopenie, Autoantikörperbildung (v. a. Schilddrüse; regelmäßige TSH-basal Kontrollen).

Nukleosidanaloga
Lamivudin 100 mg/d p. o. (z. B. Zeffix®, Epivir®) oder Adefovir 10 mg/d p. o. (Hepsera®) bis sechs Monate nach HbeAg-Serokonversion oder Auftreten einer Resistenz
- Hemmung der Virusreplikation. Serokonversion allerdings in nur 10 bis 20 %. Therapiedauer mindestens ein Jahr.
- Seltene Nebenwirkungen sind Pankreatitis, Laktatazidose. Selektion von HBV-Mutanten möglich (unter Adefovir seltener als unter Lamivudin).

- Dosisreduktion bei eingeschränkter Nierenfunktion!
- Indikation: fehlendes Ansprechen auf Interferon, Kontraindikationen gegen Interferon (z. B. Child-B- oder C-Leberzirrhose). Adefovir bei fehlendem Ansprechen auf Lamivudin möglich.
- Weitere Nukleosidanaloga (Tenofovir, Emtricitabin, Remofovir, Entecavir) in Erprobung.

Sonderfall HBeAg-negative chronische Hepatitis B

Lamivudin oder Adefovir über mindestens zwölf Monate bei Transaminasen > 2fach obere Norm. Unter Interferon hohe Rezidivrate nach initial meist gutem Ansprechen, daher als Primärtherapie überwiegend nicht empfohlen.

4.12

Hepatitis C:

Übertragungsweg:
- Parenteral: Blutprodukte, hier Risiko bei vorgeschriebenem HCV-Screening 1 : 100 000, i. v.-Drogenabusus
- Sexuell (geringes Risiko)
- Perinatal (geringes Risiko).

Inkubationszeit 1 bis 6 Monate.

Diagnosesicherung:
- Nachweis von HCV-Antikörpern
- Nachweis von HCV-RNA mittels qualitativer und quantitativer PCR-Verfahren. Quantifizierung erlaubt die wichtige Bestimmung der «Viruslast». Differenzierung in unterschiedliche Genotypen (im Wesentlichen 1 bis 3, Genotypen 4 bis 6 in Europa selten) und Gensubtypen mittels Sequenzierung oder Hybridisierung. Genotypen zeigen keine Unterschiede im spontanen Krankheitsverlauf, aber in der Therapieansprechrate.

Verlauf:
- Schleichend progressiv
- 60 bis 80 % Übergang in chronische Verlaufsform
- Nach 20 Jahren bei etwa 20 % Übergang in Leberzirrhose.

Therapie der chronischen Hepatitis C:

Indikation: Nachweis von HCV-RNA + biochemische und/oder histologische hepatische Entzündungsaktivität (üblicherweise Transaminasen > 2fache Norm).

- Standardtherapie: obligate Kombination pegyliertes Interferon-α2a (Pegasys®,1 × 180 µg/ Woche s. c.) oder 2b (PegIntron®, 1 × 1,5 µg/ kg KG/Woche s. c.) plus Ribavirin (Rebetol®, 2 × 400 bis 600 mg/d p. o., Nebenwirkungen: dosisabhängige Hämolyse, potenzielle Teratogenität)
- Dauerhafte virologische Ansprechraten (dauerhaft negative HCV-RNA) bei Genotyp 1 um 45 bis 50 %, bei Genotypen 2 und 3 um 70 bis 90 %
- Prädiktoren eines besseren Ansprechens: Genotyp 2 oder 3, geringere Viruslast, geringerer Fibrosegrad, weibliches Geschlecht, Lebensalter < 40 Jahre
- Therapiedauer:
  HCV-Genotyp-1: pegyliertes Interferon + Ribavirin über 48 Wochen, Abbruch nach 12 Wochen, falls bis dahin kein Absinken der HCV-RNA um mindestens 2 log-Stufen erreicht ist (Ansprechen nicht zu erwarten). Abbruch nach 24 Wochen, falls HCV-RNA in hochsensitivem qualitativem Test noch nachweisbar (Ansprechen nicht zu erwarten). HCV-Genotyp-2 oder -3: pegyliertes Interferon + Ribavirin über 24 Wochen. Keine Bestimmung der HCV-RNA während der Therapie
- Therapiekontrolle: qualitativer HCV-RNA-Test 24 Wochen nach Therapieende. Falls hier HCV-RNA negativ, kann von einer dauerhaften Viruselimination ausgegangen werden. Rezidive im weiteren Verlauf in nur 2 bis 4 %.

Merke: *Gegen Hepatitis C gibt es keine aktive Impfung und keine Passivimmunisierung (Postexpositionsprophylaxe). Nach überstandener oder erfolgreich therapierter Infektion besteht keinerlei Schutz vor einer Reinfektion.*

4.13

Häufige solide (fokale) Raumforderungen der Leber:

Benigne:
- Hämangiome
- Fokal-noduläre Hyperplasie (FNH)
- Leberzelladenom
- u. a.

Maligne:
- Lebermetastasen
- Hepatozelluläres Karzinom
- Cholangiokarzinom
- u. a.

4.14

Häufigste Indikationen zur Lebertransplantation (Beispiele):

Akutes Leberversagen unterschiedlicher Ätiologie, z. B.:
- Fulminante Virushepatitis
- Toxisches Leberversagen (z. B. Paracetamolvergiftung)
- Autoimmunhepatitis
- Budd-Chiari-Syndrom.

Endstadien chronischer Lebererkrankungen mit Zirrhose:
- Virushepatitis B, C
- Autoimmunhepatitis
- Alkoholtoxische Form
- Primäre biliäre Zirrhose
- Primär sklerosierende Cholangitis.

Metabolisch-hereditäre Erkrankungen mit Leberschädigung
- Hämochromatose
- M. Wilson
- Alpha-1-Antitrypsinmangel
- Glykogenspeicherkrankheiten.

Tumoren
- Hepatozelluläres Karzinom (Frühstadien).

Kontraindikationen:
- Lebensbegrenzende System- oder Tumorerkrankungen

- Multiorganversagen
- Nicht beherrschbare extrahepatische Infektionen
- Extrahepatische Malignome oder Metastasen
- Fortgeschrittene Herz-Lungenkrankheiten
- Chronischer Drogen- und Alkoholkonsum
- AIDS und HIV-Infektion
- Irreversible Hirnschädigung
- Akute obere intestinale Blutung
- Lebensalter > 65 Jahre.

4.15

Akute Pankreatitis:

Ursachen:
- Biliäre Pankreatitis
- Alkoholismus
- Idiopathisch (genetisch)
- Metabolisch (z. B. Hyperkalziämie, Hypertriglyzeridämie)
- Medikamentös (z. B. Immunsuppressiva, Diuretika, Antibiotika)
- Mechanisch (z. B. Duodenaldivertikel)
- Anlageanomalien: Pankreas divisum.

Diagnostischer Standard und Monitoring (u. a.):
- Labor: Serumlipase (und -amylase), CRP, Leukozyten, Hkt, BZ-Tagesprofil, Kalzium, Kalium, Natrium, γ-GT, AP, Bilirubin, Transaminasen, Kreatinin, Harnstoff, Quick, Thrombozyten, Gesamteiweiß, Albumin
- Bildgebung: Sonographie, ggf. Endosonographie, CT-Abdomen, Rö-Abdomenübersicht, Rö-Thorax
- Gastroskopie bei V. a. penetrierendes Ulkus
- ERCP bei V. a. biliäre Genese
- Kreislaufmonitoring
- Blutgasanalyse (metabolische Azidose)
- Chirurgisches Konsil.

Standardisierte Basistherapie:
- Orale Nahrungskarenz, Magensonde
- Volumensubstitution (bei schwerer Pankreatitis bis zu 10 l/d!), Elektrolytsubstitution
- Analgesie: leicht (Spasmolytika oder Paracetamol), mittelschwer (Tramadol, Pentazocin), schwer (Procain-HCl + Buprenorphin, ggf. Periduralkatheter mit Bupivacain)

4

- Stressulkusprophylaxe mit Protonenpumpeninhibitor
- Antibiotikaprophylaxe bei nekrotisierender Pankreatitis (Ciprofloxacin, Imipenem)
- Parenterale Ernährung (ohne Fette).

Problemorientierte Zusatztherapie u. a.:
- Schock: Volumensubstitution
- Nierenversagen: Hämofiltration
- Ateminsuffizienz: Intubation und Beatmung
- Verbrauchskoagulopathie: Frühphase Low-dose-Heparin, bei manifester DIG AT-III, FFP, evtl. Thrombozytenkonzentrate
- Hyperglykämie: Altinsulin i.v.
- Biliäre Pankreatitis: elektive ERCP mit Papillotomie, bei Cholangitis Notfall-ERCP, Antibiotikatherapie (z.B. Mezlocillin oder Piperacillin oder Cefotiam, zusätzlich Metronidazol)
- Komplizierte bzw. symptomatische Pseudozyste: Drainage (endoskopisch: transpapillär, zystogastral oder zystoduodenal)
- Nekrose + Sepsis: radiologisch interventionelle oder operative Nekrosektomie
- Abszedierung: Drainage, Operation.

4.16

Indikationen zur endoskopischen Papillotomie:
- Choledocholithiasis mit oder ohne Pankreatitis
- Benigner oder maligner Verschlussikterus zur Stentimplantation
- Papillendysfunktion mit verzögertem Kontrastmittelabfluss.

Komplikationen:
- Blutung
- Pankreatitis
- Cholangitis
- Perforation.

4.17

Häufige Erreger der Reisediarrhö:
- Enterotoxinbildende E. coli (häufigster Erreger)
- Salmonellen
- Campylobacter jejuni

- Yersinia enterocolitica
- Staphylokokken
- Shigellen
- Proteus
- Viren (z.B. Rotaviren, Norwalk-Viren)
- Parasiten: Giardia lamblia, Entamoeba histolytica, Askariden, Cryptosporidium parvum
- Selten: Typhus, Paratyphus, Cholera
- u.a.

Therapiemaßnahmen:

Bei rascher Besserung symptomatisch (Flüssigkeit + Elektrolyte, z.B. Elotrans®, Oralpädon®)
Bei anhaltendem Durchfall und/oder blutigen Diarrhöen (ca. 10 % aller Fälle):
- Antibiotika, wie Cotrimoxazol 2 × 160/800 mg/d für 3 bis 5 Tage oder Ciprofloxacin 2 × 500 mg/d für 5 bis 14 Tage, s.u.*
- Antiparasitäre Medikamente: Metronidazol 3 × 250 bis 750 mg/d für 10 Tage oder Tinidazol 2 × 1 g/d für 2 Tage, s.u.*
- Keine Antibiotikaprophylaxe
- Ggf. Antidiarrhoikum: Loperamid (Imodium®) max. 6 Kapseln/d
- Ggf. Adsorbenzien, Spasmolytika.

*Bei bekanntem Erreger + anhaltendem oder hämorrhagischem Durchfall, nach Ergebnis der Stuhlkultur:
- E. coli (inkl. ETEC): Cotrimoxazol 2 × 160/800 mg/d p.o. für 5 Tage, Ciprofloxacin 2 × 500 mg/d p.o. für 5 Tage
- Salmonellen: Ciprofloxacin 2 × 500 mg/d p.o. für 7 Tage, Cotrimoxazol 2 × 160/800 mg/d p.o. für 7 Tage
- Campylobacter: Clarithromycin 2 × 250 mg/d p.o. für 7 Tage, Ciprofloxacin 2 × 500 mg/d p.o. für 7 Tage
- Yersinien: Ciprofloxacin 2 × 500 mg/d p.o. für 7 Tage , Cotrimoxazol 2 × 160/800 mg/d p.o. für 7 Tage
- Shigellen: Ciprofloxacin 2 × 500 mg/d p.o. für 5 Tage, Cotrimoxazol 2 × 160/800 mg/d p.o. für 5 Tage
- Proteus: Ciprofloxacin 2 × 500 mg/d p.o. für 5 Tage
- Clostridium difficile: Metronidazol 4 × 250 mg/d p.o. für 10 Tage, Vancomycin 4 × 250 mg/d p.o. für 10 Tage

- Entamoeba histolytica: Metronidazol 3 × 750 mg/d für 10 Tage, Tinidazol 2 × 1 g/d p.o. für 3 bis 7 Tage
- Giardia lamblia: Metronidazol 3 × 250 mg/d für 10 Tage, Tinidazol 3 × 200 mg/d für 10 Tage.

Merke: Die Diarrhö kann entweder durch den jeweiligen Keim verursacht sein im Sinne einer infektiösen Gastroenteritis (Inkubationszeit mehrere Stunden bis Tage), oder durch die Aufnahme von Nahrungsmitteln, die bakterielle Toxine enthalten (z. B. Toxine von Staphylokokken, Inkubationszeit wenige Stunden):

- *ETEC = enterotoxische E. coli*
- *EIEC = enteroinvasive E. coli*
- *EHEC = enterohämorrhagische E. coli.*

4.18

Rezidivblutungsprophylaxe nach Akutbehandlung von Ösophagusvarizen:
- Endokopische Therapie (Ligatur, Sklerosierung)
- Intrahepatischer Stent (TIPS) , v.a. bei Fundusvarizen, hypertensiver Gastropathie, Nebenwirkungen: Verstärkung oder Neuauftreten einer hepatischen Enzephalopathie
- Medikamente (unselektive Betablocker, evtl. in Kombination mit Nitraten).

4.19

Auswirkungen einer globalen Malabsorption auf die klinische Symptomatik:
- Gewichtsverlust
- Steatorrhö (glänzende, helle Fettstühle)
- Durchfälle
- Meteorismus, Flatulenz
- Ödeme, Aszites (infolge Hypalbuminämie)
- Osteomalazie, Knochenschmerzen (Vitamin-D-Mangel)
- Tetanie, Parästhesien (Hypokalzämie)
- Urolithiasis (Oxalatsteine infolge verstärkter Resorption von Oxalsäure im Kolon, da das zur Oxalsäurebindung im Darmlumen notwendige Calcium bereits an die Fettsäuren der Steatorrhö gebunden ist)

- Anämien, Glossitis (Eisen, B_{12}- und Folsäuremangel, HbE und MCH erniedrigt oder erhöht)
- Polyneuritis, Depression (Vitamin-B_1-Mangel)
- Konjunktivitis, Nachtblindheit, Hyperkeratose (Vitamin-A- und -B_2-Mangel)
- Pellagra-ähnliche Hautsymptome (Nikotinsäuremangel)
- Hämatome, Hämaturie (Vitamin-K-Mangel).

Auswirkungen einer globalen Malabsorption auf Laborwerte:
Erniedrigt finden sich in der Regel:
- Hämoglobin, Erythrozyten
- Serumeisen, Serumferritin
- Vitamin B_{12} im Serum
- Serumfolat
- Serumkalzium
- Serummagnesium
- Serumcholesterin
- Betacarotin im Serum
- Serumalbumin
- Quickwert.

4.20

Diagnostische Bedeutung der Dünndarmbiopsie:

Diagnostisch beweisend:
- M. Whipple
- Abetalipoproteinämie
- Primäre intestinale Lymphome
- Immunmangelsyndrome (Agammaglobulinämie, Hypogammaglobulinämie)
- Eosinophile Enteritis
- Kollagene Sprue
- Amyloidose
- Primäre intestinale Lymphangiektasie
- Parasiteninfektionen (Lambliasis, Schistosomiasis u. a.)

Pathologisch, aber nicht diagnostisch beweisend:
- Sprue/Zöliakie
- Tropische Sprue
- Folsäure- und Vitamin-B_{12}-Mangel
- Milcheiweißintoleranz
- Autoimmunenteropathie
- Bakterielle Überbesiedelung

4

- Strahlenenteritis
- Medikamente (Colchicin, Neomycin, Zytostatika).

4.21

Verdachtsdiagnose:
Morbus Whipple

Diagnosesicherung:
- Obere Dünndarmbiopsie: Gewebsinfiltration mit großen polygonalen Makrophagen, die Plasmaeinschlüsse enthalten, den sog. SPC-Zellen (Sickle-form Particle Containing Cells). Sie sind pathognomonisch für den M. Whipple. Die Einschlüsse färben sich mit PAS leuchtend rot (DD: Mycobacterium avium), es besteht eine Zottenatrophie. Elektronenoptisch lassen sich stäbchenförmige Bakterien (Tropheryma whippelii) mit typischer Struktur in den Makrophagen nachweisen. Genomnachweis von Tropheryma whippelii durch PCR (nicht obligat).
- Erythrozyten (peripheres Blutbild): mittels Wright-Färbetechnik Nachweis intraerythrozytär lokalisierter Bakterien (DD: Bartonella bacilliformis). Bei V.a. zerebrale Beteiligung Liquorpunktion und PCR-Nachweis von Tropheryma whippelii.

Differenzialdiagnostische Überlegungen:
Die Symptomatik eines M. Whipple involviert mehrere Organsysteme: zentralnervöse Herdsymptome, Endo-, Myo- und Perikarditis, Uveitis, Pleuritis exsudativa, chronischer Husten, bihiläre Adenopathie der Lungen, intermittierende Fieberzustände, Nachtschweiß, Gewichtsverlust bis zur Kachexie, oft wandernde Arthralgien und Lymphadenopathie und – keineswegs obligat – chronische Diarrhöen; ferner allgemeine Entzündungszeichen, mikrozytäre Anämie, eine verminderte CD4/CD8-Ratio und die positive Typisierung von HLA-B-27 begleiten das komplexe und oft jahrelang nicht erkannte Krankheitsbild.
Typische Fehldiagnosen bei Fehlen intestinaler Symptome: Sarkoidose, malignes Lymphom, atypische Mykobakteriose, u.a. Bei Patienten mit «fever of unknown origin», einer seronegativen Arthritis, bei Verdacht auf eine Sarkoidose oder im Rahmen der Differenzialdiagnostik chronischer Diarrhöen sollte ein M. Whipple ausgeschlossen werden.

Therapie nach Diagnosesicherung:
Langzeittherapie (mindestens 1 Jahr) mit
- Cotrimoxazol 2 × 160/800 mg/d für 1 Jahr (+ Folsäuresubstitution) als Mittel der Wahl
- Alternativ: Doxycyclin (höhere Rezidivrate!)
- Bei schwerem Verlauf: initial Ceftriaxon 2 g/d i.v. für 2 Wochen (bei Cephalosporinallergie: Streptomycin 1 g/d i.m. für 2 Wochen).

4.22

Schädigungsmuster bei arzneimittelinduzierten Leberschäden:

Cholestatisch:
- Cholestase (z.B. Amoxicillin/Clavulansäure, Erythromycin, Warfarin, Azathioprin, Chlorpromazin, Ethinylestradiol, Anabolika).

Hepatozellulär-zytotoxisch:
- Steatose (z.B. Tetrazyklin, Valproinsäure, Methotrexat, Kortikosteroide, Amiodaron, Rifampicin)
- Akute/chronische Hepatitis mit oder ohne Cholestase (z.B. Acetylsalicylsäure, Paracetamol, Sulfonamide, Isoniacid, Methyldopa, Minocyclin, Nitrofuratoin, Diclofenac, Fenofibrat)
- Zirrhose (z.B. Phenylbutazon, Azathioprin, Methyltestosteron, Isoniacid).

Neoplastisch:
- Fokal-noduläre Hyperplasie (z.B. Ethinylestradiol, Norgestrel)
- Hepatozelluläres Adenom (z.B. Ethinylestradiol, Methyltestosteron)
- Hepatozelluläres Karzinom (z.B. Methotrexat, Norgestrel, Ethinylestradiol)
- Angiosarkome (z.B. Diethylstilbestrol)
- Granulome (z.B. Carbamazepin, Indometacin, Phenylbutazon, Allopurinol, Phenytoin, Chinidin).

Vaskulär:
- Budd-Chiari-Syndrom (z.B. Azathioprin, Ethinylestradiol).

4.23

Das erhöhte Karzinomrisiko bei Colitis ulcerosa verlangt (gemäß DGVS-Leitlinie 2004):

- Koloskopien beginnend acht Jahre nach Krankheitsbeginn bei Pankolitis und 15 Jahre nach Krankheitsbeginn bei Linksseitenkolitis, Wiederholung in Abständen von einem Jahr. Entnahme von vier Biopsien alle 10 cm.
- Bei Entdeckung multifokaler niedriggradiger Neoplasien wird aktuell nicht mehr automatisch die Proktokolektomie empfohlen, sondern zunächst eine Intensivierung der antiinflammatorischen Therapie und Kontrollkoloskopie nach drei bis sechs Monaten in engmaschiger Absprache mit dem Patienten.
- Bei Entdeckung schwergradiger intraepithelialer Neoplasien (und Bestätigung durch zweite, unabhängige pathologische Befundung) ist die Proktokolektomie indiziert.

4.24

Chronische intestinale Pseudoobstruktion:

Definition:
Symptomatik einer intestinalen Obstruktion ohne Vorliegen eines mechanischen Hindernisses verbunden mit erweiterten Darmschlingen.

Ursachen:
Autonom-neuropathisch:
- Idiopathisch
- Periphere autonome Neuropathien: z. B. Diabetes mellitus, Amyloidose
- Zentral bedingte autonome Neuropathien: z. B. Parkinson-Syndrome, multiple Sklerose, Pure Autonomic Failure, Multisystematrophie
- A-, Hypoganglionose des Darmes.

Myopathisch:
- Myopathien
- Kollagenosen (z. B. Sklerodermie).

Medikamentös:
- z. B. Laxanzien, kaliumverlierende Diuretika, Clonidin, Verapamil, anticholinerge Antidepressiva.

Symptomatik:
- Intermittierender Subileus, Ileus
- Erweiterte Darmschlingen
- Abdominelle Schmerzen
- Obstipation
- Übelkeit.

Therapieansätze:
- Metoclopramid p. o.
- Erythromycin i. v.
- Octreotid s. c.

4.25

Notfallmaßnahmen bei Verdacht auf akute Ösophagusvarizenblutung:
- Aufnahme auf eine Intensivstation
- Volumenersatz (isotonische Elektrolytlösungen, Ery-konzentrate mit Ziel-Hb 8 bis 10 g/dl, ggf. FFP zum Ausgleich der Gerinnungsstörung) unter Venendruckkontrolle
- Medikamentöse Senkung der portalen Hypertension: Terlipressin (Glycylpressin®, ggf. kombiniert mit Nitroperfusor) oder Octreotid oder Somatostatin
- Notfallendoskopie zur Lokalisation der Blutung
- Lokale Behandlung der Blutung: bei Ösophagus- und Fundusvarizen lokale Umspritzung (Ethoxysklerol, Histoacryl) oder Gummibandligatur (bei Ösophagusvarizen)
- Bei unstillbarer Blutung oder massiv beeinträchtigter Sicht: Ballonsonde, alternativ: Notfall-TIPS
- Protonenpumpeninhibitor
- Komaprophylaxe (Einläufe, Laktulose, Neomycinsulfat).

4.26

Ursachen einer Ösophagitis:
- Reflux (sauer oder alkalisch)
- Soorösophagitis
- CMV- oder Herpesösophagitis
- Verätzungen durch exogene Noxen (Säuren, Laugen).

4.27

Klassifikation der Blutungsaktivität bei Magen- oder Duodenalulkusblutung nach Forrest:

I = aktive Blutung
- Ia: aktive, spritzende Blutung
- Ib: Sickerblutung.

II = inaktive Blutung
- IIa: keine aktive Blutung, sichtbarer Gefäßstumpf
- IIb: keine aktive Blutung, Blutkoagel oder Hämatinbelag.

III = keine Zeichen für aktive oder inaktive Blutung trotz bestehender Blutungsanamnese
- III: Läsion ohne aktive oder inaktive Blutungszeichen.

4.28

Klinische Indikationen von Octreotid (Sandostatin®):

Symptomatische Therapie von bestimmten gastrointestinalen, endokrin aktiven Tumoren:
- Metastasiertes Karzinoid mit Karzinoidsyndrom
- Vipom
- Glukagonom
- GRFom.

Ferner bei Hypophysentumoren:
- HGH-produzierender Tumor (Akromegalie, falls chirurgische Therapie, Radiotherapie oder Therapie mit Dopaminagonisten erfolglos oder nicht möglich)
- TSH-produzierender Tumor.

Potenzielle Indikationen:
- Gastrinom
- Insulinom
- Sekretorische Diarrhöen bei HIV-Infektion
- Ösophagusvarizenblutung
- Chemotherapieinduzierter Diarrhö
- Strahlentherapieinduzierter Diarrhö
- Hormoninaktive Hypophysentumoren
- ACTH-produzierendes Hypophysenadenom
- Postoperative Komplikationsprophylaxe nach Pankreaschirurgie
- u. a.

4.29

Testverfahren zur Erkennung einer Helicobacter-pylori-Infektion:

Invasive Verfahren:
- Histologische Untersuchung der Biopsie («Goldstandard»)
- Kulturelle Untersuchung der Biopsie (Resistenzbestimmung möglich)
- Urease-Schnelltest (rasche Orientierung).

Nicht invasive Verfahren:
- ^{13}C-Harnstoff-Atemtest (hohe Sensitivität und Spezifität)
- Serologie: ELISA-Test (IgG, keine Unterscheidung nach alter oder frischer Infektion).

Der besondere diagnostische Wert des ^{13}C-Harnstoff-Atemtests liegt in der Verlaufsbeobachtung nach Eradikationstherapie: Dem Patienten bleibt eine erneute Endoskopie erspart.

4.30

Ursachen einer Dysphagie:
- Endoluminale Verlegung durch Fremdkörper oder Boli
- Ösophagitis (fungal, viral, chemisch, thermisch)
- Organische Stenosen (Karzinom, benigne Tumoren, peptische Strikturen, Membranen, Web)
- Kompression von außen (z. B. Bronchialkarzinom, Mediastinaltumoren, -abszess, Zenker-Divertikel)
- Ösophagusspasmen
- Nussknackerösophagus (hyperkontraktiler distaler Ösophagus)
- Eosinophile Ösophagitis
- Achalasie
- Andere neuromuskuläre Dysphagien (z. B. Apoplex, ALS, Postpoliosyndrom, Myasthenia gravis)
- Funktionelle Störungen, z. B. Globus hystericus.

4.31

Verdachtsdiagnosen:
- Spontan bakterielle Peritonitis bei Aszites (portale Hypertension).

Diagnosesicherung:
- Blutkulturen
- Bakteriologische Untersuchung des Aszites.

Hier: Nachweis von E. coli im Aszites

Therapie aufgrund der Verdachtsdiagnose:

Breitbandantibiotika i. v.
- Amoxicillin + Clavulansäure, oder
- Cephalosporin der 2. Generation, z. B. Cefotiam, oder 3. Generation, z. B. Cefotaxim oder Ceftriaxon, oder
- Ciprofloxacin.

4.32

Verdachtsdiagnosen:
- Choledocholithiasis
- Posthepatischer Ikterus («Verschlussikterus») bei extrahepatischem Gallengangsverschluss-Syndrom.

Differenzialdiagnose des Schmerzes u. a.:
- Cholezystolithiasis
- Darmkoliken
- Nierenkolik
- Hinterwandinfarkt
- Akute intermittierende Porphyrie.

Diagnosesicherung:
- Sonographie: extra- und intrahepatische Gallenwege erweitert, aber häufig kein sicherer Steinnachweis zu führen
- ERCP: erweiterter Choledochus proximal einer kontrastmittelausgesparten Struktur (Stein).

Therapiemaßnahmen:
Papillotomie, Steinextraktion, nachfolgend üblicherweise Cholezystektomie bei bestehender Cholezystolithiasis

Merke: Maligne Gallengangsverschlüsse durch ein Gallengangskarzinom oder ein Pankreaskopfkarzinom verursachen einen schmerzlosen Verschluss-ikterus. Bei distalem Verschluss findet sich eine tastbar vergrößerte Gallenblase (Courvoisier-Zeichen) bei fehlenden früheren Cholezystitiden (nicht entzündliche Gallenblase kann sich ausdehnen).

4.33

Ursachen einer portalen Hypertension:
- Prähepatischer Block (z. B. Pfortaderthrombose)
- Intrahepatischer Block (z. B. Leberzirrhose)
- Posthepatischer Block (z. B. Lebervenenverschluss-Syndrom, hochgradige Rechtsherzinsuffizienz).

4.34

Mögliche Funktionsstörungen nach Gastrektomie (Postgastrektomiesyndrom):
- Frühdumping: Übelkeit und symptomatische Hypotonie kurz nach Nahrungsaufnahme durch Sturzentleerung des Magenstumpfes (nach Billroth II) oder hyperosmotische Kohlenhydrate mit passagerer Hypovolämie
- Spätdumping: Hypoglykämiesymptomatik 2 bis 3 h nach kohlenhydratreicher Mahlzeit durch überschießende Insulinfreisetzung
- Syndrom der zuführenden Schlinge: nach B-II-Resektion Übelkeit, Völlegefühl, Erbrechen durch Gallesekretstau (zu enge Öffnung der zuführenden Schlinge) oder Einfließen von Mageninhalt in die Schlinge (zu weite Öffnung)
- Blind-loop-Syndrom: bakterielle Überwucherung führt zur Dekonjugation von Gallensäuren und Maldigestion
- Postvagotomiesyndrom mit Völlegefühl, Reflux, Durchfall
- Maldigestion infolge zu rascher Passage.

Merke: An regelmäßige parenterale Vitamin-B_{12}-Substitution denken (Verlust der Intrinsic-factor-Bildung).

4.35

Häufige mechanische Ursachen einer Cholestase (intra- und extrahepatisch):

Intrahepatisch:
- Zirrhose (postviral, ethyltoxisch)
- Primär biliäre Zirrhose
- Primär sklerosierende Cholangitis
- Tumoren (hepatozelluläres Karzinom, cholangiozelluläres Karzinom der Hepatikusgabel = Klatskin-Tumor, Filiae).

Extrahepatisch:
- Gallengangssteine
- Tumoren (z. B. Pankreaskopfkarzinom, Gallengangskarzinom = cholangiozelluläres Karzinom)
- Benigne Stenosen (z. B. Mirizzi-Syndrom, entzündliche Papillenstenose).

4.36

Die Entstehung einer pseudomembranösen Kolitis wird durch Antibiotika (vornehmlich Clindamycin, Cephalosporine, Breitbandpenicilline, weniger oder nicht durch Aminoglykoside, Chinolone oder Sulfonamide) begünstigt. Bakterielle Ursache ist Clostridium difficile und dessen Toxin (Toxinnachweis im Stuhl)

Therapie:
- Absetzen der Antibiotika bzw. deren Wechsel
- Flüssigkeitssubstitution
- Metronidazol 4 × 250 bis 400 mg/d p.o. für 7 bis 14 Tage *oder*
- Vancomycin 3 × 500 mg/d p.o. für 7 bis 14 Tage
- Ggf. kombiniert mit Saccharomyces boulardii (eine Hefe).

4.37

Diagnose:
Kollagene Kolitis

Therapieoptionen:
- Symptomatisch mit Antidiarrhoika (z. B. Loperamid)

- Budesonid erste Wahl (lokal wirksames Kortikosteroid)
- 5-ASA oder Sulfasalazin zweite Wahl
- Bismutsubsalicylat
- u. a.

4.38

Die Beschwerden und Symptome sprechen eher für das Vorliegen einer Colitis ulcerosa.

4.39

Auf Nahrungsentzug sistiert die Diarrhö in der Regel bei:
- Gallensäurenverlustsyndrom
- Osmotischer Diarrhö (z. B. Laktoseintoleranz)
- Einheimischer Sprue (Zöliakie, glutensensitive Enteropathie), bei exsudativen Schleimhautläsionen allerdings fehlendes Sistieren möglich
- Nahrungsmittelallergien
- Steatorrhö.

Auf Nahrungsentzug sistiert die Diarrhö in der Regel *nicht* bei:
- Infektiöser Enteritis und Kolitis (z. B. Salmonellen)
- Entzündlichen Darmerkrankungen
- Neuroendokrinen Tumoren (z. B. Karzinoid)
- Villösem Adenom des Rektosigmoids
- Chronischer Keimbesiedlung des Darmes
- Laxanzienabusus.

4.40

Ursachen einer chronischen Pankreatitis:
- Alkohol (> 80 %)
- Hereditäre Pankreatitis (Mutation des Trypsinogen-Gens)
- Idiopathisch.

Merke: Eine Cholezystolithiasis mit rezidivierenden Steinabgängen verursacht keine chronische Pankreatitis, kann jedoch eine sog. Papillitis stenosans verursachen.

4.41

Risikofaktoren für die Entstehung eines hepatozellulären Karzinoms:

Leberzirrhose durch:
- Chronische Hepatitis B oder C
- Ethyltoxische Zirrhose
- Hämochromatose
- Primär biliäre Zirrhose
- Chemische, medikamentöse oder physikalische Karzinogene (z.B. Aflatoxin B1, Thorotrast, langjährige Östrogen- oder Androgentherapie).

Merke: Das jährliche Risiko für die Entwicklung eines HCC beträgt bei Leberzirrhose 3%. Tumormarker des HCC ist Alphafetoprotein AFP

4.42

Eine durch Studien ausreichend gesicherte Behandlungsmaßnahme bei Leberzirrhose mit therapierefraktärem Aszites und zur Sekundärprophylaxe von Ösophagusvarizenblutungen ist das Anlegen eines transjugulären intrahepatischen portosystemischen Stent-Shunts (TIPS). Hierdurch erfolgt eine effektive Senkung der portalen Hypertension. Nebenwirkung bei ca. 25% der Patienten ist die Entstehung oder Verschlechterung einer hepatischen Enzephalopathie.

4.43

Hepatitis B und C, Indikationen für den molekularen Nachweis von HBV-DNA und HCV-RNA:

HBV:
- Bestimmung der Infektiosität
- Patienten vor/nach antiviraler Therapie (Interferon oder Lamivudin)
- Patienten mit klinischen Zeichen einer chronischen Hepatitis und alleinigem Nachweis von Anti-HBc
- Patienten mit HBe-Minus-Mutanten.

HCV:
- Bestimmung der Infektiosität/Viruspersistenz
- Akute Hepatitis bei negativem ELISA
- Patienten vor/nach aniviraler Therapie (Interferon plus Ribavirin)
- Patienten unter Immunsuppression (z.B. Organtransplantation, HIV)
- Kinder von Müttern mit chronischer HCV-Infektion.

4.44

Indikationen zur lokalen Tumorexzision bei Rektumkarzinom (Es müssen alle Kriterien erfüllt sein.):
- Pathologisches Stadium T_1 (Tumorinfiltration auf Submukosa beschränkt)
- Hoch oder mäßig differenziert (G_1 oder G_2)
- Keine Lymphgefäßeinbrüche, keine Blutgefäßeinbrüche
- Abtragung im Gesunden möglich (2 mm im Gesunden).

4.45

Es existieren unterschiedliche Score-Systeme bei akuter Pankreatitis (z.B. nach 48 h: Ranson 1974, Banks, Glasgow 1985, Agarwal, Pitchumonie, Imrie, oder nach 24 h Apache-II) mit allerdings begrenztem klinischem Nutzen.

Als generelle Prädiktoren einer schlechten Prognose können gelten:
- Alter > 70 Jahre
- BMI > 29 kg/m²
- Organversagen: Schock (Hypotonie < 90 mmHg systolisch, Tachykardie > 130/min), ARDS (PaO_2 < 60 mmHg), Nierenversagen (Oligurie < 50 ml/h oder Anstieg von Harnstoff/Kreatinin), gastrointestinale Blutung
- Pankreasnekrose (CT-Nachweis)
- Hämatokrit > 44%
- CRP > 15 mg/dl
- Erhöhung des Trypsinogen-Aktivator-Proteins im Urin.

4.46

Unter einem niedrigmalignen B-Zell-Lymphom vom MALT-Typ des Magens versteht man ein primär extranodales Non-Hodgkin-Lymphom vom *m*ucosa-*a*ssoziierten *l*ymphatischen Gewebe-*T*yp.

Therapeutisches Konzept:
- Häufige Assoziation (95 % aller Fälle) mit Helicobacter-pylori- (HP)-Gastritis legt zunächst eine Eradikation dieses Keimes nahe. Voraussetzung sind eine Begrenzung auf Mukosa und Submukosa, fehlender LK-Befall, Fehlen von hochmalignen B-Zell-Lymphom-Anteilen (diffuses, großzelliges B-Zell-Lymphom). Beobachtet werden darunter Lymphomremissionen. Eradikationsnachweis und engmaschige Überwachung (endoskopisch, endosonographisch und bioptisch) erforderlich.
- HP-negatives MALT-Lymphom oder Rezidiv nach Eradikation: Radiatio oder Mono-Chemotherapie mit Chlorambucil oder Cyclophosphamid
- Metastasiertes MALT-Lymphom: Polychemotherapie (z. B. CHOP-Schema).

4.47

Ursachen für eine erhöhte alkalische Serumphosphatase:

Ossär bedingt:
- Adoleszenz
- Schwangerschaft
- Hyperparathyreoidismus
- Rachitis
- Osteomalazie
- M. Paget
- Osteolysen
- Osteomyelosklerose
- M. Boeck
- Hyperthyreose
- Hodgkin-Lymphom

Hepato-biliär bedingt:
- Intra- und posthepatische Cholestase unterschiedlicher Genese

- Nierenzellkarzinom (Stauffer-Syndrom, wahrscheinlich zytokinbedingte Leberfunktionsstörung, keine hepatische Metastasierung).

4.48

Techniken der nicht operativen Drainage des Choledochus: Einlegen von Dauerkathetern in die Gallenwege auf endoskopischem Wege oder perkutan-transhepatisch.

Indikationen:
- Inoperables Gallenabflusshindernis (z. B. cholangiozelluläres Karzinom, Pankreaskopfkarzinom)
- Cholestase bei Pankreatitis
- Choledocholithiasis: Prophylaxe der Steineinklemmung nach endoskopischer Papillotomie.

4.49

Verdachtsdiagnosen:
- Chologene Diarrhö (= Gallensäurenverlustsyndrom). Laxierende Wirkung der nicht resorbierten Gallensäuren im Dickdarm. Hier *dekompensierte* chologene Diarrhö (gallensäureverlustbedingte Diarrhö plus Fettdigestionsstörung mit Steatorrhö, s. u.)
- Malassimilationssyndrom (s. 4.19): Malabsorption bei Z. n. ausgedehnter Ileumresektion; Maldigestion bei Gallensäureverlust, wobei die Fettdigestionsstörung zu einer Fettsäurediarrhö (Steatorrhö) führt, welche durch Colestyramin verschlechtert wird.
- Urolithiasis durch Oxalatstein (bei enteral bedingter Hyperoxalurie: gallensäurebedingte Permeabilitätssteigerung der Dickdarmschleimhaut für Oxalsäure und Steatorrhö-bedingte Kalziumerniedrigung im Dünndarmlumen mit konsekutiv fehlender intraluminaler Bildung des nichtresorbierbaren Kalziumoxalats).

Diagnosesicherung:
- SeHCAT-Test pathologisch: orale Gabe von radioaktiv markierter Selen-Homo-Tauro-

cholsäure zeigt infolge fehlender Ileumresorption eine fehlende Ganzkörperaktivität
- D-Xylose-Test normal, da ungestörte Resorption von Xylose im Duodenum und oberen Jejunum
- Schilling-Test unter Intrinsic-factor-Gabe pathologisch: keine Vitamin-B_{12}-Resorption.

Behandlungsmöglichkeiten:
- Reduktion der Fettzufuhr (30 g/d)
- Ersatz durch mittelkettige Triglyzeride (MCT, können ohne Gallensäuren resorbiert werden), hierunter evtl. erneuter Colestyraminversuch (nach Ausschaltung der Steatorrhö)
- Oxalatarme Diät
- Kalziumzufuhr
- Parenterale Vitaminsubstitution (A, D, E, K, B_{12})
- Ggf. passagere Sondenernährung, Formuladiät.

4.50

Diagnosen:
- Gallengangsverschlusssyndrom bei Pankreaskopfkarzinom
- Akute obstruktive Cholangitis
- Biliäre Sepsis.

Therapie:
- Biliäre Dekompression durch Drainage des Choledochus (s. 4.48)
- Nach Abnahme von Blutkulturen und Gallekulturen Antibiotika: z.B. Mezlocillin + Metronidazol oder Ciprofloxacin + Metronidazol.

4.51

Diagnosen:
- akute Cholezystitis
- Cholezystolithiasis

Sofortmaßnahmen:
- Nulldiät
- Flüssigkeitssubstitution, parenterale Ernährung
- i.v. Antibiotika: z.B. Mezlocillin + Metronidazol oder Piperacillin + Metronidazol oder Ce-

fotiam + Metronidazol oder Ciprofloxacin + Metronidazol
- Analgetika (z.B. Pentazocin = Fortral® oder Pethidin = Dolantin® oder Buprenorphin = Temgesic®).
- Semi-elektiv: innerhalb von 24 bis 48 h Cholezystektomie.

Merke: Murphys Zeichen = bei vorsichtiger Palpation des Gallenblasenbettes und Aufforderung zur Inspiration unwillkürlicher Stopp der Einatmung wegen zunehmender Schmerzen durch die inspiratorisch tiefer tretende und and die palpierende Hand anstoßende Gallenblase.

4.52

Verlaufsformen einer Gallenblasenperforation nach Ort und Weg:
- Freie Perforation in die Bauchhöhle: akutes Abdomen mit massiver Abwehrspannung infolge Peritonitis
- Perforation mit pericholezystitischem Abszess
- Perforation in den Darm → ggf. Gallensteinileus
- Perforation in die Leber
- Gedeckte Perforation.

4.53

Verdachtsdiagnose:
Gallensteinkolik

Erstversorgung:
- Nahrungskarenz, Flüssigkeitszufuhr
- Kataplasmen (warme Umschläge)
- Spasmolytika (z.B. Butylscopolamin = Buscopan® rektal, i.v., Nitrate sublingual)
- Analgetika (z.B. Pentazocin = Fortral® oder Pethidin = Dolantin® oder Buprenorphin = Temgesic® i.v.).

Diagnosesicherung:
Sonographie des Abdomens: wandverdickte und geschrumpfte Gallenblase, multiple Konkremente im Infundibulum und im Korpus.

Weitere therapeutische Überlegungen:
Cholezystektomie im Intervall (elektiv).

4

4.54

Ursachen einer gallensäureassoziierten (chologenen) Diarrhö (s. auch 4.49):

Fehlende oder stark verminderte Sekretion von Gallensäuren ins Duodenum:
- Verschlussikterus
- Intrahepatische Cholestase
- Primär biliäre Zirrhose.

Durch *intestinale Stase* mit bakterieller Überwucherung und konsekutiv gesteigerter Dekonjugation von Gallensäuren, z. B.:
- Divertikel
- Strikturen
- Blind Loop (u. a. nach B-II-Resektion des Magens)
- Fisteln und Enteroanastomosen
- Hypomotilität des Dünndarmes (u. a. Sklerodermie, Diabetes mellitus).

Bei Krankheiten mit *Gallensäuren-Malabsorption* im terminalen Ileum, z. B.:
- Strahlenenteritis
- Gluteninduzierte Enteropathie
- M. Crohn
- Nach Ileumresektion.

Merke: Eine unzureichende Gallensäureverfügbarkeit im Dünndarm führt zu verminderter oder fehlender Fettdigestion mit der Folge einer Fettsäurediarrhö («Steatorrhö»), ein Gallensäureverlust in den Dickdarm bei fehlender Gallensäureresorption im terminalen Ileum führt zur Gallensäurediarrhö (kompensierte chologene Diarrhö, laxierende Wirkung der Gallensäuren im Dickdarm). Übersteigt dieser Gallensäureverlust die Kompensationskapazität der hepatischen Gallensäurebildung, führt die fehlende enterale Verfügbarkeit zu einer additiven Steatorrhö (dekompensierte chologene Diarrhö).

4.55

Anatomische Ursachen eines Blind-loop-Syndroms:
- Latero-laterale oder termino-laterale Darmanastomosierung (z. B. duodenale afferente Schlinge bei B-II-Magenoperation)
- Jejuno-ileale, ileo-kolische oder jejuno-kolische Fistel
- Jejuno-ilealer Bypass (zur Adipositastherapie)
- Dünndarmstenosen
- Divertikel des Dünndarmes.

Funktionelle Ursachen des Blind-loop-Syndroms:
(Verminderte Peristaltik mit funktioneller Stase)
- Sklerodermie
- Diabetes mellitus.

Folge:
Syndrom der bakteriellen Überwucherung. Durch funktionelle oder anatomische Stase im Dünndarm bakterielle Fehlbesiedelung des üblicherweise weitgehend sterilen Dünndarms mit kolontypischen Keimen, wie E. coli oder Bacteroides. Folgen sind bakterieller Verbrauch von Vitamin B_{12} ($\rightarrow$ megaloblastäre B_{12}-Anämie) bei gesteigerter bakterieller Folsäureproduktion ($\rightarrow$ eher erhöhte Folsäureplasmaspiegel) und bakterielle Dekonjugation von Gallensäuren ($\rightarrow$ Steatorrhö, s. 4.54).

Therapie:
- Chirurgische Revision der Darmanatomie, falls möglich (z. B. Divertikelresektion, Änderung einer zuführenden Schlinge)
- Antibiotika zur Elimination der Fehlbesiedlung (Therapie über 2 bis 3 Wochen, ggf. wiederholen oder chronisch, z. B. 1 Woche pro Monat): Tetrazykline erste Wahl, alternativ Metronidazol oder Amoxicillin/Clavulansäure.

4.56

Verdachtsdiagnose:
Divertikulitis im Bereich des Colon sigmoideum.

Erstversorgung:
- Stationäre Behandlung
- Nahrungskarenz, ggf. chemisch definierte Formuladiät (ballaststofffrei)
- Parenterale Flüssigkeitszufuhr
- Antibiotika (z. B. Piperacillin + Metronidazol oder Cefotiam + Metronidazol)
- Spasmolytika (Butylscopolamin)

- Analgetika (Pentazocin, Pethidin)
- Behandlung von Akutkomplikationen

Diagnosesicherung:
Keine instrumentelle Diagnostik (Koloskopie) in der Akutphase!
- Sonographie: verdickte Darmwand im entzündeten Bereich, Abszess
- CT-Abdomen: verdickte Darmwand, Divertikeldarstellung, Ausschluss/Nachweis eines perikolischen Abszesses
- Ggf. Röntgenkontrasteinlauf mit wasserlöslichem KM: Nachweis von Divertikeln und Strikturen oder Darm-Blasen-Fistel.

Nach Abklingen der akuten Entzündungsphase:
- Rektoskopie, Koloskopie + Biopsie: Ausdehnung der Entzündung, Blutungsquelle, Ausschluss eines Karzinoms.

Weitere Behandlung:
- Bei unkompliziertem Verlauf Kostaufbau mit faserreicher Kostform
- Bei Komplikationen: Operation bei Perforation (gedeckt oder frei), Ileus/Subileus (infolge entzündlicher Stenose), Fisteln (z. B. Darm-Blasen-Fistel), unstillbarer Blutung
- Elektive Resektion bei rezidivierender Divertikulitis.

4.57

Verdachtsdiagnosen:
- Cholezystolithiasis
- Chronische Pankreatitis
- Sekretorische (exokrine) Pankreasinsuffizienz mit Steatorrhö
- Endokrine Pankreasinsuffizienz mit Diabetes mellitus
- Offene Fragen: Pseudozyste? Tumor? Steinnachweis?

Diagnosesicherung:
- Pankreassonographie: inhomogene Organstruktur, schollige Verkalkungen vornehmlich im Bereich des Pankreaskopfes, dort auch Nachweis einer echoarmen Pankreaszyste mit Wandverdickung und Kalkeinlagerung; kein Steinnachweis. Erweiterter Pankreasgang

- Abdomenleeraufnahme (seitlich): multiple Verkalkungsherde in der Pankreasloge
- CT-Abdomen: wie Sonographiebefund
- Klinische Chemie: α-Amylase (Serum, Urin): negativ, Lipase (Serum): negativ, Kalzium (Serum): n, Elastase und Chymotrypsin im Stuhl: vermindert. Erniedrigter Vitamin-B_{12}-Spiegel möglich (durch fehlende Proteasen nicht gespaltene Proteine binden konkurrierend zu Intrinsic-Factor B_{12} im Darm und verhindern die Resorption). Erniedrigte Spiegel fettlöslicher Vitamine (A, D, E, K) möglich
- Pankreolauryltest: am Testtag orale Einnahme von Fluorescein-Dilaurat mit Testmahlzeit. Nach Spaltung durch Pankreasesterasen Resorption und renale Ausscheidung. Am Kontrolltag alleinige Fluoresceingabe (Resorption ohne Spaltung). Bei exokriner Pankreasinsuffizienz: verminderte Urinfluoresceinkonzentration im Urin am Testtag ($< 30\%$ der Kontrolltagausscheidung)
- Ggf. Sekretin-Pankreozymin-Test (sensitiv, aber aufwendig): Sekretaspiration mittels Duodenalsonde, verminderte sekretininduzierte Sekretmenge und Ausscheidung von Bikarbonat und verminderte pankreozymininduzierte Freisetzung von Amylase, Lipase, Trypsin
- Fettausscheidung im Stuhl: > 7 g/d
- Stuhlgewicht: > 300 g/d
- ERCP: perlschnurartige Erweiterungen und Stenosen des Pankreasganges, Bestätigung der morphologischen Befunde von Sono und CT, Ausschluss einer Papillenstenose und von intrakanalikulären Steinen

Therapiekonzept:
- Alkoholkarenz
- Häufige, kleine, fettarme Mahlzeiten
- Ggf. mittelkettige Triglyzeride
- Orale Substitution mit Pankreasfermenten
- Ggf. parenterale Gabe fettlöslicher Vitamine
- Drainage der Pseudozyste: endoskopisch (retrograde Pankreasdrainage, Zystogastrostomie, Zystoduodenostomie) oder operativ (Zystojejunostomie, Zystenresektion, ggf. Pankreasteilresektion).

4

4.58

Extrapankreatische Ursachen einer Hyperamylasämie:

- Niereninsuffizienz
- Speicheldrüsenerkrankungen
- Paraneoplastisch
- Peritonitis, Peritonealkarzinose
- Verbrennungen
- Schädel-Hirn-Trauma
- Diabetische Ketoazidose
- Makroamylasämie
- Schwangerschaft
- Morphin
- Penetrierendes peptisches Ulkus
- Akute Gastroenteritis
- Aortenaneurysma
- Chronische Lebererkrankungen.

4.59

- Zephale Phase (sensorische Reize, Vermittlung durch N. vagus)
- Gastrale Phase (Dehnung, Nahrungsbestandteile und alkalischer pH: Vermittlung durch nervale Reflexe und Hormone wie Gastrin und Somatostatin)
- Intestinale Phase (Chymus im Duodenum, Feedback-Regulation durch Gastrin und Sekretin).

4.60

Diagnosen:

- Akutes Abdomen
- Akute exsudative Pankreatitis bei chronischem Alkoholismus.

Beurteilung der Prognosekriterien: hier eher günstige Prognose (s. hierzu: 4.45)

Differenzialdiagnosen:

Akutes Abdomen zunächst *ohne* chirurgische Indikation:

- Akute Pankreatitis
- Akute intermittierende Porphyrie (s. 5.13)
- Akute Entzündungen von Magen, Darm (z. B. Divertikulitis), Gallenblase (s. 4.51), Leber, Urogenitalorganen
- Pleuropneumonie
- Hinterwandinfarkt
- Herpes Zoster
- Urämie
- Akute Hämolyse
- Entzündliche Gefäßerkrankungen
- u. a.

Akutes Abdomen *mit* dringender Operationsindikation:

- Akute Appendizitis
- Akuter mechanischer Ileus
- Perforation (z. B. eines Divertikels, einer Gallenblase)
- Torsion (z. B. einer Ovarialzyste, eines Genitaltumors)
- Tubenruptur bei Extrauteringravidität
- Akuter arterieller Gefäßverschluss (z. B. Mesenterium)
- (Drohende) Ruptur eines Bauchaortenaneurysmas
- u. a.

Akuttherapie: s. 4.15

Mögliche Komplikationen: s. 4.62

4.61

Definition:

Das «akute Abdomen», die unaufschiebbare Notwendigkeit, eine Diagnose zu stellen (H. Kaess), umfasst

- einen akut entstandenen oder sich verstärkenden abdominellen **Schmerz,** entweder als viszeraler Schmerz (dumpf oder krampfartig/wellenförmig = kolikartig) oder als somatischer Schmerz (spitz oder scharf),
- **Abwehrspannung:** lokalisiert oder diffus als Zeichen der peritonealen Reizung,
- **Übelkeit / Erbrechen,**
- eine Beeinträchtigung gastrointestinaler Funktionen (**Subileus/Ileus**) ggf. mit sekundärer Schädigung anderer Organsysteme bis hin zum **Schock,**
- einen lebensbedrohlichen Zustand, welcher einer unmittelbaren Überwachung und Behandlung bedarf.

Ursachen (Auswahl)

Akutes Abdomen:
- Akute Appendizitis
- Perforiertes Ulcus ventriculi/duodeni
- Perforierte Divertikulitis
- Akute nekrotisierende Pankreatitis
- Akute Cholezystitis
- Mechanischer Ileus (z.B. Briden, Tumor, inkarzerierte Hernie)
- Mesenterialinfarkt
- Rupturierendes Bauchaortenaneurysma
- Nierenkolik bei Nephrolithiasis
- Tubarruptur bei Extrauteringravidität
- Organruptur: Milz, Leber, Ovarialzyste, Pankreaszyste
- u.a.

Subakutes Abdomen:
- Ulcus ventriculi/duodeni
- Divertikulitis
- Ödematöse Pankreatitis
- Akute Gastroenteritis
- Milzinfarkt
- u.a.

Extraabdominelle, systemische oder metabolische Erkrankungen mit dem Bild eines akuten Abdomens
- (Inferiorer) Herzinfarkt
- Basale Pleuritis
- Akute intermittierende Porphyrie
- Diabetische Ketoazidose
- Hyperkalzämie
- Morbus Addison
- Hämolytische Krise
- u.a.

Diagnostik:
- Anamnese: Schmerz, Stuhlgang, Miktion, Menstruation, Medikamente (insbesondere NSAR) Fieber, Erbrechen, Vorerkrankungen, u.a.
- Untersuchung (Abdomenpalpation, -perkussion und -auskultation, rektale Untersuchung, Schockzeichen, pulmonale und kardiale Auskultation, u.a.)
- Abdominalsonographie
- Röntgen-Abdomenübersicht: freie Luft?
- Labor: BSG/CRP, Blutbild, Elektrolyte inkl. Kalzium, Kreatinin, Blutzucker, Lipase, Gerinnung, Urinstatus, γ-GT, Transaminasen, Schwangerschaftstest
- EKG
- Röntgen-Thorax
- Je nach primärer Verdachtsdiagnose: Endoskopie, CT-Abdomen, Mesenterialangiographie, explorative Laparotomie u.a.

4.62

Mögliche Komplikationen im Verlauf oder im Gefolge einer akuten Pankreatitis:
- Pankreasnekrose mit/ohne Superinfektion, Pseudozyste, Abszess
- Schock (hypovolämisch, septisch) mit Multiorganversagen
- Verbrauchskoagulopathie
- Respiratorische Insuffizienz (ARDS)
- Blutung
- Hyperglykämie
- Hypokalzämie
- Kolonfistel
- Pfortader- und Milzvenenthrombose
- u.a.

4.63

Diagnose: Caroli-Erkrankung / Caroli-Syndrom (hier zusätzlich kongenitale Leberfibrose)
Es handelt sich dabei um kongenitale intrahepatische Gallengangsfehlbildungen, die beide oder nur einen Leberlappen (meist den linken) betreffen. Meist autosomal rezessiver Erbgang, häufig kombiniert mit autosomal rezessiver polyzystischer Nierenerkrankung.
Klinische Bedeutung: asymptomatisch ohne klinische Bedeutung, Sludge- und Steinbildung möglich, bakterielle Besiedlung mit Cholangitis, Septikämie oder Leberabszessen möglich. Bei rezidivierenden Infektionen progrediente Leberfunktionseinschränkung möglich, bei zusätzlicher Leberfibrose portale Hypertension mit allen Folgeproblemen möglich. Risikofaktor für die Entwicklung eines cholangiozellulären Karzinoms.

4

4.64

Diagnosen:
- Akutes Abdomen (zur DD s. 4.61)
- Akute Appendizitis.

Erstversorgung:
- Schmerzstillung
- Nahrungskarenz
- Flüssigkeits- und Elektrolytsubstitution.

Therapie:
Appendektomie

Merke:
McBurney-Punkt in der Mitte zwischen Nabel und Spina iliaca anterior superior
Blumberg-Zeichen = kontralateraler Loslassschmerz mit rechtsseitigem Unterbauchschmerz bei akuter Palpationsdruckentlastung des li. Unterbauches
Rovsing-Zeichen = rechtsseitige Unterbauchschmerzen bei retrogradem Ausstreichen des Kolons
Psoasschmerz = Anspannen des M. psoas durch Strecken / Überdehnen des Oberschenkels führt zu Unterbauchschmerzen.

4.65

Diagnose nach WHO-Klassifikation: tubuläres Adenom mit schwerer Atypie
Prognose unbehandelter Kolonpolypen: Tendenz zur malignen Entartung. Nach zehn Jahren muss bei etwa 8 % und nach 20 Jahren bei etwa 25 % mit einem Karzinom gerechnet werden. Adenome < 10 mm ohne Metaplasie gelten als risikoarm.

Präventive Maßnahmen:
- Polypektomie
- Kontrollkoloskopie nach (2 bis) 3 Jahren
- Jährliche Hämokkult®-Tests (multiple Proben).

4.66

Krankheiten mit einem erhöhten kolorektalen Karzinomrisiko:
- Adenomträger (tubuläre und villöse Adenome, Koloskopie* bei Z.n. Polypektomie alle 3 Jahre)
- Familiäre Häufung von Kolonkarzinomen (*alle 3 Jahre)
- Colitis ulcerosa (*nach zehnjährigem Verlauf jährlich in 10 cm Stufenbiopsie- Schritten)
- Familiäre adenomatöse Polyposis (*jährlich)
- Familiäre juvenile Polyposis (Koloskopieintervalle individuell festzulegen)
- Peutz-Jeghers-Syndrom
- Z.n. Ureterosigmoidostomie
- Z.n. Bestrahlung im Beckenbereich
- u.a.

Screening-Methoden:
- Hämokkult®-Test
- Rektoskopie
- Sigmoidoskopie
- Koloskopie*

4.67

Aggressive Faktoren: Säure, Pepsin, Gastrin, Vagusaktivierung, Rauchen, Alkohol, Gallereflux, Motilitätsstörungen, Helicobacter pylori, nicht steroidale Antiphlogistika, Stress, Polytrauma, Sepsis
Protektive Faktoren: Mukusbildung, Sekretion, intaktes Epithel, Mikrozirkulation, Prostaglandine.

Merke: Hauptzellen bilden Pepsinogen, Parietalzellen (= Belegzellen) bilden HCl.

4.68

Risikofaktoren für Magenkarzinom:
- Chronisch-atrophische Typ-A-Gastritis, inkl. perniziöse Anämie
- Helicobacter-pylori-Infektion mit Typ-B-Gastritis
- Z.n. Magenteilresektion (Stumpfkarzinom 15 bis 20 Jahre nach BI- oder BII-Resektion)

- Ménétrier-Riesenfaltengastritis
- Adenomatöse Magenpolypen
- Chronisches Ulcus ventriculi
- Genetische Faktoren (familiäre Häufung)
- Blutgruppe A
- Hereditäres nicht polypöses Kolonkarzinom (HNPCC, Lynch-Syndrom)
- Ernährungsfaktoren (z.B. Geräuchertes, gemüsearme Kostformen, Nitrosamine).

4.69

Kriterien des Magenfrühkarzinoms: Invasion auf Mukosa oder Submukosa beschränkt, unabhängig von der flächenhaften Ausdehnung, mit oder ohne Lymphknotenbefall = T1 N0–1 M0. Mit Magenresektion Fünf-Jahres-Überlebensraten von 85 bis 90 %.

4.70

Magenkarzinomeinteilung:

Histologie
- Adenokarzinom (papillär, tubulär, muzinös, Siegelringzell) 95 %
- Adenosquamöses Karzinom 4 %
- Plattenepithelkarzinom < 1 %.

Grading
- G1 hochdifferenziert
- G2 mäßig differenziert
- G3 schlecht differenziert
- G4 undifferenziert (anaplastisch)

Wachstumsmuster nach Lauren
- Intestinaler Typ: begrenzt, spätere Lymphknotenmetastasierung, «bessere» Prognose
- Diffuser Typ: diffus infiltrierend, frühe Lymphknotenmetastasierung, schlechte Prognose (Sonderform Linitis plastica)

TNM/UICC
- Tis Carcinoma in situ (intakte Basalmembran)
- T1 auf Mukosa und Submukosa beschränkt
- T2 bis in Muscularis propria reichend
- T3 penetriert Serosa (= viszerales Peritoneum)

- T4 Infiltration benachbarter Strukturen
- N0 kein Lymphknotenbefall
- N1 Befall < 3 cm vom Primärtumor oder Befall von 1 bis 6 regionalen LK
- N2 Befall > 3 cm vom Primärtumor oder Befall von 7 bis 15 regionalen LK
- N3 disseminierter intraabdomineller Befall oder Befall von > 15 regionalen LK
- M0 keine Fernmetastasen
- M1 Fernmetastasen, am häufigsten in Leber, Lunge, Skelett, Gehirn.

- UICC I = bis T1N1 oder T2N0
- UICC II = T1N2 oder T3N0
- UICC III = T2N2 oder T4N0
- UICC IV = T4N1 oder N3 oder M1.

Therapieprinzipien:

Lokalisiertes, primär operables Magenkarzinom
- Totale Gastrektomie, Lymphadenektomie, Resektion großes und kleines Netz, Splenektomie, Bildung eines Ersatzmagens durch Jejunuminterponat
- Subtotale Gastrektomie (4/5-Resektion), Lymphadenektomie und Netzresektion bei kleinem Antrumkarzinom
- Adjuvante Radiochemotherapie experimentell (z.B. Folinsäure/5-FU).

Primär inoperables Magenkarzinom
- Evtl. bei jüngeren Patienten neoadjuvante Chemo- oder Radiochemotherapie mit sekundär kurativem operativem Ansatz
- Ggf. palliative Resektion (Blutung, Stenose)
- Ggf. palliative Chemo- oder Radiochemotherapie (z.B. Cisplatin und Folinsäure/5-FU oder Cisplatin und Irinotecan).

4.71

Perkutane endoskopische Gastrostomie (PEG):

Indikationen zur künstlichen enteralen Langzeiternährung von Patienten:
- Anhaltende (> 3 Wochen) Schluckstörungen bei erhaltener Verdauungskapazität (z.B. im Rahmen eines Schlaganfalles, andere ZNS-Erkrankungen)
- Karzinome der Mund-, Rachen- und Halsregion

4

- Ösophaguskarzinome
- (Magenkarzinome).

Sondenkomplikationen:
- Blutung
- Verletzung intraabdomineller Organe
- Peritonitis
- Leakage
- Peristomale Wundinfektion und Schmerzen
- Dislokation
- Sondenbruch und -okklusion
- Einwachsen der Halteplatte in die Magenwand
- Aspiration von Sondenkost.

4.72

Verdachtsdiagnosen:
- Primäre biliäre Zirrhose
- Portale Hypertension
- Maldigestion.

Diagnosesicherung:
- Labor: AMA-M2-Subtyp spezifisch für PBC (nachweisbar in 90 % der Fälle)
- Leberbiopsie: histologisch finden sich lymphozytäre Infiltrate in den Portalfeldern mit Proliferation der intrahepatischen Gallengänge, regional Gallengangsdestruktionen, verstärkte portale Fibrose mit beginnendem Läppchenumbau, in Spätstadien zirrhotischer Umbau.

Differenzialdiagnose:
Weitere Cholestase-Ursachen (s. 4.32, 4.35).

Therapie:
- Ursodeoxycholsäure (10 bis 15 mg/kg KG/d lebenslang)
- Zufuhr fettlöslicher Vitamine (ADEK)
- Mittelkettige Triglyzeride
- Therapieversager: Lebertransplantation.

Beurteilung des Therapieerfolges unter Gallensäurentherapie:
- Verminderung bzw. Verschwinden des Juckreizes
- Abnahme der Cholestaseparameter
- Aufschub des Zeitpunktes der Lebertransplantation
- Lebensverlängerung?

4.73

Auslösende Faktoren einer akuten hepatischen Enzephalopathie:

Exogenes Leberkoma bei vorbestehender Zirrhose:
- Gastrointestinale Blutungen
- Reichliche Eiweißzufuhr
- Hypovolämie (z. B. nach Aszitespunktion, nach Erbrechen, Diuretika)
- Kaliumverluste (z. B. Erbrechen, Durchfälle, kaliumverlierende Diuretika)
- Chirurgische Eingriffe (z. B. Hypovolämie, Noxen)
- Portosystemischer Shunt (TIPS)
- Medikamente (z. B. Opiate, Sedativa)
- Alkoholexzess.

Endogenes Leberkoma («Leberausfallskoma»):
- Akutes Leberversagen.

Schweregradeinteilung:
Es werden vier Stadien (nach Trey) unterschieden:
- I Konzentrationsschwäche, Verlangsamung, Flapping Tremor
- II Apathie, Schläfrigkeit, pathologische Schriftprobe
- III Sopor, erweckbar, unzusammenhängende Sprache
- IV Koma, Reaktion nur auf starke Schmerzreize.

Merke: Der Ammoniakspiegel korreliert nicht eng mit Grad der Enzephalopathie.

Behandlungsmaßnahmen bei akuter hepatischer Enzephalopathie:
- Elimination auslösender Faktoren (z. B. GI-Blutungen, Proteinzufuhr, Obstipation, Sedativa, Diuretika)
- Proteinrestriktion (initial $< 0,5$ g/kg/d) + hoch dosierte Kalorienzufuhr (initial mittels Glukose parenteral) inkl. Elektrolyte, Vitamine (v. a. Vitamin B_1 = Thiamin), Spurenelemente
- Reduktion der ammoniakbildenden Darmflora: schwer resorbierbare Antibiotika oral für eine Woche (z. B. Metronidazol, Vancomycin, Paromomycin), Laktulose (initial 100 ml,

dann 3 × 10 bis 50 ml/d) oral oder über Magensonde, Langzeittherapie
- Darmreinigung mit Einläufen (z. B. Laktulose 200 ml pro Liter Wasser)
- Verzweigtkettige Aminosäuren (VKAS) p. o. oder i. v.
- L-Ornithin-L-Aspartat (OA) p. o. oder i. v.
- Benzodiazepinrezeptor-Antagonisten (z. B. Flumazenil), Effekt gering und begrenzt, indiziert bei V. a. Benzodiazepin-Mitauslösung der HE
- Behandlung eines begleitenden Hirnödems (Mannitol), eines Lungenversagens, eines Nierenversagens, von Blutgerinnungsstörungen
- Ultima-Ratio-Optionen: extrakorporale Hämoperfusion oder Lebertransplantation bei fulminantem Leberversagen.

Merke: HE = reversibles neuropsychiatrisches Syndrom metabolischer Ursache, multifaktoriell bedingt durch hepatische Neurotoxine, insbesondere Ammoniak.

4.74

Berechnung der Child-Pugh-Klassen A bis C bei Leberzirrhose:

Punkte	1	2	3
Bilirubin (mg/dl)	< 2,0	2 bis 3	> 3,0
Albumin (g/dl)	> 3,5	3,0 bis 3,5	< 3,0
Aszites	nein	leicht	schwer
Enzephalopathie	nein	I–II	III–IV
Quick-Wert (%)	> 70	40 bis 70	< 40
Child-Pugh	A	5 bis 6 Punkte	
	B	7 bis 9 Punkte	
	C	10 bis 15 Punkte	

4.75

HNPCC steht als Abkürzung für hereditäres, nicht polypöses kolorektales Karzinom. Das HNPCC ist ein primär klinisch bzw. anamnestisch definiertes, erbliches Tumor-Prädispositi-

onssyndrom. Das HNPCC-Syndrom wird durch Keimbahnmutationen in bestimmten Genen hervorgerufen, deren Produkte für die Reparatur von DNS-Synthesefehlern zuständig sind.
Die Amsterdamkriterien sind bei der Diagnosefindung hilfreich:
- Mindestens drei betroffene Verwandte, wobei einer der Kolonkarzinompatienten Verwandter ersten Grades der beiden anderen Patienten sein muss
- Krankheitsmanifestation in mindestens zwei Generationen
- Ein Karzinom muss vor dem 50. Lebensjahr diagnostiziert werden.

4.76

Typische sonographische Befunde bei Leberzirrhose mit portaler Hypertension:

Konventionelle Sonographie:
- Verkleinerte Leber (insbesondere rechter Leberlappen) mit irregulärer, knotiger Oberfläche
- Erhöhte Echogenität des Leberparenchyms mit fokaler Betonung
- Erweiterte und reduziert atemvariable Pfortader
- Vergrößerte Gallenblase mit verdickter Wand
- Splenomegalie
- Aszites.

Duplexsonographie:
- Erweiterte Pfortader mit abnehmender Strömungsgeschwindigkeit, aufgehobenen respiratorischen Kaliberschwankungen, ggf. Flussumkehr im intra- oder extrahepatischen Pfortadersystem
- Nachweis von Kollateralen (z. B. Paraumbilikalvenen)
- Evtl. Bildung eines spleno-renalen Shunts.

4.77

Ursachen einer Leberzirrhose geordnet nach Häufigkeit in Mitteleuropa:
- Toxisch (meist Alkohol, extrem selten z. B. Methotrexat)

- Infektionen (z. B. Hepatitisviren B, C, D)
- Biliär (z. B. primär biliäre Zirrhose, primär sklerosierende Cholangitis)
- Autoimmunologisch (z. B. Autoimmunhepatitis)
- Angeborene Stoffwechseldefekte (z. B. Hämochromatose, M. Wilson, α_1-Antitrypsinmangel)
- Venöse Stauung (z. B. Constrictio pericardii)
- u. a.

4.78

Aszites: Ansammlung von Flüssigkeit in der freien Bauchhöhle. Empfindlichste Nachweismethode ist die Sonographie (ab 50 ml).

Häufigere Ursachen eines Aszites (Auswahl):

Meist Transsudat:
- Portale Hypertension: posthepatisch (z. B. Budd-Chiari-Syndrom, Perikarditis constrictiva), intrahepatisch (z. B. Leberzirrhose), prähepatisch (z. B. Pfortaderthrombose).
  Merke: Je weiter prähepatisch, desto seltener Aszitesbildung
- Hypalbuminämie verschiedener Genese (nephrotisches Syndrom, Leberzirrhose, exsudative Enteropathie u. a.).

Meist Exsudat:
- Akute Pankreatitis (nekrotisierende Pankreatitis, Pseudozysten, Fisteln)
- Peritonitis (bakteriell, spontan-bakteriell bei Leberzirrhose, tuberkulös, gallig)
- Tumoren (Peritonealkarzinose, Magenkarzinom, Ovarialtumoren, Lymphome u. a.)
- Paranephritischer Abszess
- Lymphabflussstörung (Retroperitonealfibrose, Peritonalkarzinose u. a.)
- Kollagenosen
- Amyloidose
- Hypothyreose.

Blutig:
- Milzruptur
- Trauma.

Chylös:
- Chylöser Aszites.

4.79

Gastroskopie, pH-Metrie, Manometrie, ggf. Ösophagusbreischluck. Die durchgeführten Untersuchungen zeigten in der Manometrie simultane Kontraktionen im Sinne eines diffusen Ösophagospasmus.

4.80

- Ein Ulcus ventriculi sollte vier bis sechs Wochen nach Diagnosestellung bzw. bis zur endgültigen Abheilung endoskopisch kontrolliert werden, damit ein malignes Ulkus ausgeschlossen wird.
- Ein Ulcus duodeni bedarf keiner routinemäßigen Kontrolle, da es nicht maligne entartet.

4.81

Chronische Hepatitis B (früher: chronisch-aggressive Hepatitis).

4.82

Begleithepatitis bei viralen Infektionen (außer Hepatitis A–E und G):
- Infektiöse Mononukleose
- Zytomegalie
- Gelbfieber
- Herpes-simplex-Infektionen
- Röteln
- Varizellen
- Adenovirusinfektionen
- Coxsackievirusinfektionen
- u. a.

4.83

Verdachtsdiagnose:
Laktoseintoleranz mutmaßlich auf dem Boden eines isolierten Laktasemangels.

Diagnosesicherung:

Nicht invasiv:
- H$_2$-Atemtest mit Laktose (Wasserstoffmessung in der Ausatemluft nach Laktuloseingestion, die wegen Laktasemangels nicht gespaltene Laktose wird im Kolon bakteriell verstoffwechselt.)
- Laktosetoleranztest: Prinzip ist die Glukoseresorption nach Laktosespaltung in Glukose und Galaktose durch die membranständige Laktase. Gabe von 50 g Laktose in 400 ml Wasser nüchtern morgens p.o. Messung der Blutglukose nach 0, 30, 60, 90 und 120 min. Pathologisch ist ein Anstieg der Blutglukose < 20 mg/dl.

Invasiv:
- Histochemischer Nachweis eines Disaccharidasemangels.

Therapie:
Reduktion des Milchkonsums, ggf. strenger Diätplan unter Erhalt einer ausreichenden Kalziumzufuhr.

4.84

Verdachtsdiagnose:
Gastroösophageale Refluxkrankheit (GERD) mutmaßlich mit Refluxösophagitis.

Diagnosesicherung:
- Endoskopie inkl. Biopsie: Stadium II (s.u.)
- Langzeit-pH-Metrie im unteren Ösophagus: +++
- Röntgen-Ösophagus (einschl. Kopftieflage): +++

Endoskopische Klassifikation (nach SAVARY und MILLER; modif. nach SIEWERT):
- Stadium 0: Normalbefund bei Reflux und histologischem Nachweis einer Ösophagitis
- Stadium I: umschriebene Erosionen (jeweils a = ohne Fibrinbelag, b = mit Fibrinbelag)
- Stadium II: konfluierende Erosionen (in der Regel in Längsausdehnung)
- Stadium III: Erosionen, die die gesamte Zirkumferenz der Speiseröhre einnehmen

- Stadium IV: Komplikationen der Refluxösophagitis: Stenose, Ulkus, Epithelmetaplasie (Barrett-Ösophagus).

Therapeutische Maßnahmen:

Allgemeine Maßnahmen:
- Hochlagerung des Oberkörpers im Bett
- Speisenvolumen reduzieren, besonders am Abend
- Gewichtsreduktion
- Nikotin, Kaffee, Alkohol reduzieren, bzw. absetzen.

Medikamentös:
- Alle Stadien: Protonenpumpeninhibitoren (PPI), Dauer stadienabhängig
- Absetzen von Medikamenten mit Reduktion des Ösophagussphinktertonus (Kalziumantagonisten, Nitrate, Anticholinergika, u.a.)

Chirurgisch:
- Medikamentöse Therapieversager (laparoskopische Fundoplicatio)
- Bei Komplikationen der Refluxkrankheit.

4.85

Verdachtsdiagnosen:
- Achalasie des Ösophagus mit Dysphagie
- Akute eitrige Bronchitis durch Aspiration.

Diagnosesicherung:
- Ösophagoskopie: Nach Ausspülen von Speiseresten und Sukkus erkennt man eine gerötete Schleimhaut meist ohne Erosionen und ohne Ulzerationen, Engstellung der Kardia, die aber vom Instrument unter Druck passiert werden kann.
- Ösophagusmanometrie: aufgehobene bzw. gestörte schluckreflektorische Druckminderung des unteren Ösophagussphinkters, fehlende propulsive Peristaltik im distalen Ösophagus. Erhöhte Stimulierbarkeit des Sphinktertonus durch Pentagastrin
- (Ösophagus-Szintigraphie zur Verlaufskontrolle)
- Ausschluss organischer Ursachen (z.B. Sklerodermie, Divertikel, Karzinom).

4

Therapie:
- Methode der Wahl: pneumatische Dilatation (*cave: Ösophagusperforation!*)
- Intrasphinkterische Injektion von Botulinumtoxin
- Additiv-medikamentös: Nifedipin, Nitrate (vor dem Essen), nur begrenzte Effektivität
- Therapieversager: operative Längsmyotomie nach Heller, ggf. mit Antirefluxplastik
- Ggf. Psychotherapie.

Merke: Achalasie ist eine primäre Motilitätsstörung des Ösophagus mit unvollständiger oder fehlender schluckreflektorischer Erschlaffung des unteren Ösophagussphinkters und fehlender, koordinierter Peristaltik. Ätiologie unbekannt, es findet sich eine verminderte Ganglienzellzahl des Auerbach-Plexus. Prävalenz ca. 10/100 000, Manifestationsalter drittes bis sechstes Lebensjahrzehnt.

4.86

Vorgehen bei der Diagnostik einer chronischen Diarrhö:
- Anamnese: Häufigkeit, Aussehen des Stuhlgangs, Schmerzen, Fieber, Auslandsaufenthalte, Gewichtsverlauf, Laxanzienabusus, u.a.
- Allgemeinuntersuchung: Exsikkose, Ernährungszustand, Ödeme, Abdominalbefund, rektale Untersuchung
- «Stuhlvisite» (Konsistenz fettglänzend-breiig oder wässrig, Geruch, Schleim- oder Blutauflagerungen), Stuhlgewicht, Stuhlkultur (pathogene Bakterien, Parasiten)
- Fastenversuch über 48 h (s.u.)
- Labor: BSG, CRP, Diff.-BB, Kreatinin, Elektrolyte, Alkalische Phosphatase, γ-GT, Bilirubin, Eisen, Ferritin, Glucose, Cholesterin, Gesamteiweiß und Elektrophorese, Quick, TSH basal (Ziel: Inflammation, Anhalt für Malabsorptionssyndrom, endokrine Ursache wie Diabetes, Hyperthyreose u.a.)
- Sonographie
- Koloskopie: pathologische Schleimhaut (z.B. M. Crohn, Colitis ulcerosa, ischämische Kolitis, infektiöse Kolitis), normale Schleimhaut (einschließlich Biopsie mit Histologie und Bakteriologie)

- Abklärung von Malassimilationssyndromen (Dünndarm) durch ÖGD mit tiefer Duodenalbiopsie, ggf. vertiefte Diagnostik (z.B. neuroendokrine Tumoren, Amyloidose, intestinale Lymphome)

Merke: Diarrhö = zu häufige (> 3/d), zu flüssige (> 75 % Wasseranteil) und zu viel (> 250 g/d) Stuhlentleerung. Chronische Diarrhö ≥ 3 Wochen anhaltend. Unterteilung sinnvoll in
- *Sekretorische Diarrhö (persistiert trotz Nahrungskarenz): Infektionen, chologen, chronisch-entzündliche Darmerkrankungen, neuroendokrine Tumoren, Adenome, Kolonkarzinom (hier häufig paradoxe Diarrhö = häufige, wässrige Stühle ohne erhöhtes Gesamtgewicht/d bei stenosierendem Prozess)*
- *Malabsorptionsdiarrhö (Besserung durch Nahrungskarenz): alle Formen von Malabsorption.*

4.87

Differenzierung M. Crohn und Colitis ulcerosa

	M. Crohn	**Colitis ulcerosa**
Klinik	Diarrhö selten blutig	Diarrhö blutig-schleimig
Koloskopie	Diskontinuierlicher Befall, meist Ileitis, selten Rektum, solitäre Ulzerationen, Pflastersteinrelief, Fissuren, Fisteln	Kontinuierlicher Befall meist Rektum/Kolon, konfluierende Ulzerationen, Haustrenverlust
Histologie	Transmuraler Wandbefall, Epitheloidzellgranulome	Mukosa/Submukosa, Kryptenabszesse
Röntgen	Pflastersteinrelief, Stenosen, Fisteln	Haustrenschwund, Pseudopolypen

4.88

Therapiekonzept bei M. Crohn:

Akuter Schub:
- Vollresorbierbare Formuladiät, ggf. zuvor parenterale Ernährung

- Kortikosteroide (bei geringerer Krankheitsaktivität und Begrenzung auf terminales Ileum und Colon ascendens Budesonid p. o. als topisches Kortikoid 3 × 3 mg/d für zwei Monate)
- Mesalazin 2,5 bis 4,5 g/d
- Metronidazol, ggf. bei schwerem Schub weitere Antibiotika (z. B. Piperacillin oder Ciprofloxacin).

Chronisch-aktiver Verlauf:
- Kortikosteroide
- Alternativ: Azathioprin, als dritte Wahl Methotrexat, keine positiven Ergebnisse mit Ciclosporin
- Bei Therapieversagen: Versuch mit Infliximab (Antizytokintherapie, AK gegen TNF-α) möglich.

Rezidivprophylaxe:
- Mesalazin
- Ggf. niedrig dosierte Immunsuppression.

- Chirurgische Interventionen: bei inneren Fisteln, Stenosen, Abszessen, Therapieversagen
- Substitutionstherapie bei Malabsorption (Vitamine, Eisen, Cobalamin, ggf. Erythropoetin).

4.89

Darmferne (assoziierte) Komplikationen bei M. Crohn oder Colitis ulcerosa:
- Monarthritis, Sakroiliitis
- Uveitis, Iridozyklitis
- Primär sklerosierende Cholangitis
- Autoimmunhämolytische Anämien
- Thrombophlebitis
- Panarteriitis nodosa
- Erythema nodosum
- Pyoderma gangraenosum
- (Stomatitis aphthosa)
- u. a.

4.90

Verdachtsdiagnosen:
- Exsudative Gastroenteropathie
- Enteraler Albuminverlust

- Hypalbuminämisches Ödem und Aszites
- Foveoläre Hyperplasie des Magens (M. Ménétrier).

Diagnosesicherung:
- Gordon-Test (Erfassung radioaktiven Albumins im Stuhl)
- Direkte Bestimmung des α_1-Antitrypsins im Stuhl.

Mögliche therapeutische Maßnahmen:
- Eiweißreiche Kost
- Passager Diuretika
- Eradikation einer Helicobacter-pylori-Infektion
- Ggf. Gastrektomie

Ausschluss anderer Ursachen eines enteralen Eiweißverlustes:
- Entzündliche Darmerkrankungen, Sprue, M. Whipple
- Intestinale Lymphome mit Lymphstauung
- Venöse Lymphabflusshindernisse (z. B. konstriktive Perikarditis).

4.91

Verdachtsdiagnose
- Einheimische Sprue (Zöliakie) = gluteninduzierte Enteropathie
- Malabsorptionssyndrom
- Hypokalzämische Tetanie.

Diagnostik
- ÖGD mit Biopsie aus dem tiefen Duodenum: Es zeigt sich das typische makroskopische und histologische Bild einer Zottenatrophie, hiermit wird die Diagnose Sprue gestellt.
- Bestimmung der Endomysium- und Gliadinantikörper.

Therapie
- Glutenfreie Diät (d. h. keinerlei Getreideprodukte. Erlaubt sind z. B. Reis, Mais, Sojabohnen, Kartoffeln).

Hierunter kommt es zur Normalisierung der Zottenarchitektur, völliger Reversibilität der Eisenmangelanämie und aller anderen Folgen des Malabsorptionssyndroms inkl. der Diarrhö.

4.92

Verdachtsdiagnosen:
- Karzinoidsyndrom
- V. a. Lebermetastasen.

Diagnosesicherung:
- Deutlich erhöhte Ausscheidung der 5-Hydro-xy-Indolessigsäure im Urin
- Erhöhtes Chromogranin A im Serum (nicht spezifisch für Karzinoid, auch bei anderen gastrointestinalen, neuroendokrinen Tumoren erhöht)
- Speziallabor: Bestimmung von Serotonin im Plasma und Urin: +++

Lokalisationsdiagnostik im vorliegenden Fall:
- Sonographie/CT: retroperitoneale Lymph-knotenpakete, mehrere echoarme, teils kon-fluierende Leberareale bei insgesamt inhomo-gener Organstruktur
- Röntgen-Dünndarmkontrastdarstellung: V. a. polypöse Wandunregelmäßigkeiten im termi-nalen Ileum
- Octreotidszintigraphie (Somatostatinrezep-tor-Szintigraphie): Anreicherungen im termi-nalen Ileum, retroperitoneale LK, Leber.

Mögliche Behandlungsverfahren:
- Synthetisches Somatostatinanalogon Octreo-tid (Sandostatin®) als Therapie der Wahl. Ef-fektivität > 80 % mit Reduktion von Flush und Diarrhö (im Zeitverlauf nachlassend). Nebenwirkungen: Schmerzen am Injektions-ort, Übelkeit, Durchfall, Gallensteine, Hyper-oder Hypoglykämie, Hypothyroxinämie
- Alternativ Interferon-α (ggf. in Kombination mit Octreotid)
- Serotoninrezeptor-Antagonisten (5HT-Anta-gonisten, z. B. 5HT1- und 5HT2-Antagonist Cyproheptadin, 5HT3-Antagonisten, wie Ondansetron oder Tropisetron)
- Histaminrezeptorantagonisten (H$_1$-Antago-nist, wie Diphenhydramin, plus H$_2$-Antago-nist, wie Cimetidin oder Ranitidin), v. a. wirk-sam bei gastralem Karzinoid
- Bei Subileus Resektion des tumorobstruierten Darmabschnitts
- Ggf. Chemoembolisation der Lebermetasta-sen

- Ggf. systemische Chemotherapie (schlechte Ansprechraten).

Zu endokrin aktiven Tumoren des Gastrointes-tinaltraktes s. 4.2

4.93

Sicherung der Verdachtsdiagnose Zollinger-Elli-son-Syndrom (Gastrinom):
- Erhöhte Nüchtern-Serumgastrinspiegel + Säurehypersekretion des Magens (basal > 15 meq/h, normal < 4 meq/h, Magen-pH < 2,0)
- Sekretintest: Anstieg des Serumgastrinspie-gels (bei antraler G-Zell-Hyperplasie Abfall des Serumgastrinspiegels!).

Merke: Protonenpumpeninhibitoren führen in-folge der Säuresekretionshemmung zu einem re-gulatorischen Gastrinanstieg. Daher PPIs obligat mindestens eine Woche vor Gastrinbestimmung absetzen.

4.94

Das Infektionsrisiko des Neugeborenen einer HCV-infizierten Mutter liegt bei 2 bis 5 %. Risi-kofaktoren für ein erhöhtes HCV-Infektionsri-siko des Neugeborenen sind:
- Mütterliche Viruslast > 10^5 bis 10^6/ml
- HIV-Koinfektion.

Der HCV-Genotyp und die Entbindungsmetho-de scheinen keine Rolle zu spielen. Eine HCV-Übertragung durch Stillen findet nicht statt.

4.95

Beim Vorliegen eines T1-Karzinoms ist die Poly-pektomie ausreichend, wenn kein Lymphgefäß-oder Blutgefäßeinbruch vorliegt, die Abtragung mindestens 2 mm im Gesunden erfolgte und ein G1- oder G2-Stadium nachzuweisen ist. In allen anderen Fällen spricht man von einem High-risk-Karzinom. Hier ist eine zusätzliche Opera-tion mit Lymphadenektomie indiziert, da das

Lymphknotenmetastasierungsrisiko in High-risk-Fällen bei mehr als 3 % liegt und somit höher als die OP-Letalität des Eingriffs ist.

4.96

Verdachtsdiagnose:
Akute Alkoholhepatitis (syn.: akute Fettleberhepatitis)

Diagnosesicherung:
Histologischer Befund (Leberpunktion oder bei schweren Gerinnungsstörungen durch eine transjuguläre, transvenöse Leberbiopsie). Charakteristisch sind hyaline Einzel- und Gruppen-Leberzellnekrosen und ein vorwiegend granulozytäres Infiltrat.

Differenzialdiagnostische Überlegungen und Ausschlussdiagnostik:
- NASH (nicht alkoholische Steatohepatitis: identische histopathologische Veränderungen bei fehlendem Alkoholkonsum, z. B. bei Diabetes, Adipositas)
- Ethyltoxische Leberzirrhose (sonographisch eher verkleinertes Organ, Histologie)
- Extrahepatische Cholestase (sonographischer Ausschluss eines erweiterten Ductus choledochus, ggf. ERCP)
- Budd-Chiari-Syndrom (Duplexsonographie, CT: Kontrastmitteldarstellung der Lebervenen)
- Akute und chronische Virushepatitis (Anamnese, Serologie, Histologie)
- Medikamenteninduzierte akute Hepatitis (Medikamentenanamnese)
- Leberschädigung durch gewerbliche Gifte und Umweltgifte (z. B. Tetrachlorkohlenstoff, Halogenwasserstoffe, Schwermetalle, Knollenblätterpilz).

Prognose:
Letalität unbehandelt bis zu 50 %; korreliert u. a. mit der Verringerung des Quickwertes (unter 50 %), der Hyperbilirubinämie (> 10 mg/dl), der spontanen Enzephalopathie und mit einer Niereninsuffizienz (Serumkreatinin > 2,5 mg/dl).

Therapie:
- Komplette und dauerhafte Alkoholabstinenz

- Enterale, ggf. parenterale Ernährung (40 kcal/kg KG/d, Protein 1 g/kg KG/d) + Zink, Magnesium, Vitamine
- Kortikosteroide: bei schweren Verlaufsformen Reduktion der Ein-Jahres-Letalität nach vierwöchiger Therapie (nach Ausschluss von Sepsis, Pankreatitis oder GI-Blutung). Prednisolon 32 mg/d für vier Wochen, dann ausschleichen über weitere vier Wochen
- Alternative: Pentoxifyllin 3 × 400 mg/d für vier Wochen
- Bei chronischem Alkoholismus wird keine Lebertransplantation erwogen.

Alkoholinduzierte Organschäden im Gastrointestinaltrakt:
- Fettleber, Fettleberhepatitis, Leberzirrhose
- Chronische Parotitis
- Refluxösophagitis
- Mallory-Weiss-Syndrom
- Akute und chronische Gastritis
- Akute und chronische Pankreatitis.

Kommentar:
Die belastete Prognose der akuten Alkoholhepatitis erfordert rasches Handeln, wobei der verlässlichen anamnestischen Erhebung, der Toxinkarenz und der Therapie (Kortikoide und Intensivtherapie, einschl. Kompensation einer vorausgegangenen Mangelernährung) die größte Bedeutung zukommen. Im weiteren Verlauf muss auf schwerwiegende Komplikationen geachtet werden (z. B. Gerinnungsstörungen, Enzephalopathie, Niereninsuffizienz).

Merke: *Die Symptomtrias aus alkoholtoxischer Leberschädigung, hämolytischer Anämie und Hyperlipidämie wird als ZIEVE-Syndrom bezeichnet.*

4.97

Diagnose:
Budd-Chiari-Syndrom (BCS) unter Einnahme eines oralen Kontrazeptivums.

Differenzialdiagnose:
Differenzialdiagnostisch ist die «veno-occlusive disease» (VOD) der Leber in Erwägung zu ziehen. Sie ist durch einen Verschluss vornehmlich

der kleinen Lebervenen auf dem Boden von Bindegewebsproliferationen in den Gefäßwänden charakterisiert, z.B. nach Applikation von Zytostatika, Immunsuppressiva, Pyrrolizidinen (Kräutertees) oder im Verlauf von Vaskulitiden.

Therapie:

Konservative Therapie:
- Absetzen der Hormoneinnahme!
- Lysetherapie nur bei wenige Tage alten Verschlüssen zu diskutieren.
- Üblich, wenngleich nicht gut gesichert, ist die langfristige Therapie mit Antikoagulanzien wie Phenprocoumon = Marcumar® (alternativ Thrombozytenaggregationshemmer bei myeloproliferativer Grunderkrankung).

Operative Therapie:
- Porto-cavale oder mesenterico-cavale Seit-zu-Seit-Shunts (fakultativ und nach Ausschluss einer Leberzirrhose)
- Lebertransplantation.

Der Stand des Wissens erlaubt derzeit keine Entscheidung darüber, ob der konservativen oder der operativen Therapie als therapeutischer Erstmaßnahme der Vorzug zu geben ist.

Kommentar:
Neben hämatologischen Systemerkrankungen (z.B. Polycythaemia vera, paroxysmale nächtliche Hämoglobinurie) sind heute orale Kontrazeptiva die häufigste Ursache eines BCS. Ein nicht unbeträchtlicher Teil der thrombotischen Lebervenenverschlüsse bleibt auch nach Ausschluss seltener Ursachen, wie Koagulopathien, Traumen oder Tumoren, unklar.
Die anamnestische Angabe zweier Fehlgeburten ließ zwar an das Vorliegen eines Lupusantikoagulans denken, jedoch konnte dieses nicht durch entsprechend hohe Antikörpertiter gegen Cardiolipin belegt werden.
Diagnosefindung: Die Medikamentenanamnese weist gemeinsam mit den auf den re. Oberbauch hinweisenden Beschwerden der Patientin und der vergrößerten Leber mit Aszites bereits auf der Ebene E-1 auf die Möglichkeit eines Lebervenenverschlusssyndroms hin, zumal sich in der klinisch-chemischen Basisdiagnostik keine Hinweise auf eine entzündliche Lebererkrankung

fanden. Die weiteren diagnostischen Maßnahmen auf der Ebene E-2 (Farbdopplersonographie der Leber, Cavographie und Leberhistologie) zielen dann direkt auf die Sicherung der Verdachtsdiagnose hin.

4.98

Die Entscheidung zur sofortigen Laparotomie war *nicht eindeutig falsch*. In der Chirurgie gilt die Regel: Bei jeder diagnostizierten Appendizitis besteht die Indikation zur Appendektomie im Frühstadium, da bei verschleppten Fällen eine rapide Verschlechterung der Prognose zu erwarten ist. Allerdings wäre es kein Fehler gewesen, dem Vorschlag des chirurgischen Konsiliarius zu folgen und mit dem Eingriff bis zum nächsten Morgen zu warten, zumal die Diagnose «akute Appendizitis» nicht nach allen Kriterien belegt war. Sinnvoll wäre die Durchführung einer Sonographie mit dem Versuch der Visualisation der Appendix. Bei Darstellung einer unauffälligen Appendix ist ein abwartendes Verhalten richtig. Präoperative Maßnahmen sind Bettruhe, Eisblase, Nulldiät, parenterale Ernährung, engmaschige Kontrollen des Lokalbefundes und der Entzündungsparameter.

Verdachtsdiagnose:
Karzinoid

Differenzialdiagnostische Überlegungen:

Hier weniger wahrscheinlich:
- Adnexitis → Fieber, ausgeprägte Leukozytose, gynäkologischer Lokalbefund
- Pyelitis → Leukozyturie
- Harnleiterstein re. → Koliken, Ausstrahlungsmodus, Erythrozyturie, Hämaturie.

Hier unwahrscheinlich:
- Tubargravidität, stielgedrehte Ovarialzyste.

Ergebnis der 2. Operation:
Multiple Tumoren verschiedener Größe im terminalen Ileum und Zökum. Histologisch: submukös wachsendes Karzinoid (enterochromaffine Zellen). Benachbarte LK und Leber: kein Hinweis auf Metastasen. Ileumresektion über 25 cm.

Weiterer Verlauf:

Unkomplizierter postoperativer Verlauf. Nach Entlassung Auftreten von breiigen Stuhlentleerungen bis zu 4 x/d im Sinne eines (passageren) distalen Kurzdarmsyndroms ohne Hinweise auf eine Malabsorption (kein Gewichtsverlust, keine Anämie). Nach Diät (keine Milchprodukte, fettarme Kost, Substitution von Vitaminen und Spurenelementen) Normalisierung der Stuhlfrequenz und -konsistenz in den nächsten drei Monaten. In der Nachuntersuchung (Lebersonographie, 5-Hydroxyindolessigsäure im Urin, Octreotidszintigraphie = Somatostatinrezeptorszintigraphie): kein Nachweis von Metastasen. Klinisch keine Hinweise auf ein Karzinoidsyndrom (Flush, Leibschmerzen, chronische Diarrhö etc.).

Kommentar:

Karzinoide gehören zu den häufigsten gastrointestinalen hormonaktiven Tumoren (55 %). Fast die Hälfte aller Karzinoidtumoren ist im Appendix bzw. im terminalen Ileum lokalisiert; ähnlich den kolorektalen Karzinoiden sind sie verhältnismäßig benigne und metastasieren selten und spät, ganz im Gegensatz zu den oberen Dünndarm- und Bronchialkarzinoiden. Hinsichtlich des Lebensalters, des Geschlechts und der Lokalisation der Tumoren (Ileum und Appendix ohne Absiedlungen) sind der hier beschriebene Krankheitsverlauf und die erfolgreiche Kausaltherapie als außerordentlich günstig zu beurteilen. Eine adjuvante systemische Therapie erübrigt sich.

Zum Karzinoidsyndrom s. a. 4.92

4.99

Ursachen eines Singultus (Reizung des N. phrenicus):

Episodisch:
- Akute Magendehnung (durch Trinken und Essen)
- Plötzliche Temperaturänderung von Speisen (z. B. Eis)
- Alkohol
- Nikotinexzess
- Psychische Erregung
- Pharmaka (z. B. Barbiturate, Sedativa, Anästhetika).

Persistierend:
- Hirnstammläsionen
- Mediastinale und hilusnahe Tumoren, Mediastinitis
- Ösophaguskarzinom
- Ösophagusdivertikel
- Achalasie
- Entzündliche Prozesse in der zwerchfellnahen Magenregion
- Subphrenischer Abszess
- Cholezystitis
- Hiatushernie
- Pleuritis
- Stoffwechselstörungen (z. B. Niereninsuffizienz)
- Intraabdominelle Prozesse (z. B. Peritonitis)
- Septische Infektionen
- Abdominelle Gefäßprozesse (z. B. Aortenaneurysma).

Verdachtsdiagnose:

Hoher Magen-Darmverschluss (Okklusionsileus)

Mögliche Ursachen:
- Hernien
- Tumoren
- Invagination
- Volvulus
- Darminfarkt
- Fremdkörper
- Entzündungen (s. o.).

Mangels präziser Untersuchungsbefunde und wegen der unterlassenen Obduktion lassen sich nur Vermutungen zur Ursache anstellen. Die besonderen Umstände dieses Falles, nämlich die zeitliche Abfolge von Todesfluch, Brückensymptomatik und tödlichem Ausgang, der persistierende Singultus als Leitsymptom und der bis dahin robuste Gesundheitszustand des Patienten weisen auf eine exogene Verursachung hin. Eine in tropischen Ländern nicht unbekannte Mordtechnik ist das wiederholte Beibringen von fein zerriebenen Agavenspitzen in der Nahrung, deren unsichtbare Widerhäkchen sich im Gastrointestinaltrakt festsetzen und dort, ähnlich der

Aktinomykose, zu Fremdkörpergranulomen mit allen Folgestörungen (z.B. eines Okklusionsileus) führen können.

Therapie:

Die Therapie eines *persistierenden* Singultus erfordert dringlich die Klärung und Elimination der Ursache!

- Symptomatisch: Flüssigkeits- und Elektrolytsubstitution, Magensonde zur Lumenentlastung
- Medikamentöse Therapie*versuche* (ggf. in Kombination) umfassen: Neuroleptika (z.B. Triflupromazin = Psyquil®, Chlorpromazin = Propaphenin®, Haloperidol = Haldol®), Myotonolytikum (Baclofen = Lioresal®), Antikonvulsiva (Valproinsäure = Ergenyl®, Carbama-

zepin = Tegretal®), motilitätssteigernde Pharmaka (Metoclopramid = Paspertin®, Domperidon = Motilium®), Protonenpumpenhemmer.

4.100

- N   *Tramontana*
- NO   *Grecale*
- O   *Levante*
- SO   *Scirocco*
- S   *Mezzogiorno*
- SW   *Libeccio*
- W   *Ponente*
- NW   *Maestrale*

Antworten zu Kapitel 5:
Endokrinologie, Stoffwechsel, Ernährung

5.1

Bei Geburt weisen bis 30% aller männlichen Säuglinge einen Maldescensus testis auf, am Ende des ersten Lebensjahres noch 1%.

Behandlungsprinzipien des angeborenen Hodenhochstandes:
Hormonell (Ende des ersten und im zweiten Lebensjahr)
- Humanes Choriongonadotropin (hCG) über fünf Wochen (500 bis 2000 IE/d i.m.)
- Alternativ GnRH über vier Wochen (Kryptocur® 1200 µg/d intranasal).

Operativ: nach zwei erfolglosen HCG-Kuren, spätestens im dritten Lebensjahr Orchidopexie (operative Fixierung des Hodens im Skrotum).

Merke: Lageanomalien des Hodens (Maldescensus testis) umfassen Kryptorchismus (Hoden liegt oberhalb des Leistenbandes), Leistenhoden (Hoden im Leistenkanal fixiert), Gleithoden (Hoden kann vom Leistenkanal ins Skrotum verschoben werden, gleitet spontan aber zurück), Pendelhoden (Hoden liegt im Skrotum, gleitet jedoch unter Zug des M. cremaster in den Leistenkanal hoch) und Hodenektopie (Hoden liegt außerhalb des physiologischen Descensusweges, z. B. femoral oder perineal). Bei Maldescensus testis (auch nach Korrektur) besteht häufiger eine Infertilität (normal liegender Hoden aus unbekannter Ursache mitgeschädigt), jedoch kein Androgenmangel. Entartungsrisiko maldeszendierter Hoden 3%!

5.2

Hormonsubstitution im Klimakterium:

Indikationen vor der Menopause:
- Nach Ovarektomie
- Climacterium praecox.

Indikationen nach der Menopause:
- Sehr umstritten, keine routinemäßige, gar langjährige Hormonsubstitution in der Postmenopause! Weder bei Patientinnen mit Atherosklerose, noch bei solchen ohne Atherosklerose konnte durch Hormonersatztherapie (Östrogen/Progesteron) die Häufigkeit kardiovaskulärer Ereignisse (Herzinfarkt, Schlaganfall) gesenkt werden. Im Gegenteil besteht unter Hormonsubstitution eine (leicht) erhöhte Rate an Herzinfarkt, Schlaganfall, thromboembolischen Ereignissen (Beinvenenthrombose/Lungenembolie), Mammakarzinom, aber weniger Frakturen (Osteoporoseprophylaxe) und weniger Kolonkarzinome.
- Sinnvolle Indikation sind ausgeprägte klimakterische Beschwerden (hier «kurzzeitige» Therapie z. B. über ein bis zwei Jahre). Somit Begrenzung auf eine symptomlindernde Indikation, keine Ausweitung auf eine primär- oder sekundärpräventive Indikation zur Verhütung künftiger Erkrankungen.

Nebenwirkungen (neben den bereits aufgeführten):
- Atypische Genitalblutungen
- Gewichtszunahme
- Ödeme
- Mastodynie
- Übelkeit

- Wadenkrämpfe
- Schwindel, Kopfschmerzen
- Depression
- u. a.

Merke: Die epidemiologische Beobachtung einer geringeren Inzidenz kardiovaskulärer Erkrankungen prämenopausaler Frauen im Vergleich zu Männern und der postmenopausale Anstieg der Inzidenz dieser Erkrankungen legte eine kardiovaskuläre Protektion weiblicher Sexualhormone nahe. Diese Annahme wurde gestützt durch nachweisbare Effekte, wie HDL-Zunahme und LDL-Abnahme, Besserung der Endothelfunktion etc. Aktuelle primärpräventive (WHI) und sekundärpräventive (HERS I und II) Studien zeigten jedoch statistisch keine kardiovaskuläre Protektion unter der Hormonersatztherapie (HRT Hormone Replacement Therapy). Möglicherweise spielen die verwendete Dosis und Kombination der Hormonersatztherapie (konjugiertes equines Östrogen 0,625 mg/d plus Medroxyprogesteronacetat 2,5 mg/d) eine Rolle. Da das Risiko nachteiliger Gesundheitsrisiken absolut gesehen relativ gering ist, ist eine zeitlich begrenzte Anwendung aus symptomatischen Gründen sehr gut begründbar.

5.3

Verdachtsdiagnose:
Akut-subakute Thyreoiditis (de Quervain).

Diagnosesicherung:
- Punktionszytologie: granulomatöse Entzündung mit typischen Riesenzellen
- Sonographie: unscharf begrenzte echoarme Areale
- Szintigraphie: stark verminderte Radionuklidaufnahme mit fleckigem Speicherungsmuster.

Differentialdiagnose: durch Zytologie und Antikörper abgrenzbar gegen:
- Akut-eitrige Thyreoiditis (Leukozytose «obligat»)
- Chronisch-lymphozytäre Thyreoiditis (Hashimoto, positive TPO- und Thyreoglobulin-AK)
- M. Basedow (positive TSH-Rezeptor-AK = TRAK)

- Invasiv-fibrosierende Thyreoiditis (Riedel-Struma)
- Zysteneinblutung
- Schilddrüsenkarzinom

Therapie:
- Nicht steroidale Antiphlogistika passager
- Ggf. Kortikosteroide passager
- Keine antithyreoidalen Substanzen!
- Keine Thyreoidektomie!
- Ggf. Betablocker passager

Prognose:
Meist prompte Besserung der Beschwerden unter Therapie, rasche Normalisierung der Hyperthyreose. Ggf. Hormonsubstitution bei nachfolgender Hypothyreose. Neigung zu Rezidiven.

5.4

«Sick Euthyroid Syndrome» (SES) oder Low-T3-Syndrom. Im Rahmen schwerer Allgemeinerkrankungen kommt es zur Konversionsstörung von T4 zu T3, dafür vermehrt reverses-T3 nachweisbar. Patienten sind klinisch euthyreot, keine Horminsubstitution indiziert.

5.5

Ursachen einer Hypothyreose:

Angeboren:
- Kretinismus.

Erworbene primäre Hypothyreose:
- Entzündlich (z.B. chronisch-lymphozytäre Thyreoiditis), häufigste Ursache
- Nach Strumektomie
- Nach Strahlentherapie
- Medikamentös (z.B. Thyreostatika, Lithium, Amiodaron)
- Neoplastisch
- Bei extremem Iodmangel.

Erworbene sekundäre Hypothyreose:
- Hypophysär oder hypothalamisch (unzureichende Stimulation).

5.6

Verdachtsdiagnosen:
- Hyperthyreose infolge M. Basedow
- Beginnende Orbitopathie.

Sicherung der Diagnose Hyperthyreose:
- Basale TSH-Bestimmung: ↓↓, freies T3 ↑↑, freies T4 ↑↑.

Differenzierung der Hyperthyreose (M. Basedow gegen diffuse oder fokale Autonomie)
- Spezifisch: Antikörper gegen TSH-Rezeptor (TRAK) ++
- Unspezifisch: AK gegen das mikrosomale Schilddrüsenantigen (TPO) ++
- Sonographie, Szintigraphie (fehlende multifokale Autonomie, fehlende unifokale Autonomie = autonomes Adenom).

Therapieplan:
- Medikamentöse Therapie: Thyreostatika (z.B. Carbimazol oder Thiamazol), Behandlungsdauer: 12 (bis 18) Monate, Dosierung unter Kontrolle des basalen TSH und des freien T_4, ggf. Zugabe von L-Thyroxin (→ TSH supprimiert) zur Vermeidung eines strumigenen Effekts. Initial passager unselektiver Betablocker (Propranolol). Bei Orbitopathie zusätzlich Prednisolon, ggf. Bestrahlung des Retroorbitalraums
- Radioiodtherapie: bei Persistenz oder Rezidiv nach einem Jahr thyreostatischer Therapie (ca. 50 % Ausheilungsrate unter Thyreostatika nach einem Jahr). Kontraindikationen sind Kinder, Gravidität, Laktation. Anfänglich Thyreostatika weiter geben (sechs bis acht Wochen), später meist Hormonsubstitution notwendig.
- Operation: Alternative zur Radioiodtherapie (v.a. bei relativen oder absoluten Kontraindikationen).

5.7

Therapie der euthyreoten diffusen Struma

Medikamentös:

Bei Jugendlichen und jungen Erwachsenen (bis 40 J.):

- Bevorzugt Iodid 100 bis 200 (bis 400) µg/d *oder*
- Levothyroxin 75 bis 100 µg/d + Iodid 100 bis 200 µg/d *oder*
- Levothyroxin-Monotherapie 75 bis 150 µg/d

Bei Erwachsenen > 40 Jahre:
- Nach Ausschluss einer Autonomie Levothyroxin 75 bis 100 µg/d + Iodid 100 bis 200 µg/d
- Wenn Autonomie nicht sicher ausgeschlossen, Monotherapie mit Levothyroxin 75 bis 100 µg/d.

Therapiedauer ein bis zwei Jahre, dann Übergang zur Iodidprophylaxe (100 bis 150 µg/d) Verlaufskontrollen: TSH-Bestimmung, freies T3 und T4, Sonographie.

Chirurgisch:
Bei großen Strumen mit mechanischen Komplikationen, Knoten, dystopen Strumen (retrosternal, mediastinal).

Radioiodtherapie:
- Indikationen: hyperthyreote Strumen ohne relevante mechanische Komplikationen, bestehendes hohes OP-Risiko (v.a. ältere, multimorbide Patienten)
- Reduktion der Strumagröße um 30 bis 50 % erreichbar.

Merke: Strumaprophylaxe mit Iodid 100 bis 150 µg/d v.a. bei Kindern, Jugendlichen, Schwangerschaft, Stillzeit, nach Strumatherapie.

5

5.8

Medikamentöse Induktion einer Gynäkomastie beim Mann:
- Spironolacton
- Kalziumantagonisten: Verapamil, Diltiazem, Nifedipin
- H_2-Blocker: Cimetidin, Ranitidin
- Digitalis
- Amiodaron
- Hormone: Östrogene, Antiandrogene, Anabolika
- Antibiotika: Ketoconazol, Metronidazol, Isoniazid

- Zytostatika: Alkylanzien (z. B. Busulfan), Antimetaboliten (z. B. Methotrexat), Vinca-Alkaloide
- ACE-Hemmer
- Psychopharmaka: Tranquilizer, trizyklische Antidepressiva, Phenothiazine
- u. a. (z. B. Alkohol).

Merke: Der Gynäkomastie-Effekt kann durch die östrogenartige Wirkung einer Substanz (z. B. Digitalis) oder die Inhibition der Androgenproduktion (z. B. Ketoconazol) oder -wirkung (z. B. Spironolacton) entstehen.

5.9

Kriterien für das Vorliegen eines autonomen Schilddrüsenadenoms (unifokale Autonomie):

- Szintigraphisch: unifokale Autonomie (einzelner warmer oder heißer Knoten)
- Funktionell: TSH supprimiert und periphere Schilddrüsenhormonparameter (fT3 und fT4) normal (früher kompensiertes autonomes Adenom, szintigraphisch «warmer» Knoten) oder erhöht (früher dekompensiertes autonomes Adenom, szintigraphisch «heißer» Knoten mit komplett supprimiertem restlichem Gewebe)
- Sicherung der Diagnose in Zweifelsfällen (nicht relevant supprimiertes Schilddrüsengewebe außerhalb des vermuteten Adenoms) durch Suppressionsszintigramm: fortbestehender Tc-Uptake im autonomen Areal und komplett fehlender Uptake im restlichen Schilddrüsengewebe unter TSH-Suppression mittels L-Thyroxin 150 bis 200 µg/d über drei Wochen.

Merke: Die Nomenklatur «kompensiertes/dekompensiertes Adenom» ist weitgehend verlassen. Häufig subklinische Hyperthyreose (TSH supprimiert, fT4 normal). Nach Radioiodtherapie oder Operation sind normale basale TSH-Werte Zeichen der erfolgreichen Ausschaltung der Autonomie und der normalen Hormonproduktion durch das restliche Schilddrüsengewebe.

5.10

Verdachtsdiagnosen:

- Primärer Hyperparathyreoidismus
- Hyperkalzämische Krise
- Allgemeine Dehydratation bei Polyurie
- Organisches Psychosyndrom
- Urolithiasis
- Hyperazidität und rezidivierende Ulcera duodeni.

Sofortmaßnahmen:

- Flüssigkeitssubstitution (2 bis 5 l isotone NaCl-Lösung)
- Forcierte Diurese mit Schleifendiuretikum (z. B. Furosemid 40 bis 200 mg/d i. v.) zur Steigerung der renalen Kalziumausscheidung, *cave: Kaliumsubstitution*
- Kalzitonin (5 bis 10 IE/kg KG/d i. v. als Infusion mit 0,9 %igem NaCl), zugelassen zur Therapie einer bedrohlichen Hyperkalzämie jeder Genese, allerdings weniger effektiv als Bisphosphonate
- Bisphosphonate: Pamidronat (Aredia® 30 bis 60 mg/d, jeweils in 250 bis 500 ml 0,9 %igem NaCl über 2 bis 3 h) oder Ibandronat (Bondronat® 2 bis 4 mg/d) oder Zoledronsäure (Zometa® 4 bis 8 mg/d), zugelassen zur Therapie der tumorassoziierten Hyperkalzämie
- Ggf. Dialyse gegen kalziumfreies Dialysat.

Merke: Thiazidhaltige Diuretika sind kontraindiziert wegen Förderung der Hyperkalzämie

Diagnosesicherung:

Funktionell:
- Parathormon (PTH): ↑↑ (Schnellbestimmung in 2 h).

Morphologisch (Lokalisation):
- Sonographie: Ortung eines oder (seltener) mehrerer schilddrüsennaher Adenom(e) (echoarm), Trefferquote ca. 70 %
- Ggf. Nebenschilddrüsen-Szintigraphie (Tc-Sestamibi): Trefferquote 90 % (bei normaler Schilddrüse)
- CT oder MRT weniger hilfreich
- Selektive Venenblutentnahme im Halsbereich (PTH-Gradient) nur bei erfolglosem Ersteingriff.

Differenzialdiagnostik:
- Ausschluss anderer Hyperkalzämie-Ursachen, s 5.12.

Therapie:
Exstirpation des Nebenschilddrüsenadenoms nach Hydrierung und Normalisierung des Serumkalziums. Exakte präoperative Lokalisation nicht obligat, intraoperative Lokalisation meist möglich (> 90 %, ggf. mit PTH-Schnellbestimmung zur Dokumentation des Abfalls). Postoperativ passagere Hypokalzämie zu erwarten.

5.11

Tumorinduzierte Hyperkalzämie «häufig» bei
- Mammakarzinom
- Bronchialkarzinom
- Plasmozytom
- Prostatakarzinom
- Leukosen
- Lymphomen.

Therapeutische Möglichkeiten:
s. 5.10. zusätzlich: Glukokortikoide

5.12

Ursachen einer Hyperkalzämie (Auswahl):

Endokrinopathien
- Primärer Hyperparathyreoidismus (pHPT)
- Primärer Hyperparathyreoidismus bei multipler endokriner Neoplasie I (Wermer-Syndrom: HVL-Adenom, pHPT, Inselzellneoplasie) oder IIa (Sipple-Syndrom: medulläres Schilddrüsenkarzinom, Phäochromozytom, pHPT)
- Tertiärer Hyperparathyreoidismus
- Hyperthyreose
- M. Addison
- Phäochromozytom.

Malignome (bei Osteolysen, ohne Osteolysen durch Zytokinausschüttung, paraneoplastische Bildung des Parathormon-related Peptides PTHrP):
- Mammakarzinom
- Bronchialkarzinom

- Plasmozytom
- Prostatakarzinom
- Nierenzellkarzinom
- Leukosen
- Lymphome
- u. a.

Granulomatöse Erkrankungen:
- Sarkoidose
- Tuberkulose
- Histoplasmose.

Medikamentös-toxisch:
- Vitamin-D-Intoxikation
- Thiazide
- Lithium
- Exzessive Milchzufuhr oder von Kalziumkarbonat (Milch-Alkali-Syndrom).

Selten:
- Familiäre hypokalziurische Hyperkalzämie
- M. Paget.

Differenzialdiagnose bei Hyperkalzämie:
- Medikamentös oder situativ induziert? Gezielte Anamnese: Thiaziddiuretika, Vitamin-D- oder -A-Präparate, Lithium? Immobilisation? exzessive Milchaufnahme?

Parathormon erhöht (oder relativ zu hoch bezogen auf die Hyperkalzämie)
- Mit Hyperkalziurie: primärer Hyperparathyreoidismus (isoliert oder bei MEN I oder IIa)
- Mit Hypokalziurie: familiäre hypokalziurische Hyperkalzämie.

Parathormon erniedrigt/normal
- Klinische oder organdiagnostische Hinweise auf Tumoren (Mamma-, Bronchial-, Nierenzell-, Prostatakarzinom, Leukose, Lymphom?)
- Osteolysen durch Metastasen solider Tumoren? (Knochenschmerzen, Röntgen)
- Immunelektrophorese Serum + Urin (Plasmozytom?)
- Erhöhtes PTHrP?
- Sarkoidose? (Rö-Thorax, erhöhtes ACE im Serum).

Differenzialdiagnose der Hyperkalziurie (klinische Folge und übliches Erstsymptom: Urolithiasis):
- Mit Hyperkalzämie (s. o.)
- Mit Normokalzämie: distale renal tubuläre Azidose, idiopathische Hyperkalziurie.

5

5.13

Verdachtsdiagnose:
Akute intermittierende Porphyrie AIP. Autosomal dominante Form einer akuten hepatischen Porphyrie, Ursache ist eine Mutation der Porphobilinogen-Deaminase (> 150 bekannte Mutanten) des Häm-Stoffwechsels.

Differenzialdiagnosen:
Akutes Guillain-Barré-Syndrom (GBS), hierbei auch sensible Ausfälle, im EMG/NLG stark verminderte Nervenleitgeschwindigkeit, Liquoreiweiß erhöht bei normaler Zellzahl.

Diagnosesicherung:
Bestimmung der Metaboliten des Porphyrinstoffwechsels in Urin und Stuhl («Porphyrinprofil»). Bei der Patientin Porphyrine im Urin 6572 µg/d (Normalwert < 150 µg/d), δ-Aminolävulinsäure im Urin 39 mg/l (Normalwert < 4,5 mg/l), Porphobilinogen im Urin 6 mg/l (Normalwert < 2 mg/l), Uro- und Koproporphyrin im Stuhl stark erhöht.

Auslösesituationen:
Meist pharmakogenetisch (hier inhalatives Anästhetikum, Analgetika, NSAR), zusätzliche Auslösefaktoren können Hunger, Stress, Alkohol oder Infektionen sein.
Porphyrinogene Medikamente (AUSWEIS ausstellen!!): u.a. Barbiturate, Diazepam, Diclofenac, Halothan, Clonidin, Pyrazolonderivate, Östrogene, Imipramin, Theophyllin. Bei bekannter Porphyrie muss vor jeder geplanten Medikamentengabe die Unbedenklichkeit nochmals abgesichert werden!
Als «sichere», erlaubte Medikamente gelten u.a. ASS, Propranolol, Morphium und Derivate, Chlorpromazin, Penicilline, Cephalosporine, Kortikosteroide.

Therapie:
- Sofortiges Absetzen auslösender Medikamente
- Intensivmedizinische Überwachung
- Beatmung bei respiratorischer Insuffizienz wie im geschilderten Fall
- Glukoseinfusionen (40 % Glukose 1 l/d als Minimum)
- Forcierte Diurese (Etacrynsäure erlaubt)
- Bei ausbleibender rascher Besserung Häm-Arginin 3 mg/kg KG/d über 15 min. i.v. (Normosang®) für bis zu 4 Tage
- Bilanzierung, Elektrolyt- und Glukosekontrollen
- Als Analgetika ggf. ASS oder Morphinderivate
- Bei Ileus Neostigmin möglich
- Physiotherapie
- Kontrollen der Porphyrinausscheidung.

Merke: *Bauchschmerzen und neurologische Symptomatik nach Operationen, Narkosen oder erstmaliger Einnahme von Medikamenten müssen immer an eine akute intermittierende Porphyrie denken lassen. Eine ungezielte Diagnostik (hier Abdomen-CT bei abdominellen Schmerzen) kann zur Verstärkung der Unklarheit beitragen.*

5.14

Ursachen eines erhöhten Parathormonspiegels im Serum:
- Primärer Hyperparathyreoidismus (autonome Produktion)
- Sekundärer Hyperparathyreoidismus infolge Hypokalzämie bei Malabsorption, Vitamin-D-Mangel, Niereninsuffizienz
- Pseudohypoparathyreoidismus (Endorganresistenz gegen die Parathormonwirkung, regulatorisch erhöhtes Parathormon, aber klinisch Hypoparathyreoidismus mit Hypokalzämie).

5.15

Verdachtsdiagnose:
Nebenniereninzidentalom (hormoninaktive, benigne Raumforderung).

Diagnostisches Vorgehen:

Suche nach endokriner Aktivität:
- Serumkalium. Bei Hypokaliämie und/oder Hypertonie Serumaldosteron und Plasmarenin
- 24-h-Urin: Katecholamine, Metanephrine (angesäuerter Urin)
- Serumcortisol im Dexamethasonkurztest oder Cortisol im 24-h-Urin
- DHEAS.

Falls negativ:
- Sonographische Verlaufskontrolle.

Differenzialdiagnose:
- NN-Tumoren (z.B. Phäochromozytom, Conn-Syndrom)
- NN-Zysten
- Ganglioneurinom
- Hypernephrom
- Metastasen
- u.a.

Therapieentscheidung:
- Bei fehlender endokriner Aktivität und Tumorgröße < 3 cm keine Operationsindikation!
- Bei größeren Tumoren ohne endokrine Aktivität Operationsindikation wegen Malignitätsrisiko, dabei absolute OP-Indikation bei Tumorgröße > 5 cm; bei Tumorgröße 3 bis 5 cm individualisierte Entscheidung (morphologische Kriterien, individuelles OP-Risiko)
- Operationsindikation bei rascher oder deutlicher Größenzunahme unter Verlaufskontrolle!

5.16

Hypertrichose:

Typische Merkmale:
- Verstärkte Körperbehaarung, kein männlicher Behaarungstyp.

Ursachen:
- *Keine* Folge androgener Hormonüberproduktion
- Familiär
- Medikamente: Phenytoin, Ciclosporin, Minoxidil, u.a.

Hirsutismus:

Typische Merkmale:
- Infolge erhöhter Androgenspiegel dem männlichen Behaarungstyp entsprechend verstärkte Körper-, Sexual- und Gesichtsbehaarung, sowie Akne und Zyklusstörungen
- Keine männliche Stimme!
- Keine Klitorishypertrophie!

Ursachen:
- Meist idiopathisch
- Nebennierenrinde (Testosteron und DHEA-S erhöht): z.B. adrenogenitales Syndrom (AGS; häufigste Ursache ist 21-Hydroxylase-Mangel), Cushing-Syndrom, androgenproduzierendes Adenom oder Karzinom
- Ovarien (Testosteron erhöht, DHEA-S normal): z.B. polyzystisches Ovarsyndrom = Stein-Leventhal-Syndrom, androgenproduzierender Tumor
- Hypophyse: z.B. M. Cushing, Prolaktinom, Akromegalie
- Medikamente (s.o. , ferner Anabolika, Kontrazeptiva u.a.).

Virilisierung

Typische Merkmale:

Zusätzlich
- Männliche Stimme
- Klitorishypertrophie
- Zeichen der Defeminisierung (z.B. Mammaatrophie, Amenorrhö).

Ursachen:
Hyperandrogenämie (z.B. ovarieller oder adrenaler Tumor, s.o.).

5.17

Verdachtsdiagnose:
Prolaktinom (Makroprolaktinom)

Diagnosesicherung:
- Basale Prolaktinkonzentration im Serum: +++ (auch Wachstumshormon und IGF-1 bestimmen, da häufig somatomammotrophe Adenome = Sekretion von Prolaktin und Wachstumshormon)
- Gehirn-MRT: im Bereich der Sella findet sich eine $3.0 \times 2.5 \times 2$ cm große Raumforderung, die stark Kontrastmittel aufnimmt und den linken Sehnerven berührt
- Perimetrie: Gesichtsfeldeinschränkung links temporal
- Normal: TSH, LH/FSH, ACTH, STH und Effektorhormone Thyroxin, 17β-Estradiol, Cortisol. Somit Ausschluss einer tumorbedingten Hypophysenvorderlappeninsuffizienz.

5

Mögliche Ursachen:

- Prolaktinproduzierender, chromophober Hypophysentumor
- Mischzelladenom der Hypophyse
- Para- und suprasellärе Raumforderungen mit Kompression des Hypophysenstiels, damit Verlust der inhibierenden Kontrolle der Prolaktinproduktion durch hypothalamisch gebildetes Dopamin (= Prolaktin-inhibierender Faktor, PIF), führt zur sog. Entzügelungshyperprolaktinämie.

Ursachen einer Hyperprolaktinämie:

- Physiologisch
- Gravidität
- Stress
- Nach Mamillenirritation
- Hypophysentumoren: Makroprolaktinom (> 1 cm, Prolaktinwert > 200 ng/ml), Mikroprolaktinom (< 1 cm, Prolaktinwert 20 bis 200 ng/ml)
- Tumoröse Kompression des Hypophysenstiels mit «Entzügelungshyperprolaktinämie»
- Medikamentös (z. B. Metoclopramid, Cimetidin, Neuroleptika, Methyldopa, Opioide, Verapamil)
- Allgemeinerkrankungen (z. B. Hypothyreose, Niereninsuffizienz, Leberinsuffizienz)
- u. a.

Therapeutische Maßnahmen bei Prolaktinom:

- Therapie der Wahl sowohl des Mikro- wie des Makroprolaktinoms ist die medikamentöse Prolaktinsuppression durch seinen physiologischen Inhibitor Dopamin. Dopaminagonisten: Cabergolin = Dostinex® oder Cabaseril® (0,5 bis 2 bis 4 mg/Woche in langsam steigender Dosis nach Prolaktinwertverlauf), Quinagolid (z. B. Norprolac® 25 bis 300 µg/d in langsam steigender Dosis nach Prolaktinwertverlauf), Bromocriptin (z. B. Pravidel®). Unter Dopaminagonistentherapie üblicherweise deutliche Größenregression auch der Makroprolaktinome!
- Nur bei Unverträglichkeit von oder Größenprogression unter Dopaminagonisten operatives Vorgehen: transsphenoidale Hypophysenoperation mit selektiver Adenomentfernung. Komplikationsrate < 5 %, Rezidive in 25 %.

5.18

- Bestimmung der basalen hypophysären (LH/ FSH, STH, TSH, ACTH) und untergeordneten Hormonwerte (17β-Estradiol oder Testosteron, IGF-1, Thyroxin, Cortisol und DHEA-S). Liegen diese noch im Normbereich, erfolgt ein Stimulationstest mittels kombinierter Gabe der hypothalamischen Releasing-Hormone LHRH + GHRH + TRH + CRH und nachfolgender repetitiver Messung der hypophysären Hormone. Alternative: Als erstes fällt meist die gonadotrope Achse aus, deshalb ist die Gonadotropinbestimmung vor und nach LHRH-Gabe meist als erstes pathologisch.
- Mittels Insulinhypoglykämietest (Hypoglykämie als massiver ACTH-Stimulus) oder Metyrapontest (Blockade der Cortisolsynthese) kann die Freisetzung von ACTH und Cortisol gemessen werden (Bestimmung der «ACTH-Reserve»).

Merke: *Übliche «Rangfolge» des Ausfalls der Hypophysenhormone bei HVL-Insuffizienz: Gonadotropine > STH > TSH > ACTH.*

5.19

Häufige Ursachen einer Hypokalzämie:

- Primärer Hypoparathyreoidismus
- Sekundärer Hypoparathyreoidismus (z. B. nach Strumaresektion)
- Vitamin-D-Mangel
- Malabsorptionssyndrom
- Akute Pankreatitis
- Niereninsuffizienz
- Schleifendiuretika
- Osteoblastische Skelettmetastasierung
- Medulläres Schilddrüsenkarzinom mit Calcitoninproduktion
- Intoxikationen (z. B. Cadmium)
- EDTA-Infusionen
- Massentransfusion: Kalziumbindung durch Zitrat
- Vermehrter Bedarf während Schwangerschaft und Stillzeit
- Heilphase einer Rachitis/Osteomalazie

Serumkalzium erniedrigt, freies Kalzium normal («Pseudohypokalzämie»):

- Hypalbuminämie, z.B. bei nephrotischem Syndrom, Leberzirrhose, exsudativer Enteropathie.

5.20

Ausschluss eines Cushing-Syndroms durch einen niedrig dosierten Dexamethason-Suppressionstest: physiologischer Abfall des morgendlichen Cortisols nach abendlicher Einnahme von 2 mg Dexamethason.

5.21

Ein normales (d.h. nicht erhöhtes) basales TSH schließt eine primäre Hypothyreose aus.
Bei V.a. eine (extrem seltene) sekundäre (= hypophysäre) Hypothyreose kann das basale TSH noch normal sein (d.h. hier: nicht erniedrigt). Hier sollten die Werte von freiem T3 und T4 gemessen werden. Weiterführende Diagnostik der HVL-Insuffizienz s. 5.18

5.22

Substitutionstherapie der HVL-Insuffizienz:

- Kortikosteroide: Hydrocortison 20 bis 25 mg/d auf 3 Einzeldosen verteilt (z.B. 10/5/5 mg), bei Stress/Erkrankungen deutliche Dosissteigerung (2- bis 5fach höher); Therapiemonitoring klinisch. Substitution eines Mineralokortikoids im Gegensatz zur primären NNR-Insuffizienz nicht erforderlich (da ACTH-unabhängig)
- L-Thyroxin: Substitution mit 75 bis 150 µg/d, allerdings erst nach Beginn der Hydrocortisontherapie. Serumhalbwertszeit 7 Tage, versehentliches Aussetzen der oralen Substitution für wenige Tage daher ungefährlich. Therapiemonitoring: freies T4 und freies T3
- Sexualhormone Frau: kombinierte Östrogen-Gestagen-Gabe
- Sexualhormone Mann: Testosteron 250 mg i.m. alle zwei bis vier Wochen, Therapie-

kontrolle durch Bestimmung des Serumtestosterons in der Mitte des Injektionsintervalls. Alternativ: transdermale tägliche Applikation (Gel) Dreimonatsspritze (Testosteronundecanoat = Nebido®)

- Wachstumshormon: beim Erwachsenen üblicherweise nicht indiziert.

5.23

Verdachtsdiagnose:
Multiple endokrine Neoplasie (MEN) Typ IIa = Sipple-Syndrom mit medullärem Schilddrüsenkarzinom, Phäochromozytom, primärem Hyperparathyreoidismus

Diagnosesicherung:

- Nachweis einer Mutation im RET-Protoonkogen
- Medulläres (C-Zell-) Schilddrüsenkarzinom : Feinnadelbiopsie, erhöhtes Serumcalcitonin
- Phäochromozytom: Katecholamine im Urin, Bildgebung mittels MIBG (*cave: in > 50% beidseitige oder hier sehr selten extraadrenale Lokalisation*)
- Hyperparathyreoidismus (hier fast immer multiglanduläre Hyperplasie): erhöhtes Parathormon, Hyperkalzämie, Hyperkalziurie, s. 5.10.

Therapeutisches Vorgehen:

- Als erstes: operative Entfernung des Phäochromozytoms nach mindestens 10- bis 14-tägiger Blockade der α-Rezeptoren mittels Phenoxybenzamin (= Dibenzyran®) und hoher Volumenzufuhr. Bei einseitigem Phäochromozytom und einseitiger Adrenalektomie muss mit einer > 50%igen Wahrscheinlichkeit der Entwicklung eines kontralateralen Phäochromozytoms innerhalb von zehn Jahren gerechnet werden.
- Als zweites beidseitige totale Thyreoidektomie inkl. Kompartimentausräumung der LK
- Parathyreoidektomie (alternativ Belassen eines halben von vier Epithelkörperchens in situ oder Unterarmreimplantation).

Familiäres Screening: Nachweis genomischer Mutationen im RET-Protoonkogen, wenn po-

5

sitiv → Thyreoidektomie bereits vor dem sechsten Lebensjahr zur Verhütung des medullären Schilddrüsenkarzinoms.

5.24

Nachweis eines adrenalen (Cushing-Syndrom), hypophysären (M. Cushing) und ektopen (paraneoplastische ACTH-Produktion) Hyperkortisolismus:
Bei erhöhter basaler 24-h-Urin-Ausscheidung von freiem Cortisol und fehlender Serumcortisolabnahme im niedrig dosierten Dexamethason-Hemmtest wird unter der DD-Fragestellung eines adrenal oder hypophysär oder ektop verursachten Hyperkortisolismus eine ACTH-Messung durchgeführt:

- Erniedrigtes ACTH belegt ein adrenales Cushing-Syndrom (15 % aller Cushing-Syndrome) und führt zu einer NN-Bildgebung.
- Hochnormales oder erhöhtes ACTH belegt ein ACTH-abhängiges Cushing-Syndrom (85 % aller Cushing-Syndrome). Nun erfolgen ein CRH-Test und ein hoch dosierter Dexamethason-Hemmtest zur Differenzierung in eine hypophysäre (70 %) oder ektope ACTH-Produktion (15 %).
- Bei hypophysärer ACTH-Produktion (= M. Cushing) sind die basalen ACTH-Werte nie exzessiv erhöht und lassen sich durch CRH steigern. Im hoch dosierten Dexamethason-Hemmtest (4 × 2 mg/d für 2 Tage) sinken Plasma- und 24-h-Urin-Cortisol um > 50 % ab. Beides ist bedingt durch die teilerhaltene Stimulations- und Suppressionsfähigkeit hypophysärer ACTH-produzierender Adenomzellen. Als nächstes erfolgt eine Hypophysenbildgebung mittels MRT.
- Bei ektoper, paraneoplastischer ACTH-Produktion liegen meist sehr hohe ACTH-Werte vor, auf CRH keine weitere Stimulation, im hoch dosierten Dexamethason-Hemmtest keine Cortisolsuppression.

Ist eine Differenzierung zwischen hypophysärem M. Cushing und ektoper ACTH-Produktion nicht sicher möglich, erfolgt die selektive Venenblutentnahme aus dem Sinus petrosus inferior bds. (= venöser Abstrom der Hypophyse). Plasma-ACTH wird basal und nach CRH-Stimulation zentral (= Sinus petrosus Blut) und peripher (peripheres Venenblut) gemessen. Liegt ein ACTH-Konzentrationsgradient zentral/peripher von basal > 2 und stimuliert > 3 vor, ist ein hypophysärer M. Cushing gesichert. Therapeutisch erfolgt die transsphenoidale Operation des Adenoms (nur in 15 % Makroadenome, OP auch bei unauffälligem MRT, da bis zu 50 % der Mikroadenome im MRT nicht sichtbar sind).

5.25

Ursachen einer Hyperthyreose:

Häufig:
- Multifokale Autonomie
- Basedow-Krankheit (mit und ohne endokrine Orbitopathie)
- Solitäres autonomes Adenom (unifokale Autonomie)
- Iodinduzierte Hyperthyreose (15 % aller Hyperthyreosen)
- Hyperthyreosis factitia (exogener Schilddrüsenhormonexzess, z. B. zur Gewichtsreduktion).

Selten:
- Hyperthyreose bei Tumoren (z. B. follikuläres Schilddrüsenkarzinom, TSH-produzierende Tumoren der Hypophyse)
- Schilddrüsenhormonresistenz (an der Hypophyse)
- Metastasiertes Schilddrüsenkarzinom
- Lymphozytäre oder granulomatöse Thyreoiditis (passager)
- Struma ovarii (Teratom).

5.26

Verdachtsdiagnose:
Thyreotoxische Krise bei M. Basedow und Iodexposition.

Sofortmaßnahmen:
- Flüssigkeitssubstitution 4 bis 6 l/d
- Thyreostatika (z. B. Thiamazol = Favistan® 80 mg i. v., dann 240 mg/d i. v., Inhibition des Iodeinbaus in Tyrosin, damit Unterbrechung der Neusynthese von T4 und T3)

- Kortikosteroide i. v. (Prednisolon 1 mg/kg KG i. v., nachfolgend 1 mg/kg KG/d i. v., Nutzen umstritten, evtl. durch periphere Konversionshemmung T4 zu T3)
- Betablocker (Propranolol 40 bis 120 mg/d p. o. oder 2 bis 4 × 1 mg/d i. v., eher zurückhaltend dosieren wegen «Bedarfstachykardie», Wirkung auch durch periphere Konversionshemmung T4 zu T3)
- Heparin i. v. (PTT-Verlängerung bis 2fach)
- Intensivpflege, v. a. Kühlung (Eispackungen)
- Hochkalorische Ernährung

Fakultativ:
- Propylthiouracil initial 600 mg p. o., dann 200 bis 300 mg alle 6 h *statt* Thiamazol (Wirkungsmechanismus identisch zu Thiamazol, aber zusätzlich periphere Konversionshemmung T4 zu T3)
- Iodidgabe (in D nicht Standard, in USA üblich) frühestens 1 h *nach* Beginn der Thiamazoltherapie (z. B. 3 × 10 Tropfen Lugol-Lösung pro Tag p. o.; Inhibition der Iodidaufnahme in Thyreozyten, der Freisetzung von T4 und T3 aus den Thyreozyten und periphere Konversionshemmung von T4 zu T3)
- Lithium 500 bis 1000 mg/d p. o. (Blockade der Freisetzung von T4 und T3 aus den Thyreozyten, Blockade der Umwandlung von Iodtyrosin in Iodthyronin), Wirkungsmechanismen siehe Iodidgabe, keine gesicherte Studienlage.

Diagnosesicherung:
- Hormonparameter: TSH, T4 und T3
- Sonographie.

Weiteres therapeutisches Vorgehen bei fehlender rascher Besserung:
- Frühe totale Thyreoidektomie oder Plasmapherese (bei Inoperabilität).

5.27

Klassifikation der Struma maligna:
- Differenzierte Karzinome (Thyreoglobulin +): follikulär (ca. 50 %, mit lymphogener Metastasierung), papillär (20 bis 30 % mit hämatogener Metastasierung in Lunge und Knochen)

- Undifferenziertes, anaplastisches Karzinom (ca. 10 %)
- Medulläres Karzinom (Calcitonin +) = C-Zellkarzinom (5 bis 10 %)
- Sarkome
- Lymphome.

5.28

Bevorzugt chirurgische Indikationen bei M. Basedow:
- Junge Patienten (bis 40. Lebensjahr) mit Rezidivhyperthyreose nach thyreostatischer Therapie
- Unverträglichkeit von Thyreostatika und fehlende Möglichkeit einer Radioiodtherapie (z. B. wegen Iodkontamination)
- Frühoperation bei thyreotoxischer Krise (insbesondere nach Iodinduktion)
- Schwangerschaft.

Bevorzugt chirurgische Indikationen bei autonomer Struma mit Hyperthyreose:
- Große Knotenstruma mit Verdrängungserscheinungen (retrosternal, Trachea)
- Knotenstruma mit V. a. Malignom
- Iodkontamination und fehlendes Ansprechen auf Thyreostatika.

5.29

Mögliche Wirkmechanismen von Thyreostatika:
- 1 Hemmung der Natrium-Iodid-Symporter-vermittelten Iodidaufnahme in den Thyreozyten
- 2 Hemmung des Jodeinbaus in Tyrosin bzw. Hemmung der Iodierung von Iodtyrosin zu Iodthyronin (d. h. Hemmung der Neusynthese)
- 3 Hemmung der Freisetzung von T4 und T3 aus Thyreozyten
- 4 Hemmung der peripheren Konversion von T4 zu T3.

Übliche Thyreostatika (in Klammern Wirkmechanismus, s. o.):
- Thiamazol oder Carbimazol (2; Indikation: Standardthyreostatika zur medikamentösen

Therapie einer Hyperthyreose, *cave: Agranulozytose, Thrombopenie*)

- Propylthiouracil (2, 4; Indikation: Alternative zu Thiamazol/Carbimazol)
- Perchlorat (1; Indikation: Gabe *vor* Applikation jodhaltiger Kontrastmittel bei latenter oder manifester Hyperthyreose und zwingend erforderlicher KM-Gabe).

Unübliche Thyreostatika (in Klammern Wirkmechanismus, s. o.):
- Jodid (1, 3, 4)
- Lithium (2, 3)
- Propranolol (4).

Merke: Propylthiouracil und Thiamazol/Carbimazol sind Thionamide.

5.30

Verdachtsdiagnosen:
- Addison-Krise bei primärer NNR-Insuffizienz mutmaßlich autoimmuner Genese.

Sofortmaßnahmen:
- Isotone NaCl-Infusionen + Glukoseinfusionen (20 %) bis 4 l/d
- Hydrocortison (100 mg i. v. alle 8 h am ersten Tag, dann Reduktion).

Diagnosesicherung:
- Basales Cortisol im Serum, Abnahme *vor* Hydrocortisongabe (hier erniedrigt)
- Endogener ACTH-Spiegel, Abnahme *vor* Hydrocortisongabe (hier erhöht)
- ACTH-Stimulationstest (hier niedriges Cortisol ohne Anstieg unter ACTH)
- Bestimmung von Aldosteron im Serum und 24-h-Urin (hier erniedrigt) und Renin im Plasma (hier erhöht)
- NNR-Antikörper selten nachweisbar
- Ausschluss von tuberkulösem oder metastatischem NNR-Befall (CT)
- Ausschluss eines pluriglandulären Autoimmuninsuffizienzsyndroms Typ 1 oder 2, s. 5.31.

Weiteres therapeutisches Vorgehen:
- Lebenslange Hormonsubstitution (Hydrocortison 10/5/5 mg über den Tag verteilt + Fludrocortison 0,1 bis 0,2 mg/d). Bei Infekten, Stress etc. 3- bis 4fach höhere Hydrocortisondosis/Tag
- Ggf. Kausaltherapie (z. B. Tumoren, Tbc).

5.31

Polyglanduläre Autoimmuninsuffizienzsyndrome führen zu Unterfunktion mehrerer endokriner Organe infolge von Autoimmunmechanismen mit Antikörperbildung. Diagnostik über endokrinologische Funktionsdiagnostik und Bestimmung der entsprechenden Autoantikörper. Therapie durch Substitution der entsprechenden Hormone.

Polyglanduläres Autoimmuninsuffizienzsyndrom Typ 1
Manifestation in der Kindheit/Adoleszenz, autosomal rezessiver Erbgang, Mutation im AIRE-Gen (Autoimmunregulator-Gen).
- Mukokutane Candidose (100 %)
- Hypoparathyreoidismus (ca. 80 %)
- M. Addison (ca. 70 %)
- Zusätzlich möglich: primärer Hypogonadismus, Alopezie, Zöliakie, Autoimmunhepatitis, perniziöse Anämie, Vitiligo, Autoimmunhypothyreose, M. Basedow.

Polyglanduläres Autoimmuninsuffizienzsyndrom Typ 2 (Schmidt-Syndrom)
Manifestation im Erwachsenenalter (20. bis 60. Lj.), polygenetische Vererbung.
- M. Addison (100 %)
- M. Basedow oder Autoimmunhypothyreose (ca. 70 %)
- Diabetes mellitus Typ 1 (50 bis 60 %)
- Zusätzlich möglich: primärer Hypogonadismus, Hypoparathyreoidismus, Vitiligo, Zöliakie, perniziöse Anämie, Alopezie, Myasthenie.

5.32

Diagnose:
Latente Hypothyreose.

Ursachen:
- Hier Z. n. Radioiodtherapie
- Thyreoidektomie

- Einnahme thyreostatischer Pharmaka
- Halsbestrahlung.

Therapie:
Substitution von Levothyroxin anfänglich 50 µg/d, später 100 µg/d.

5.33

Diagnose:
Euthyreote (blande) Struma diffusa

Therapie:
- Iodid 200 (bis 300) µg/d für 12 bis 18 Monate, anschließend prophylaktische Dosis (s. u.).
- Normaler Tagesbedarf an Iodid 150 µg; 5 g iodiertes Speisesalz enthalten 100 µg Iodid
- Inhalt einer Iodidtablette: Darreichungsformen à 100, 150, 200, 500 µg
- Täglicher Iodbedarf in der Schwangerschaft 250 µg
- Prophylaktische Dosis in Endemiegebieten 150 bis 200 µg
- Optimales Iodangebot pro Tag = 180 bis 200 µg.

Aktuelle tägliche Iodzufuhr:
- Ohne Jodsalz = 70 µg; Defizit = > 100 µg/d
- Mit Iodsalz = 90 µg; Defizit= > 80 µg/d.

Merke: *Eine optimale Iodversorgung wäre durch Verwendung von Iodsalz in Brotwaren, Fleisch- und Wurstwaren, Käse etc. gewährleistet.*

5.34

Klassifikation des sekundären Hyperaldosteronismus in drei Gruppen:

1. Mit aktiviertem Renin-Angiotensin-System, ohne Hypertonie:
- Alle generalisierten Ödemkrankheiten (z. B. nephrotisches Syndrom)
- Hypovolämie (z. B. allgemeine Dehydratation, Orthostase)
- Leberzirrhose
- Herzinsuffizienz
- Diuretika- und Laxanzienabusus.

2. Mit aktiviertem Renin-Angiotensin-System, mit Hypertonie:
- Renovaskuläre Hypertonie
- Renoparenchymatöse Hypertonie
- Maligne Hypertonie
- Phäochromozytom (umstritten)
- Hyperthyreose (umstritten)
- Kontrazeptiva.

3. Ohne Aktivierung des Renin-Angiotensin-Systems, mit Hypertonie:
- Cushing-Syndrom.

Abzugrenzen: Pseudohyperaldosteronismus bei Liddle-Syndrom mit Überfunktion des tubulären, amiloridsensitiven Natriumkanals. Folge: vermehrte Natriumreabsorption, Exkretion von Kalium und Protonen. Hypokaliämie, metabolische Alkalose und arterielle Hypertonie wie bei Hyperaldosteronismus, aber Aldosteron und Renin regulatorisch erniedrigt.

5.35

Multiple endokrine Neoplasien MEN:

MEN 1 (Wermer-Syndrom):
Mutationen im Menin-Gen (Tumorsuppressorgen), autosomal dominanter Erbgang.
- Primärer Hyperparathyreoidismus in > 90 %
- Inselzellneoplasie in ca. 80 % (Insulinom, Gastrinom oder VIPom, in 30 % maligne)
- HVL-Adenom in > 50 % (inaktiv, Prolaktin-, STH- oder ACTH-produzierend)
- Selten: Dünndarmkarzinoid, Phäochromozytom, subkutane oder viszerale Lipome.

MEN 2a (Sipple-Syndrom):
Mutationen im RET-Protoonkogen
- Medulläres Schilddrüsenkarzinom in 100 %
- Phäochromozytom in ca. 50 %
- Primärer Hyperparathyreoidismus in ca. 20 %
Drei weitere Unterformen: isoliertes familiäres medulläres Schilddrüsenkarzinom, MEN 2a mit kutaner, lichenoider Amyloidose, MEN 2a mit M. Hirschsprung.

MEN2b:
- Medulläres Schilddrüsenkarzinom (früher und aggressiver als bei MEN 2a)
- Phäochromozytom

- Mukosale und gastrointestinale Neurinome (z. B. Zunge, Darm)
- Marfanoider Habitus.

5.36

Operationsindikation beim primären Hyperparathyreoidismus:
- *Nicht* in der hyperkalzämischen Krise, hier pharmakologische Kalziumsenkung, s. 5.10.
- Jeder symptomatische Hyperparathyreoidismus
- Asymptomatischer Hyperparathyreoidismus, bei Serumkalzium > 3,0 mmol/l (bzw. > 0,3 mmol/l oberhalb des obersten Normbereiches) und/oder Kalziurie > 400 mg/d und/oder reduzierte Kreatinin-Clearance um > 30 % und/oder reduzierte Knochendichte und/oder Alter < 50 J. (fakultativ, lebenslange Kontrollen «lästig»).

Die Operation hat eine hohe Erfolgsrate (> 90 %) bei sehr geringer Morbidität und Mortalität.

Verlaufskontrollen bei (noch) nicht gegebener OP-Indikation:
- Serumkalzium jährlich oder alle zwei Jahre
- Serumkreatinin jährlich
- Knochendichte jährlich.

5.37

- Echter Hermaphrodit: sowohl Hoden- als auch Eierstocksgewebe
- Pseudohermaphrodit: ausschließlich weibliche *oder* männliche Gonaden, äußeres Genitale intersexuell

Beispiele für intersexuelles äußeres Genitale bei ausschließlich weiblichen oder männlichen Gonaden:
- Weibliche Gonaden, intersexuelles äußeres Genitale: z. B. AGS: 21-Hydroxylasemangel mit Testosteronbildung
- Männliche Gonaden, intersexuelles äußeres Genitale: z. B. 5α-Reduktase-Defekt mit fehlender Umwandlung von Testosteron in seine wirksame Form 5α-Dihydrotestosteron.

5.38

Syndrom der testikulären Feminisierung: Trotz normaler Testosteronproduktion der inguinal oder intraabdominell liegenden Hoden phänotypisch weibliches äußeres Genitale und Mammae, kein Uterus, keinerlei sekundäre Geschlechtsbehaarung. Ursache ist ein vollständiger Defekt der Androgenrezeptoren, somit keinerlei Testosteronwirkung.

5.39

Zufallsbefund im CT-Abdomen:
Nebennierenverkalkung

Mögliche Ursachen:
- Tuberkulose
- Toxoplasmose
- Histoplasmose
- u. a.

Diagnostik einer NNR-Insuffizienz:
- Basales Morgen-Cortisol im Serum erniedrigt (< 5 µg/dl)
- ACTH im Plasma erhöht (> 50 pg/ml)
- Kein Cortisolanstieg im ACTH-Test
- Aldosteron im Serum erniedrigt
- Renin im Plasma erhöht
- Meist Kalium erhöht, Natrium erniedrigt, Glukose erniedrigt, Kreatinin erhöht.

5.40

Verdachtsdiagnosen:
- V. a. Insulinom mit hypoglykämischen Anfällen
- Klinisch hier bedeutungslos: renale Glukosurie.

Diagnostik:
- Hungerversuch über 72 h: klinische Überwachung, bei fehlender Symptomatik alle sechs Stunden Messung von Blutzucker, Insulin und C-Peptid (Hohes Insulin und niedriges C-Peptid beweisen eine exogene Insulinzufuhr.)
- Bei Hypoglykämie mit Symptomen (tritt bei Insulinompatienten in 70 bis 80 % innerhalb

von 24 h, in 98 % innerhalb von 48 h ein): Blutzucker-, Insulin- und C-Peptid-Bestimmung vor Glukosezufuhr
- Bei Glukose < 40 mg/dl sollte der Insulinspiegel < 6 μU/ml liegen. Insulinomnachweis: Insulin-Glukose-Quotient > 0,3 μU/ml Insulin pro mg/dl Glukose.

Lokalisationsdiagnostik:
- Endosonographie > CT oder MRT. Zöliakographie üblicherweise entbehrlich. Endosonographie visualisiert 80 bis 90 % aller pankreatischen Insulinome
- Lokalisation fast immer durch intraoperative Sonographie und sorgfältige Palpation durch erfahrenen Operateur möglich
- Nicht hilfreich: Octreotidszintigraphie (im Gegensatz zu anderen pankreatischen endokrinen Tumoren) aufgrund der geringen Expression von Somatostatinrezeptoren auf Insulinomzellen
- Selten notwendig: Kalziumstimulationstest mit selektiver venöser Insulinbestimmung im vermuteten Abstromgebiet.

Therapie:
- Akut: i. v.-Glukoseinfusionen
- Operation mit Tumorenukleation, ggf. Pankreasteilresektion

Bei fehlender Operationsmöglichkeit:
- Diazoxid 200 bis 600 mg/d, inhibiert Insulinfreisetzung und fördert Glykogenolyse. Ansprechrate ca. 50 %. Nebenwirkungen: Natriumretention, Übelkeit, u. a.
- Octreotid (50 bis 600 μg/d Sandostatin®), hemmt Insulinfreisetzung via Somatostatinrezeptoren 2 und 5, die allerdings nur gering exprimiert sind. Somit nur begrenzter Therapieeffekt (ca. 40 % der Patienten). *Cave: durch gleichzeitige Hemmung der Glukagonfreisetzung Verstärkung der Hypoglykämien möglich.*

Andere Hypoglykämie-Ursachen:
- Postprandial-reaktiv
- Exogen induziert, z. B. Insulin (hierbei C-Peptid nicht gleichsinnig erhöht), orale Antidiabetika (ggf. Serumspiegelmessungen vornehmen), Alkohol
- HVL-Insuffizienz
- M. Addison

- Renale Glukosurie
- Paraneoplastisch (z. B. Fibrosarkome, Leberzellkarzinom)
- Leberparenchymerkrankungen
- Glykogenstoffwechselstörungen
- Andere Enzymdefekte (z. B. Pyruvatcarboxylasemangel).

Merke: Insulinome sind meist klein (90 % < 2 cm), solitär (90 %), nicht maligne (85 bis 95 %) und im Pankreas lokalisiert (> 95 %). Vorkommen sporadisch oder als Teil einer MEN-1-Erkrankung. Häufig Fehldeutung der neuroglukopenischen Symptome (Konzentrationsschwäche, Reizbarkeit, Verwirrtheit) mit deutlich verzögerter Diagnosestellung.

5.41

Diagnose:

Pluriglanduläres Autoimmuninsuffizienz-Syndrom Typ 2 (Schmidt-Syndrom) mit:
- Primärer NNR-Insuffizienz
- Autoimmunhypothyreose
- Diabetes mellitus Typ 1
- Vitamin-B$_{12}$-Mangel bei Autoimmungastritis (Typ A).

s. auch 5.31

5.42

Differenzialdiagnosen:
- Psychogene Polydipsie
- Zentraler Diabetes insipidus
- Nephrogener Diabetes insipidus.

Bei psychogener Polydipsie meist grenzwertig erniedrigtes, beim Diabetes insipidus meist grenzwertig erhöhtes Serumnatrium und Serumosmolalität. Weitere Abklärung:

1. Screening:
- Bestimmung der morgendlichen Serum- und Urinosmolalität. Eine Serumosmolalität < 295 mosm/l und eine Urinosmolalität > 800 mosm/l schließen einen Diabetes insipidus aus.

5

2. Durstversuch:

Ergebnisse nach achtstündigem Durstversuch bei *Diabetes insipidus centralis*:

- Serumsmolalität steigt (> 300 mosm/l).
- Urinosmolalität bleibt erniedrigt (< 400 mosm/l).
- Plasma-Vasopressin ↓↓↓.
- Vasopressintest (4 µg Desmopressin = Minirin® s.c.): Urinosmolalität ansteigend (> 600 mosm/l).

Ergebnisse nach achtstündigem Durstversuch bei *Diabetes insipidus renalis*:

- Serumsmolalität steigt.
- Urinosmolalität bleibt erniedrigt.
- Plasma-Vasopressin: ↑↑.
- Vasopressintest: Urinosmolalität bleibt erniedrigt

Ergebnisse nach achtstündigem Durstversuch bei *psychogener Polydipsie*:

- Serumsmolalität: ansteigend
- Urinosmolalität: ansteigend
- Plasma-Vasopressin: ↑
- (Vasopressintest: Urinosmolarität ansteigend).

5.43

Ursachen eines Diabetes insipidus centralis:

- Familiär (Mutationen im Neurophysin-Vasopressin-Gen) oder idiopathisch (zusammen 30 %)
- Sekundär (70 %): traumatisch, intra- oder supraselläre Tumoren, nach Hypophysektomie oder suprasellären Eingriffen, Infektionen, Granulome, Metastasen etc.

Ursachen eines Diabetes insipidus renalis:

- Hereditär (verschiedene Formen: Mutationen im Vasopressinrezeptor oder in Aquaporinen)
- Medikamente: Lithium, Amphotericin B, Aminoglykoside, Cisplatin, Rifampicin, Foscarnet, Demeclocyclin, Methoxyflurane, u.a.)
- Hyperkalzämie
- Hypokaliämie
- Chronische Pyelonephritis (bilateral)
- Interstitielle Nephritis
- Hydronephrose (bilateral)
- Angeborene Tubulopathie
- Amyloidose

- Sjögren-Syndrom
- Hypoproteinämie.

5.44

Endokrinologische Diagnose:
Cushing-Syndrom durch ektope (paraneoplastische) ACTH-Produktion

Weiteres diagnostisches Vorgehen:
Ausgedehnte Tumorsuche mittels Bildgebung und ggf. mit ACTH-Bestimmung im Abflussgebiet (Venenkatheter). Häufigster Tumor mit paraneoplastischer ACTH-Sekretion ist das kleinzellige Bronchialkarzinom.

5.45

Ursachen einer Gynäkomastie:

- Physiologisch: neonatal, Pubertät, Alter
- Idiopathisch (50 %!)
- Endokrine Ursachen: Androgenmangel (primärer/sekundärer Hypogonadismus, Klinefelter-Syndrom), Androgenresistenz/Androgenrezeptorantagonisten, (Hyperprolaktinämie), Östrogenexzess (feminisierende NNR-Tumoren, feminisierende Leydigzell-Tumoren, maligne Hodentumoren, Adipositas durch Aromataseaktivität des Fettgewebes), terminale Niereninsuffizienz/Hämodialyse, chronische Lebererkrankungen (z.B. alkoholische Leberzirrhose), Hyperthyreose
- Medikamentös (z.B. trizyklische Antidepressiva, Spironolacton, Omeprazol, ACE-Hemmer, Kalziumantagonisten, Diazepam, Metronidazol, Ketoconazol, Opiate, Anabolika, Cimetidin).

5.46

Männlicher Hypogonadismus:

Beispiele für einen *hypergonadotropen Hypogonadismus* (= primäre Testesinsuffizienz):

- Tubuläre *und* interstitielle Insuffizienz (z.B. Kastration, Entzündungen, XXY-Trisomie, Atrophie)

- Interstitielle Insuffizienz (z.B. Leydig-Zell-Aplasie, Alterung).

Beispiele für einen *hypogonadotropen Hypogonadismus* (= sekundäre Testesinsuffizienz):
- Tubuläre *und* interstitielle Insuffizienz (z.B. Hyperprolaktinämie, HVL-Insuffizienz, Kallmann-Syndrom = GnRH-Mangel + Anosmie)
- Interstitielle Insuffizienz (isolierter LH-Mangel = «fertile Eunuchen» = Pasqualini-Syndrom).

Merke: Testosteronbildung in den interstitiellen Leydig-Zellen, Spermatogenese in den tubulären Sertoli-Zellen.

5.47

Diagnose ad 1): Turner-Syndrom
Diagnose ad 2): Klinefelter-Syndrom

5.48

Diagnose:
Kongenitales adrenogenitales Syndrom infolge 21-Hydroxylase-Mangel

Differenzialdiagnose:
s. 5.16, Ausschluss eines androgenproduzierenden Tumors

Therapie:
Substitution mit Hydrocortison und Fludrocortison. Durch Substitution der beiden fehlenden/verminderten Endprodukte jenseits des 21-Hydroxylase-Mangels Beendigung der überschießenden (ACTH-stimulierten), «ausweichenden» Testosteronbildung.

5.49

Verdachtsdiagnose:
Phäochromozytom

Diagnosesicherung:
- Katecholaminausscheidung im Urin deutlich erhöht

- Lokalisationsdiagnostik mittels CT oder ^{123}I-MIBG-Szintigraphie
- Etwa 10 % sind extraadrenal lokalisiert (diese immer familiär), ca. 10 % maligne (erhöhte Dopaminausscheidung prävalierend), wohl weit mehr als 10 % genetisch bedingt
- «Falsch» war hier die Durchführung der Bildgebung (CT und MIBG-Szintigramm) *vor* der Hormondiagnostik. Immer funktionelle vor morphologischer Diagnostik!

Differenzialdiagnosen:
Assoziation mit multipler endokriner Neoplasie MEN 2a (Kalzitonin erhöht, Parathormon erhöht) und MEN 2b, von-Hippel-Lindau-Erkrankung, Neurofibromatose und familiärer Glomustumorerkrankung.

Umgebungsuntersuchung:
Untersuchung Verwandter ersten Grades auf MEN 2 (RET-Protoonkogen-Nachweis in Lymphozyten)

Therapie des Phäochromozytoms:
Niemals sofortige Operation!! Medikamentöse Vorbehandlung über zwei bis drei Wochen mit Alphablocker Phenoxybenzamin (Dibenzyran, beginnen mit 2 × 5 mg/d, steigern bis max. 100 mg/d) in einer Dosis bis an die Grenze der orthostatischen Hypotonie unter gleichzeitiger ausgeprägter Volumenzufuhr. Dann operative Tumorentfernung.

5.50

Verdacht auf Akromegalie

Diagnosesicherung:
- Erhöhte basale Konzentration des Wachstumshormons (STH)
- Kein Abfall des STH < 2 ng/ml nach 100 g Glukose oral (nach 60 bis 120 min)
- Diabetische Stoffwechsellage beim oralen Glukosetoleranztest
- Erhöhte Konzentration von IGF-I
- MRT: Hypophysentumor
- Rö: Knochenstatus (appositionelles Knochenwachstum an Rippen, Sinus, Fersenbein u.a.)
- Ophthalmologisch: Gesichtsfeldeinschränkung, typisch: bitemporale Hemianopsie.

Ausschluss von:
- HVL-Insuffizienz (durch verdrängendes Wachstum)
- Multipler endokriner Neoplasie (MEN)
- Paraneoplastischer STH-Erhöhung beim fehlenden Nachweis eines Hypophysenadenoms.

Behandlungsprinzipien:
- Selektive Adenomektomie (transsphenoidal) = Therapie der Wahl auch beim Mikroadenom
- Radiotherapie (bei Therapieversager)
- Medikamentös, falls postoperativ fortbestehend erhöhte STH-Werte oder Inoperabilität, mit Somatostatinanalogon (Octreotid , effektiv, aber extrem teuer) oder Dopaminagonisten, wie Cabergolin (= Dostinex® oder Cabaseril®), Quinagolid (z.B. Norprolac®) oder Bromocriptin (z.B. Pravidel®). Weniger effektiv.

5.51

Erniedrigte TSH-Spiegel bei normalen peripheren Schilddrüsenwerten sprechen für eine so genannte kompensierte / latente Hyperthyreose. Klinische Zeichen der Hyperthyreose lassen sich meist nicht nachweisen, jedoch besteht die Gefahr einer Hyperthyreose, insbesondere bei Iodexposition (z.B. bei i.v. Kontrastmittelgabe!).

Empfehlungen:
- Kein iodiertes Speisesalz
- Keine i.v. Kontrastmittelapplikationen. Falls KM-Gabe zwingend erforderlich vorangehende und nachfolgende Schilddrüsenblockade mit Perchlorat-Tropfen (Blockade der Iodidaufnahme in Thyreozyten), bei hohem Risiko (grenzwertige periphere Werte, Knotenstruma, viel KM), zusätzlich Thiamazol oder Carbimazol (Blockade des Iodeinbaus in Tyrosin).

5.52

Bewertung eines leicht erhöhten Prolaktinspiegels im Serum: Geringe Prolaktinerhöhungen im Serum werden häufig fälschlicherweise als Hinweis auf ein Prolaktinom gedeutet, obwohl keine Gonadeninsuffizienz (sekundäre Amenorrhö oder endokrine Hodeninsuffizienz obligat bei Prolaktinom) vorliegt. Prolaktin im Serum kann physiologischerweise in den Morgenstunden leicht erhöht sein (Kontrolle gegen Mittag!). Weiterhin erhöhen mehrere Pharmaka (z.B. Neuroleptika, Antidepressiva, Metoclopramid, s. 5.17) die Prolaktinsekretion. Selbst der Nachweis von Mikroadenomen (< 10 mm) lässt für sich noch nicht den Schluss zu, dass eine Über- oder Unterfunktion des HVL (z.B. ein Prolaktinom) vorliegt: falsch positive Befunde (harmloses, hormoninaktives Mikroadenom als «Zufallsbefund») bei unsinnig früher Bildgebung! S. auch 5.17.

5.53

Hochnormale oder erhöhte Serumcortisolwerte am Morgen haben keine Bedeutung. Ein Hypercortisolismus lässt sich entweder durch einen fehlenden Abfall im niedrig dosierten Dexamethason-Hemmtest oder durch eine erhöhte Ausscheidung des freien Cortisols im 24-Stunden-Urin (oder durch eine Aufhebung der abendlichen Absenkung des Cortisol-Tagesprofils) nachweisen, nicht jedoch durch einen einzelnen erhöhten Morgenwert.

5.54

Methoden zur Beurteilung der endokrinen Gonadenfunktion beim Mann:
- Testosteron im Serum
- Bestimmung von FSH und LH im Serum
- Ansprechen auf GnRH (Gonadotropin Releasing Hormone) = Gonadotropinreserve des HVL.

5.55

Verdachtsdiagnose: keine Hyperthyreose! Erhöhte Konzentration des thyroxinbindenden Globulins TBG durch Einnahme von Östrogenen oder bestehende Schwangerschaft. Messwerte für freies T4 im Normbereich!

5.56

Diagnosen:

Hypophysenvorderlappeninsuffizienz
- bei postpartaler Hypophysennekrose = Sheehan-Syndrom. Z. n. hypovolämischem Schock im Gefolge einer Uterusruptur.
- mit mutmaßlich sekundärer NNR-Insuffizienz als aktueller Ursache der allgemeinen Dehydratation, Hyponatriämie, Hyperkaliämie und des hypovolämischen Schocks.
- mit hypophysärem Koma.

Sofortmaßnahmen:
- Isotone NaCl-Infusionen + Glukoseinfusionen (20 %) bis 4 l/d
- Hydrocortison (100 mg i. v. alle 8 h am ersten Tag, dann Reduktion)
- Danach Beginn der Langzeitsubstitution (s. u.).

Diagnosesichernde Untersuchungen:
- Endokrinologische Parameter (TRH-Test, LH-RH-Test, CRH-Test, GH-RH-Test): verminderter bzw. fehlender Anstieg der HVL-Hormone bei verminderten Basalwerten (inkl. peripherer Hormone).

Differenzialdiagnose:
- Ausschluss anderer Ursachen der HVL-Insuffizienz (zusätzlich MRT), ferner: periphere endokrine Defekte (z. B. primäre Hypothyreose), Anorexia nervosa (→ normale bzw. erhöhte Cortisolspiegel), chronische Diarrhöen (z. B. einheimische Sprue).

Langzeittherapie:
- Substitution peripherer Hormone: Hydrokortison, Levothyroxin, Östrogene und Gestagen
s. auch 5.18, 5.22 und 5.30

Kommentar:
Die Pathogenese einer postpartalen Hypophysennekrose ist mutmaßlich vaskulärer Natur, hier verursacht durch einen protrahierten Blutungsschock nach Uterusruptur. Zur Diagnosefindung: Das Befundmuster «Adynamie, Hyponatriämie und Dehydratation» deutet auf eine NNR-Insuffizienz im Sinne einer Addison-Krise. Demzufolge die akut lebensbedrohliche Notfallsituation in Gestalt eines hypovolämischen Schockbildes in erster Linie durch einen Ausfall der NNR-Hormone bedingt und erfordert die sofortige Substitution von Volumen, NaCl und Hydrocortison als lebensrettende Maßnahmen. Der Ausfall der Axillen-, Scham- und Körperbehaarung weist zusammen mit einer Hypoglykämie auf eine hypophysäre Ursache hin, die in Verbindung mit dem vorausgegangenen Blutungsschock bereits bei der Erstuntersuchung (Ebene I) mit großer Treffsicherheit die richtige Diagnose eines Sheehan-Syndroms stellen lässt. Bestätigung durch den Ausfall endokrinologischer Parameter (Ebene III) und Substitutionstherapie nach Ausschluss anderer Ursachen einer HVL-Insuffizienz (s. DD).
Für die Diagnosefindung ist die Erkennung des eingangs erwähnten *Befundmusters* in Verbindung mit der vorausgegangenen Krankheitsphase entscheidend. Im Gegensatz dazu würde die differentialdiagnostische Analyse von *Einzelsymptomen* (allgemeine Schwäche, Diarrhöen, Hyponatriämie, Hypotonie, Dehydratation, Somnolenz) ins Uferlose führen und einen beträchtlichen Aufwand an Zeit und Untersuchungen nach sich ziehen.

5.57

Therapie des Diabetes insipidus centralis:

Desmopressin (DDAVP, Minirin®, selektiver V2-Rezeptor-Agonist, Wirkdauer 12 bis 20 h)
- Nasal: 20 bis 60 µg/d verteilt auf 1 bis 3 Dosen
- Oral: 0,2 bis 1,2 mg/d verteilt auf 1 bis 3 Dosen, Steigerung nach Effekt
- Subkutan (bei nicht kooperationsfähigen Patienten): 1 bis 4 µg/d.

Therapieziel: Urinmenge 1,5 bis 2 l/d, stabiles Körpergewicht
Bei Überdosierung: SIADH.

5.58

Wichtigste Grundregel in der endokrinologischen Diagnostik:
- *Funktionsdiagnostik vor bildgebender Diagnostik*

Beispiel: bei einer jungen Hypertoniepatientin wird ein leicht erhöhtes Serumcortisol gemessen. Es erfolgt unsinnigerweise eine MRT-Bildgebung der Hypophyse (sehr voreilige Fragestellung: M. Cushing), die ein 4 mm großes Adenom zeigt. Richtig wäre: keinerlei Bildgebung, niedrig dosierter Dexamethason-Hemmtest, der im geschilderten Falle bei physiologischer Abnahme des Serumcortisols den gemessenen leicht erhöhten Serumcortisolwert als irrelevant entlarvt. Weitere Untersuchungen sind danach nicht mehr erforderlich. Das Hypophysenadenom ist als bedeutungsloses «Inzidentalom» anzusehen. Die Patientin ist durch den erhobenen MRT-Befund verständlicher-, aber fälschlicherweise bleibend beunruhigt.

Umgekehrt können beispielsweise sehr hormonaktive Mikroadenome des HVL (z.B. ACTH-produzierender M. Cushing) im MRT unentdeckt bleiben, aber trotzdem eine OP-Indikation darstellen, s. 5.24

Merke: Die funktionelle Hormondiagnostik bringt die Wahrheit an den Tag, die Bildgebung kann falsch positiv, falsch negativ oder richtig sein.

5.59

Verdachtsdiagnose:

Systemische Amyloidose mit
- Infiltrativer Kardiomyopathie
- Nephropathie
- Autonomer und sensomotorischer Neuropathie
- Karpaltunnelsyndrom
- Beginnendem Malabsorptionssyndrom.

Diagnosesicherung:
- Immunelektrophorese Serum und Urin: Nachweis oder (hier) Ausschluss einer Leichtkettenparaproteinämie (ohne oder mit Plasmozytom)
- Biopsie: Bauchfettaspiration oder Rektum oder Gingiva (oder Niere oder Myokard) mit Kongorotfärbung: typische grüne Doppelbrechung im Polarisationsmikroskop
- Immunhistochemie: Identifikation des fibrillären Proteins, hier Nachweis von Transthyre-

tin, somit Diagnosesicherung einer genetisch bedingten ATTR-Amyloidose
- Bestimmung von Serumamyloid A (hier normal). Bei (bioptischem) Nachweis einer AA-Amyloidose Suche nach zugrunde liegenden chronisch entzündlichen oder infektiösen Erkrankungen.

Therapieoptionen (individuelle Entscheidungen):
- ATTR-Amyloidose: Diskussion einer Lebertransplantation (Beseitigung des Bildungsortes des mutierten Transthyretins)
- AL-Amyloidose: Chemotherapie und Stammzelltransplantation
- AA-Amyloidose: Therapie der auslösenden entzündlichen oder infektiösen Erkrankung. Bei Amyloidose in Assoziation mit familiärem Mittelmeerfieber: Colchizin.

s. auch 5.63

5.60

Pathogenese Typ-1-Diabetes:
Insulinmangeldiabetes durch Funktionsverlust der insulinproduzierenden Betazellen der Langerhans-Inseln des Pankreas. In 80 % Manifestation vor dem 35. Lj. 5 bis 10 % aller Diabetiker haben einen Typ-1-Diabetes.
- Typ 1 A: Autoimmunopathie mit Inselzell-Ak-Bildung (Trigger: Virusinfektion?)
- Typ 1 B: idiopathisch (Rarität).

Pathogenese des Typ-2-Diabetes:
Kein absoluter Insulinmangel. Manifestation im mittleren und höheren Erwachsenenalter. 90 bis 95 % aller Diabetiker haben einen Typ-2-Diabetes. Variable Kombination dreier pathogenetischer Phänomene:
Insulinresistenz (herabgesetzte Insulinwirkung) des peripheren Gewebes, v.a. der Skelettmuskulatur, hierdurch verminderte Glukoseaufnahme in die Zellen. Genaue Ursache der Insulinresistenz unklar. Diskutiert werden u.a.:
- Postrezeptorstörungen, z.B. in Insulin-Rezeptor-Substrat- (IRS-) Proteinen, in der Phosphatidylinositol-3- (PI-3-) Kinase
- Genmutationen: z.B. IRS-2-Gen, β_3-Adrenozeptor-Gen, PPARγ2-Gen, Calpain-10-Gen

- Insulinwirkungsinhibierende Einflüsse (bei abdomineller Adipositas) erhöhter freier Fettsäuren, von TNF-α oder des Adipozytenhormons Resistin
- Adiponectinmangel
- Interessanterweise fällt lediglich die Glukosetransportfunktionswirkung von Insulin aus, nicht jedoch Zellwachstums- und -differenzierungsfunktionen, die via MAP-Kinase-Wege vermittelt werden (hierüber z. B. vermutete Atheroseklerosförderung des Insulins).

Insulinsekretionsstörung (vermindert und verzögert) der Betazellen. Ursache ebenfalls nicht geklärt. Diskutiert werden u. a.:

- Glukosetransporter-2- (GLUT-2-) Störungen
- Inselzell-Amyloid-Polypeptid-Ablagerungen (evtl. Folge-Phänomen)
- Inselzelldysfunktion durch Glukose und freie Fettsäuren.

Inadäquate hepatische Glukoseproduktion (Glukoneogenese).

5.61

Symptome der Porphyria cutanea tarda (chronische hepatische Porphyrie):
- Photosensibilität der Haut
- Erhöhte Verletzlichkeit freier Hautareale
- Blasen der Handrücken
- Depigmentierte Narben an lichtexponierten Hautarealen
- Faziale, periorbikuläre Hypertrichose bei dunklem Teint
- Photosensitive Konjunktivitis.

Manifestationsfaktoren:

Zusammenspiel von drei Bedingungen:
- Lebererkrankung (chronische Hepatitis, Fibrose, Zirrhose, u. a.)
- Uroporphyrinogendecarboxylasedefekt (genetisch bedingt oder exogen induziert)
- Zusätzliche Faktoren: Alkohol (am häufigsten), Östrogene, Hämodialyse.

Diagnosesicherung:
- Porphyrinurie (Uro- und Heptacarboxyporphyrin)
- Rotfluoreszenz des Leberbiopsates und im Urin.

Therapie:
- Alkoholkarenz
- Keine hormonellen Kontrazeptiva
- Chloroquin (125 mg alle 3 Tage)
- Eisenentziehende Aderlassbehandlung
- Meiden direkter Sonnenexposition.

5.62

Verdachtsdiagnose:
Hämochromatose

Diagnosesicherung:
- Molekularbiologische Untersuchung. Bestimmung des HFE-Gens (> 80 % aller mittel-/nordeuropäischen Hämochromatose-Patienten weisen eine C282Y-Mutation-Homozygotie auf, viel seltener C282Y/H63D-Compound-Heterozygotie). Selten Nicht-HFE-Mutationen, wie juvenile Hämochromatose, Mutationen im TFR2-Gen (Transferrinrezeptor-2), Mutationen im Ferroportin1-Gen (IREG1, intestinaler Eisentransporter), Mutation im H-Ferritin IRE
- CT- oder MRT der Leber mit Dichtemessung
- Leberbiopsie bei Ferritinwerten > 1000 mg/l (Eisenkonzentration und hepatischer Eisenindex)
- Dopplerechokardiographie: diastolische Herzinsuffizienz vom Typ einer Compliancestörung (bei Sinusrhythmus stark verminderte oder aufgehobene A-Welle im Mitralflussdoppler, verkürzte Dezelerationszeit)
- Endokrinologische Diagnostik: u. a. BZ, C-Peptid, HVL- und Endorganhormone.

Vermutete Pathogenese:
Die Mutation im HFE-Gen führt zu einer Funktionsänderung des HFE-Proteins. Hierdurch fehlende Bildung eines β_2-Mikroglobulin/HFE-Protein/Transferrinrezeptor- (TFR-) 1-Komplexes in den Kryptenzellen der Darmschleimhaut mit verminderter TFR-1-vermittelter Eisenresorption. Kompensatorische Hochregulation des DMT1 (divalenter Metalltransporter) und des IREG 1 (Ferroportin 1) auf den villösen Zellen führt zu überschießender intestinaler Eisenresorption (> 4 mg/d statt 1 bis 1,5 mg/d) mit pathologischer Eisenspeicherung in Gewe-

5

ben und multiplen Organdysfunktionen (Leber, Pankreas, Herz, Hypophyse, Gonaden).

Behandlungsprinzipien:
- Aderlässe (anfänglich wöchentlich 500 ml für ein bis zwei Jahre, dann alle drei Monate)
- Schlechtere Alternative: Desferroxamin.

Differenzialdiagnose:

Ausschluss sekundärer Hämochromatosen (= Hämosiderosen):
- Thalassaemia major
- Sideroblastische Anämie
- Alkoholische Leberzirrhose
- Überschießende Eisenzufuhr
- Regelmäßige Transfusionen (bei fehlender Blutungsanämie).

Umgebungsuntersuchung: molekularbiologische Untersuchung der Verwandten ersten Grades bzgl. C282Y- und H63D-Mutation.

Merke: 4 bis 9 % der Bevölkerung sind heterozygote Träger der C282Y-Mutation (ohne Krankheitswert). Autosomal rezessive Vererbung. Bei Homozygotie variable Penetranz. Bei Hämochromatose-induzierter Leberzirrhose in 30 % Entwicklung eines Leberzellkarzinoms.

5.63

Einteilung der systemischen Amyloidosen und zugrunde liegender Erkrankungen:

AL-Amyloidose (Leichtkettenamyloidose):
- Plasmazelldyskrasien
- (Benigne) monoklonale Gammopathie
- Multiples Myelom
- Makroglobulinämie Waldenström
- Kryoglobulinämie I, II
- Begleitparaproteinämie
- u. a.

AA-Amyloidose (Serum-Amyloid-A-Amyloidose):
- Chronisch-entzündliche Erkrankungen: rheumatoide Arthritis, ankylosierende Spondylitis, Reiter-Syndrom, Colitis ulcerosa, Autoimmunopathien u. a.
- Chronisch-infektiöse Erkrankungen: Tuberkulose, Osteomyelitis, Lepra u. a.

- Neoplastische Erkrankungen: Hodgkin-Lymphom, Nierenzellkarzinom.

Genetische (familiäre) Amyloidosen (unterschiedliche Proteine):
- Transthyretinmutationen (ATTR, mehr als 80 bekannt)
- Apolipoprotein AI- oder AII-Mutationen (AApoAI und AApoAII)
- u. a. (ca. 20 weitere Proteine identifiziert).

Merke: Amyloidosen sind bedingt durch extrazelluläre Ablagerung unlöslicher fibrillärer Proteine. Mehr als 20 bekannte Amyloidproteine. Am häufigsten: Leichtketten (AL), Transthyretin (ATTR), seltener Serumamyloid A (AA). Organmanifestationen variabel: Niere (Proteinurie, Niereninsuffizienz), Herz (Herzinsuffizienz durch Myokardverdickung mit diastolischer Compliancestörung, Niedervoltage im EKG, AV-Block, Perikarderguss), peripheres Nervensystem (autonome und sensomotorische Neuropathie), Karpaltunnelsyndrom, Darm (Diarrhö, Malabsorption). Nomenklatur: erster Buchstabe A für Amyloidose, nachfolgend Abkürzung des Proteins, z. B. ATTR für Amyloidose infolge Transthyretinspeicherung.

5.64

Kriterien einer guten Diabeteseinstellung:
- Nüchternblutzucker: 80 bis 120 mg/dl
- Postprandialer Blutzucker: $\leq$ 140 mg/dl ($\leq$ 160 mg/dl noch akzeptabel)
- HbA_{1c}: $\leq$ 6,5 % ($\leq$ 7,0 noch akzeptabel)
- LDL-Cholesterin: $\leq$ 130, besser $\leq$ 100 mg/dl
- Nüchterntriglyzeride: $\leq$ 150 mg/dl.

5.65

Obligat für alle Diabetiker: Diät, Bewegung, Normalgewicht anstreben, intensive Schulung

Medikamentöse Behandlung des Typ 1-Diabetes:

Insulin (obligat, keine Ausnahmen)

Medikamentöse Behandlung des Typ 2-Diabetes:

Stufe 1
- Bei Übergewicht Acarbose oder Metformin
- Bei Normalgewicht (selten): Sulfonylharnstoff oder Glinid.

Stufe 2 (HbA_{1c} nach drei Monaten noch > 7 %), Alternativen:
- Metformin + Acarbose
- Metformin + Sulfonylharnstoff
- Metformin + Glinid
- Metformin + Glitazon

oder
- Sulfonylharnstoff + Acarbose
- Sulfonylharnstoff + Glitazon

oder
- Acarbose + Glinid

Stufe 3 (HbA_{1c} nach weiteren drei Monaten noch > 7 %), Alternativen:
- Fortführung des oralen Antidiabetikums + Verzögerungsinsulin
- Konventionelle oder intensivierte Insulintherapie, Absetzen der oralen Antidiabetika.

5.66

Bezeichnung der Insuline nach ihrem Wirkprofil:

Rasch wirkende Insuline
- Altinsulin oder Normalinsulin (Humaninsulin)
- Insulinanaloga (Humaninsuline mit veränderter Primärstruktur und sehr schneller und kurzer Wirksamkeit).

Verzögerungsinsuline (Basalinsuline)
- NPH-Insuline (NPH = neutrales Protein Hagedorn)
- Zinkinsuline
- Insulinanaloga.

Mischinsuline
- NPH-Insulin mit Normalinsulin
- NPH-Insulin mit Insulinanalogon.

Stoffgruppen der oralen Antidiabetika:
- β-zytotrope Substanzen: Sulfonylharnstoffe, Glinide
- Biguanide: Metformin
- Insulinsensitizer: Glitazone
- α-Glukosidaseinhibitoren: Acarbose.

5.67

Kontraindikationen der Sulfonylharnstofftherapie:
- Diabetes mellitus Typ 1
- Therapieversager
- Diätetisch kompensierbarer Diabetes mellitus
- Ketoazidose
- Schwangerschaft
- Niereninsuffizienz (Ausnahme: Gliquidon)
- Leberinsuffizienz
- Hypoglykämiegefährdung: z.B. durch Alkohol.

Kontraindikationen der Biguanidbehandlung (Metformin):
- Diabetes mellitus Typ 1
- Eingeschränkte Nierenfunktion (Kreatinin > 1,2 mg/dl)
- Deutlich herabgesetzte Leberfunktion
- Herzinsuffizienz
- Hypoxämische Zustände (z.B. respiratorische Insuffizienz)
- Alkoholabusus
- Pankreatitis
- Abmagerungskuren
- Ketose, Ketoazidose
- Konsumierende Leiden
- Prä- und postoperativ (Allgemeinanästhesie)
- Zwei Tage vor und nach i.v. Kontrastmittelgabe
- Non-Compliance
- Schwangerschaft.

5.68

Indikationen der Insulintherapie:
- Diabetes mellitus Typ 1
- Schwere ketotische oder ketoazidotische diabetische Stoffwechselentgleisungen
- Primär- und Sekundärversagen der oralen Antidiabetika
- Kontraindikationen der oralen Antidiabetika
- Schwangerschaft, falls nicht diätetisch kompensierbare Einstellung
- Drohende ketotische Stoffwechselentgleisung bei Vorbehandlung mit maximalen Dosen oraler Antidiabetika (z.B. Operation, schwere Infekte)
- Pankreopriver Diabetes mellitus.

5

5.69

Organschäden durch Alkohol (direkt und indirekt), Auswahl:
- Herz: Kardiomyopathie, Herzrhythmusstörungen (supra- und ventrikulär), AV-Blockierungen
- Gefäße: Verstärkung einer Hypertonie, erhöhtes Schlaganfallrisiko
- Endokrinium: Hypogonadismus, Cushing-ähnliche Syndrome, Stimulation der Katecholaminsekretion, Hypoglykämien durch Inhibierung der hepatischen Glukoneogenese
- Skelettmuskulatur: Rhabdomyolyse, Myopathie
- Thoraxorgane: Pneumonien, Lungenabszesse, Lungen-Tbc, Pleuraempyem
- Blut, Immunsystem: hämolytische Anämien (ZIEVE-Syndrom, Stomatozytose, Akanthozytose), hyporegeneratorische Anämien, myelodysplastisches Syndrom, Granulo- und Lymphopenie, Blutungsdiathese (Thrombopenie, Thrombopathie), Steigerung der Fibrinolyse, Infektneigung
- Magen-Darm-Trakt: Stomatitis, Glossitis, Malignome der Mundhöhle, Refluxösophagitis, Ösophaguskarzinom, Mallory-Weiss-Syndrom, hämorrhagische Magenerosionen, Malabsorption im Dünndarm, Pseudoobstruktion des Kolons
- Leber: Fettleber, Fettleber-Hepatitis, Leberzirrhose
- Pankreas: akute und chronische Pankreatitis
- ZNS: Delirium tremens, Korsakow-Psychose, Alkoholhalluzinose, Wernicke-Enzephalopathie, Kleinhirnatrophie, Corpus-callosum-Degeneration, zentrale pontine Myelinolyse, Polyneuropathie, Epilepsie, (Landry-Paralyse)
- Karzinogenese: Oropharynx, Larynx, Ösophagus, Leber, Rektum
- Fetales Alkoholsyndrom: angeborene Fehlbildungen, prä- und postnatale Wachstumsverzögerung, faziale Dysmorphien, muskuläre Hypertonie, neurogene Blase, Gaumenspalte, fehlender Schluckreflex, Schwerhörigkeit, juvenile Leberzirrhose
- Interaktionen mit Analgetika, Sedativa, Hypnotika, Stimulanzien; reduzierter Abbau von: Doxycyclin, Meprobamat, Phenytoin, Tolbutamid, Pentobarbital, Propranolol, Rifampicin u.a.; vermehrte Toxizität von Paracetamol, Isoniazid, Halothan, Tetrachlorkohlenstoff; Verstärkung der Hypoglykämieneigung bei Sulfonylharnstoff- oder Insulin-behandelten Diabetikern.

5.70

Verdachtsdiagnosen:
- Akuter Gichtanfall
- Urolithiasis
- Gichttophi

Der einmalig bestimmte, grenzwertig erhöhte Serumharnsäurespiegel schließt eine Hyperurikämie keinesfalls aus!

Sofortmaßnahmen auf Verdacht:
- Colchizin (1. Tag: 2 Tbl. à 0,5 mg alle 1 bis 2 h, maximal 8 mg/d, eine Maximaldosis von 12 mg sollte pro Anfall nicht überschritten werden, Nebenwirkungen: Übelkeit und Durchfall!)
- Alternativ: Indometacin, Prednisolon.

Diagnosesicherung:
- Ex iuvantibus
- Wiederholte Bestimmungen des Serumharnsäurewertes
- (Inhalt eines Tophus mikroskopisch: Harnsäurekristalle).

Dauertherapie:
- Urikostatikum (Allopurinol)
- Urikosurikum (Benzbromaron) + Alkalisierung des Urins
- Oder Kombinationstherapie.

Unterstützt durch:
- Purinarme Kost
- Kalorienarme Kost mit Gewichtsreduktion
- Alkoholkarenz
- Keine Exzesse, kein Fasten
- Reichliche Flüssigkeitszufuhr

Merke: Wechselwirkungen von Allopurinol mit Dicumarolen, 6-Mercaptopurin, Azathioprin, (Ampicillin).

5.71

Der HbA$_{1c}$-Wert spiegelt die Blutzuckereinstellung der vergangenen zwei bis drei Monate wider (Überlebenszeit der Erythrozyten). Ein erhöhter Wert spricht für eine schlechte Blutzuckereinstellung. Je höher der HbA$_{1c}$-Wert ist, umso größer ist das Risiko für mikro- und makrovaskuläre Komplikationen. Ein Schwellenwert scheint nicht zu bestehen. Eine gute Blutzuckereinstellung liegt bei einem HbA$_{1c}$ < 6,5 % vor.

5.72

Das metabolische Syndrom umfasst:
- Abdominelle Adipositas
- Gestörte Glukosetoleranz oder Diabetes mellitus
- Dyslipoproteinämie (typischerweise Hypertriglyzeridämie oder kombinierte Hyperlipoproteinämie)
- Hypertonie
- Fettleber
- Hyperurikämie.

Verbindendes Element ist vermutlich die Insulinresistenz. Nicht bei allen Patienten müssen alle Manifestationen vorliegen. Es besteht ein hohes Risiko atherosklerotischer Organkomplikationen. Wichtigste Therapiemaßnahme ist eine Umstellung des Lebensstils mit dem Ziel einer Gewichtsreduktion und vermehrter körperlicher Aktivität. Das metabolische Syndrom ist eine typische «Wohlstandskrankheit», unmittelbar nach dem zweiten Weltkrieg war es praktisch unbekannt.

5.73

Häufige sekundäre Hyperlipoproteinämien:
- Diabetes mellitus Typ 2
- Hypothyreose
- Nephrotisches Syndrom
- Cholestase
- Alkohol
- Sepsis, Verbrennungen
- Thiazide (hoch dosiert)
- Betablocker (ohne ISA)
- Kontrazeptiva
- Kortison
- Anabole Hormone.

5.74

Unter dem Oberbegriff «Intensivierte Insulintherapie» versteht man zwei Methoden zur bedarfsgerechten Insulinsubstitution:

Die «intensivierte konventionelle Insulintherapie» (ICT). Dieser Therapiemodus beruht auf dem sog. Basis-Bolus-Konzept: Dabei werden der basale Insulinbedarf durch eine oder zwei (selten drei) Injektionen eines Verzögerungsinsulins und der prandiale Insulinbedarf durch Injektionen von Normalinsulin oder einem schnell wirkenden Insulinanalogon vor den Hauptmahlzeiten gedeckt.

Die «kontinuierliche subkutane Insulininfusion» (CSII) mithilfe der Insulinpumpe erlaubt eine gute Blutzuckereinstellung bei stark schwankendem basalem Insulinbedarf. Über die Insulinpumpe wird Normalinsulin oder ein schnell wirkendes Insulinanalogon gegeben.

Beide Verfahren ermöglichen dem Patienten eine normnahe Stoffwechseleinstellung.

Voraussetzungen sind:
- Blutzucker-Selbstkontrollen durch den Patienten
- Korrekte Auswertung der Messergebnisse durch den Patienten
- Korrekte Abschätzung des Insulinbedarfs aus dem KH-Gehalt und der BZ-Wirksamkeit der Mahlzeit durch den Patienten
- Ermittelung des basalen Insulinbedarfs durch den Patienten
- Vermeiden von Hypoglykämien
- Akuter Ausgleich von Hyperglykämien durch den Patienten.

Nachteil: erhöhtes Hypoglykämierisiko!

5.75

Wichtige Regeln zur Vermeidung schwerer Hypoglykämien unter Insulintherapie:
- Vermeidung von Nüchtern-BZ-Werten < 80 mg/dl

- Trainieren der Fähigkeit, Hypoglykämiesymptome frühzeitig zu erkennen
- Sofortige Behandlung jedes BZ-Wertes < 60 mg/dl mit schnell resorbierbaren Kohlenhydraten
- BZ-Messung bei Verdacht auf Hypoglykämie wann immer möglich
- Analyse möglicher Ursachen der Hypoglykämie (z.B. körperliche Aktivität, zu viel gespritzt, zu wenig gegessen)
- Reduktion der Insulindosis, wenn sich kein anderer Grund für eine Hypoglykämie finden lässt
- Reduktion der Insulindosis bei Sport oder Bewegung
- Zusätzliche BZ-Selbstkontrollen bei Sport, Alkoholgenuss oder kohlenhydratreichen Mahlzeiten.

5.76

Klassifikation der Diabetesneuropathien:
- Distal-symmetrische Polyneuropathien (vorwiegend sensibel), häufigste Form
- Proximal-symmetrische Polyneuropathien (vorwiegend motorisch)
- Diabetische Amyotrophie
- Fokale und multifokale Neuropathien (z.B. der Hirnnerven, Radikulopathie)
- Trophische Neuropathien der Extremität (neuropathischer Fuß)
- Autonome Neuropathien (z.B. kardiovaskulär, intestinal)
- Sonderformen (z.B. therapieinduzierte und hypoglykämische Neuropathie).

5.77

Bei diabetischer Nephropathie sind ACE-Hemmer oder Angiotensin-Rezeptor-Blocker (ARB, Sartane) unabhängig vom Vorliegen eines Hochdrucks indiziert. Es ist durch Studien belegt, dass diese Substanzgruppen das Risiko für die Endpunkte Tod, Dialyse und Transplantation unabhängig von der begleitenden Blutdrucksenkung reduzieren. Außerdem kommt es dabei zu einer Reduktion der Protein- und Albuminausschei-

dung im Urin. Ähnliches gilt für die Kalziumantagonisten Verapamil und Diltiazem.

5.78

Diabetes mellitus, Besonderheiten in der Schwangerschaft:
- Steigender Insulinbedarf
- Senkung der Nierenschwelle für Glukose
- Neigung zu Infekten, Ketose und Niereninsuffizienz
- Komplikationen: EPH-Gestose, Frühgeburtlichkeit, Fehlbildungen.

→ Strenge BZ-Einstellung durch Selbstkontrolle und Anpassung der Insulindosis, zusätzliche ärztliche Überwachung im ersten und zweiten Trimenon zweimal monatlich, im dritten Trimenon wöchentlich.

5.79

Organbefall beim diabetischen Spätsyndrom:
- Retinopathie
- Nephropathie
- Osteopathie und Gangrän
- Neuropathie
- Makroangiopathie, v.a. kardial, zerebral, peripher.

5.80

Behandlungsplan bei diabetischem Koma (gilt für ketazidotisches und hyperosmolares Koma):
- Überwachung auf Intensivstation (Elektrolytverschiebung!)
- Als erstes: Flüssigkeitssubstitution mit 1 l 0,9%iger NaCl-Lösung in der ersten Stunde, dann meist 4 bis 8 l über 12 h nach ZVD. *Cave: Niereninsuffizienz, Herzinsuffizienz. Ab BZ-Werten < 250 mg/dl zusätzlich Glukose 5% infundieren*
- Als zweites: Insulin 10 IE als Bolus i.v. (fakultativ), gefolgt von intravenöser Dauerinfusion nach Blutzucker (meist 2 bis 6 IE/h). Ziel: langsame Senkung um ca. 100 mg/dl/h, keine Absenkung unter 250 mg/dl innerhalb der ersten 24 h anstreben

- Kaliumzufuhr 10 bis 20 mval/h i. v. Beginn bereits bei hochnormalen Werten, da der Kaliumspiegel wegen des Azidoseausgleichs und der Insulinzufuhr sehr schnell abfällt
- Vorsichtige Azidosekorrektur (bei pH < 7,0 bis 7,1): Bikarbonat. Dosis in mmol: negativer Base Exzess × KG × 0,1
- Phosphatsubstitution: bis 2 bis 5 mmol/h
- Thromboseprophylaxe
- Antibiotikatherapie nach Abnahme von Kulturen.

5.81

Einer Broteinheit (BE) entsprechen 10 bis 12 g Kohlenhydrate. Eine BE entspricht:
- 25 g Schwarzbrot
- 100 g Äpfeln
- 0,25 l Milch
- 60 g Kartoffeln.

5.82

Kaloriengehalt von 1 g Kohlenhydrate = 4,1 kcal
Kaloriengehalt von 1 g Fett = 9,3 kcal
Kaloriengehalt von 1 g Eiweiß = 4,1 kcal
Kaloriengehalt von 1 g Alkohol = 7 kcal.

5.83

Vorteile von Sulfonylharnstoffen:
- Starke blutzuckersenkende Wirkung
- Relativ schnell wirksam
- Relativ günstiges Nebenwirkungsprofil.

Nachteile von Sulfonylharnstoffen:
- Bei Überdosierung, Non-Compliance oder (transienter)Niereninsuffizienz schwere, teils lang anhaltende Hypoglykämien
- Gewichtszunahme
- Blockade des kaliumabhängigen ATP-Kanals, hierdurch Aufhebung des Phänomens der ischämischen Präkonditionierung (ischämieinduzierte Ischämietoleranz) am Myokard (Folge: z.B. bei gleichem Ischämieausmaß größerer Infarkt)

- Pathophysiologisch wenig attraktiver Ansatz, da die Insulinresistenz nicht vermindert wird.

Vorteile der Biguanide (Metformin):
- Blutzuckersenkung ohne Hyperinsulinämie
- Keine Hypoglykämiegefahr
- Günstige Beeinflussung des Fettstoffwechsels (Senkung der Triglyzeride)
- Anorexigener Effekt zur Verhinderung der Gewichtszunahme
- Praktisch keine Gefahr von Laktazidosen bei Einsatz von Metformin unter Beachtung der Kontraindikationen.

Nachteile der Biguanide (Metformin):
- Bei höherer Dosierung häufig gastrointestinale Nebenwirkungen, die zur Dosisreduzierung oder zum Absetzen des Präparates zwingen
- Verschiedene Kontraindikationen (z.B. Niereninsuffizienz, Herzinsuffizienz, instabile Angina/akutes Koronarsyndrom, Leberzirrhose, akute Erkrankungen, starke Einschränkung der Nahrungszufuhr < 1000 kcal/d, konsumierende Erkrankungen, Alkoholismus, und, eingeschränkt, hohes Lebensalter)
- Bei Missachtung der Kontraindikationen Laktazidosen.

*Vorteile der Alpha-Glukosidasehemmer vom Typ der **Acarbose**:*
- Keine Hyperinsulinämie
- Keine Gefahr von Hypoglykämien
- Keine Nebenwirkungen, außer am Gastrointestinaltrakt
- Wenig Kontraindikationen (chronisch entzündliche Darmerkrankungen).

Nachteile:
- Frühes Auftreten von gastrointestinalen Nebenwirkungen bei zu hoher Dosierung, die eine Dosisreduktion oder Absetzen des Präparates erfordern können.

*Vorteile der **Glitazon**therapie:*
- «Pathophysiologisch interessanter» Ansatz
- Verbessern alle Manifestationen des metabolischen Syndroms
- Keine Hypoglykämien.

Nachteile der Glitazontherapie:
- Langsame Wirkung (maximale Wirkung auf den Blutzucker erst nach drei Monaten)

- Nicht in Kombination mit Insulin zugelassen
- Erhebliche Kontraindikationen: Herzinsuffizienz, Niereninsuffizienz, Leberinsuffizienz, u. a.
- Gewichtszunahme/Ödeme
- Hohe Kosten.

Insulinsensitizer (Glitazone) sind eine neue Klasse von Antidiabetika, die über einen nukleären Rezeptor (PPAR) wirken. Sie verbessern die periphere Insulinempfindlichkeit (an Muskel und Fettgewebe) und reduzieren die Glukoneogenese.

5.84

LADA: Latenter Autoimmun-Diabetes des Adulten (Syn.: Adult Onset Type I Diabetes)
Diabetes-Erstmanifestation im Erwachsenenalter, daher zunächst als Typ-2-Diabetes gedeutet, allerdings Nachweis von Inselzell-Ak und/oder Glutamat-Decarboxylase-Ak. Infolge langsamerer Betazelldestruktion mit zunächst noch erhaltener, im Verlauf sinkender Insulinproduktion spätere Manifestation des Insulinmangeldiabetes. Schlechtes Ansprechen auf orale Antidiabetika. Therapie mit Insulin.

MODY: Maturity Onset Diabetes of the Young
Diabetesmanifestation im Kindes- oder Adoleszentenalter durch (unterschiedliche) genetische Defekte der Betazellfunktion, z.B. MODY-1 (HNF-4α, Chromosom 20), MODY-2 (Glukokinase, Chromosom 7) etc. bis MODY-6. Autosomal dominanter Erbgang. Keine Autoimmunopathie. Folge: Insulin wird von Betazellen schlechter freigesetzt. Therapie mit oralen Antidiabetika oder Insulin.

Gestationsdiabetes
Es handelt sich um eine in der Schwangerschaft erstmals aufgetretene oder festgestellte Glukosetoleranzstörung. Betrifft 1 bis 5 % aller Schwangerschaften. Seltener verbergen sich dahinter ein neu diagnostizierter Typ-1-Diabetes oder ein vor der Schwangerschaft nicht bekannter Typ-2-Diabetes. Pathophysiologisch ist der Gestationsdiabetes dem Typ-2-Diabetes sehr verwandt. Die betroffenen Patientinnen haben ein relativ hohes Risiko für die spätere Entwicklung eines Typ-2-Diabetes (50 % in 30 Jahren). Therapeutisch wird eine euglykämische Blutzuckereinstellung durch diätetische Maßnahmen und ggf. Insulin durchgeführt. Orale Antidiabetika sind wegen der Schwangerschaft kontraindiziert.

Risikofaktoren für Gestationsdiabetes:
- BMI > 27 kg/m²
- Gestationsdiabetes in früherer Schwangerschaft
- Typ-2-Diabetes bei Eltern oder Geschwistern
- Geburt eines Kindes mit einem Geburtsgewicht > 4500 g
- Totgeburt
- Habituelle Abortneigung.

5.85

Anhand der Glukosemessungen nüchtern und/oder 2-h-Wert im oralen Glukosetoleranztest, gemessen als Plasmaglukose:

	Nüchtern-wert	2-h-Wert im OGTT
Normalbefund	< 110 mg/dl	< 140 mg/dl
Gestörte Nüchternglukose	110 bis 125 mg/dl	
Pathologische Glukosetoleranz		140 bis 199 mg/dl
Diabetes mellitus	> 125 mg/dl	> 199 mg/dl

5.86

Durchführung eines oralen Glukosetoleranztests:
- Kohlenhydratreiche Kost über mehrere Tage (150 bis 250 g/d)
- Dann 12 h Nüchternperiode
- Dann Trinken von 75 g Glukose in 300 ml Wasser oder Tee in 5 Minuten
- Blutzuckermessungen zum Zeitpunkt 0 und 2 h.
Bewertung s. 5.85

Merke:
- *Folgende Medikamente sollten mindestens drei Tage abgesetzt sein: Kontrazeptiva, Thiazide, Salicylate, (natürlich keine Antidiabetika)*
- *Für 12 h vor dem Test kein Tabak, Kaffee oder stärkere körperliche Aktivität*

- *Keine Testung drei Tage vor, während und drei Tage nach der Menstruation*
- *Cave: reaktive (Spät-)Hypoglykämie mit entsprechenden Symptomen möglich.*

5.87

Diagnostische und klinische Merkmale des hyperosmolaren nicht ketoazidotischen Komas:
- Auftreten bei Typ-2-Diabetes
- Häufig bei Erstmanifestation
- Langsame Entwicklung über mehrere Tage
- Ausgeprägte Hyperglykämie (um 750 mg/dl und höher)
- Dehydratation
- Deutlich erhöhte Serumosmolalität
- Keine oder geringe Azidose
- Vermehrte Komplikationsrate bei der Komabehandlung und hohe Letalität (20 bis 70 %) wegen Multimorbidität und erhöhten Lebensalters.

Therapie s. 5.80

5.88

Ursachen eines Komas (Auswahl):

Stoffwechselstörungen (metabolisches Koma)
- Hypoglykämie
- Diabetisch-ketoazidotisch
- Hepatisch
- Hypothyreose (Myxödemkoma)
- Thyreotoxisch
- Urämie
- Laktatazidose
- Hyperkalzämie
- Hypernatriämie
- Hyponatriämie
- Hyperviskosität
- Schwere Hyperthermie oder Hypothermie
- u.a.

Exogene Intoxikationen:
- Alkohol
- Psychopharmaka, Hypnotika, Sedativa
- Analgetika und Antipyretika
- CO-Intoxikation
- Lösungsmittelintoxikation

- Zyanidintoxikation
- Atropinvergiftung
- u.a.

Zerebrale Erkrankungen:
- Vaskulär/mikrovaskulär (z.B. ischämischer Insult, Hirnblutung, Subarachnoidalblutung, Zentralvenenthrombose, thrombotisch-thrombozytopenische Purpura, Malaria)
- Trauma
- Tumoren
- Postiktal bei Epilepsie
- Abszess
- Meningoenzephalitis
- Akuter Hydrozephalus
- u.a.

Schock jeder Ursache

5.89

Diagnose:
Chylomikronämiesyndrom mit Pankreatitis und Hyperviskositätssyndrom.

Erstversorgung:
- Nahrungskarenz
- Spasmolytika, Analgetika
- Heparin
- Plasmapherese.

Dauertherapie:
- Einschränkung der Kohlenhydratzufuhr, Alkoholverbot, Gewichtsnormalisierung
- Fettzufuhr auf 30 g/d beschränken, ggf. mittelkettige Triglyzeride (MCT-Diät)
- Fibrate
- Nikotinsäurederivate (2. Wahl).

5.90

Ursachen des Hyperviskositätssyndroms:
- Paraproteinämien (z.B. M. Waldenström, Kryoglobuline, Kälteagglutinine)
- Chylomikronämie
- Exzessive Polyglobulie
- Polyklonale Hypergammaglobulinämie (z.B. bei Kollagenosen)
- Hyperfibrinogenämie
- u.a.

5

5.91

Die atheroprotektive HDL-Fraktion von Cholesterin wird durch folgende Faktoren *erhöht*:
- HMG-CoA-Reduktaseinhibitoren (Statine)
- Fibrate
- Nikotinsäurederivate
- Östrogene
- Körperliche Aktivität
- Genetische Faktoren
- Alkohol (nicht bei Neigung zu Hypertriglyzeridämie)
- u. a.

Sie wird *erniedrigt* durch:
- Androgene
- Bewegungsmangel
- Fettsucht
- Hypertriglyzeridämie
- Tabakrauchen
- Kohlenhydrat- bzw. fettreiche Ernährung
- Diabetes mellitus
- Chronische Niereninsuffizienz (Dialysepatienten).

5.92

Abschätzung des Energiebedarfs:
- Grundumsatz ca. 1 kcal/h/kg KG, z. B. 70 × 24 = 1680 kcal/d

Korrekturfaktor für Arbeit:
- Leichte körperliche Arbeit × 1,3
- Mittelschwere körperliche Arbeit × 1,5
- Körperliche Schwerstarbeit × 1,8.

Idealerweise sollten 55 % der Energie als Kohlenhydrate, 15 % als Eiweiß und 30 % als Fett (mindestens 10 % einfach ungesättigte Fettsäuren, jeweils höchstens 10 % gesättigte und mehrfach ungesättigte Fettsäuren) zugeführt werden.

5.93

Verdachtsdiagnose:
Systemische Amyloidose mit Beteiligung von Herz, Magen-Darm-Trakt, Leber und (relativ selten) Skelettmuskulatur. Eine «hypertrophe» CMP mit Perikarderguss, AV-Block und Niedervoltage sollte an eine Amyloidose denken lassen, die Durchfälle weisen auf die Darmbeteiligung hin. Die ausgeprägte Muskelschwäche stiftet Verwirrung, da klinisch manifeste Skelettmuskelbeteiligungen selten sind (ca. 10 %).

Diagnosesicherung:
- Anfordern einer Kongorotfärbung der bereits erfolgten Dickdarmbiopsie: Nachweis interstitieller und gefäßbezogener Amyloidablagerungen in Mukosa und Submukosa. In der Magenschleimhaut Amyloidnachweis in der Kongorotfärbung, ebenso in der sonographiegesteuert gewonnenen mesenterialen Fettgewebsbiopsie (übliche Biopsiestelle)
- Immunelektrophorese im Serum und Urin: Nachweis von Lambda-Leichtketten (bei fehlender Verminderung der polyklonalen Immunglobuline unauffällige Eiweißelektrophorese und normaler Urinstix bzgl. Eiweiß, da dieser nur Albumin nachweist)
- Immunhistochemische Differenzierung des Amyloids als AL-lambda-Amyloidose
- Knochenmarkshistologie: Plasmozytomkriterien nicht erfüllt.

Somit Amyloidose bei Leichtkettenparaproteinämie ohne Plasmozytom.

Therapieprinzip:
Unbehandelt extrem schlechte Prognose mit einer Lebenserwartung < 2 Jahren. Hochdosis-Chemotherapie und Stammzelltransplantation beseitigt die Paraproteinproduktion. Da aber eine ausgeprägte CMP mit Herzinsuffizienz NYHA III° vorliegt, ist diese Therapie zu risikobehaftet. Daher zunächst Herztransplantation über HU-Listung (High Urgency), einige Monate später dann HD-Chemotherapie + Stammzelltransplantation. Dieser Therapieweg muss als (experimentelle) Einzelfallentscheidung angesehen werden, ist aber der einzige kurative Ansatz.
s. auch 5.59 und 5.63

5.94

Verdachtsdiagnose:
Hypoglykämisches Koma

Diagnosesicherung:
Blutzuckerbestimmung mittels Teststreifen (< 40 bis 50 mg/dl). Falls nicht verfügbar: ex iuvantibus Zufuhr von Glukose.

Therapie:
- Bei wachem Patienten orale Zufuhr von schnell resorbierbarer Glukose, z. B. 8 Stück Würfelzucker, 25 g Traubenzucker oder Glukose (Dextro-Energen), 100 bis 200 ml Coca-Cola oder Fruchtsaft
- Bei bewusstlosem Patienten 60 bis 100 ml Glukose 40 % i. v., alternativ Glukagon 1 bis 2 mg s. c./i. m./nasal (bei nicht verfügbarem i. v. Zugang).

Therapie des geschilderten Patienten: einer der beiden Freunde hat ein Handy dabei und alarmiert den Notarzt, der mittels Teststreifen einen Blutzucker von 32 mg/dl misst und über eine schnell gelegte Braunüle 100 ml Glukose 40 % appliziert. Der Student wird nach zwei Minuten wach und ist nach zehn Minuten voll orientiert.

Merke: Hypoglykämieauslöser sind u. a. inadäquat niedrige Nahrungsaufnahme, vorangehender Alkoholkonsum, körperliche Belastung und relative Insulinüberdosierung. Cave: protrahierte Hypoklykämien (über Tage) durch Sulfonylharnstoffe.

Symptome der Hypoglykämie:
- Adrenerge Aktivierung: Unruhe, Tachykardie, Zittern, Blässe
- Parasympathische Aktivierung: Schweißausbruch, Heißhunger, Übelkeit, Erbrechen
- Neuroglukopenie: Sehstörungen, Sensibilitätsstörungen, Aggressivität, Verwirrtheit, Paresen, Krampfanfälle, Somnolenz, Koma
- Whipple-Trias: Symptome der Hypoglykämie + erniedrigter Blutzucker + Beseitigung der Symptome durch Glukosezufuhr.

5.95

Verdachtsdiagnose:
Hereditäre Fruktoseintoleranz

Diagnosesicherung im symptomfreien Stadium:
Diagnostische Leberbiopsie: Nachweis des Enzymdefektes der Fruktose-1,6-Diphosphat-Aldolase.

Prophylaxe:
Keine Fruktose- oder Sorbitinfusionen! Allgemeine Empfehlung: alle diesbezüglichen Lösungen aus dem Medikamentendepot der Klinik eliminieren!

5.96

Diagnose:
Perioperatives Alkoholentzugsdelir.

Differenzialdiagnosen (prinzipiell, unabhängig vom vorliegenden Fall):
- Durchgangssyndrome nach Schädel-Hirn-Traumen, nach Reanimation, nach Operation mit Herz-Lungen-Maschine, bei vaskulärer Enzephalopathie
- Zentrales anticholinerges Syndrom
- Atropin
- Anästhetika
- Tranquilizer
- Antiparkinsonmittel
- Psychopharmaka
- u. a.

Therapie:
- Intensivmedizinische Überwachung
- Beseitigung von Vitalstörungen (z. B. Krampfanfälle, Atemstillstand)
- Clonidin (Catapresan®) i. v. via Perfusor (initial 300 µg/h, dann 12 bis 60 µg/h unter RR- und Frequenzkontrolle). Alternativ Clorazepat (Tranxilium®) i. v., Clomethiazol (Distraneurin®) p.o oder i. v. *Cave: massive Bronchialsekretion, Atemstillstand unter i. v.-Therapie!*
- Vitamin B_1 zur Prophylaxe der Wernicke-Enzephalopathie
- Ernährung über Magensonde
- Thromboseprophylaxe
- Stressulkusprophylaxe.

5.97

Diabetes mellitus, Symptome bei autonomer Neuropathie:
- Magenentleerungsstörungen (z. B. Völlegefühl, Übelkeit, Erbrechen)

- Störungen der Darmmotilität (z. B. nächtliche Diarrhö, Stuhlinkontinenz, Obstipation)
- Störungen der Blasenentleerung (begünstigen Harnwegsinfektionen)
- Erektile Impotenz
- Kardiovaskulär: Herzfrequenzstarre, asympathikotone orthostatische Hypotonie.

5.98

Kein relevant (medikamentös behandlungsbedürftig) erhöhtes Atheroskleroserisiko, solange LDL-Cholesterin zu HDL-Cholesterin < 3 und LDL-Cholesterin absolut nicht > 200 mg/dl.

5.99

Das kardiovaskuläre Risiko ist erhöht.

5.100

Verdachtsdiagnose:
Organophosphatvergiftung (Parathion = E 605).

Diagnosesicherung:
Durch (gaschromatographischen) Nachweis von Nitrostigmin im Blut des Patienten.

Differenzialdiagnosen:
Zu hohe Dosis von Cholinesterasehemmern (> 600 mg Pyridostigmin, z. B. Mestinon®) im Rahmen der Behandlung einer Myasthenia gravis:

- Versuch (oft Selbsttherapie) jede myasthene Schwäche auszugleichen, sodass bei weniger myasthen gestörten Muskeln ein cholinerger Block auftritt.
- Versäumte Reduktion und Adaptation der Cholinesterasehemmer-Dosis bei wirksamer Immunsuppression.

Selten: angeboren, schwere Lebererkrankungen, maligne Tumoren, LSD, Lokalanästhetika, etc. als Ursache einer verminderten Serumcholinesterase-Aktivität.

Pathobiochemie:
Bei den Alkylphosphatvergiftungen führt die Hemmung der Acetylcholinesterase-Aktivität zu einer Anhäufung von Acetylcholin an den cholinergen Synapsen und damit zum Bild einer Acetylcholinvergiftung mit muscarinartigen (Hypersalivation, Bronchialsekretion, Bronchokonstriktion, Tachykardie, Miosis etc.) und nicotinartigen (neuromuskuläre Dysfunktion) Symptomen. Nach Durchlaufen von schweren Erregungs- und Krampfzuständen ist die Atemlähmung die Todesursache. Die beobachtete Hypokaliämie ist einerseits Folge der Acetylcholin-induzierten Membrandepolarisation, andererseits des Kaliumverlustes durch die Hypersalivation.

Therapie:
Sofortige Verabreichung von Atropin 2 bis 5 mg i. v., bei fehlendem klinischem Effekt (Abnahme der Bronchialsekretion und der Bronchokonstriktion infolge Blockade der muscarinergen Wirkung) Wiederholung in doppelter Dosis alle 5 min (bis zu mehreren hundert Milligramm über mehrere Tage bei schwerer Vergiftung!!). Durch Atropin keine Beeinflussung der nikotinergen Effekte mit neuromuskulärer Dysfunktion. Bei E605-Vergiftung kann die Cholinesterase durch Obidoxim (Toxogonin®) aktiviert werden *(cave: Nebenwirkungen!)* mit Unterbrechung sowohl der muscarinergen, als auch der nikotinergen Effekte. Intensivmedizinische Überwachung und symptomatische Therapiemaßnahmen.

Rechtsmedizinische und kriminologische Aspekte dieses Falles:
Die Befragung des Patienten ergab keine Hinweise auf Kontakte mit Pflanzenschutzmitteln. Die dann verständigte Kriminalpolizei veranlasste umgehend eine Hausdurchsuchung bei dessen Ehefrau. Dort wurde ein Behältnis mit E605 sowie Vorrichtungen (Pipetten) zur Präparierung von Speisen sichergestellt. Kurze Zeit später gestand die Ehefrau, ihren Mann seit einem Jahr das Pflanzenschutzmittel E605 durch Zumischung zu Speisen verabfolgt zu haben. Der Patient war seit zehn Jahren angeblich glücklich verheiratet. Keine Hinweise auf eine persönliche Konfliktsituation als Motiv für die Intoxikationsabsichten. Die als Arzthelferin tätige Ehefrau wirkte freundlich, suchte das Gespräch mit den Ärzten und erkundigte sich besorgt nach

dem Wohlergehen ihres Mannes. Zweifellos wurde sie durch die evidente Ratlosigkeit der behandelnden Ärzte in ihren Intentionen bestärkt und ließ alle Vorsichtsmaßnahmen ihrerseits soweit außer Acht, dass sie ungeachtet der stationären Behandlung und ärztlichen Aufsicht fortlaufend bei Krankenbesuchen ihrem Mann vergiftete Speisen (z. B. Kuchen) verabreichte. Das Gericht verurteilte sie schließlich wegen versuchten Mordes zu einer hohen Gefängnisstrafe.

Kommentar:
Hypersalivation und extreme Miosis prägen das Bild einer cholinergen Krise. Wegweisend war die Erniedrigung der Serumcholinesterase: Eine Myasthenia gravis mit entsprechender Medikation bzw. Überdosierung lag offensichtlich nicht vor, somit war die Vermutung einer exogenen Intoxikation nahe liegend und durch direkten Giftnachweis im Blut des Patienten beweisbar. Die prägnanten, wenngleich verwirrenden Begleitsymptome, wie Hypokaliämie, Blutdruckanstieg, Tachykardie, Adynamie, lenkten den Verdacht auf mehrere andere Krankheiten, und erklären die zeitraubenden diagnostischen Irrwege.

Fazit: Unerklärliche Syndrome sind nicht selten durch Arzneimittel oder Giftwirkungen verursacht.

Merke:
- *Durch akzidentelle orale oder transdermale Aufnahme von Organophosphatverbindungen jährlich Tausende von Todesfällen weltweit!*
- *Inhalative Organophosphatverbindungen sind z. B. Sarin oder Tabun. 1995 Terroranschlag der Aum-Sekte in der U-Bahn von Tokio!*

5.101

Vermutung:
Chronische Bleivergiftung durch die mittransportierten Konservendosen, Bleienzephalopathie.

Beweise:
Die Exhumierung von John Torrington (er starb am 1. Januar 1846) durch den Anthropologen Owen Beattie erbrachte anhand von Gewebe-, Organ-, Knochen-, Fingernagel- und Haarpro-

ben eine vielfach über der Norm liegende Bleikonzentration.

Kommentar:
Die Lebensmittel der Schiffsverpflegung waren von der Londoner Firma Goldner geliefert und alle nach dem gleichen Verfahren konserviert worden: Verlötung der Dosen mit dicken Nähten aus Lötzinn, das etwa zu 90 % aus Blei und zu 10 % aus Zinn bestand. «Es ist eine traurige Ironie, dass Franklins machtvolle Expedition, die mit allem versehen war, was die aufstrebende Industrie und der Erfindergeist der Zeit zu bieten vermochten, ausgerechnet von einer dieser Erfindungen tödlich getroffen wurde», schreiben Owen Beattie und sein Koautor, der Journalist John Geiger.
Erwähnenswert sind andere Quellen chronischer Bleivergiftung in unserem Jahrhundert: in- und ausländische bleiglasurhaltige Keramik setzt Blei aus den Gefäßen vor allem dann frei, wenn sie mit schwachen Säuren (z. B. Wein, Zitronensaft) gefüllt sind.

5.102

Diagnose:
Fischintoxikation mit Ciguatera-Toxin (s. u.)

Erstversorgung:
- Flüssigkeitssubstitution mit NaCl- oder Mannitinfusionen (Mannit in randomisierter Studie nicht überlegen)
- Gabe von Aktivkohle
- Atropin
- Bei Krampfneigung Benzodiazepine
- Ggf. Analgetika.

Nachbetreuung:
- Symptompersistenz in 20 % der Fälle über Monate!
- (Massive) Rezidive möglich bei Genuss von Kaffee, Alkohol, Nüssen oder (nicht vergiftetem) Fisch. Meiden über mindestens sechs Monate empfohlen. Rezidive nach Jahren möglich.

Pathogenese
- Ciguatera ist ein hitzestabiles Neurotoxin (öffnet den spannungsabhängigen Natriumkanal mit nachfolgender Depolarisation)

- Keine Toxinzerstörung durch Erhitzen oder Einfrieren möglich!
- Weltweit 20 000 bis 50 000 Erkrankungen pro Jahr.

Kommentar:

Ciguatera-vergiftete Fische kommen in den seichteren Gewässern tropischer Korallenriffe vor. Gewöhnlich werden die Korallen von Zooxanthellen, einer Algenart, besiedelt. Unter bestimmten Einflüssen (z.B. touristische Erschließung von Küstengewässern mit Verschmutzung durch Abwässer) wird diese normale Algenbesiedelung von der Alge Gamericus toxicus verdrängt. Letzterer ist ein einzelliger Dinoflagellat, der das hitzebeständige Ciguatera-Toxin bildet. Algenfressende Fische nehmen das Toxin auf und werden ihrerseits von Raubfischen gefressen, sodass sich das Toxin über die Nahrungskette weiter anreichert. Die Vergiftung beschränkt sich also nicht auf bestimmte Fischarten, sondern betrifft typischerweise ebenso pflanzen- als auch fischfressende Arten, u.a. solche, die zu den kostbaren Speisefischen zählen (z.B. Doktorfische, Stachelmakrelen, Barrakudas).

Aufgrund dieser Zusammenhänge ist das Auftreten Ciguatera-vergifteter Fische in den meisten Regionen sporadisch und weitgehend unvorhersehbar. Einheimische verfüttern Teile der Fische an Hauskatzen oder andere Haustiere und warten ab, ob diese mit Erbrechen reagieren. Die Letalität beträgt 0,2 %, die Morbidität nach Ingestion intoxikierten Fisches 7 bis 30 %. Regionen: Dominikanische Republik, Kuba, Hawai, Küsten- und Inselstaaten im indischen und pazifischen Ozean u.a.

5.103

Bologna	ca. 1088
Padua	1222
Oxford	1231?
Cambridge	1231?
Paris	1253
Prag	1348
Wien	1365
Heidelberg	1386
Köln	1388

5

Antworten zu Kapitel 6:
Niere, Harnwege, Wasser- und Elektrolythaushalt

6.1

Einteilung der Harninkontinenz:
- *Stressinkontinenz:* unkontrollierter, geringer Harnabgang bei intraabdomineller Druckerhöhung (Husten, Pressen, Lachen) und Beckenbodenschwäche. Kein Harndrang, keine Miktionsbeschwerden.
- *Dranginkontinenz (Urgeinkontinenz):* unkontrollierter Harnabgang verbunden mit Harndrang. Durch vermehrt sensorische Reize oder durch eine verminderte zentralnervöse Hemmung des Detrusor vesicae ist die physiologische Regulation zwischen Füllungsvolumen der Harnblase, subjektivem Harndrang und Miktionsreflex gestört. Idiopathische Dranginkontinenz = Reizblase: imperativer Harndrang durch eine gesteigerte Sensibilität und Erregbarkeit des Detrusor vesicae durch organische, psychovegetative und/oder endokrine Ursachen.
- *Überlaufinkontinenz:* Urinabgang bei passiver Überdehnung der Harnblase. Hierbei führen intravesikale Obstruktionen oder neuromuskuläre Detrusorhypo- bzw. -areflexie durch passive Erhöhung des Blasen- über den Harnröhrendruck zu periodischem, unkontrolliertem Urinabgang mit Restharnbildung.
- *Reflexinkontinenz*: neurologische Schädigung der spinalen Kontrollaktivität der Miktion.

Abzugrenzen: extraurethrale Inkontinenz bei Urinfisteln oder Ureterektopie (i. e. S. keine Blasenfunktionsstörung).

6.2

Symptomatik der benignen Prostatahyperplasie (in Form von Fragen an den Patienten):
- Haben Sie das Gefühl, dass Ihre Blase nach dem Wasserlassen nicht ganz entleert ist? (Restharn)
- Müssen Sie öfter innerhalb von zwei Stunden ein zweites Mal Wasser lassen? (Pollakisurie)
- Müssen Sie beim Wasserlassen mehrmals aufhören und wieder neu beginnen? (Unterbrechungen)
- Haben Sie Schwierigkeiten, das Wasserlassen hinauszuzögern? (Drang)
- Beobachten Sie einen schwachen Strahl beim Wasserlassen? (Abschwächung)
- Müssen Sie pressen oder sich anstrengen, um mit dem Wasserlassen zu beginnen? (Verzögerung)
- Müssen Sie nachts aufstehen, um Wasser zu lassen? (Nykturie)

Diese Fragen beziehen sich nur auf «typische» Prostatapatienten, also auf Männer über 50 Jahre mit obstruktiven Miktionsbeschwerden, die keines der folgenden Ausschlusskriterien aufweisen:
- Prostatakarzinom
- Diabetes mellitus und diabetische Neuropathie
- Anamnese und Befunde, die auf eine neurologische Krankheit hinweisen
- Trauma oder chirurgische Intervention im Beckenbereich
- Vorausgegangene erfolglose Behandlung der benignen Prostatahyperplasie
- Einnahme von Arzneimitteln, welche die Harnblasenfunktion beeinträchtigen können.

6

6.3

Therapie der benignen Prostatahyperplasie:

Medikamente:
- Phytopharmaka (z. B. Kürbiskern- und Säge-palmenfrüchteextrakte). Umstrittene Wirksamkeit
- Alphablocker (z. B. Tamsulosin = Alna®, Omnic®); Ziel: Minderung der dynamischen Blasenausflussobstruktion. Rascher Wirkeintritt. Nebenwirkung Blutdrucksenkung
- 5α-Reduktasehemmer (Finasterid = Proscar®), Ziel: Regression der Prostatagröße. Verzögerter Wirkeintritt. Nebenwirkungen: Abnahme des PSA um ca. 50 % («behindert» Früherkennung eines Prostatakarzinoms, PSA-Messwerte unter 5α-Reduktasehemmern «verdoppeln»), verminderte Libido, Potenzstörungen (jeweils 5 bis 15 %)
- Ggf. Kombinations-Langzeittherapie mit Alphablocker und 5α-Reduktasehemmer.

Operative Verfahren:
- Transurethrale Resektion (häufig, Standardverfahren)
- Offene Adenomektomie (selten)
- Laserprostatektomie (alternativ)
- Transurethrale Inzision (alternativ bei «kleiner» Prostata und Begleiterkrankungen)
- Minimal-invasive Verfahren: transurethrale Nadelablation, Mikrowellen-Thermotherapie, Urethra-Stents.

Praktisches Vorgehen:
Nicht nur die Symptomatik der benignen Prostatahyperplasie, auch die Toleranzgrenze der betroffenen Patienten kann unterschiedlich ausgeprägt sein. Da die Krankheit nur langsam fortschreitet und nur in Ausnahmefällen lebensbedrohlich ist, sollte in jedem Einzelfall sorgfältig geprüft werden, ob der Patient überhaupt behandelt werden muss, oder ob zunächst auf eine operative oder medikamentöse Therapie verzichtet werden kann. Jährliche Untersuchungen sind geboten!

6.4

Diagnostische Maßnahmen bei V. a. vergrößerte Prostata:

Üblich:
- Digital-rektale Untersuchung (Größe, Konsistenz, Form)
- Urinsediment, Serumkreatinin, prostataspezifisches Antigen (PSA)
- Maximale Harnflussrate (Uroflowmetrie)
- Bestimmung des Restharnvolumens (suprapubische Sonographie)
- Transabdominale bzw. transrektale Sonographie

Fakultativ:
Bei verdächtigem Tastbefund und/oder PSA > 3 bis 4 ng/ml → Prostatabiopsie.

6.5

Symptome bei der akuten Zystitis:
- Dysurie (erschwerte Miktion)
- Algurie (schmerzhafte Miktion)
- Pollakisurie (häufige Miktion)
- Suprapubische Schmerzen.

Häufige Erreger:
- E. coli
- Enterokokken
- Proteus mirabilis
- Enterobacter-Klebsiella-Gruppe
- u. a.

Therapie der akuten Zystitis und des «unkomplizierten» Harnwegsinfektes:
- Reichlich trinken
- Dreitagestherapie: Cotrimoxazol forte 2 × 1 Tabl./d für drei Tage *oder*
- Eintagestherapie: Amoxicillin 3 × 1 g oder Cotrimoxazol forte 2 × 1 Tbl. *oder*
- Einmaltherapie: Amoxicillin 3 g oder Cotrimoxazol forte 2 Tbl.

Bei fehlender Bakteriurie keine Antibiotika!
Kontrolle mittels Urinkultur nach 1 Woche, falls fortbestehende Bakteriurie weiterführende Diagnostik.

Merke: *Unkomplizierter Harnwegsinfekt (oberflächliche Schleimhautinfektion): Symptomdauer < 48 h, keine gehäuften Vorinfekte, Fehlen einer funktionellen oder anatomischen Obstruktion, eines Steins und eines Katheters.*

6.6

Definition der Bakteriurie anhand einer quantitativen Urinkultur (Uricult®) des Mittelstrahlurins:
- Unverdächtig bei < 10000 Keimen/ml
- Kontrollbedürftig bei 10 000 bis 100 000 Keimen/ml
- Signifikant bei > 100 000 Keimen/ml.

Bei einer asymptomatischen, signifikanten Bakteriurie besteht keine Behandlungsindikation. Ausnahmen: Kinder und in der Schwangerschaft!

6.7

Bei steriler Leukozyturie mit klinischer Symptomatik einer Harnwegsinfektion auf eine mögliche Besiedlung mit folgenden Keimen achten:
- Tuberkelbakterien
- Gonokokken
- Chlamydien
- Mykoplasmen
- Pilze.

(nach Ausschluss einer Einwirkung durch Desinfizienzien)

6.8

Verdachtsdiagnose:
Urogenitaltuberkulose

Diagnosesicherung:
Erregernachweis (mindestens drei bis sechs Urinproben wegen intermittierenden Erregereintritts in den Urin)
- mikroskopisch
- Kultur (4 bis 8 Wochen)
- PCR.

Therapie:
- Kombination Isoniazid (INH) + Rifampicin (RMP) + Pyrazinamid (PZA) + Ethambutol (EMB) für zwei Monate, dann für vier Monate INH + RMP
- Streptomycin: bei spezifischer Blasenbeteiligung.

6.9

Ursachen einer Proteinurie (patholog. > 150 mg/d):

Glomeruläre Proteinurie:
- Kimmelstiel-Wilson-Glomerulosklerose bei Diabetes mellitus (häufigste Ursache), Vorstufe: Mikroalbuminurie > 30 mg/d
- Nephrosklerose bei arterieller Hypertonie
- Glomerulonephritiden (z.B. Minimal-Change-GN, fokal sklerosierende GN, membranöse GN, membranoproliferative GN, mesangioproliferative GN vom IgA-Typ)
- Medikamentös-toxisch (z.B. NSAR, Penicillin G, Penicillamin, Captopril, Gold)
- Kollagenosen (z.B. SLE) und Vaskulitiden (z.B. M. Wegener, Purpura Schoenlein-Henoch)
- Amyloidose
- Neoplasien: Plasmozytom, Lymphome Karzinome
- Infektionen: Hepatitis B und C, HIV, Malaria, u.a.
- Drogen: Heroin
- Schwangerschaftsnephropathie
- Nierenvenenthrombose
- Abstoßungsreaktion nach Nierentransplantation
- u.a.

Überlaufproteinurie infolge vermehrten Anfalls ohne primäre glomeruläre Schädigung (glomeruläre Filtration > tubuläre Reabsorptionskapazität):
- Bence-Jones-Proteinurie
- Myoglobinurie
- Hämoglobinurie

Tubuläre Proteinurie (meist < 1 bis 2 g/d, somit immer ohne nephrotisches Syndrom):
- Interstitielle Nephritiden
- Akutes Nierenversagen
- Toxische Tubulusschäden.

Von einem nephrotischen Syndrom spricht man bei:
- «Großer» Proteinurie > 3 g/d/1,73 m² (d.h. in praxi > 3,0 bis 3,5 g/d) mit konsekutiven Ödemen infolge Hypalbuminämie, Hypoproteinämie und Dysproteinämie

Zusätzlich bestehen:
- Hyperlipoproteinämie
- Antithrombin-III-Mangel durch renalen Verlust (Thrombosegefährdung).

6

6.10

	Proteinurie	Große Proteinurie	Erythrozyturie	Leukozyturie	Erythrozytenzylinder	Leukozytenzylinder	Bakteriurie
Diabetische Glomerulosklerose	+++	+++	++	–	(+)	–	–
Chronische Glomerulonephritis	+++	+++	++	–	+	–	–
Interstitielle Nephritis	+	–	+	+	–	+	–
Pyelonephritis	(+)	–	+	+++	–	+	+++
Blasentumor	–	–	+++	–	–	–	–

Merke:
- *Dysmorphe Erythrozyten (Akanthozyten) belegen die glomeruläre Erythrozyturie, isomorphe Erythrozyten die nicht glomeruläre Genese.*
- *Zylinder sind intratubuläre Ausfällungen des Tamm-Horsfall-Mukoproteins. Hyaline Zylinder sind nicht pathologisch.*
- *Erythrozytenzylinder belegen die renale Herkunft einer Erythrozyturie*
- *Leukozytenzylinder belegen die renale Herkunft einer Leukozyturie*
- *Urin-Teststreifen weisen eine Albuminurie nach. Eine reine tubuläre Proteinurie oder eine Leichtketten-Überlauf-Proteinurie bei Plasmozytom entgehen dem Urin-Teststreifen.*

6.11

Einteilung der Glomerulonephritiden, Ursachen, Histologie und Symptome:

Akute Glomerulonephritiden:

Endokapilläre GN (Syn.: Poststreptokokken- oder postinfektiöse GN):
- Ursache: Immunkomplexerkrankung zwei bis drei Wochen nach Infekt (meist Streptokokken der Gruppe A, aber auch Staphylokokken oder gramnegative Erreger möglich)
- Histologie: Proliferation der Endothel- und Mesangiumzellen, Granulozyten und Monozyten, Immunkomplexablagerung an der Außenseite der Basalmembran

- Symptome: Abgeschlagenheit, Fieber, Gliederschmerzen, Flankenschmerz, Lidödeme. Abgrenzung von der rapid-progredienten GN durch Nierenbiopsie!

Rapid-progressive GN (Syn.: proliferative GN mit diffuser extrakapillärer Halbmondbildung):
- Ursachen: Folge systemischer Vaskulitiden, wie SLE, M. Wegener, Goodpasture-Syndrom. Entweder AK gegen Basalmembran (Goodpasture-Syndrom) oder Immunkomplexablagerung (Vaskulitiden wie SLE, Purpura Schoenlein-Henoch, Kryoglobulinämie, postinfektiös, primäre GN) oder ohne Immunkomplexablagerung (pauci-immun: Vaskulitiden wie M. Wegener, Panarteriitis nodosa, idiopathisch). Führt unbehandelt zur Dialysepflichtigkeit
- Histologie: intra- u. extrakapilläre Proliferation, Halbmond (= Crescent) -Bildung durch Proliferation des Epithels der Bowman-Kapsel
- Symptome wie bei endokapillärer GN, zusätzlich rasche Nierenfunktionsverschlechterung. Zwingende Indikation zur Nierenbiopsie!

Chronische GN-Formen (mit nephrotischem Syndrom):

Minimal-change-GN
- Ursache: ungeklärt, häufigste Ursache des nephrotischen Syndroms im Kindesalter. Assoziation mit Lymphomen und Leukämien, paraneoplastisch und mit Allergien möglich
- Histologie: unauffällige oder minimal veränderte Glomerula

- Symptome: plötzlicher Beginn der Symptome eines nephrotischen Syndroms (s. 6.24), keine Niereninsuffizienz!

Fokal-segmentale GN (fokal-segmental sklerosierende GN)
- Ursache: ungeklärt, zweithäufigste Ursache eines GN-bedingten nephrotischen Syndroms im Erwachsenenalter. Assoziation möglich mit HIV-Infektion, Heroinabusus
- Histologie: Hyalinisierung und Sklerosierung eines Teils der Kapillarschlingen
- Symptome: Symptome eines nephrotischen Syndroms (s. 6.24).

Membranöse GN
- Ursache: Immunkomplexablagerungen an der Basalmembran. Häufigste Ursache des GN-bedingten nephrotischen Syndroms des Erwachsenenalters. Assoziation mit Tumoren (z.B. Bronchial-, Kolonkarzinom), Infektionen (Hepatitis B und C), Immunopathien (z.B. SLE), Pharmaka (z.B. Penicillin)
- Histologie: Verdickung der Basalmembran mit Spikes an der Außenseite durch Ablagerungen von Komplement und IgG
- Symptome: langsamer Beginn mit Ödemen.

Membranoproliferative GN
- Ursache: Immunkomplexablagerungen mit Komplementaktivierung. Idiopathisch oder sekundär z.B. bei Kryoglobulinämie, SLE, Infektionen (Hepatitis B oder C mit gemischter Kryoglobulinämie, Endokarditis, infizierter ventrikuloatrialer Shunt)
- Histologie: Basalmembranverdickung, Proliferation der Mesangialzellen
- Symptome: wenig, nephrotisches Syndrom.

Mesangioproliferative GN, IgA-Nephropathie
- Ursache: ungeklärt, postinfektiös nach Schleimhautinfekten. Weltweit häufigste GN-Form
- Histologie: mesangiale Ablagerungen von IgA, Proliferation der Mesangiumzellen und der Matrix
- Symptome: häufig asymptomatisch, Flankenschmerzen und Hämaturie nach Infekt. Aber auch nephrotisches Syndrom oder rapid progredienter Verlauf möglich.

6.12

Verdachtsdiagnose:
Idiopathische Retroperitonealfibrose, M. Ormond

Differenzialdiagnose:
- Andere Periaortitissyndrome: idiopathische Retroperitonealfibrose (M. Ormond), inflammatorisches Bauchaortenaneurysma ohne Obstruktion, perianeurysmatische Retroperitonealfibrose mit Obstruktion
- Sekundäre Retroperitonealfibrose: medikamentös induziert durch Methysergid (früheres Migränemittel), Bromocriptin, alpha-Methyldopa, Hydralazin, u.a. Weitere Ursachen sind Infektionen (Tuberkulose, Histoplasmose, Aktinomykose, u.a.), Z.n. nach Strahlentherapie, postoperativ nach abdomineller Lymphadenektomie, BAA-Operation, Kolonoperationen
- Fibrosarkom
- Noduläre Fasziitis
- (Malignes) Lymphom
- LK-Metastasen
- Hämatom
- Abszess.

Maßnahmen zur Diagnosesicherung:
Probeexzision: unspezifische chronische Entzündung mit Proliferation von Fibrozyten und Fibroblasten und sekundärer Hyalinisierung.

Therapeutische Möglichkeiten:

Operativ:
- Bei signifikantem Harnstau: beidseitige Ureterolyse mit Intraperitonealverlagerung beider Ureteren (alternativ retrograd-endoskopische Verfahren).

Medikamentös:
- Kortikosteroide (z.B. Prednison 1 mg/kg KG/d für sechs Wochen, dann in zwei Monaten Reduktion auf 10 mg/d unter Kontrolle der Entzündungszeichen, Fortführung über ca. 18 Monate. Effektiv bei ca. 90% aller Patienten. Besseres Ansprechen bei älteren Patienten und bei Entzündungszeichen in der Biopsie)
- Mögliche Alternative zu Kortikosteroiden: Tamoxifen (erste Hinweise).

6

- Bei fehlender Effizienz (fehlende BSG- und CRP-Normalisierung, fehlende Regression in der Bildgebung) zusätzlich Methotrexat (bei Kreatinin < 2,0 mg/dl) oder Azathioprin (bei hohem Steroidbedarf; Dosis ca. 2 mg/kg) oder Cyclophosphamid oder Mycophenolatmofetil. Keine größeren Studien verfügbar.

6.13

Differentialdiagnose der Hämaturie:

Prärenal:
- Gerinnungsstörungen
- u. a.

Intrarenal:
- Glomerulopathien: Diabetes, Hochdruck, selten: Amyloidose
- Glomerulonephritiden
- Interstitielle Nephritiden
- Infektionen: Pyelonephritis, sehr selten: Tuberkulose, Hantavirus, Leptospirose
- Papillennekrose (bei Diabetes, Analgetikaniere u. a.)
- Tumoren: Nierenzellkarzionom, Urothelkarzinom des Nierenbeckens
- Nierenzyste(n)
- Zystennieren
- Nephrolithiasis: Kelchsteine
- Gefäßerkrankungen: Niereninfarkt, Nierenvenenthrombose, u. a.
- Trauma
- u. a.

Postrenal:
- Tumoren: Papillome, Ureterkarzinom, Blasenkarzinom, Prostatakarzinom
- Zystitis, Urethritis
- Urolithiasis: Harnleiter-, Harnblasensteine
- u. a.

Merke:
- *Dysmorphe Erythrozyten (Akanthozyten) belegen die glomeruläre Erythrozyturie, isomorphe Erythrozyten die nicht glomeruläre Genese*
- *Hämaturie ohne Proteinurie schließt eine glomeruläre Genese praktisch aus*
- *Erythrozytenzylinder belegen die renale Herkunft einer Erythrozyturie.*

Weiteres diagnostisches Vorgehen im geschilderten Fall:
- Differenzierung der Hämaturie: Keine dysmorphen Erythrozyten und fehlende Proteinurie sprechen gegen eine glomeruläre Erkrankung
- Sonographie: Nachweis von zwei typischen Nierenzysten li. von 3 und 4 cm Durchmesser, in der re. Niere unscharf begrenzte, nicht zystische Raumforderung von 4 cm Größe, bds. normales Nierenbecken, keine Harnstauung. Freie Nierenvenen
- CT: wie Sonographie, hochgradiger V.a. Nierenzellkarzinom der re. Niere, keine LK-Vergrößerungen
- Lebersonographie und -CT unauffällig. Die Erhöhung von γ-GT und alkalischer Phosphatase werden als nicht metastatisches, paraneoplastisches Stauffer-Syndrom gewertet.

Therapie:
Nephrektomie rechts.

6.14

Unterscheidung glomeruläre und tubuläre Proteinurie durch Markerproteine:
- Selektiv glomerulär: Albumin (z.B. bei minimal-change-GN, beginnende diabetische Glomerulosklerose)
- Unselektiv glomerulär: Albumin und IgG und α_1-Mikroglobulin (z.B. bei chronischer GN, diabetischer Glomerulosklerose)
- Tubulär: α_1-Mikroglobulin und β_2-Mikroglobulin (fehlende tubuläre Rückresorption der physiologisch glomerulär filtrierten Proteine, z.B. interstitielle Nephritis), Tamm-Horsfall-Protein
- Gemischt glomerulär und tubulär: Albumin, β_2-Mikroglobulin, α_1-Mikroglobulin, evtl. IgG (z.B. tubuläre Mitbeteiligung bei Glomerulopathien, interstitielle Nephritis + gleichzeitige diabetische Glomerulosklerose).

Merke:
- *In Urinteststreifen wird ausschließlich eine Albuminurie erfasst*
- *Überlaufproteinurie = vermehrte glomeruläre Filtration eines vermehrt produzierten Eiweißes*

(Immunglobulinleichtketten = Bence-Jones-Proteine), überschreitet die tubuläre Rückresorptionskapazität

6.15

Prophylaxe der Nierenfunktionsverschlechterung nach Gabe von Röntgenkontrastmitteln:

- i. v. Hydratation in Form von 0,9 %iger NaCl-Lösung 1 ml/kgKG/h 6 bis 12 h vor bis 6 bis 12 h nach der Verabreichung (je eingeschränkter die Nierenfunktion, umso länger). Alternativ: *isoosmolare* Natriumbikarbonatgabe 1 h vor bis 6 h nach KM-Gabe (Bolus 3 ml/kg KG, dann 1 ml/kgKG/h als Dauerinfusion, Herstellung z. B. durch Mischen von 150 ml 8,4 %igem Natriumbikarbonat (1 mmol/ml) mit 850 ml 5 %iger Dextroselösung)
- Bevorzugte Verwendung von niederosmolaren Kontrastmitteln
- Fakultativ (widersprüchliche Daten): Acetylcystein 2 × 600 mg/d p. o. einen Tag vor und am Untersuchungstag. Alternativ: ACC 150 mg/kg KG in 500 ml 0,9 %igem NaCl über 30 min i. v., nachfolgend ACC 50 mg/kg KG in 500 ml 0,9 %igem NaCl über 4 h
- Keine Gabe von Furosemid oder Mannitol
- Keine Peri- und/oder Post-KM-Hämofiltration (oder Dialyse).

6.16

Ursachen generalisierter Ödeme:

Kardial:
- Chronische Rechtsherzinsuffizienz
- Perikarditis constrictiva.

Hypoproteinämisch (hypalbuminämisch):
- Nephrotisches Syndrom
- Exsudative Enteropathie
- Leberzirrhose
- Malassimilation
- Mangelernährung.

Renal:
- Akute Glomerulonephritis (lidbetont)
- Chronische Niereninsuffizienz
- Akutes Nierenversagen mit Überwässerung.

Andere:
- Schwangerschaft
- Zyklisches prämenstruelles Ödem
- Allergische Ödeme
- Septische Ödeme (Capillary Leakage)
- Hypothyreose
- Medikamente (z. B. Kalziumantagonisten, Mineralokortikoide, Glukokortikoide, NSAR, Östrogene)
- Cushing-Syndrom
- Hypokaliämisches Ödem
- «Idiopathische» Ödeme.

6.17

Therapieprinzipien und Prognose der unterschiedlichen Glomerulonephritiden:

Akute GN-Formen:

Endokapilläre GN (z. B. akute Poststreptokokken-GN):
- Penicillin 3x 1 Mega/d p.o für zehn Tage (nicht gesichert, wenn auslösender Infekt typischerweise schon abgeklungen)
- Elektrolyt- und Volumenbilanzierung
- Hypertonietherapie
- Keine Kortikosteroide, keine anderen Immunsuppressiva (Ausnahme: RPGN-Verlaufsform, s. u.)
- Schonung
- Prognose gut.

Rapid-progressive GN (RPGN):

Formen der RPGN:
- Typ 1: durch Anti-Basalmembran-Antikörper vermittelt, z. B. Goodpasture-Syndrom bei Beteiligung von Lunge und Niere
- Typ 2: durch Immunkomplex-Ablagerungen vermittelt, z. B. bei SLE
- Typ 3: sog. «pauci-immune» RPGN ohne Nachweis von Immunglobulinen und Komplement in der Nierenbiopsie, Prototyp Wegenersche Granulomatose, mikroskopische Polyangiitis, sehr häufig mit dem Nachweis von ANCA assoziiert

Therapie:
- Kortikosteroide + (bei systemischen Vaskulitismanifestationen) Cyclophosphamid

6

- Bei Goodpasture-Syndrom mit RPGN: zusätzlich Plasmapherese
- Bei post/para-infektiöser RPGN vorangehende Herdsanierung (z. B. infizierter ventrikulo-atrialer Shunt)
- Prognose bes. bei RPGN Typ 1 schlecht, abhängig von Grunderkrankung und Nierenfunktion bei Therapiebeginn, terminale NI sehr häufig

Chronische GN-Formen (mit nephrotischem Syndrom):

Minimal-change-GN:
- Kortikosteroide (z. B. 1 mg/kg KG/d für ein bis zwei Monate, ausschleichen über einen Monat), komplette Remission der Proteinurie in ca. 75 %
- Bei fehlender Steroidwirkung (eher selten): Kortikosteroide plus Cyclophosphamid (z. B. 2 bis 3 mg/kg KG/d für zwei Monate, Dosierungsziel: Leukozyten nicht unter 4000/µl) oder Ciclosporin A (z. B. 5 mg/kg KG/d verteilt auf 2 Dosen, über sechs Monate) oder evtl. Azathioprin
- Prognose gut.

Fokal-segmentale GN (fokal-segmental sklerosierende GN):
- Kortikosteroide (z. B. 1 mg/kg KG/d für ein bis zwei Monate, ausschleichen über einen Monat), komplette Remission der Proteinurie in unter 20 %
- Bei fehlender Steroidwirkung (häufig): Kortikosteroide plus Cyclophosphamid (z. B. 2 bis 3 mg/kg KG/d für zwei Monate) oder Ciclosporin A (z. B. 5 mg/kg KG/d verteilt auf 2 Dosen, über sechs Monate) oder evtl. Azathioprin
- In 50 % nach zehn Jahren terminale Niereninsuffizienz.

Membranöse GN:
- Zunächst bei Proteinurie < 3, 5 g/d und fehlender Kreatininerhöhung Abwarten des Spontanverlaufs möglich
- Kortikosteroide (Prednison 1 mg/kg KG/d) + Cyclophosphamid (2 bis 3 mg/kg KG/d, Dosierungsziel: Leukozyten nicht unter 4000/µl) *oder*

- Kortikosteroide + Ciclosporin A (3 bis 5 mg/kg KG/d, bei Effizienz 12 bis 15 Monate, bei Ineffizienz absetzen nach zwei bis drei Monaten) *oder*
- Ciclosporin-A-Monotherapie *oder*
- Kortikosteroide (Tag 1 bis 3 Methylprednisolon 1 g/d i. v., Tag 4 bis 30 Prednison 0,5 mg/kg KG/d mit Ausschleichen) im monatlichen Wechsel mit Chlorambucil (Leukeran®, Tag 1 bis 30 0,2 mg/kg KG/d, Dosisreduktion, wenn Leukozyten < 5000/µl) über insgesamt sechs Monate
- *Cave: Assoziation mit Tumoren, Infektionen und Medikamenten*
- Spontanremission möglich, aber auch Progression. In 50 % nach zehn Jahren terminale Niereninsuffizienz.

Membranoproliferative GN:
- Symptomatische Therapie (z. B. Blutdruckeinstellung mit ACE-Hemmer oder ARB)
- Therapie einer Grunderkrankung (z. B. Interferon bei chronischer Hepatitis)
- Evtl. Kortikosteroide (bei Kindern/Jugendlichen)
- Nicht gesichert: Dipyridamol/Acetylsalicylsäure
- In 50 % nach zehn Jahren terminale Niereninsuffizienz.

Mesangioproliferative GN, IgA-Nephropathie:
- ACE-Hemmer (zur Blutdruckeinstellung, bei Proteinurie > 1 g/d auch bei normalem Blutdruck zur Progressionshemmung)
- Bei Proteinurie < 1 g/d abwarten
- Bei Proteinurie > 1 bis 3 g/d oder bei progredientem Verlauf mit Niereninsuffizienz: Kortikosteroide (z. B. Prednison 0,5 mg/kg KG jeden 2. Tag für sechs Monate, Methylprednisolon 1 g/d an den Tagen 1 bis 3 der Monate 1, 3 und 5), ggf. Cyclophosphamid
- In 20 % nach zehn Jahren terminale Niereninsuffizienz.

Therapiesonderformen: Systemische Vaskulitiden mit (unterschiedlichen) Glomerunephritis-Manifestationen
SLE («Lupusnephritis» mit Therapierelevanz), s. auch 6.57

- Nicht rapid-progrediente Verlaufsformen: Kortikosteroide (z. B. Prednison 1 mg/kg KG/ d), ggf. in Kombination mit Cyclophosphamid, Chlorambucil, Ciclosporin, Mycophenolat, Azathioprin oder Tacrolimus
- Bei rapid-progredientem GN-Verlauf: Cyclophosphamid-Stoßtherapie i. v. (0,5 bis 1 g/m², unter Hydrierung und Uromitexanschutz) alle vier Wochen, bis zu sechs Zyklen, dann ca. alle drei Monate über ein bis drei Jahre plus Prednison 0,5 mg/kg KG/d, Dosisreduktion nach Krankheitsaktivität, Ziel: < 20 mg/d als Erhaltungsdosis
- Plasmapherese nutzt statistisch nicht gesichert, Einzelfallentscheidung.

Wegener-Granulomatose (renal: fokal-segmentale GN, RP-GN)
- Cyclophosphamid (2 mg/kg KG/d bis ein Jahr nach Remissionseintritt, dann Reduktion) plus Kortikosteroide (Prednison 1 mg/kg KG/ d für einen Monat, dann langsame Reduktion und Erhaltungsdosis für etwa ein Jahr), evtl. zur Erhaltungstherapie Ersatz von Prednison durch Azathioprin
- Bei RPGN ggf. Cyclophosphamid + Methylprednisolon i. v.

Panarteriitis nodosa:
- Kortikosteroide + Cyclophosphamid.

Purpura Schoenlein-Henoch:
- Bei insgesamt günstiger Prognose Therapie in Abhängigkeit vom gefundenen histologischen GN-Typ.

6.18

Wichtige Ursachen eines akuten Nierenversagens:

Prärenal (= renale Hypoperfusion):
- Hypovolämie infolge Blut- und Flüssigkeitsverlusten
- Verbrennungen
- Schock (Frühphase) jeder Genese
- Hepatorenales Syndrom.

Intrarenal (aus extrarenaler Ursache):
- Protrahierter Schock jeder Genese
- Sepsis

- Systemic Inflammatory Response Syndrome SIRS
- Hämolyse
- Rhabdomyolyse (z. B. Alkohol, Muskeltraumen, Statine)
- Toxisch (z. B. NSAR, Aminoglykosid, Rö-Kontrastmittel, Schwermetalle)
- Hämolytisch-urämisches Syndrom.

Intrarenal infolge akuter Nephropathien:
- Akute interstitielle Nephritis
- Rapid-progressive Glomerulonephritis
- Plasmozytomniere, Leichtkettennephropathie
- Akute Harnsäurenephropathie (z. B. Tumorlysesyndrom)
- Vaskuläre Nephropathien (z. B. akuter Nierenarterienverschluss bds.)
- Akuter Schub einer chronischen Pyelonephritis

Postrenal:
- Harnwegsobstruktion jeder Genese (Ureter, Blasenausgang, Urethra).

6.19

Diagnose:
Schwartz-Bartter-Syndrom (syn. Syndrom der inadäquaten ADH-Sekretion, SIADH)

Ursachen:
- Zerebrale Erkrankungen (Infektionen, Blutungen, Ischämie, Tumoren, u. a.)
- Paraneoplastisch (z. B. Bronchialkarzinom)
- Medikamentös (z. B. Carbamazepin, Fluoxetin, Sertralin, Bromocriptin, Amitriptylin, Haloperidol, Amiodaron, Ciprofloxacin, Vincristin, Cisplatin, Cyclophosphamid, u. a.)
- Pneumonien, andere schwere Lungenerkrankungen (Asthma etc.)
- HIV-Infektion
- Idiopathisch
- u. a.

Merke: *Abzugrenzen ist ein sog. Osmostat-Resetting mit Neueinstellung der ADH-Regulation auf einen niedrigeren Natriumwert, der stabil reguliert wird, z. B. bei chronischer Hypovolämie (Volumenregulation hier in Grenzen vorrangig vor Osmoregulation).*

Differenzialdiagnose einer Hyponatriämie:
- Hypotone Hypohydratation = Mangelhyponatriämie (z.B. häufig Diuretika-induziert, alternativ: Erbrechen, Diarrhö, polyurische Nephropathien, NNR-Insuffizienz, Verbrennungen u.a.). Klinisch Dehydratationszeichen.
- Hypotone Hyperhydratation = Verdünnungshyponatriämie (z.B. Überwässerung, Herzinsuffizienz, Leberzirrhose, u.a.). Klinisch imponieren Ödeme
- Hypotone Normohydratation = Verteilungshyponatriämie (z.B. SIADH, Hypothyreose, u.a.).

Therapie des SIADH:
- Therapie der Wahl: Flüssigkeitsrestriktion, Absetzen auslösender Medikamente, Therapie der auslösenden Erkrankung
- Nur falls nicht ausreichend oder bedrohliche (zerebral-symptomatische) Hyponatriämie: hypertone NaCl-Infusion (langsam, *cave: pontine Myelinolyse*) oder Salztabletten, ggf. kombiniert mit Schleifendiuretikum (zur Absenkung der Urinosmolalität und Abschwächung der renalen ADH-Wirkung)
- In refraktären Fällen: Demeclocyclin (2×300 bis 600 mg/d) oder Lithium zur Inhibition der renal-tubulären ADH-Wirkung
- Wenn verfügbar (derzeit noch nicht zugelassen): Vasopressin-V2-Rezeptor-Antagonisten.

Merke: Das SIADH stellt eine normovolämische Hyponatriämie ohne Ödeme dar (im Gegensatz zu Herzinsuffizienz etc). Ursache ist die kompensatorische, relative (inadäquate) und pathognomonische Hypernatriurie mit Wasserexkretion.

6.20

Oligurie: < 250 bis 500 ml/24 h
Anurie: < 50 bis 100 ml/24 h
Polyurie: > 2500 bis 3000 ml/24 h

6.21

Klinische Symptomatik und «üblicherweise zu erwartender» histologischer Befund von Glomerulonephritiden:

- Akute GN: endokapilläre (postinfektiöse) GN
- Rasch progrediente Niereninsuffizienz: RP-GN, intra-, extrakapillär proliferierend
- Nephrotisches Syndrom: membranöse GN, Minimal-change-GN, fokal-segmental-sklerosierende GN
- Asymptomatische Proteinurie: mesangial-proliferative GN (Ig-A-Nephropathie).

6.22

Zwei häufige Erscheinungsformen einer allgemeinen Entwässerung:

Isotone Dehydratation:
- Serumnatrium n
- Ursachen: isotone Flüssigkeitsverluste (z.B. Polyurie, Diarrhöen)
- therapeutische Beeinflussung: Flüssigkeitsersatz, Bilanzierung, Kausaltherapie.

Hypertone Dehydratation:
- Serumnatrium ↑
- Ursachen: vorwiegend Wasserverluste (z.B. Diabetes insipidus, Schwitzen, Wassermangel)
- Therapeutische Beeinflussung: s.o.

6.23

Folgestörungen des durch Niereninsuffizienz blockierten Metabolismus zu $1,25(OH)_2$-Vitamin D_3:

→ *Renale Osteodystrophie:*

Laborchemisch:
- Serumkalzium: ↓
- Parathormon (Serum): ↑
- Alkalische Serumphosphatase: ↑
- Phosphat (Serum) ↑

Knochenstoffwechsel:
- Knochenumbau mit verminderter Mineralisation (Osteomalazie)
- Abnahme der Knochenmasse (Osteoporose), erhöhte Frakturgefahr
- Knochenschmerzen.

Muskulatur:
- Myopathien.

6.24

Symptome und Laborbefunde bei nephrotischem Syndrom:

Symptome:
- Generalisierte Ödeme
- Infektneigung
- Thromboseneigung (ATIII-Mangel).

Laborbefunde:
- Proteinurie > 3,0 bis 3,5 g/d
- Hypoproteinämie
- Hypalbuminämie
- α_2- und β-Globuline: $\uparrow\uparrow$
- γ-Globuline: $\downarrow\downarrow$
- Serumcholesterin: $\uparrow$
- Serumkalzium: $\downarrow$.

6.25

Ursachen einer Hypokaliämie:

Mangelhypokaliämie:
- Gastroenterale Kaliumverluste (z.B. Erbrechen, Durchfälle)
- Renale Kaliumverluste (z.B. chronische Pyelonephritis, Diuretika, Cushing-Syndrom).

Verteilungshypokaliämie:
- Metabolische Alkalose
- Hypokaliämische periodische Paralyse (HypoKPP)
- Insulin-Glukose-Gabe
- u.a.

Symptome des Kaliummangelsyndroms:
- Neuromuskulär: herabgesetzte Erregbarkeit von Muskeln und Nerven (Paresen, Schluckstörungen)
- Renal: Störung der Harnkonzentrierung → Polyurie, metabolische Alkalose
- Kardial: ST-T-U-Verschmelzungswellen, verlängerte QT-Zeit, Myokarddepression, gesteigerte Glykosidempfindlichkeit
- Enteral: Hypomotilität des Darmtraktes, paralytischer Ileus
- Metabolisch: herabgesetzte Kohlenhydrattoleranz.

6.26

Diagnose: Pseudo-Bartter-Syndrom
- Mangelhypokaliämie
- Enterale Kaliumverluste durch Laxanzienabusus
- Kaliummangelsyndrom (s. 6.25).

Therapie:

Kaliumsubstitution:
- In Notfällen vorsichtig Kalium 12 (bis 20) mval/h i.v.
- Oral: 40 bis 120 mval/d
- Prophylaktische Dosis: 20 bis 80 mval/d
- Beendigung des Laxanzienabusus.

6.27

Diagnosen:
- Chronische Glomerulonephritis
- Stadium der terminalen Niereninsuffizienz
- Beginnende Oligurie
- Überwässerung
- Hyperkaliämie und Zeichen der beginnenden Kaliumintoxikation.

Therapie:
- Flüssigkeitsrestriktion und -bilanzierung
- Beginn Hämodialyse (via Shaldon-Katheter)
- Keine alimentäre Kaliumzufuhr (z.B. Fruchtsäfte).

Behandlung der bedrohlichen Hyperkaliämie (> 6,5 mval/l):
- Kalziumglukonat 10 % 10 bis 30 ml in 5 min i.v.
- Glukose-Insulin: 200 ml G20 % + 20 IE Insulin (Verhältnis 2 : 1) in 20 min i.v.
- Natriumbikarbonat 8,4 % (= 1 mol) 50 bis 100 ml i.v. über 20 min
- Ggf. β_2-Mimetikum inhalativ (mehrfache Sprühstöße) oder Terbutalin (Bricanyl®) 0,5 mg in 50 ml NaCl 0,9 % via Perfusor mit 0,5 bis 1 ml/min
- Hämodialyse.

Behandlung einer asymptomatischen Hyperkaliämie < 6,0 bis 6,5 mval/l:
- Kationenaustauscher (oral, rektal)
- Hoch dosiert Schleifendiuretikum bei erhaltener (Rest-)Diurese.

6

6.28

Ursachen einer Hyperkaliämie:

Verminderte renale Ausscheidung
- Akute oder chronische Niereninsuffizienz
- Kaliumsparende Diuretika
- ACE-Hemmer
- NNR-Insuffizienz
- Hypoaldosteronismus

Intra-extrazelluläre Umverteilung:
- Metabolische Azidose
- Hyperkaliämische periodische Paralyse
- Trauma, Hämatome
- Rhabdomyolyse
- Akute Digitalisintoxikation

Vermehrte Zufuhr, vermehrter Anfall:
- Exzessive Kaliumzufuhr (z.B. parenteral > 20 mval/h)
- Kaliumsalze von Penicillin (i.v.)
- Transfusion überalterten Blutes

Merke: Pseudohyperkaliämie durch langes Stehenlassen des abgenommenen Blutes vor Verarbeitung (Kaliumfreisetzung aus den Blutzellen) oder durch starke Armstauung und kräftige Aspiration.

6.29

Formen, Funktionsverluste und Folgen hereditärer Tubulopathien, Auswahl:
- Renale Glukosurie: Glukosereabsorptionsstörung, harmlos
- Renaler Diabetes insipidus: verminderte Wasserreabsorption infolge Vasopressin-V2-Rezeptor-Mutationen mit tubulärer ADH-Resistenz: hypertone Dehydratation
- Renal-tubuläre Azidose Typ I: verminderte Protonensekretion im distalen Tubulus. Hyperkalzurie mit Steinen und Nephrokalzinose, Hypokaliämie. Hyperchlorämische metabolische Azidose ohne erhöhte Anionenlücke, Urin-pH > 5,5
- Renal-tubuläre Azidose Typ II: verminderte Bikarbonatreabsorption im proximalen Tubulus.

- Bartter-Syndrom. Mutation im basolateralen Chloridkanal mit verminderter Chlorid- und Natriumreabsorption in der Henle-Schleife, konsekutiv distal Natriumreabsorption und vermehrte Exkretion von Kalium und Protonen: Folgen sind Hypokaliämie, Normo- oder Hypotonie und metabolische Alkalose. *Unterscheide: Pseudo-Bartter-Syndrom: chronischer Laxanzienabusus mit enteralem Chloridverlust (s. 6.26) oder chronischer Schleifendiuretikaabusus*
- Liddle-Syndrom: mutationsbedingte Aktivitätserhöhung des amiloridsensitiven Natriumkanals: vermehrte Natriumreabsorption, gesteigerte Kalium und Protonenexkretion, metabolische Alkalose, Aldosteron und Renin regulatorisch erniedrigt. Folge: arterielle Hypertonie unter dem Bild eines «Pseudohyperaldosteronismus». Therapie mit Amilorid
- Isolierte Hypourikämie: verminderte Harnsäurereabsorption im proximalen Tubulus: Hyperurikosurie mit Uratsteinen. Therapie mit erhöhter Trinkmenge und Urinalkalisierung
- Phosphatdiabetes: verminderte Phosphatresorption: bei Kindern Vitamin-D-resistente Rachitis, Hypophosphatämie
- Zystinurie: verminderte Reabsorption dibasischer Aminosäuren: Zystin-Nephrolithiasis (hexagonale Kristalle)
- Glyzinurie: verminderte Reabsorption von Prolin, Hydroxyprolin, Glyzin: harmlos
- Debré-de-Toni-Fanconi-Syndrom: Aminoazidurie, Glukosurie, Phosphaturie, tubuläre Azidose infolge Bikarbonatausscheidung
- u.a.

Merke:
- *Tubulusfunktionen sind Sekretion von oder Reabsorption von (glomerulär filtrierten) Substanzen wie Protonen, Bikarbonat, Elektrolyte (Natrium, Kalium, Kalzium, Phosphat, Chlorid, Magnesium), Aminosäuren, Glukose etc. Tubulopathien können hereditär sein oder erworben, üblicherweise im Rahmen tubulointerstitieller Nephritiden. Folgen können harmlos oder bedrohlich sein.*

6.30

Extrarenale Erkrankungen mit Polyurie:
- Diabetes mellitus
- Primäre, psychogene Polydipsie
- Diabetes insipidus centralis
- Hyperkalzämie
- Chronische Hypokaliämie
- Diuretikaabusus
- u. a.

Renale Erkrankungen mit Polyurie (zeitweilig im Erkrankungsverlauf oder dauerhaft)
- Diabetes insipidus renalis
- Polyurische Phase nach prärenalem und intrarenalem akutem Nierenversagen
- Chronisch-entzündliche Nierenerkrankungen (glomerulär oder tubulo-interstitiell)
- Nierengefäßprozesse (z. B. Kollagenosen/Vaskulitiden, atherosklerotisch)
- Zystennieren
- Manche Formen angeborener Tubulopathien.

6.31

Die chronische Niereninsuffizienz wird in fünf Stadien eingeteilt. Die Berechnung der Nierenfunktion (glomeruläre Filtrationsrate = GFR) erfolgt entweder nach der Cockroft-Gault-Formel (Serumkreatinin, Alter, Gewicht, Geschlecht müssen bekannt sein) oder nach der MDRD-Formel (Kreatinin, Alter und Geschlecht müssen bekannt sein). In bestimmten Situationen ist es trotzdem sinnvoll, die endogene Kreatinin-Clearance (notwendig: Kreatinin im Sammelurin, Serumkreatinin) zu bestimmen.

6.32

Routinemäßig eingesetzte Dialyseverfahren bei chronischer Niereninsuffizienz:
- Hämodialyse und Hämodiafiltration
- Peritonealdialyse

Merke: Bei akutem Nierenversagen unterschiedlicher Genese und Kreislaufinstabilität Durchführung einer kontinuierlichen Hämofiltration (Intensivpatienten).

6.33

Komplikationen nach Nierentransplantation (Auswahl):
- Abstoßung (hyperakut, akut, chronisch)
- Ischämischer Nierenschaden der Spenderniere (meist reversibel)
- Technische Komplikationen (Thrombosierung im Anastomosenbereich, Urinfistel, Lymphozele)
- Rezidivierende Erkrankung im Transplantat (von der Grundkrankheit abhängig)
- Arterielle Hypertonie (ca. 70 %)
- Komplikationen im Gefolge der immunsuppressiven Therapie: Infektionen, Malignome
- Nebenwirkungen der Kortikosteroide (z. B. Steroiddiabetes, Osteoporose, Knochennekrosen)
- Nebenwirkungen von Ciclosporin A oder Tacrolimus (Nephrotoxizität, Hypertonie etc.)
- Chronisches Transplantatversagen (multifaktoriell).

Stadium	Beschreibung	GFR (ml/min/1,73 m²)
1	Nierenerkranung mit normaler GFR	> 90
2	milde Einschränkung	60 – 89
3	moderate Einschränkung	30 – 59
4	schwere Einschränkung	15 – 29
5	Stadium der Dialysepflichtigkeit	< 15

Cockroft-Gault-Formel:
$$\frac{(140 - \text{Alter in Jahren}) \times KG[kg] \times 0{,}85 \text{ (bei Frauen)}}{72 \times \text{Serum-Kreatinin [mg/dl]}}$$

MDRD-Formel: $186 \times \text{Serum-Kreatinin [mg/dl]}^{-1{,}154} \times \text{Alter}^{-0{,}203} \times 0{,}742 \text{ (bei Frauen)}$

6.34

Symptomatik bei Urämie:
- Allgemeine Symptome (Leistungsabfall, Schlaflosigkeit, Kopfschmerzen)
- Gastrointestinal (Übelkeit, Erbrechen, Diarrhö, Ulzera)
- ZNS (organisches Psychosyndrom, neurologische Herdsymptome, Krampfanfälle, Koma)
- Kardiovaskulär (Perikarditis, Herzinsuffizienz, Hypertonie)
- Pulmonal (Lungenödem, azidotische Atmung)
- Haut (fahlgelbes Kolorit, Pruritus, Purpura, Hämatome)
- Blutbild: normochrome normozytäre hyporegenerative Anämie
- Klinische Chemie (Serum): Kreatinin: > 6 bis 8 mg/dl, Natrium ↓, Kalium ↑, Kalzium ↓, Phosphat ↑, metabolische Azidose.

6.35

Diagnosen:
- Norm- bis polyurische Verlaufsform einer chronischen Glomerulonephritis
- Stadium der kompensierten Retention
- Übergang in oligurische Verlaufsform
- Überwässerung in Form einer hypotonen Hyperhydratation
- Nicht kardiogenes Lungenödem (fluid lung).

Therapie:
- Infusion von Furosemid 500 bis 750 mg/24 h, kombiniert mit Thiaziden (solange Kreatinin < 2,5 bis 3,0 mg/dl)
- Flüssigkeitsbilanzierung
- Ggf. passagere Hämofiltration.

6.36

Diagnosen:
- Norm- bis polyurische Verlaufsform einer chronisch-rezidivierenden Pyelonephritis
- Akutes Nierenversagen bei allgemeiner Entwässerung, additiv beginnende Schockniere

- Hypertone Dehydratation
- Urämie.

Therapie:
- Akutdialyse (Hämodialyse)
- Flüssigkeitssubstitution und -bilanz.

6.37

Immunsuppressive Langzeittherapie nach Nierentransplantation:

Unterschiedliche Optionen:
- Ciclosporin A (CSA, Sandimmun®) + Azathioprin (AZA, Imurek®) + Prednison (in abfallender Dosis)
- CSA + Mycophenolatmofetil (MMF, CellCept®) + Prednison (in abfallender Dosis, ggf. beenden nach sechs bis zwölf Monaten)
- Tacrolimus (TAC, Prograf®) + AZA + Prednison (passager)
- TAC + MMF + Prednison (passager).

Merke:
- *Hauptimmunsuppressiva sind CSA oder TAC*
- *Nebenimmunsuppressiva sind AZA oder MMF oder Sirolimus und Prednison*

6.38

Plasmapherese:
Mögliche Indikationen und spezifische Elimination von pathogenetisch bedeutsamen Serumproteinen.

Etablierte Therapie:
- Goodpasture-Syndrom (bei lebensbedrohlichem Lungenbluten) → Antibasalmembranantikörper
- Myasthenia gravis (bei der myasthenischen Krise) → Anti-Acetylcholinrezeptor-Antikörper
- thrombotisch-thrombozytopenische Purpura (TTP)/hämolytisch-urämisches Syndrom (HUS). Bei TTP mit fehlender ADAMTS13-Aktivität: Zufuhr von ADAMTS13 mit FFP, bei Antikörpern gegen ADAMTS13: Elimination von Antikörpern und Zufuhr von ADAMTS13 mit FFP, bei HUS vermutlich Zufuhr von intakten Komplementproteinen.

6

- Guillain-Barré-Syndrom (Hochdosis-Immunglobulingabe gleichwertig)
- Demyelinisierende Poly(radikulo)neuropathie
- Posttransfusionspurpura.

Möglich als Therapiebaustein:
- Paraproteinämien mit Hyperviskosität → IgG- bzw. IgM-Paraproteine, Kryoglobuline, Kälteagglutinine
- Idiopathische rapid-progressive Glomerulonephritis → zirkulierende Immunkomplexe
- Hemmkörperhämophilie
- Systemischer Lupus erythematodes → Anti-DNS-Antikörper, zirkulierende Immunkomplexe
- Immunhämolytische Anämien → antierythrozytäre Antikörper
- Thyreotoxische Krise
- Multiple Sklerose (akuter Schub, kortikoidrefraktär, experimentell)
- u. a.

Merke: Das Prinzip der Plasmapherese (maschinelle Separation von Plasma und korpuskulären Blutbestandteilen, Reinfusion der korpuskulären Bestandteile mit frischem Plasma) beruht auf der unselektiven Elimination eines plasmatischen schädigenden Faktors (z. B. Immunkomplexe, Autoantikörper, pathologische Plasmaproteine, Inflammationsmediatoren u. a.). Bei manchen Indikationen ist unklar, ob der nützliche Effekt nicht durch die Elimination eines schädigenden Agens, sondern durch die Zufuhr eines protektiven Agens mit dem Frischplasma bedingt ist (z. B. TTP/HUS, Guillain-Barré-Syndrom). Aufwändiges, teures und nicht risikoarmes Therapieverfahren. Abzugrenzen sind selektiv-adsorptive Verfahren, die eine spezifische Substanz isoliert entfernen, z. B. LDL-Apherese bei familiärer Hypercholesterinämie (Typ IIa).

6.39

Metabolische Azidose

Definition:
pH < 7,36, HCO_3^- < 22 mmol/l

Ursachen:

Mit vergrößerter Anionenlücke (= normochlorämische metabolische Azidose):
- Ketoazidose: Diabetes, Hunger, Alkohol
- Laktatazidose: Schock mit Gewebshypoxie, Leberausfall, Malignome, Biguanide
- Verminderte Elimination saurer Äquivalente: Niereninsuffizienz
- Vermehrte Produktion saurer Äquivalente: Muskelarbeit, Krampfanfälle
- Chronische NNR-Insuffizienz
- Vergiftungen mit Methylalkohol, Paraldehyd, Ethylenglykol (Frostschutzmittel)
- u. a.

Mit normaler Anionenlücke (= hyperchlorämische metabolische Azidose)
- Basenverluste: Erbrechen, Durchfälle, Sondendrainage, Kurzdarmsyndrom
- Renal-tubuläre Azidose
- u. a.

Merke: Die Anionenlücke (Anion Gap) errechnet sich aus Serumnatrium minus Bikarbonat minus Chlorid, normal 140 − 25 − 103 = 12. Metabolische Azidose heißt Abnahme des Serumbikarbonatpuffers, bei unverändertem Serumchlorid entsteht eine vergrößerte Anionenlücke.

Metabolische Alkalose

Definition:
pH > 7,44, HCO_3^- > 26 mmol/l

Ursachen:
- Säureverluste durch Erbrechen, Durchfälle, Sondendrainage
- Kaliummangel (Diuretika)
- Conn-Syndrom
- Cushing-Syndrom
- Kortikosteroide
- Milch-Alkali-Syndrom
- Bartter-Syndrom.

Unterscheide nach 24-h-Urin-Chloridausscheidung in chloridsensibel (< 10 mmol/l Urin) und chloridresistent (> 20 mmol/l Urin). Chloridsensibel z. B. Verlust von Magensaft oder Diuretikatherapie, metabolische Alkalose durch NaCl-Zufuhr besserbar. Chloridresistent z. B. bei Hyperaldosteronismus, Cushing-Syndrom, Bartter-Syndrom.

6

6.40

Verdachtsdiagnosen:
- juveniler Hochdruck
- renovaskulärer Hochdruck
- Nierenarterienstenose

Diagnosesicherung:
- CT- oder MRT-Angiographie der Nierenarterien
- Alternativ bei guter Sicht: Duplexsonographie der Nierenarterien.

Sicherung der hämodynamischen Relevanz
- Angiographischer Stenosegrad > 70 %
- Deutlich erhöhte Dopplerflussgeschwindigkeit
- Seitengetrennte Bestimmung der Plasmareninaktivität (> 1,5fach höher auf der erkrankten Seite), selten verwendet
- Seitengetrennte Captopril-Nierensequenzszintigraphie, selten verwendet
- u. a.

Merke: *Bei einem Resistance-Index > 0,8 (Dopplermessung, definiert als 1 – enddiastolische Flussgeschwindigkeit dividiert durch maximale systolische Geschwindigkeit) ist keine Besserung der Hypertonie nach Stenosebeseitigung zu erwarten (infolge intrarenaler, poststenotischer Atherosklerose).*

Ursachen einer Nierenarterienstenose:
- Fibromuskuläre Hyperplasie (am häufigsten bei NAST < 40. Lj., häufig Frauen, typischerweise in distaler Nierenarterie)
- Atherosklerotisch (am häufigsten bei NAST > 50. Lj., typischerweise in proximaler Nierenarterie)

Selten:
- Thrombose
- Embolien
- Renale Arteriitis
- Renale a.v.-Fistel
- Gefäßanomalien
- u. a.

Übliche Differenzialtherapie (keine randomisierten Studien verfügbar):

Medikamentös:
- Gut einstellbare Hypertonie
- Patient > 60 Jahre
- Verlauf länger als zehn Jahre (hohe Wahrscheinlichkeit einer sekundären, hypertensiven Nephrosklerose der kontralateralen Niere, kein Therapieeffekt durch Stenosebeseitigung zu erwarten)
- Stenose < 70 %
- (sekretorische Nierenfunktion vermindert).

Transluminale Dilatation (PTA), meist mit Stentimplantation (insbesondere bei atherosklerotischer Stenose):
- Schwer einstellbare Hypertonie
- Patient < 60 Jahre
- Verlauf weniger als zehn Jahre
- Stenose > 70 %
- Fibromuskuläre Dysplasie mit höherer Erfolgsrate als atherosklerotische Stenose
- (sekretorische Nierenfunktion normal).

Operativ:
- Periphere Stenosen
- Ostiumstenose mit Aortenbeteiligung
- Serielle Stenosen
- Langstreckenstenose
- Nach PTA-Komplikation
- Gefäßanomalien
- Funktionslose Niere → Nephrektomie.

6.41

Verdachtsdiagnosen:
- Nierenzellkarzinom (Hypernephrom, hypernephroides Karzinom)
- Hyperkalzämie (paraneoplastisch bedingt)
- Varikozele links.

Diagnosesicherung (in Stufen):
- Sonographie des Abdomens: echodichte Raumforderung im Nierenparenchym
- Dopplersonographie: ggf. Nachweis von Tumorzapfen in die Nierenvene oder V. cava inferior
- CT: Tumornachweis, Befall von Lymphknoten und Organmetastasen

Fakultativ:
- Renovasographie: gefäßreicher Tumor
- Cavographie: s. Dopplersonographie.

Entstehung der Varikozele links:
Abflussstörung der V. testicularis sinistra an deren Einmündung in die V. renalis infolge Nierenvenenthrombose bei Karzinom

Therapieverfahren:
- Tumornephrektomie (radikale Nephrektomie + regionale Lymphadenektomie, Metastasenchirurgie bei gut abgrenzbaren Metastasen)
- Immuntherapie mit Lymphokinen (Interferon α oder Interleukin 2, ggf. kombiniert mit 5-FU)
- Tumorembolisation (bei ausgedehnter Raumforderung)
- Strahlenbehandlung (perioperativ, Metastasen, Rezidive): wenig wirksam
- Zytostatika: weitgehende Resistenz, Ansprechraten < 10 %, neu: Sorafenib (Nexavar®), ein Tyrosin-Kinase-Hemmer
- Hormontherapie (Tamoxifen): weitgehend ineffektiv, Ansprechraten < 10 %.

6.42

Leitsymptome und -befunde bei Goodpasture-Syndrom:
Trias rapid-progrdiente Glomerulonephritis + Lungenhämorrhagie + Nachweis von Anti-Glomerulum-Basalmembran-Antikörpern

6.43

Häufige glomeruläre Beteiligung bei Systemerkrankungen:
- SLE
- Purpura Schoenlein-Henoch
- Sklerodermie
- mikroskopische Polyangiitis
- Wegener-Granulomatose
- Goodpasture-Syndrom
- TTP/HUS
- Diabetes mellitus
- Gestose/Präeklampsie/Eklampsie
- (Churg-Strauss-Syndrom, selten)
- u. a.

6.44

Therapie des lokal begrenzten Prostatakarzinoms (T1 bis 2, N0, M0):
- Radikale Prostatektomie inkl. pelvine Lymphadenektomie, ggf. Sentinel-Technik
- Alternativ: Hochdosis-Strahlentherapie
- Alternativ: «watchful waiting» (z. B. alter Patient, gering erhöhtes PSA, niedriger Gleason-Score).

Therapie des lokal ausgedehnten (organüberschreitenden) und/oder regional metastasierten Prostatakarzinoms (T3 bis 4, N0 bis 1, M0):
- Hochdosis-Strahlentherapie plus ablative Hormontherapie (Androgensuppression, s. u.)
- Im Einzelfall (T3a, PSA < 10, niedriger Gleason-Score) OP
- Alternativ isolierte ablative Hormontherapie (Androgensuppression, s. u.).

Therapie des fernmetastasierten Prostatakarzinoms (Tx, Nx, M1):

Ablative Hormontherapie (Androgenentzug):
- Plastische Orchiektomie (kompletter Testosteronentzug)
- LHRH-Analoga (Blockade der Testosteronstimulation): Goserelin (Zoladex®), Buserelin (Profact®)
- Antiandrogene (Blockade der Testosteronwirkung am Rezeptor): Flutamid (Fugerel®), Bicalutamid (Casodex®)
- (Östrogene).

Chemotherapie:
Weitgehend ineffektiv, Ansprechraten < 20 %, bei Tumorprogression trotz Androgensuppression individuelle Entscheidung zur systemischen Chemotherapie (z. B. Docetaxel + Prednison oder Docetaxel + Estramustinphosphat).

Lokal-palliativ: Strahlentherapie

Merke: Der Gleason-Score gibt den histologischen Entdifferenzierungsgrad an. Es werden zwei Zahlen (jeweils von 1 = hochdifferenziert bis 5 = vollkommen entdifferenziert) für den histologisch primär und den sekundär vorherrschenden Karzinomzelltyp addiert: Gleason-Score 1 bis 4 = gut differenziert, 5 bis 7 = mäßig entdifferenziert, 8 bis 10 = entdifferenziert. Die Höhe des Gleason-Scores korreliert umgekehrt proportional zur Prognose.

6

6.45

Verdachtsdiagnosen:
- Nierensteinkolik
- Mutmaßlich Harnsäuresteine
- Beginnende Pyelonephritis.

Soforttherapie:
- Analgetika: z.B. Metamizol (= Novalgin®) 1 Amp. à 1,0 g i.v., dann 2,5 g/d als Dauerinfusion (*cave: Agranulozytose als extrem seltene Komplikation*) oder Pethidin (= Dolantin®) 50 bis 100 mg i.v., danach ggf. als Dauerinfusion
- Spasmolytika: z.B. N-Butyl-Scopolamin (= Buscopan®) 1 Amp. à 20 mg i.v., danach ggf. als Dauerinfusion mit 40 bis 60 mg/d)
- Antibiotika (nach Abnahme einer Urinkultur)
- Reichliche Flüssigkeitszufuhr
- Bei Schmerzfreiheit (hüpfende) Bewegungen, z.B. Treppenlaufen.

Interventionelle Therapiemaßnahmen (falls Stein nach 48 h nicht ausgeschieden ist):
- Extrakorporale Stoßwellenlithotripsie (ESWL, Stein, vorzugsweise < 1 cm Kalziumstein, im Nierenbecken oder proximalen Ureter)
- Perkutane Nephrolitholapaxie (PNL, perkutane endoskopische Steinentfernung mit unterschiedlichen Methoden wie Fasszangen, Körbchen, Stosswellen, Laser nach Punktion des Nierenbeckens in Vollnarkose)
- Ureterorenoskopie mit mechanischer Steinentfernung (ggf. nach Fragmentation mit Stosswellen) oder Schlingenextraktion (Stein im unteren Ureterdrittel)
- Offene Operationen (< 1%, z.B. Pyelotomie).

Prophylaktische Maßnahmen (hier: bei Harnsäurestein):
- Vermeidung purinreicher Nahrungsmittel (Fleisch, insbesondere Wild oder Innereien, Fisch, Hülsenfrüchte, Bier, Wein)
- Alkalisierung des Harnes (Uralyt-U® 2 bis 3 Messlöffel/d, Ziel: Urin-pH 6,2 bis 6,8)
- Allopurinol (bei Hyperurikämie).

6.46

Therapiemethoden beim nephrotischen Syndrom:
- Behandlung des Grundleidens (z.B. immunsuppressive Therapie einer chronischen Glomerulonephritis)
- Diuretika (sequenzielle Nephronblockade mit Schleifendiuretikum + Thiazid + ggf. kaliumsparendem Diuretikum)
- Vermehrte Proteinzufuhr nicht hilfreich, mäßige Eiweißrestriktion (0,7 g/kg KG/d) hat evtl. einen geringen proteinuriemindernden Effekt
- Keine i.v. Applikation von Albumin (teuer und innerhalb von ein bis zwei Tagen ausgeschieden)
- Unspezifische Verminderung des Proteinverlustes (ACE-Hemmer und ARB)
- Lipidsenkende Therapie (Statine)
- Antikoagulation (nicht routinemäßig, empfohlen bei Albumin < 2 g/dl oder bei abgelaufener Thrombose)
- Infektprophylaxe/-bekämpfung (Grippeschutzimpfung, frühzeitige antibiotische Therapie bakterieller Infekte).

6.47

Kontraindikationen zur Anwendung der Stoßwellenlithotripsie (ESWL) bei Urolithiasis:
- Schwangerschaft
- Obstruktion distal des Konkrementes (Ureter- oder Urethrastenosen)
- Gerinnungsstörung
- Unbehandelter Harnwegsinfekt
- Sepsis
- Harnstauungsbedingte Niereninsuffizienz
- Exzessiver Hypertonus.

6.48

Diagnose:

Milch-Alkali-Syndrom:
- Hyperkalzämie
- Metabolische Alkalose
- Niereninsuffizienz
- Nephrokalzinose.

Therapie:
- Unterbrechung der Kalzium-Alkali-Zufuhr
- Isotone NaCl-Lösung i. v.
- Furosemid
- Elektrolytsubstitution (z. B. Kalium).

6.49

Morbus Wegener
- Histologisches Substrat: nekrotisierende, granulomatöse Vaskulitis
- Am häufigsten betroffene Organe: Respirationstrakt und Nieren
- Nachweis spezifischer Antikörper: zirkulierende antizytoplasmatische Antikörper (c-ANCA, AK gegen Proteinase 3)
- Behandlungsprinzip: Kortikosteroide + Cyclophosphamid.

6.50

Prädiktoren eines erhöhten Risikos für Transplantatversagen oder -verlust nach Nierentransplantation:

Immunologische Risikofaktoren:
- Positiver lymphozytotoxischer Crossmatch (> 10 %) zwischen dem Serum des Patienten und Zellen eines potenziellen Spenders (Panel-reaktive Antikörper, PRA)
- Ausmaß des HLA-Mismatches
- Retransplantation.

Andere Risikofaktoren:
- Positive CMV-Serologie von Patient und/oder Spender
- Geschlechtsinkompatibilität
- Verlängerte kalte Ischämiezeit
- Spenderalter > 60 Jahre oder > 50 Jahre + Hypertonie des Spenders
- Begleiterkrankungen (z. B. Hepatitis, Diabetes mellitus, Gefäßkrankheiten).

6.51

Prädisponierende Faktoren zur akuten und chronischen Pyelonephritis:
- Harnabflussstörungen (z. B. Fehlbildungen, Steine, vesiko-ureteraler Reflux)
- Medikamentenabusus (z. B. Analgetika)
- Stoffwechselstörungen (z. B. Diabetes mellitus, Gicht)
- Eingriffe an den Harnwegen (z. B. Harnblasenkatheter)
- Abwehrschwäche (z. B. unter immunsuppressiver Therapie)
- Gravidität
- (Hypertonie).

6.52

Zur Therapie von Harnwegsinfektionen in der Schwangerschaft sind folgende Antibiotika kontraindiziert:
- Gyrasehemmer
- Cotrimoxazol
- Tetrazykline
- Sulfonamide
- Chloramphenicol (generell obsolet)
- u. a.

Antibiotika der 1. Wahl:
- Breitbandpenicilline und Cephalosporine.

6.53

Behandlungskonzepte der organisch bedingten erektilen Dysfunktion:
- Ausschluss medikamentöser/toxischer Einflüsse: Antihypertensiva (v. a. Thiazide oder Betablocker, seltener ACE-Hemmer oder Kalziumantagonisten), Psychopharmaka (trizyklische Antidepressiva, SSRI, Anxiolytika, Phenothiazine), H_2-Antagonisten (Ranitidin, Cimetidin), Östrogene, Antiandrogene, anticholinerge Antiepileptika, Alkohol u. a.
- Behandlung von Grundkrankheiten: Diabetes mellitus, Hypertonie, Atherosklerose
- Selten: Hypogonadismus mit Androgenmangel. Ausschluss eines Prolaktionoms, hier durch Therapie mit Dopaminagonisten Resti-

tution der GnRH-Sekretion und des Testosteronspiegels. Eine Behandlung mit Testosteron ist nur angezeigt, wenn die Impotenz Begleitsymptom einer nachgewiesenen Leydigzellinsuffizienz ist. Testosteron erhöht die Libido, ist einer Erektion förderlich, verbessert aber alleine nicht die erektile Dysfunktion.

Therapieverfahren:
- PDE-5- (Phosphodiesterase-5) -Hemmer: Sildenafilcitrat (Viagra®), Vardenafil (Levitra®), Tadalafil (Cialis®). *Cave Kontraindikationen: wichtigste KI ist die gleichzeitige Verwendung von Nitraten (additiver hypotoner Effekt mit Schock).* Nebenwirkungen: Kopfschmerzen, Gesichtsröte, Dyspepsie, Hypotonie
- Intraurethrale Alprostadilapplikation (125 bis 1000 µg Prostaglandin E1)
- Schwellkörperautoinjektionstherapie mit Alprostadil
- Vakuumpumpensysteme
- Chirurgische Eingriffe: z.B. Implantation inflatierbarer Prothesen.

Merke: Die drei häufigsten Ursachen einer organischen erektilen Dysfunktion (ED) sind Diabetes, Atherosklerose und Medikamente (80 % aller ED-Fälle).

6.54

Verdachtsdiagnose:
Akute postinfektiöse Glomerulonephritis = Poststreptokokken-GN (endokapilläre GN) Typischer, zweigipfliger Krankheitsverlauf: zuerst die Infektion, dann die Immunopathie.

Diagnosesicherung:
Bei Progredienz der renalen Funktionsminderung ist eine Nierenbiopsie zum Ausschluss der extrakapillären Verlaufsform (rapid-progressive GN) wegen der damit verbunden therapeutischen Konsequenzen (immunsuppressive Therapie) geboten. Im Übrigen Verlaufsbeobachtung unter Fortsetzung der antibiotischen Therapie (s.u.).

Therapie:
- Elektrolyt- und Flüssigkeitsbilanzierung
- Fortsetzung der Therapie mit Penicillin 3 × 1 Mega IE (alternativ: Erythromycin)

- Ggf. Diuretika
- Antihypertensiva.
s. auch 6.11 und 6.17

6.55

Verdachtsdiagnose:
V. a. chronische Glomerulonephritis mit grenzwertiger Einschränkung der Nierenfunktion.

Diagnosesicherung:
- Nierenbiopsie: Proliferation der Mesangiumzellen mit Zunahme der mesangialen Matrix, Nachweis von IgA-IgG-Ablagerungen mesangial → Diagnose: mesangioproliferative GN (sog. IgA-Nephritis)
- Suche nach Hintergrunderkrankungen (z.B. Infektionen, Kryoglobuline, SLE), s. 6.11.

Therapie:
Zunächst keine immunsuppressiven Pharmaka, Verlaufkontrollen → bei Progression: Versuch mit Kortikosteroiden, s. 6.17.

6.56

Verdachtsdiagnosen:
- V. a. chronische, HBV-induzierte Glomerulonephritis mit leicht- bis mittelgradiger Einschränkung der Nierenfunktion
- Nephrotisches Syndrom.

Diagnosesicherung
Nierenbiopsie: subepitheliale, an der Außenseite der Basalmembran und intramembranöse Ablagerungen von Immunkomplexen und Komplement, vakuolige und Spikes-artige Auftreibungen der Basalmembran, interstitielle Fibrose → Diagnose: membranöse GN.

Alternative Therapieoptionen bei progredienter Proteinurie (s. 6.17):
- Kortikosteroide + Cyclophosphamid
- Kortikosteroide + Ciclosporin A
- Ciclosporin A (als Monotherapie)
- Monatlich alternierend: Kortikosteroide und Chlorambucil
- Zusätzlich: Therapie der Hepatitis B s. 4.11.

6.57

Befundkonstellation: systemischer Lupus erythematodes mit Nierenbeteiligung

Neue internationale Klassifikation (2003):
- Klasse I: minimale Nierenbefunde mit mesangialen Immundepots
- Klasse II: leichte bis mäßige mesangiale Proliferation und mesangiale Immundepots
- Klasse III: fokale Lupus-GN (< 50 % Glomerula beteiligt) mit segmental oder global endokapillärer oder extrakapillärer GN
- Klasse IV: diffuse oder globale Lupus-GN (> 50 % Glomerula beteiligt) mit segmental oder global endokapillärer oder extrakapillärer, proliferierende GN (evtl. mit Halbmondbildung)
- Klasse V: membranöse Lupus-GN
- Klasse VI: fortgeschrittene glomeruläre Sklerose (> 90 % der Glomeruli sklerosiert)

Stadiengerechte Therapie:
- I und II: keine immunsuppressive Therapie
- III und IV: Kombination von Kortikosteroiden und Cyclophosphamid oder anderen Immunsuppressiva (s. 6.17)
- Bei rapid-progressiver GN: Cyclophosphamid-Stoßtherapie i. v. plus Kortikosteroide, s. 6.17.
- V: Immunsuppressiva (Steroide plus Azathioprin oder Mykofenolat Mofetil oder Cyclophosphamid oder Cyclosporin, je nach Ansprechen), unspezifische Maßnahmen (wie ACE-Hemmer und/oder ARB)

6.58

Transplantatüberleben bei Patienten ohne erhöhte präformierte Antikörper:
- Nach 1 Jahr: 90 %
- Nach 5 Jahren: 65 bis 70 %
- Nach 10 Jahren: 50 %.

Transplantatverlust durchschnittlich pro Jahr: ca. 6 %.

6.59

Verdachtsdiagnose:
«Postgonorrhoische Urethritis», V. a. genitale Chlamydieninfektion.

Differenzialdiagnosen der sexuell übertragbaren Krankheiten (nach Häufigkeit):
- Chlamydia trachomatis
- Human-Papilloma-Viren
- Neisseria gonorrhoeae
- Herpes-simpex-Virus Typ 1/2
- Mykoplasmen
- Trichomonaden
- Treponema pallidum
- Hepatitis-B-Virus
- Haemophilus ducreyi
- HIV.

Diagnosesichernde Schritte der Chlamydieninfektion:
- Antikörpernachweis (z. B. direkte Immunfluoreszenz, Immunperoxidase)
- Erregerausstrich mit Färbung nach Giemsa (Einschlusskörperchen)
- Ausstrichpräparat mittels direkter Immunfluoreszenz
- Kultureller Erregernachweis (DNA-Nachweis durch PCR).

Bei Verdacht auf eine genitale Chlamydieninfektion sollte immer ein Antigennachweis versucht werden. Da nur in der akuten Vermehrungsphase Chlamydien in ausreichend hoher Konzentration im äußeren Genitale vorhanden und somit in Genitalabstrichen oder im Urin nachweisbar sind, sollte gleichzeitig ein C.-trachomatis-spezifische Serologie durchgeführt werden, da ein negativer Titer in diesem Test eine Chlamydieninfektion mit 99 %iger Sicherheit ausschließt. Bei negativem Chlamydien-Antigen-Nachweis mit positiven Serotitern und klinischem Verdacht sollte der Antigennachweis vor Therapie durch erneuten Abstrich versucht werden.

Therapiemaßnahmen (alternativ):
- Makrolide: Azithromycin, Erythromycin (in der Schwangerschaft) oder Roxithromycin
- Tetrazykline (Doxycyclin)
- Ciprofloxacin.

6

Ausreichende Dosierung! Therapiedauer zehn Tage bei der frischen Infektion, 20 Tage in chronischen Fällen (z. B. Adnexitis, Prostatitis).

Bei jedem positiven Chlamydiennachweis wird eine Antibiotikatherapie auch für den Sexualpartner empfohlen. Kontrolluntersuchungen wegen hoher Rezidivhäufigkeit geboten!

Mögliche Spätfolgen:
- Beim Mann: Epididymitis, Infertilität, Prostatitis, Proktitis, Strikturen
- Bei der Frau: Sterilität, Salpingitis, Endometritis u. a.

Kommentar:
Die sexuell übertragenen Chlamydien lassen sich in Deutschland bei 5 bis 10 % der jungen, sexuell aktiven Erwachsenen nachweisen. Das klinische Bild ist variabel und reicht von leichtem Ausfluss über wechselnde Abdominalbeschwerden, Konjunktivitis und Neugeborenenpneumonie bis hin zur Arthritis und irreparablen Folgeschäden. Chlamydien sind die häufigste Ursache der infektionsbedingten Sterilität der Frau, wahrscheinlich auch beim Mann. Die Laienbezeichnung «Windtripper» zielt allgemein auf eine nicht gonorrhoische Urethritis, möglicherweise durch «Verkühlung» im Beckenbereich ausgelöst («Pinkeln gegen den Wind»); tatsächlich entspricht es der ärztlichen Erfahrung, dass klinische Rezidive bei Chlamydienbefall durch grippale Infekte, Unterkühlung etc. auftreten können. Geeignete Screening-Methoden zum Ausschluss einer genitalen Chlamydieninfektion gehören heute zur Routinediagnostik in der Schwangerschaft zur Vermeidung perinataler Erkrankungen.

6.60

Symptomdiagnose (deskriptiv): generalisierte Ödeme

Ursachen generalisierter Ödeme:

Kardial:
- Chronische Rechtsherzinsuffizienz
- Perikarditis constrictiva.

Hypoproteinämisch (hypalbuminämisch):
- Nephrotisches Syndrom
- Exsudative Enteropathie

- Leberzirrhose
- Malassimilation
- Mangelernährung

Renal:
- Akute Glomerulonephritis (lidbetont)
- Chronische Niereninsuffizienz
- Akutes Nierenversagen mit Überwässerung.

Andere
- Schwangerschaft
- Zyklisches prämenstruelles Ödem
- Allergische Ödeme
- Septische Ödeme (Capillary Leakage)
- Hypothyreose
- Medikamente (z. B. Kalziumantagonisten, Mineralokortikoide, Glukokortikoide, NSAR, Östrogene)
- Cushing-Syndrom
- Hypokaliämisches Ödem
- «Idiopathische» Ödeme
- Einnahme größerer Mengen von Lakritze.

Durch die vorliegenden Untersuchungsbefunde werden alle Ursachen bis auf die letztgenannte ausgeschlossen. Bei den schwarz umhüllten Bonbons handelt es sich um Lakritze («Bärendreck», stammt aus der Wurzel des Süßholzstrauches), die der Patient täglich über längere Zeit und in größerer Menge zu sich genommen hat. In der Volksmedizin wird Lakritze gegen Bronchitis, Magen- und Zwölffingerdarmgeschwüre eingesetzt, sie enthält u. a. zu etwa 15 % den Wirkstoff Glycyrrhizinsäure, die – ähnlich wie Carbenoxolon oder Phenylbutazon – eine mineralokortikoide Wirkung besitzt und auf diese Weise eine renal-tubuläre Natrium-Wasserretention induziert.

Therapie:
Karenz führt nach wenigen Tagen zu einer prompten Ausschwemmung der massiven Wasseransammlungen. Keine Indikation für Diuretika! Ggf. passagere Kaliumsubstitution.

Kommentar:
Die Diagnose «idiopathische Ödeme» setzt den Ausschluss aller bekannten Ödemursachen (s. o.) voraus und ist oft eine Diagnose per exclusionem. Lakritze ist unter den zahlreichen Möglichkeiten eher eine seltene Ursache und die Diagnose ausschließlich mithilfe einer vertieften Anamnese fassbar.

6.61

Diagnosen:
- Anaphylaktischer Schock
- Kontrastmittelallergie
- V. a. obstruktive Nephropathie
- Chronisch-rezidivierende Pyelonephritis.

Sofortmaßnahmen:
- Unterbrechung der Allergenzufuhr
- Venöser Zugang, NaCl-Infusion
- Sauerstoff
- Kardiopulmonale Reanimation (einschl. Intubation)
- Volumenzufuhr: in 5 min 500 ml Elektrolytlösung bzw. HAES, weitere 500 bis 1000 ml danach
- Adrenalin (0,1 bis 0,5 bis 1,0 mg i. v. = 1 bis 5 bis 10 ml der in 10 ml NaCl-Lösung verdünnten 1-mg-Ampulle, ggf. wiederholt)
- Kortikosteroide (Prednisolon 10 mg/kg i. v.)
- Antihistaminika (Dimetinden = Fenistil® + Cimetidin = Tagamet® s. u.)
- Ggf. Theophyllin (5 mg/kg KG) bei Bronchospasmus
- Ggf. Therapie tachykarder Herzrhythmusstörungen (z. B. Defibrillation).

Prophylaktisches Vorgehen bei bekannter Kontrastmittelallergie: 20 bis 30 min vor der Kontrastmittelgabe i. v. Injektion von Dimetindenmaleat (Fenistil®) 0,1 bis 0,5 mg/kg KG (= 2 Ampullen) + Cimetidin (Tagamet®) 5 mg/kg KG (= 2 Ampullen). Die Gabe von 100 mg Prednisolon (Decortin-H®) am Abend vor der Kontrastmittelgabe ist fakultativ.

Weiterer Verlauf und Kommentar:
Der Ablauf der Sofortmaßnahmen wurde durch die verständlicherweise mangelnde Übung des Urologen in der Reanimationstechnik und die minutenlange Nichtverfügbarkeit von Volumenersatzmitteln um wenige Minuten verzögert. Durch den herbeigerufenen Anästhesisten der Klinik wurden eine Herzdruckmassage und eine korrekte Intubation und künstliche Beatmung eingeleitet, Adrenalin in fraktionierten Dosen, Kortikosteroide und Antihistaminika injiziert. Danach Verwendung von Noradrenalin via Perfusor, vorsichtiger Azidoseausgleich nach Messung des pH und der Blutgassituation. Trotz kontinuierlicher Herzdruckmassage, adäquater Oxygenierung und korrekter Pharmakotherapie gelingt es nicht, einen stabilen Kreislauf wiederherzustellen. Im EKG mehrfach hypoxisch verursachtes Kammerflimmern, das korrekt defibrilliert wird, schließlich breite Kammerkomplexe mit unverändert fehlender elektromechanischer Kopplung, dann Übergang in Asystolie. Die externe Herzmassage wird nach 45 min gesamter Reanimationszeit abgebrochen.

Die Angehörigen der Patientin verklagten den behandelnden Urologen wegen fahrlässiger Körperverletzung mit Todesfolge. Die Fachgutachter bestätigten vor Gericht die korrekte Indikationsstellung zur i. v.-Pyelographie und die zeitgerechte und protokollierte Aufklärung der Patientin über das Untersuchungsrisiko. Wegen fehlender Angaben der Patientin über eine Iod- oder Kontrastmittelüberempfindlichkeit wurde die Unterlassung prophylaktischer Maßnahmen (s. o.) akzeptiert. Ausführlich wurden die Gutachter über den zeitlich verzögerten, wenngleich dann fachgerechten Ablauf der Sofortmaßnahmen befragt. Die Möglichkeit, dass gerade dieser Faktor den tödlichen Ausgang bestimmt haben könnte, wurde eingeräumt, aber nicht mit Wahrscheinlichkeit bejaht. Es erfolgte Freispruch des beklagten Arztes.

Erforderliche Notfallausrüstung: Medikamente (s. o.) + Zubehör: EKG, Verweilkanülen, Verweilkatheter, Einmalspritzen, Infusionsbesteck, Staubinde, Blutdruckapparat, Infusionsständer, Laryngoskop, Guedel-Tubus, Trachealtuben, Beatmungsbeutel, Absaugpumpe.

6.62

Verdachtsdiagnose:
Akute abakterielle interstitielle Nephritis nach Einnahme nicht steroidaler Antiphlogistika.

Differenzialdiagnose:
- Akute Glomerulonephritis
- Akute Pyelonephritis → Bakteriurie, ausgeprägte Leukozyturie
- Akute Harnsäurenephropathie → Harnsäure ↑↑
- Akutes Nierenversagen anderer Genese (Anamnese, Biopsie).

6

Diagnosesicherung:
Nierenbiopsie, hier: dichte lympho-monozytäre Zellinfiltration des Interstitiums und tubuläre Zellschädigung.

Behandlungsmaßnahmen:
- Absetzen der bisherigen Medikation
- Flüssigkeitsbilanz
- Ggf. Therapie des akuten Nierenversagens.

Kommentar:
Eine Vielzahl leichterer Fälle verläuft unbemerkt, meist rasche und vollständige Wiederherstellung der Nierenfunktion. Bei ansteigenden Kreatininwerten ist die Nierenbiopsie indiziert.
Zur Klassifikation: Abgrenzung gegenüber der chronisch-sklerosierenden interstitiellen Nephritis (z. B. Analgetikanephropathie).
Zur Entscheidungsfindung: Verdachtsdiagnose auf Ebene I, d. h. allein durch Anamnese (Medikamente, intra- bzw. parainfektiös) und Basislabor. Sicherung der Diagnose auf Ebene III per Nierenbiopsie bei beginnender Niereninsuffizienz. Der akute Beginn mit Fieber, Exanthem und Auftreten von Eosinophilen im Urin deutet auf eine immunologische Reaktion hin, deren Antigen hier medikamentöser Natur ist.
Im Vergleich zu NSAR gute Verträglichkeit von Acetylsalicylsäure!

6.63

Die sieben deutschen Kurfürsten:
- Fürsterzbischof von Köln
- Fürsterzbischof von Trier
- Fürsterzbischof von Mainz
- Pfalzgraf bei Rhein
- Markgraf von Brandenburg
- Herzog von Sachsen
- König von Böhmen

Ihre wichtigste Aufgabe bestand in der Wahl des deutschen Königs und Kaisers des Hl. Römischen Reiches Deutscher Nation.

6

Antworten zu Kapitel 7:
Bewegungsapparat, Bindegewebe, Immunsystem

7.1

Indikationen zur Osteodensitometrie:
- im konventionellen Röntgenbild nicht klärbare generalisierte Osteoporose bei Wirbelkörperverformungen oder -frakturen
- Östrogenmangel nach Ovarektomie, bei lang bestehender Amenorrhö sowie nach der Menopause, wenn eine Prädisposition zur Osteoporose besteht (positive Familienanamnese, Rauchen, niedriges Gewicht, Hautatrophie)
- Langfristige Kortikosteroidgabe (länger als drei Monate mit mehr als 7,5 mg/d Prednisolonäquivalent)
- Asymptomatischer primärer Hyperparathyreoidismus
- Hypogonadismus beim Mann
- Sekundäre Osteoporosen und komplexe Osteopathien.

Klassifizierung:
- Normale Knochendichte: Abweichung < 1 SD der Knochenmasse junger gesunder Frauen (T-Score > −1), keine Frakturen
- Osteopenie: > 1 bis zu 2,5 SD unterhalb (T-Score −1 bis −2,5), keine Frakturen
- Osteoporose: mehr als 2,5 SD (T-Score > −2,5), keine Frakturen
- Osteoporose mit Frakturen: mehr als 2,5 SD (T-Score > −2,5) + Frakturen, manifest (1 bis 3 Wirbelkörperfrakturen ohne adäquates Trauma) oder fortgeschritten (> 3 WK-Frakturen, extraspinale Frakturen).

7.2

Einteilung der Osteoporosen:

Primäre Osteoporose:
- Idiopathisch (juvenil, adult)
- Postmenopausal (Typ I, Spongiosa)
- Senil (Typ II, Spongiosa und Kompakta).

Sekundäre Osteoporose:
- Endokrin (z.B. Cushing-Syndrom, Hyperthyreose, Hyperparathyreoidismus, Hypogonadismus)
- Medikamentös (z.B. Glukokortikoide, Heparin, exzessive Schilddrüsenhormone, LHRH-Analoga)
- Alkoholabusus
- Gastrointestinal (z.B. M. Crohn, Sprue, exokrine Pankreasinsuffizienz)
- Neoplastisch (z.B. Plasmozytom, NH-Lymphome, Mastozytose, diffuse Knochenmarkskarzinose)
- Inaktivität/Immobilisation (z.B. Bettruhe, Paraplegie)
- Immunogen (z.B. rheumatoide Arthritis)
- Hereditär (z.B. Osteogenesis imperfecta, Marfan-Syndrom, Ehlers-Danlos-Syndrom, Homozystinurie)
- Komplexe Osteopathien (z.B. renale Osteopathie, intestinale Osteopathie).

7.3

Risikofaktoren für das Auftreten einer Osteoporose:
- Kaukasische Rasse
- Weibliches Geschlecht

7

- Familiäre Belastung
- Östrogenmangel
- Testosteronmangel (bei männlicher Osteoporose)
- Bewegungsarmut
- Graziler Körperbau
- Geringe Kalziumaufnahme/-resorption
- Nikotinabusus
- Alkoholabusus.

Häufigste Frakturlokalisationen:
- Wirbelkörperfraktur (Typ I und II Osteoporose)
- Schenkelhalsfraktur (bevorzugt Typ II)
- Distale Radiusfraktur (bevorzugt Typ I).

7.4

Prophylaxe der Osteoporose:
- Körperliche Aktivität
- Kalziumreiche und phosphatarme Ernährung
- Sonnenlichtexposition
- Frauen in der Menopause mit erhöhtem Osteoporoserisiko: Östrogensubstitution in Kombination mit Gestagen in der zweiten Zyklushälfte. Alternativ Raloxifen (Evista®) = selektiver Östrogenrezeptormodulator mit Wirkung am Knochen, an Mammae und Uterus. *Cave: leicht erhöhtes Risiko für Mammakarzinom, Thromboembolien und kardiovaskuläre Erkrankungen (Herzinfarkt und Schlaganfall). Individuelle Abwägung erforderlich, begrenzte Therapiedauer, keine generelle Empfehlung.*

Therapie bei Frauen mit manifester Osteoporose:
- Fortsetzung der Östrogen- (und Gestagen-) Substitution
- Substitution von Kalzium + Vitamin D_3
- Bisphosphonate (z. B. Alendronat = Fosamax® 10 mg/d oder 1 × 70 mg/Woche, Risedronat = Actonel® 5 mg/d, Etidronat = Didronel-Kit®)
- Ggf. Kalzitonin bei Frakturen und Schmerzen (z. B. Cibacalcin®, Karil®, 100 IE/d über sechs Wochen, dann 50 bis 100 IE/Woche für ein Jahr, *cave: hohe Kosten*)
- Schmerztherapie
- Frakturbehandlung

- Gymnastik, Sturzprophylaxe, Hüftprotektoren
- Nutzen nicht gesichert: Natriumfluorid bzw. Monofluorphosphat (MFP).

Therapie bei sekundären Osteoporosen:
Kausaltherapie

7.5

Osteoporose:
tägliche Kalziumsubstitution: 1000 bis 1500 mg
tägliche Vitamin-D_3-Substitution: 800 bis 1000 IE

7.6

Erreger postenteritischer reaktiver Arthritiden und Spondylarthritiden:
- Yersinien: Y. enterocolitica, Y. pseudotuberculosis
- Salmonellen: S. typhimurium, S. enteritidis, S. paratyphi, S. heidelberg
- Campylobacter: C. jejuni
- Shigellen: Sh. flexneri, Sh. dysenteriae
- Giardia lamblia
- Clostridium difficile
- Entamoeba histolytica.

Therapie:
- Initial nicht steroidale Antiphlogistika
- Physikalische Therapie, Krankengymnastik
- Gezielte Antibiotikatherapie (wahrscheinlich nur hilfreich, wenn bereits während Diarrhö begonnen, Gabe über mehrere Wochen)
- Ggf. passager Kortikosteroide (wenig wirksam).

Merke: Reaktive Arthritiden und Spondarthritiden treten zwei bis drei Wochen nach erregerbedingter Diarrhö auf. Die am häufigsten betroffenen Gelenke sind Knie, Sprunggelenk, Handgelenk und Sakroiliakalgelenk. Asymmetrischer Gelenkbefall!

7

7.7

Medikamente zur Behandlung von entzündlich-rheumatischen Erkrankungen:
- Nicht steroidale Antiphlogistika (NSAR)
- Kortikosteroide.

Zu den (in ihrer Wirkung verzögert nach ein bis drei Monaten einsetzenden, lang wirksamen) **Basistherapeutika** gehören:

Bei milder Verlaufsform, erste Wahl
- Antimalariamittel, wie Chloroquin 250 mg/d (Resochin®), Hydroxychloroquin 200 bis 400 mg/d (Quensyl®)
- Sulfasalazin 500 bis 2000 mg/d (Azulfidine RA®).

Bei milder Verlaufsform, zweite Wahl:
- Gold (oral Auranofin = Ridaura®, i.m. Goldsalz = Tauredon®)
- D-Penicillamin (Metalcaptase®).

Bei mittelschwerer/schwerer Verlaufsform, erste Wahl:
- Methotrexat 7,5 bis 25 mg/Woche p.o. oder i.v. oder i.m. (Lantarel®), nach 24 h gleiche Dosis Folsäure zur Reduktion der Nebenwirkungen
- Leflunomid 100 mg/d für drei Tage, dann 20 mg/d (Arava®)
- Ciclosporin A 2 bis 5 mg/kg KG/d (Sandimmun®)

Bei mittelschwerer/schwerer Verlaufsform, zweite Wahl, bzw. bei Vaskulitis:
- Azathioprin ca. 2 mg/kg KG/d p.o. (Imurek®)
- Cyclophosphamid ca. 2 mg/kg KG/d p.o. (Endoxan®)

«Biologika» bei schwerer Verlaufsform und Nichtansprechen auf Basistherapeutika, in Kombination mit Basistherapeutikum (üblicherweise MTX):
- Infliximab 3 bis 5 mg/kg KG alle sechs bis acht Wochen i.v. (Anti-TNF-α-Ak, Remicade®)
- Adalimumab 40 mg s.c. alle zwei Wochen (Anti-TNF-α-Ak, Humira®)
- Etanercept 2 × 25 mg/Woche s.c. (TNF-α-Rezeptor-Fusionsprotein, Enbrel®)
- Anakinra 100 mg/d s.c. (Interleukin-1-Rezeptorantagonist, Kineret®).

Weitere Therapieprinzipien:
- Rituximab (MabThera®, monoklonaler Antikörper gegen CD-20-Oberflächenstruktur der B-Lymphozyten)

7.8

Diagnose:
- Morbus Reiter, syn. Reiter-Syndrom
- Reaktive Arthritis (postenteritisch).

Soforttherapie:
- Nicht steroidale Antiphlogistika (NSAR)
- Krankengymnastische Bewegungstherapie
- Ggf. kurzfristig Kortikosteroide
- Umstritten: Antibiotika-«Nachtherapie»

Bei chronischen Verlaufsformen:
- Sulfasalazin
- Ggf. Immunsuppressiva.

Differenzialdiagnose der seronegativen Arthritis:
- Akutes rheumatisches Fieber
- Löfgren-Syndrom (akute Sarkoidose)
- Psoriasis-Arthritis
- M. Bechterew
- Still-Syndrom des Erwachsenen
- Mit CED (chronisch entzündlichen Darmerkrankungen) assoziierte Arthritiden
- Parainfektiöse Arthritis: postenteritisch (s. 7.6.), posturethritisch nach Gonokokken-, Chlamydia-trachomatis-, Ureaplasma-urealyticum-, Mykoplasmen-Infektion
- Bakterielle Arthritis (inkl. Borreliose, Brucellose, Lues, Tbc)
- Virale Arthritiden
- Gichtarthritis
- Aktivierte Arthrosen
- M. Whipple.

7.9

Diagnose:
Felty-Syndrom (Trias: rheumatoide Arthritis + Splenomegalie + Neutropenie)

Behandlungsprinzipien:
- Behandlung der rheumatoiden Arthritis (s. 7.7)

- Bei florider Infektion: G-CSF, ggf. Langzeittherapie
- Impfungen (Pneumokokken, Influenza).

Differenzialdiagnosen:
- Ausschluss eines Malignoms, speziell Lymphoms
- Ausschluss anderer Ursachen einer Neutropenie (s. 2.38) oder einer Splenomegalie (s. 2.40)
- Pseudo-Felty-Syndrom (Nachweis von großen, granulierten Lymphozyten im peripheren Blut, Nachweis von CD3-, CD16- und CD57-positiven Lymphozyten bei einem erniedrigten CD4/CD8-Quotienten), Risiko des Übergangs in eine T-Zell-Leukämie.

7.10

Klassifikation der Erkrankungen des rheumatischen Formenkreises:

Rheumatische Erkrankungen i. e. S.
- Rheumatisches Fieber (Post-Streptokokken-Autoimmunopathie mit Karditis, Polyarthritis, Chorea minor, Erythema anulare und subkutanen Knötchen)
- Chronische Polyarthritis (PCP) = rheumatoide Arthritis
- Spondylarthritis ankylopoetica (M. Bechterew)
- Kollagenosen: Lupus erythematodes disseminatus, Sjögren-Syndrom, Dermatomyositis/Polymyositis, Sklerodermie
- Vaskulitiden: Arteriitis temporalis (M. Horton), Takayasu-Arteriitis, Panarteriitis nodosa, Wegener-Granulomatose, mikroskopische Polyangiitis, Churg-Strauss-Syndrom u. a.

Rheumatische Erkrankungen i. w. S.:
- Arthropathien im Verlauf nicht rheumatischer Erkrankungen: Reiter-Syndrom, Psoriasis, Ileitis terminalis, Infektionen (z. B. Gonorrhö, Brucellen), Blutungsdiathesen (z. B. Hämophilie), Stoffwechselkrankheiten (z. B. Gicht, Chondrokalzinose, Hämochromatose), posttraumatisch u. a.
- Degenerativ-entzündlicher Rheumatismus (z. B. Arthrosen)
- Neurogene Arthropathien (z. B. Syringomyelie, Tabes dorsalis)

- Extraartikulärer Rheumatismus («Weichteilrheumatismus»): Tendinitis, Synovitis, Bursitis, Pannikulitis u. a.

7.11

Indikationen für eine Therapie mit Colchizin:
- Gichtanfall
- Chronische Perikarditis (nach Ibuprofen, vor Kortikosteroiden)
- Familiäres Mittelmeerfieber
- u. a.

7.12

Stufentherapie:

Basistherapeutika werden nach Schwere der Manifestation und des Verlaufes ausgewählt und kombiniert.

Monotherapie:
- Bei leichtem Verlauf Hydroxychloroquin oder Sulfasalazin
- Bei mittelschwerem, erosivem Verlauf MTX Standard.

Kombinationen:
- Bei fehlender Effizienz Kombination z. B. von MTX + Sulfasalazin + Hydroxychloroquin oder MTX + CyA oder MTX + Leflunomid
- Bei unzureichender Effizienz zusätzlicher Einsatz eines «Biologikums», s. auch 7.7.

7.13

Verdachtsdiagnose:
Familiäres Mittelmeerfieber.

Diagnosesicherung:

Durch klinische Konstellation, ggf. genetische Testung:
- Fieberattacken
- Arthritis
- Serositis: Peritoneum, Pleura, Perikard
- Exanthem
- Familiäre Häufung.

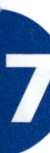

Differenzialdiagnosen:
- Porphyrie (abdominelle Schmerzen)
- M. Still (Exanthem, Fieberschübe, Arthritis)
- u. a.

Therapie:
- Colchizin täglich auf Dauer.

Merke: *Familiäres Mittelmeerfieber (FMF) ist bedingt durch Mutationen im Pyrin- (oder Mare-nostrin-) Gen. Pyrin oder Marenostrin reguliert hemmend die IL-1β-Sekretion. Das FMF ist eine Autoimmunkrankheit. Weitere hereditäre rezidi-vierende Fieber umfassen u. a. TRAPS (TNF-Receptor-Associated Periodic Syndrome), das Muckle-Wells-Syndrom (MWS), das HIDS (Hy-perimmunoglobulin-D-Syndrom mit periodi-schem Fieber). Typische Folgekrankheit eines FMF ist die Entwicklung einer Amyloidose.*

7.14

Stellenwert der Kortikosteroide in der Behand-lung der rheumatoiden Arthritis:
- Sie gelten als «Brückenmedikament» zwischen den NSAR und den erst nach einer Latenz von Wochen bis Monaten wirksamen Basisthera-peutika.
- Stoßtherapie in Phasen erhöhter Krankheits-aktivität
- Pulstherapie bei Therapieversagern mit Im-munsuppressiva.

7.15

Rückenschmerzen: Diese Konstellation (Ruhe-verstärkung, Bewegungsabmilderung) lässt eher einen entzündlich bedingten Rückenschmerz vermuten.

7.16

Häufige Ursachen einer Monarthritis:
- Kristallinduziert: Gicht (Uratkristalle), Chon-drokalzinose, Hydroxyapatit, Kalziumoxalat, u. a.

- Septische Arthritis: im Rahmen einer bakte-riellen Sepsis, Borreliose, Gonokokken, Tbc, Pilze u. a.
- Reaktive Arthritiden: Chlamydien, Campylo-bacter, Yersinien, Salmonellen, Shigellen, u. a., s. 7.6
- Immunarthritis: Reiter-Syndrom, Löfgren-Syndrom, Psoriasis, Sarkoidose, u. a.
- Trauma
- Degenerative Veränderungen
- u. a.

7.17

Verdachtsdiagnosen:
- Reaktive Arthritis
- Reiter-Syndrom: zusätzlich Urethritis
- M. Bechterew: zusätzlich Sakroiliitis, Spondy-litis
- Behçet-Syndrom: zusätzlich orale und geni-tale Aphthen, Erythema nodosum.

7.18

DD einer persistierenden Polyarthritis:
- Infektiös: Borreliose (Serologie, Erregernach-weis), andere Infektionen
- Post-/parainfektiös: reaktive Arthritis (Sero-logie, Erregernachweis), Reiter-Syndrom, rheumatisches Fieber
- Rheumatoide Arthritis (Rheumafaktor)
- M. Bechterew (HLA-B27)
- Kollagenosen: SLE (anti-ds-DNS) u. a.
- Vaskulitiden: M. Wegener (ANCA), Churg-Strauss-Syndrom (ANCA), Panarteriitis no-dosa (Angiographie), M. Behçet (orale und genitale Aphthen) u. a.
- Akute Sarkoidose (ACE)
- Psoriasisarthritis (HLA-B27)
- M. Whipple
- Arthritiden bei entzündlichen Darmerkran-kungen (Koloskopie)
- u. a.

7.19

DD seronegativer Arthropathien nicht infektiöser Genese:
- Spondylitis ankylosans (M. Bechterew)
- Psoriasisarthropathie
- Kolitisarthropathie
- Gichtarthritis
- Arthrosen
- Sarkoidose-Arthritis
- u. a.

7.20

Nekrotisierende Fasziitis: Weichteilinfektion tieferer Hautschichten ohne scharfe Demarkation (im Gegensatz zu Erysipel). Hohe Letalität (bis 50 %!).

Ursache:
- Meist Streptokokken der Gruppe A (nekrotisierende Fasziitis Typ II) oder aerob-anaerobe Mischinfektion (Typ I, Prädispositionen: postoperativ, Diabetes, pAVK).

Differenzialdiagnose:
- Erysipel: Streptokokken (A)
- Gasbrand: Clostridien, Mischinfektion
- Meleney-Ulkus: Staphylokokken, anaerobe Kokken
- Toxic-shock-Syndrom: Staphylococcus aureus (TSST-1, Enterotoxin B).

Therapie:
- Radikales Débridement und Nekrosektomie
- Ohne Erregernachweis: Ampicillin + Sulbactam oder Amoxicillin + Clavulansäure oder Piperacillin + Tazobactam
- Bei Streptokokken der Gruppe A (Typ II): Clindamycin in Kombination mit Penicillin G (Penicillin G allein kaum effektiv)
- Metronidazol (gegen Anaerobier, v. a. Typ I)
- Intravenöse Immunglobuline (zur Toxin- oder Superantigenneutralisation) umstritten
- Ggf. hyperbare Oxygenation.

7.21

Ursachen von Myalgien:
- Infektiös (z. B. Influenza, Leptospiren, Toxoplasmen)
- Entzündlich (z. B. Fibromyalgie, Polymyalgia rheumatica, Polymyositis, SLE, rheumatoide Arthritis)
- Ischämisch (z. B. arterielle Verschlusskrankheit, Vaskulitiden)
- Metabolisch (z. B. Glykogenose McArdle)
- Toxisch (z. B. Alkohol, Statine, maligne Hyperthermie)
- Muskuläre Erschöpfung («Muskelkater»).

Merke: normale CK bei Polymyalgia rheumatica, erhöhte CK bei Polymyositis.

7.22

Leitsymptom «Ischialgie» (lumbales Wurzelkompressionssyndrom mit radikulärer Schmerzausstrahlung ins Bein). Häufige Ursachen:
- Vertebragen: knöchern (z. B. osteochondrotische Veränderungen), Diskusprolaps
- Raumforderungen (z. B. Tumoren)
- Entzündungen (z. B. Radikulitis, Diszitis)
- Stoffwechselstörungen (z. B. Osteoporose)
- Retroperitoneale Prozesse (z. B. M. Ormond).

Merke: Lumbalgie = Schmerzen im Bereich der LWS und/oder der umgebenden Weichteile ohne Ausstrahlung ins Bein, d. h. nicht radikulär.

7.23

Seronegative Spond(yl)arthritiden, Beispiele einzelner Krankheitsbilder:
- Spondylitis ankylosans (M. Bechterew)
- Reiter-Syndrom
- Arthritis psoriatica
- Enteropathische Spond(yl)arthritis bei M. Crohn, Colitis ulcerosa
- Infektreaktive Spond(yl)arthritis (z. B. nach Yersinien- oder Chlamydieninfektion).

Merke: Spond(yl)arthritis = entzündlicher Befall des Achsenskeletts im Sinne einer Sakroileitis/

Spondylitis, meist besteht zusätzlich eine Mono- oder asymmetrische Oligoarthritis der unteren Extremitäten. Immer negativer Rheumafaktor. Assoziation mit HLA-B27.

7.24

Knochenmetastasen, häufigste ursächliche Tumoren:
- Mammakarzinom
- Prostatakarzinom
- Bronchialkarzinom
- Schilddrüsenkarzinom
- Nierenzellkarzinom
- Multiples Myelom
- Maligne Lymphome.

7.25

Spondylitis ankylosans (M. Bechterew):
- Das Ott-Maß bezeichnet die Zunahme der Strecke zwischen dem Dornfortsatz von C7 und einem Punkt 30 cm kaudal bei Rumpfbeugung, normal > 3 cm.
- Das Schober-Maß bezeichnet die Zunahme der Strecke zwischen S1 und einem Punkt 10 cm kranial bei Rumpfbeugung, normal > 4 cm.

7.26

Verdachtsdiagnose:
Lumbale Spinalkanalstenose.

Diagnosesicherung:
- Kernspintomographie (T2-gewichtete Aufnahme): in Höhe LWK 4/5 und 5/S1 findet sich eine höhergradige Einengung des hellen Liquorsignals
- Ggf. CT-Myelographie.

Therapie:
- Laminektomie (ggf. + Osteosynthese).

Merke: Der Begriff «neurogene Claudicatio» beschreibt die typische Schmerzverstärkung der Spinalkanalstenose während des Gehens. Vent-

ralflexion der Lendenwirbelsäule mindert die Schmerzen der Spinalkanalstenose, aber verstärkt die Schmerzen eines Bandscheibenvorfalls

7.27

Medikamentöse Therapieoptionen bei Rückenschmerzen

Zuvor:
- Klärung der Ursache
- Physikalische Therapiemaßnahmen

Medikamentöse Therapie bei *akuten* Rückenschmerzen:
- NSAR
- Lokalanästhetika
- Benzodiazepine und Muskelrelaxanzien
- Pyrazolderivate (z. B. Metamizol).

Medikamentöse Therapie bei *chronischen* Rückenschmerzen:
- Antidepressiva (z. B. Amitriptylin)
- Opioide (z. B. Tilidin, Tramadol, *cave: Abhängigkeit!*)
- NSAR (*cave: Nierenschäden*)
- Flupirtin (zentral wirksames Nicht-Opioid-Analgetikum)
- u. a.

7.28

Diagnose: Spondylitis ankylosans (M. Bechterew).

7.29

Die Symptome der ersten Spalte sprechen für den Bandscheibenvorfall, die der zweiten Spalte für die Spondylitis ankylosans (s. a. 7.15).

7.30

Die Diagnose einer abszedierenden Spondylodiszitis gründet auf
- dem Erregernachweis (Blutkultur und Antibiogramm)

- der Leukozyten- oder Knochenszintigraphie
- dem CT bzw. MRT-Befund (Aufhellung des Bandscheibenraumes, Osteolysen der angrenzenden Deck- und Bodenplatte).

7.31

Beschreibung der rheumatoiden Arthritis nach Leitkriterien:

Altergruppen:
- 0 bis 15 Jahre: juvenile Form (4 Typen: Rheumafaktor-positive Form = Erwachsenenform, systemische Polyarthritis = Still-Syndrom, frühkindliche Oligoarthritis ANA-assoziiert, spätkindliche Oligoarthritis HLA-B27-assoziiert)
- 40 bis 55 Jahre: klassische Verlaufsform
- Ab 60. Lebensjahr: rheumatoide Altersarthritis mit Untergruppen.

Gelenkbefall:
- monoartikuläre Form
- oligoartikuläre Form
- symmetrischer Gelenkbefall
- asymmetrischer Gelenkbefall
- periartikuläre Form
- Befall der Iliosakralgelenke.

Serologie:
- Seropositiv: Rheumafaktor nachweisbar
- Seronegative Verlaufsformen (z.B. Still-Syndrom)
- ANA nachweisbar (z.B. Felty-Syndrom).

Klinischer Verlauf:
- Chronische Form
- Subakute Form
- Akute Form.

Sonderformen:
- «Maligne» rheumatoide Arthritis: rapid fortschreitende Gelenkdestruktionen und rheumatoide Vaskulitis
- Still-Syndrom
- Felty-Syndrom
- Sekundäres Sjögren-Syndrom.

7.32

Diagnose:

Polyostotischer Morbus Paget (Ostitis deformans).

Therapie:

Symptomatisch: Analgetika, NSAR.

Osteoklastenhemmende Therapie:
- Indikationen: Knochenschmerzen, knöcherne Deformierungen mit sekundärer Arthrose, pathologische Frakturen, Nervenkompression, Schädelbasisbeteiligung, alkalische Phosphatase > 500 U/l
- Bisphosphonate (in mehrmonatigen Zyklen): z.B. Etidronsäure 5 bis 20 mg/kg/d p.o. (Didronel®, Diphos®, Etidronat®) für drei Monate, dann drei Monate Pause, Pamidronsäure 15 bis 90 mg i.v. (Aredia®) als Infusion über 2 h (max. 1 mg/min), nach vier Wochen wiederholen
- Kalzitonin (z.B. Humankalzitonin = Cibcalcin®).

Merke: Die Ursache des M. Paget ist unbekannt, evtl. virale Genese. Primär gesteigerte Osteoklastenaktivität, sekundär gesteigerte Osteoblastenaktivität. Gesteigerter Knochenumsatz mit erhöhtem Knochenvolumen, aber mechanischer Minderwertigkeit.

7.33

ACR-Kriterien der rheumatoiden Arthritis:
- Morgensteifigkeit von mindestens einer Stunde bis zur maximal erreichbaren Besserung*
- Schwellung (Arthritis) an mindestens drei Gelenken (proximale Interphalangeal-, Metakarpophalangeal-, Hand-, Ellenbogen-, Knie-, Sprung-, Metatarsophalangealgelenke)
- Schwellung (Arthritis) der proximalen Interphalangeal(PIP)- oder Metakarpophalangeal- (MCP)- oder Handwurzelgelenke*
- Symmetrische Arthritis*
- Rheumaknoten (subkutane Knoten über Knochenvorsprüngen der gelenknahen Streckseiten)
- Rheumafaktor positiv

- Typischer Röntgenbefund mit mindestens gelenknaher Osteoporose oder Erosionen der Gelenke der Hand.

Für die Diagnose «rheumatoide Arthritis» müssen mindestens vier dieser Kriterien erfüllt sein. Die mit * gekennzeichneten Kriterien müssen über mindestens sechs Wochen bestehen.

7.34

Positiver Rheumafaktor bei Erkrankungen des rheumatischen Formenkreises:
- Rheumatoide Arthritis: 30 bis 90 %
- Sjögren-Syndrom: 75 bis 95 %
- Mischkollagenose: 50 bis 60 %
- Gemischte Kryoglobulinämie Typ II und III: 40 bis 100 %
- SLE: 15 bis 35 %
- Polymyositis/Dermatomyositis: 5 bis 10 %.

Positiver Rheumafaktor bei nicht-rheumatischen Erkrankungen («falsch» positiv):
- Gesunde > 60 Jahre
- Infektionen, z. B. Endokarditis lenta, Hepatitis B und C, Tbc, Syphilis, Parasitosen, Lepra, Virusinfektionen (z. B. Rheumatoid bei Röteln)
- Lungenerkrankungen, z. B. Sarkoidose, interstitielle Lungenerkrankungen, Asbestose, Silikose
- Chronische Hepatopathien, z. B. primär biläre Zirrhose
- Tumorerkrankungen.

Merke: Der Rheumafaktor ist ein IgM-Antikörper gegen den Fc-Anteil von Immunglobulin G.

7.35

Die intramuskuläre Injektion von Botulinumtoxin A hemmt die Freisetzung von Acetylcholin an der neuromuskulären Synapse und senkt den Muskeltonus.
Indikationen (z.T umstritten):
- Achalasie (s. 4.85)
- Spastische Zerebralparese
- Myofasziale Schmerzsyndrome
- Fokale motorische Probleme mit Spastik, z. B. Blepharospasmus, Hemispasmus facialis

- Torticollis (zervikale Dystonie)
- Andere Dystonieformen, z. B. bei Parkinson-Syndrom
- Neuropathische Schmerzsyndrome (z. B. postherpetiforme Neuralgie)
- Chronische lumbale Rückenschmerzen
- Kopfschmerzsyndrome, z. B. Migräne, Spannungskopfschmerz.

7.36

Verdachtsdiagnose:

Still-Syndrom des Erwachsenen. Kriterien:
- *Major:* Fieber > 39 °C über mehr als eine Woche, Leukozytose > 10 000 (davon > 80 % Granulozyten), lachsfarbenes Exanthem, Arthralgien
- *Minor:* Pharyngitis, Leberwerterhöhung, Lymphadenopathie/Splenomegalie, negativer Rheumafaktor.

Differentialdiagnosen:
- Infektionen (s. durchgeführte Serologien)
- Lymphom
- Leukämie
- Arteriitis temporalis
- Andere Immunopathie/rheumatische Erkrankung
- u. a.

Merke: Es gibt keinen positiven Marker für das Still-Syndrom. Die Diagnose erfolgt anhand der o. g. Kriterien und nach Ausschluss anderer Erkrankungen.

Therapie:
- Kortikosteroide anfangs 1 mg/kg KG/d, Dosisreduktion im längeren Verlauf (*cave: Rezidiv*)
- Methotrexat
- Versuchsweise bei Ineffizienz (fehlende Studienlage, Einzelfallberichte): Azathioprin, Cyclophosphamid, Ciclosporin A, Infliximab, Etanercept, Anakinra, u. a.

7.37

Einteilung der pathogenen Immunreaktionen:
- *Soforttyp (Typ I):* IgE-Antikörper-vermittelte Freisetzung vasoaktiver Mediatoren = anaphylaktischer Typ, z.B. Urtikaria, Quincke-Ödem, exogen-allergisches Asthma bronchiale, Rhinitis
- *Zytotoxische Immunreaktion (Typ II):* Zellschädigung durch direkte Antikörperbindung, z.B. Autoimmunhämolyse, Arzneimittelreaktion
- *Immunkomplexreaktion (Typ III):* Zellschädigung durch Ablagerung von Ag-Ak-Komplexen, z.B. Immunkomplexvaskulitis, exogen-allergische Alveolitis, Purpura Schoenlein-Henoch (PSH), Serumkrankheit
- *Zellvermittelte Immunreaktion vom verzögerten Typ (Typ IV):* Zellschädigung durch sensibilisierte T-Lymphozyten, z.B. T-Zell-vermitteltes allergisches Kontaktekzem, Tuberkulinreaktion, Transplantatabstoßung.

7.38

Phospholipidantikörper-assoziierte Krankheiten = Antiphospholipidsyndrom:
Zwei Testmethoden: Anti-Cardiolipin-Antikörper und Lupus-Antikoagulans.

Primäres Antiphospholipidsyndrom:

Vorkommen:
- Autoimmunerkrankungen (insbesondere Lupus erythematodes, aber auch alle anderen rheumatischen Erkrankungen)
- Bakterielle Infektionen, z.B. Sepsis, Endokarditis, Borreliose, Leptospirose, Syphilis, Tuberkulose, Klebsiellen
- Virale Infektionen, z.B. HIV, Hepatitis A bis C, CMV, EBV, Adenoviren, Parvoviren
- Neoplasien: Lymphome, myeloproliferative Syndrome, Karzinome
- Medikamentös induziert, z.B. Chlorpromazin, Phenytoin, Hydralazin, Amoxicillin, Propranolol, Kontrazeptiva, α-Interferon
- Sneddon-Syndrom (Livedo reticularis und ischämische Insulte)
- u.a.

Mögliche Manifestationen:
- Arterielle und/oder venöse Thrombosen (Apoplex, Myokardinfarkt, Extremitätenverschluss, Beinvenenthrombose, Budd-Chiari-Syndrom u.a.)
- Spontanaborte
- Thrombozytopenie
- PTT-Verlängerung
- Autoimmunhämolytische Anämie.

7.39

Diagnosen:
- HCV-assoziierte gemischte Kryoglobulinämie Typ II
- Leukozytoklastische Vaskulitis der Haut = Immunkomplexvaskulitis
- Raynaud-Syndrom
- Chronisch-persistierende Hepatitis C.

7.40

Der diagnostische Wert von CRP ist mit der BSG vergleichbar. Im Vergleich zur BSG steigt das CRP im Infektionsfall früher an und normalisiert sich nach Beendigung der Erkrankung ebenfalls schneller. Außerdem hängt es nicht wie die BSG von Störfaktoren wie Anämie, Polyglobulie oder Alter des Patienten ab. Die BSG scheint für die Diagnostik und die Verlaufsbeurteilung von Vaskulitiden (z.B. Riesenzellarteriitis) der sensitivere Parameter zu sein.

7.41

Dringende Verdachtsdiagnose: systemischer Lupus erythematodes.

7.42

Eine «palpable Purpura» ist häufig bei der Purpura Schoenlein-Henoch.

7.43

Die Komplementdiagnostik beim SLE dient in erster Linie der Beurteilung der Krankheitsaktivität. Dabei liefern C4 und C3 die beste Information. Eine C4-Erniedrigung kann auch durch eine genetisch determinierte verminderte Bildung zustande kommen und ist dann nicht für die Verlaufsbeurteilung geeignet.

Die Bestimmung zirkulierender Immunkomplexe liefert im Wesentlichen dieselbe Information wie die angeführten Komplementuntersuchungen bei wesentlich höherem technischem Aufwand und bietet somit in der Routinediagnostik keine Vorteile.

7.44

Kawasaki-Syndrom, syn. mukokutanes Lymphknotensyndrom.

Generalisierte entzündliche Gefäßerkrankung mit schmerzhaften Lymphomen, septischen Temperaturen, Konjunktivitis, Stomatitis und Exanthem bei (japanischen) Kindern. Es kann dabei zur Bildung von gegen Endothelzellen gerichteten Antikörpern kommen, die sich u.a. an den Koronararterien anlagern. Im Gefolge der Koronariitis kommt es zu Gefäßverschlüssen (Myokardinfarkt im Kindesalter!), aber auch zu aneurysmatischen Gefäßerweiterungen infolge der entzündlichen Mediaschwächung.

Therapie: ASS und 7S-Immunglobuline

7.45

Diagnosen:
- Perikarditis bei CREST-Verlaufsform einer progressiv systemischen Sklerose (PSS)
- Primär-biliäre Zirrhose.

CREST-Syndrom:
- C: subkutane Verkalkungen (Thibièrge-Weissenbach-S.)
- R: Raynaud-Syndrom
- E: Ösophagusmotilitätsstörung
- S: Sklerodaktylie
- T: Teleangiektasien

2 Verlaufsformen der PSS:
- Diffuse kutane Sklerose: progressiv systemische Sklerodermie mit generalisiertem Ödem und Sklerose. Beteiligung zahlreicher innerer Organe (Nachweis von Anti-Topoisomerase-Ak = Scl70-AK). Schlechte Prognose
- Akrale (begrenzte) kutane Sklerose, inkl. CREST-Syndrom (Nachweis von Anti-Zentromer-Antikörpern). Auch hier viszerale Beteiligung nicht ungewöhnlich.

Therapiemöglichkeiten (bisher keine überzeugende kausale Therapie):
- Kortikosteroide
- Immunsuppressiva (MTX, Azathioprin, Cyclophosphamid, TNF-α-Inhibitoren)
- Nicht steroidale Antiphlogistika
- Gefäßerweiternde Substanzen (Kalziumantagonisten, Endothelinantagonisten, Prostaglandine)
- Extrakorporale Photopherese
- Physikalische Maßnahmen.

7.46

Jahreszeitliche Verteilung der Pollenallergie:
- Frühjahrspollinose (z.B. Hasel, Erle, Birke, Esche)
- Frühsommerpollinose (z.B. Gräser- und Getreidepollen)
- Spätsommerpollinose (z.B. Kräuter und Sträucher).

Diagnostik:
- Anamnese
- Prick-Test (mit standardisierten Allergen-Extrakten)
- Nachweis von IgE-spezifischen AK im Serum, z.B. mit RAST

Therapie:

Symptomatisch mit Antiallergika:
- Hemmstoffe der Mediatorfreisetzung, Mastzellstabilisatoren (z.B. Cromoglycinsäure, Nedocromil, Lodoxamid, Levocabastin)
- H_1-Antihistaminika (z.B. Cetirizin, Fexofenadin, Loratadin)
- Kortikosteroide (topisch, systemisch)
- Monoklonale Anti-IgE-Antikörper.

Kausal:
- Allergenkarenz
- Hyposensibilisierung.

7.47

Häufigere Ursachen von Lichtdermatosen:
- Genetische Defekte (z. B. Xeroderma pigmentosum, Porphyrie)
- Erworben: Sonnenurtikaria, SLE und Dermatomyositis, altersbedingt, Medikamente (z. B. NSAR, orale Antibiotika, Immunsuppressiva, Amiodaron) u. a.

7.48

Verdachtsdiagnose:
Angioneurotisches Ödem durch ACE-Hemmer (syn.: Quincke-Ödem)

Sofortmaßnahmen:
- In leichten Fällen Absetzen des Medikamentes → klingt spontan ab
- Nur begrenzt hilfreich: Antihistaminika, Kortikosteroide, Adrenalin, Fresh Frozen Plasma, C1-Inaktivator-Konzentrat (bei nachgewiesenem Mangel)
- Ggf. Therapie des anaphylaktischen Schocks
- Ggf. Intubation bzw. Notkoniotomie.

Merke: *Durch Glottisödem akute Erstickungsgefahr infolge Atemwegsverlegung, inspiratorischer Stridor hörbar.*

7.49

Häufige Ursachen einer Urtikaria:
- Arzneimittel (z. B. Vitamine, Fremdblut, Antibiotika, Salizylate)
- Nahrungsmittel und Nahrungsmittelzusatzstoffe (z. B. Fische, Muscheln, Erdbeeren, Zitrusfrüchte, Gewürze)
- Durch direkten Hautkontakt mit Allergenen (z. B. Primeln, Heu, Insektenstiche)
- Inhalatorisch (z. B. Pollen, Staub)
- Körpereigene Stoffe (z. B. Tumorzerfallsprodukte, Störungen der Resorption)

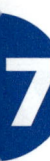

- Parasiten (z. B. Milben, Würmer), Bakterien
- Physikalische Reize: Urticaria factitia (mechanisch), Kälteurtikaria, Lichturtikaria
- Toxisch (z. B. Brennnessel, Qualle, Ameise)
- Schwitzen (cholinerge Urtikaria)
- Im Zusammenhang mit inneren Krankheiten (z. B. Virushepatitis, Autoimmunkrankheiten).

7.50

Arzneimittelinduzierte (allergische bzw. toxische) Hautreaktionen:
- Urtikaria
- Angioneurotisches Ödem
- Anaphylaktoide Hautreaktion
- Purpura
- Erythema nodosum
- Makulopapulöses Exanthem
- Fixe Arzneimittelreaktion (z. B. numulläres Erythem)
- Photoallergische/phototoxische Hautreaktion
- Stevens-Johnson-Syndrom
- Toxische epidermale Nekrolyse (Lyell-Syndrom)
- Hypersensitivitätssyndrom (u. a. Arzneimittelexanthem)
- Vaskulitis/Small-vessel-Vaskulitis (u. a. palpable Purpura, Urtikaria)
- Serumkrankheit
- Dicumarol-induzierte Nekrose
- u. a.

7.51

Nahrungsmittelunverträglichkeiten (außer toxischen Reaktionen, z. B. durch Pilztoxine) müssen von IgE-vermittelten Nahrungsmittelallergien abgegrenzt werden.

Ursachen pseudoallergische Reaktionen:
- Histaminintoleranz (z. B. Erdbeere)
- Vasoaktive biogene Amine (z. B. Thunfisch, Walnuss, Käse, Tomate, Schokolade)
- Lebensmitteladditiva (z. B. Benzoesäure)
- Natürlich vorkommende Stoffe (z. B. Wein)
- Natriumglutamat (z. B. Soja).

Des Weiteren kommen differenzialdiagnostisch Enzymdefekte, wie Laktasemangel oder gluten-sensitive Enteropathie, infrage.

7.52

Organmanifestationen der Nahrungsmittelallergie (nach Häufigkeit):
- Haut: Urtikaria, Quincke-Ödem, Exanthem
- Gastrointestinaltrakt: Erbrechen, Bauchkrämpfe, Diarrhö
- Obere und untere Atemwege: Rhinitis, Asthma bronchiale, Larynxödem
- Herz-Kreislauf: Blutdruckabfall, Schock.

7.53

Therapie der Nahrungsmittelallergie:
- Allergenkarenz
- Austausch von Nahrungsmitteln
- Allgemeine Diätempfehlungen (z.B. histaminarme Kost, hypoallergene Kostform)
- Ggf. Hyposensibilisierungsversuch
- Medikamentöse Behandlung bei multiplen und schwer eliminierbaren Nahrungsmittelallergien (z.B. Gewürzen): Mastzellstabilisatoren, Antihistaminika, topische Kortikosteroide, 5-Aminosalicylsäure, Leukotrienantagonisten
- Verordnung eines Notfallsets.

7.54

Verdachtsdiagnose:
Arteriitis temporalis/Polymyalgia rheumatica

Diagnosesicherung:
- Duplexsonographie der A. temporalis
- Temporalisbiopsie: Riesenzellarteriitis
- Klinisch promptes Ansprechen auf Kortikosteroide.

Komplikationen:
- Arteriitische Verschlüsse von Gehirnarterien (*cave: Erblindungsgefahr bei Verschluss der A. centralis retinae!*), Extremitätenarterien
- Entzündliches Aortenbogensyndrom

- Weitere mögliche Organbeteiligungen: Herz, Leber
- Auftreten als paraneoplastisches Syndrom möglich (wenn auch selten).

Therapie:
Kortikosteroide (anfänglich hoch dosiert, dann langsam fallende Dosierung unter BSG-Kontrolle), Osteoporoseprophylaxe.

Merke: Arteriitis temporalis/Polymyalgia rheumatica erfordert eine lang dauernde Kortikosteroidtherapie in absteigender Dosierung über zwei Jahre (und länger). Geringere Dosis bei isolierter Polymyalgie ausreichend.

7.55

Diagnose:
Polymyositis.

Differenzialdiagnosen:
- Infektiöse Myositiden
- Myasthenia gravis (Bestimmung der Acetylcholinrezeptor-Ak)
- Polymyalgia rheumatica (keine CK-Erhöhung!)
- Alkoholmyopathie
- Medikamentös induzierte Myositis (z.B. Statine)
- Metabolische Myopathien (z.B. Hyperthyreose)
- Genetisch determinierte Muskeldystrophien
- Spinale Muskelatrophie, amyotrophe Lateralsklerose
- «chronic fatigue syndrome»
- u.a.

7.56

Diagnose:
Morbus Behçet.

Zusätzliche diagnostische Kriterien:
- Antikörper gg. menschliche Mundschleimhaut
- Positiver Pathergietest: intrakutaner Nadelstich am Unterarm oder intrakutane Injektion von Natriumchlorid → papulo-pustulöse Effloreszenzen (25 bis 75 % positive Reaktion)

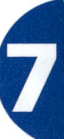

Komplikationen:
- Uveitis anterior und posterior, Hypopionuveitis, Optikusneuritis (*cave: Erblindungsgefahr!*)
- Thrombophlebitiden, Phlebothrombose (ca. 25 % aller Patienten)
- Arthritis (Knie, Knöchel)
- ZNS-Beteiligung (z.B. MS-ähnliches Krankheitsbild, psychische Störungen)
- Pulmonale Vaskulitis
- Aortitis
- Aphthöse Kolitis.

Differenzialdiagnosen:
- Seronegative Spondylarthritiden
- Andere leukozytoklastische Vaskulitiden
- SLE
- M. Crohn
- Herpes-simplex-Infektionen.

Therapie:
- Immunsuppressiva (z.B. Azathioprin, Prednisolon, Ciclosporin, Methotrexat), insbesondere bei bedrohlicher Organmanifestation (ZNS, Auge, große Gefäße)
- Topische Kortikosteroide
- Nicht steroidale Antiphlogistika
- Colchizin
- Thalidomid (100 mg/d)
- Acetylsalicylsäure (300 mg/d)
- Interferon-α.

Merke: *Orale Aphthen verschwinden ohne Narbenbildung nach etwa zwei Wochen, genitale Aphthen sparen immer die Glans penis und die Urethra aus und heilen unter skrotaler Narbenbildung ab.*

7.57

Diagnose:
Mixed Connective Tissue Disease (MCTD), syn. Sharp-Syndrom oder Overlap-Syndrom.

7.58

Sjögren-Syndrom (primär und sekundär; letzteres kombiniert mit anderen Autoimmunopathien).

Manifestationen:
- Lymphozytäre Infiltration exokriner Drüsen → Sicca-Syndrom (Augen, Mund-, Luftwegs-, Genitalschleimhaut) = zwei Leitsymptome («dry eye», «dry mouth») mit Augen- und Mundaustrocknung (Keratoconjunctivitis sicca, Xerostomie).
- Seltener (ca. 1/3 aller Patienten) systemische Erkrankung: Arthritiden, Myalgien, lymphozytäre Pneumonitis der Lunge, Knochenmarksveränderungen, Niere (interstitielle Nephritis mit renal tubulärer Azidose und Nephrokalzinose), Raynaud-Phänomen, ZNS-Vaskulitis
- Laborbefunde: ANA: +++ gegen spezifische Kernantigene: SS-A (Ro) +++, SS-B (La oder Ha) +++; unspezifisch: Rheumafaktor ++.

Merke:
- *Weit überwiegend Frauen betroffen (neunmal häufiger als Männer)*
- *Entwicklung eines malignen Lymphoms möglich.*

7.59

Diagnose 1: systemischer Lupus erythematodes (SLE)
Diagnose 2: rheumatoide Arthritis (RA).

7.60

Der Anstieg des Antikörpertiters gegen Doppelstrang-DNS sollte in Anbetracht der schlechten Langzeitprognose des SLE und der hohen Letalität schwerer Krankheitsexazerbationen entweder zur sehr engmaschigen Kontrolle (Symptomatik und Laborparameter) oder zur prophylaktischen Erhöhung der Kortikoiddosis bzw. der immunsuppressiven Therapie veranlassen.

7.61

Differenzialdiagnosen der Sklerodermie:
- Mixed Connective Tissue Disease (MCTD)
- Eosinophile Fasziitis
- Zirkumskripte Sklerodermie

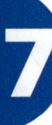

- Exogen induzierte sklerodermiforme Hautveränderungen (z. B. nach Vinylchlorid-Exposition, nach Bleomycin)
- Digitale Sklerose bei Diabetes mellitus (Typ I)
- Acrodermatitis chronica atrophicans bei Lyme-Borreliose
- Skleromyxödem
- u. a.

7.62

SLE, allgemeine Therapierichtlinien:
- Keine Therapie vor Sicherung der Diagnose!
- Vermeiden einer «Überbehandlung»
- Keine Therapie von Laborbefunden.

Milder Verlauf ohne viszeralen Befall
- NSAR
- Chloroquin
- Niedrig dosierte Kortikosteroide

Aktiver Schub ohne Organbefall
- Mittelhoch dosierte Steroide.

Aktiver Schub mit Organbefall (Niere, ZNS, Herz)
- Steroidpulstherapie und/oder Cyclophosphamidpulstherapie
- Ggf. Plasmapherese.

Dauertherapie:
- z. B. Azathioprin, Mycophenolat, jeweils in Kombination mit Kortikosteroiden, (selten: Ciclosporin, Methotrexat, Ciclosporin A, Biologika)

7.63

Diagnose:
Purpura Schoenlein-Henoch (syn. leukozytoklastische Hypersensitivitätsangiitis)

Erweiterte Diagnostik:
- Ggf. Hautbiopsie (leukozytoklastische Vaskulitis)
- Selten Nierenbiopsie erforderlich: Variation von fokal-segmental betonter, proliferativer Glomerulonephritis bis zu (sehr selten) rasch progredienter intra-/extrakapillär proliferativer Glomerulonephritis.

Therapie:
- Symptomatisch, zunächst abwartend mit Bettruhe
- Evtl. Kortikosteroide: schwere Abdominalkoliken, starke Gelenkschmerzen (beeinflussen den Krankheitsverlauf nicht!)
- Nicht gesichert: Heparin (Prophylaxe renaler Komplikationen), Immunglobuline.

Merke: Die Purpura Schoenlein-Henoch ist eine Immunkomplex-vermittelte (meist Ig-A-enthaltende) Vaskulitis kleiner Gefäße. Potenzielle Antigenauslöser sind Infekte der oberen Luftwege, Medikamente, Nahrungsmittel, Insektenstiche und Impfungen. Üblicherweise exzellente Prognose, aber sehr selten (< 2 %)Entwicklung einer terminalen Niereninsuffizienz. Rezidive in 10 bis 40 % der Fälle möglich.

7.64

Chapel-Hill-Klassifikation (1992) der primären systemischen Vaskulitiden:

I. Vaskulitis der großen Gefäße:
- Riesenzell (Temporal-) Arteriitis #
- Takayasu-Arteriitis. #

II. Vaskulitis der mittelgroßen Gefäße:
- Polyarteriitis nodosa
- Kawasaki-Arteriitis
- Isolierte ZNS-Vaskulitis.

III. Vaskulitis der kleinen Gefäße:
- Wegener-Granulomatose* #
- Churg-Strauss-Syndrom* # (allergische Granulomatose und Angiitis)
- mikroskopische Polyangiitis*
- Purpura Schoenlein-Henoch°
- Vaskulitis bei essenzieller Kryoglobulinämie°
- Kutane leukozytoklastische Vaskulitis.°

\# Granulom-bildend
* ANCA-assoziiert
° Immunkomplex-bildend

Merke:
- *Kollagenose-assoziierte Vaskulitiden° (bei SLE, rheumatoider Arthritis, Sjögren-Syndrom, progressiv-systemischer Sklerodermie, Morbus Behçet etc.) sind sekundäre Vaskulitiden, sie gehen mit Immunkomplexbildung einher.*

- *Weitere sekundäre Vaskulitiden z. B. bei Infektionen (HIV, CMV, Parvo-B19, Spirochäten, Mykobakterien, Tropheryma whippelii u. a.), Neoplasien (NHL, myeloproliferative Erkrankungen, solide Tumoren), Intoxikationen (Kokain, Morphin), Medikamenten (Hydralazin, Antibiotika, Thyreostatika u. a.), chronischentzündlichen Erkrankungen (Sarkoidose, M. Crohn u. a.).*

7.65

Wegener-Granulomatose:

Leitsymptome
- Initialstadium: über Monate bis Jahre Rhinitis und/oder Sinusitis, Otitis
- Aktive Generalisation: multiple Lungeninfiltrationen, alveoläre Hämorrhagie, Glomerulonephritis, Koronaritis, Arthritis, Uveitis, Polyneuropathie, ZNS-Beteiligung u. a.
- Biopsie: nekrotisierende Granulomatose und Vaskulitis
- Seromarker: c-ANCA mit dem Zielantigen Proteinase 3

Therapie
- Initial Cyclophosphamid + Prednisolon (Fauci-Schema, Austin-Schema)
- Erhaltungstherapie mit AZA oder MTX, jeweils in Kombination mit Kortikosteroiden.

7.66

ANCA-Differenzierung und Aussagekraft:
- c-ANCA (Immunfluoreszenz) = zytoplasmatische Antikörper gegen Proteinase-3 (PR3, ELISA-Technik), typisch für Wegener-Granulomatose
- p-ANCA = perinukleäre Antikörper gegen Myeloperoxidase (MPO), typisch für mikroskopische Polyangiitis, auch bei Churg-Strauss-Syndrom.

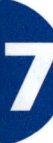

7.67

Diagnose: Autoimmunhepatitis Typ I

7.68

Induktion eines systemischen Lupus erythematodes durch Medikamente:

«Häufig»:
- Dihydralazin
- Propafenon
- Disopyramid
- Procainamid.

«Selten»:
- Interferon A
- Orale Kontrazeptiva
- Isoniazid
- Methyldopa
- Chlorpromazin
- Lithium
- Phenytoin
- Carbamazepin
- D-Penicillamin
- Chinidin
- Barbiturate
- Betablocker
- ACE-Hemmer
- Propylthiouracil
- Cephalosporine
- Sulfonamide
- Hydrochlorothiazid
- Statine
- u. a.

Abgrenzung zum idiopathischen Lupus erythematodes: Antikörper gg. Histone (95 % positiv bei arzneimittelinduziertem Lupus erythematodes), keine Anti-ds-DNS-Ak.

7.69

Diagnosen:
- Allergische Allgemeinreaktion nach Hymenopterenstich
- generalisierte Urtikaria
- Larynxödem mit Asphyxie
- Anaphylaktischer Schock.

Der Hausarzt hat die bei allergischen Allgemeinreaktionen gebotenen medikamentösen Maßnahmen der Erstversorgung zwar weitgehend korrekt angewendet, aber zu einem späten Zeitpunkt. Schon bei seiner Erstuntersuchung war die Patientin im Präschock (anaphylaktischer Schock des Schweregrades II), die Zeichen der Allgemeinreaktion waren offenkundig und erforderten den *sofortigen* Einsatz der medikamentösen Notfallmaßnahmen:

- Adrenalin 0,1 mg i.v. (1 Amp. Adrenalin à 1 mg verdünnt auf 10 ml, fraktionierte Gaben von 1 ml = 0,1 mg Adrenalin in minütlichen Abständen nach Wirkung)
- Höher dosierte Prednisolongabe (250 bis 1000 mg i.v.)
- H_1-Antagonisten (8 mg Dimetindenmaleat i.v. = 2 Amp. Fenistil®, oder 4 mg Clemastin i.v. = 2 Amp. Tavegil®)
- H_2-Antagonisten (Cimetidin 400 mg i.v. = 2 Amp. Tagamet®, oder Ranitidin 100 mg i.v. = 2 Amp. Sostril®)
- Massive Volumensubstitution (mehrere Liter kolloidale oder kristalline Lösungen)
- Bei Bronchialspasmen β_2-Sympathomimetika, Aminophyllin i.v.

Notfalltechnik nach erfolgloser Intubation: *Koniotomie.*
An ausreichenden Tetanusimpfschutz denken!

Nachsorge bei Wespengiftallergie:
Die spezifische Hyposensibilisierungstherapie gegen Insektengift ist wirksam. Die Indikationsstellung für diese Prophylaxe wird vom Schweregrad der durchgemachten Reaktion, dem Ausfall der diagnostischen Tests (Hauttest, RAST) sowie vom Expositionsgrad des Betroffenen beeinflusst. In der Regel ist bei jedem Patienten mit einer gesichert IgE-vermittelten systemischen anaphylaktischen Reaktion auf einen Hymenopterenstich die Indikation zur Hyposensibilisierung (unter strenger Beachtung der speziellen Kontraindikationen und Vorsichtsmaßnahmen, sowie Begleitmedikation) gegeben. Die Behandlungszeit beträgt mindestens drei Jahre (Erfolgsquote der spezifischen Immuntherapie: ca. 95 %).
Notfallset an den Patienten (Cortison, Adrenalin, Antihistaminika)!

Kommentar:
Dieser dramatische Fall mit glücklichem Ausgang belehrt uns:

- In Notfällen müssen die angemessenen Notfallmaßnahmen (nach Schema) zügig eingesetzt werden.
- Man darf sich nicht auf die Verfügbarkeit von öffentlichen Notfallorganisationen verlassen, sondern muss als Arzt auch im Urlaub oder auf Reise einen durchdacht ausgerüsteten Notfallkoffer mitführen.
- Man sollte regelmäßig Reanimationsmaßnahmen üben.
- Man sollte – wie im Falle einer Notkoniotomie – die bittere Entscheidung zu einem solchen lebensrettenden Eingriff wenigstens mit theoretisch-fundierten Kenntnissen (hier der Kehlkopf-Anatomie) treffen.

Merke: Gefürchtete weitere Komplikationen einer Wespenstichallergie sind eine Rhabdomyolyse mit Nierenversagen und eine Verbrauchskoagulopathie. Extrem selten: Enzephalitis nach Tagen oder Wochen.

7.70

Verdachtsdiagnose:
Kontakturtikaria mit Tendenz zur Generalisierung, wahrscheinlich im Zusammenhang mit der jahrelangen Exposition mit Kathetermaterialien (z.B. Latexallergie).

Diagnosesicherung:
- Epikutantest (z.B. mit Sondenmaterial-Extrakten)
- Hauttestung (Prick-Test) mit Latexextrakt, Sondenmaterialextrakte
- In-vitro-Diagnostik (Bestimmung spezifischer IgE-Antikörper gegen Latex).

Therapeutische Möglichkeiten:
- Verwendung von latexfreien Kathetermaterialien
- Lokalbehandlung mit Antihistaminika
- Bzgl. Vermeidung exotischer Früchte s.u.

Kommentar:
Der Anstieg von Soforttypallergien gegen Latex (durch direkten Hautkontakt, Schleimhautkontakt, Inhalation und/oder parenteral) ist ein zunehmendes Problem in medizinischen Berufen mit Trend zu generalisierten, schweren klinischen Formen.

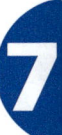

Klassifikation:

1. *Kontakturtikariasyndrom* (nach G. v. Krogh und H. I. Maibach):

- Stadium I: lokalisierte Kontakturtikaria (im Kontaktareal)
- Stadium II: generalisierte Urtikaria (inkl. Lidödeme und Lippenschwellungen)
- Stadium III: Urtikaria mit Schleimhautsymptomen (Rhinoconjunctivitis allergica, Asthma bronchiale allergicum, orolaryngeale und gastrointestinale Symptome)
- Stadium IV: Urtikaria mit anaphylaktischem Schock.

2. *Proteinkontaktdermatitis* (IgE-vermitteltes Kontaktekzem)

Es gibt verlässliche Hinweise für Kreuzreaktionen zwischen Latex und bestimmten, botanisch nicht verwandten, nativen Früchten (Banane, Kiwi, Avocado, u.a.). Hierdurch erklärt sich die Verstärkung der Typ I-Allergie gegen Latex durch den Genuss der genannten Früchte (am häufigsten durch Avocado). Deshalb zusätzliche diagnostische Abklärung im Einzelfall (durch Prick-Test etc., s.o.) geboten.

7.71

Es gibt sieben kanarische Inseln: Teneriffa, Gran Canaria, Lanzarote, Fuerteventura, La Gomera, La Palma, El Hierro.

Antworten zu Kapitel 8:
Infektionskrankheiten

8.1

Virustatika (mit Beispielen der Wirksamkeit gegenüber folgenden Viren):
- Aciclovir: Herpes-simplex-Virus, Varizella-zoster-Virus
- Amantadin: Influenza-A-Viren
- Brivudin: Varizella-zoster-Virus, Herpes-simplex-1-Virus
- Cidofovir: Zytomegalievirus
- Famciclovir: Herpes-simplex-Virus, Varizella-zoster-Virus, EBV, CMV, Hepatitis-B-Virus
- Foscarnet: Zytomegalievirus
- Ganciclovir: Zytomegalievirus, Herpesvirus, Varizella-zoster-Virus
- Ribavirin: Arenaviren (Lassafieber), Hantavirus, Hepatitis-C-Virus
- Valaciclovir: Herpes-simplex-Virus, Varizella-Zoster-Virus
- Oseltamivir: Influenza A
- Zanamivir: Influenza A und B
- u.a.

Antiretrovirale Substanzen (Behandlung der HIV-Infektion):
- Nukleosidanaloga-Reverse-Transkriptase-Inhibitoren NRTI: Zidovudin, Didanosin, Zalcitabin, Stavudin, Lamivudin, Abacavir, Emtricitabin
- Nukleotid-Reverse-Transkriptase-Hemmer: Tenofovir
- Non-Nukleosid-Reverse-Transkriptase-Inhibitoren NNRTI: Efavirenz, Nevirapin, Delavirdin
- Protease-Inhibitoren PI: Saquinavir, Ritonavir, Indinavir, Nelfinavir, Lopinavir, Atazanavir, Fosamprenavir, Tipranavir, Darunavir
- Fusions-Inhibitoren: Enfurvitide
- Andere Substanzen: Hydroxyurea, Interleukin-2.

Interferone:
Bei Immunsupprimierten mit Herpes-simplex-Virus, Varizella-zoster-Virus, Hepatitis-B-Virus, Hepatitis-C-Virus (in Kombination mit Ribavirin).

8.2

Chinolone (Gyrasehemmer):
- Gruppe 1 (oral, im Wesentlichen auf Harnwegsinfekttherapie beschränkt): Norfloxacin
- Gruppe 2 (breite Indikation): Enoxacin, Fleroxacin, Ofloxacin, Ciprofloxacin
- Gruppe 3 (verbesserte Aktivität gegen grampositive und «atypische» Erreger): Levofloxacin
- Gruppe 4 (verbesserte Aktivität gegen grampositive und «atypische» Erreger sowie Anaerobier): Moxifloxacin, Gatifloxacin.

8.3

Die Gruppe der Neisserien:
- Meningokokken
- Gonokokken

8.4

CDC-Klassifikation der HIV-Infektion

8

	Klinische Kategorien		
	A	**B**	**C**
	Asymptomatische oder akute HIV-Infektion oder Lymphadenopathiesyndrom	Symptomatisch, aber nicht A oder C	AIDS-Indikatorerkrankungen, z.B. Soorösophagitis, CMV-Retinitis, P.-jiroveci-Pneumonie, Kaposi-Sarkom
CD4-Zellzahl/µl			
> 500	A1	B1	C1
200 bis 499	A2	B2	C2
< 200	A3	B3	C3

Einleitung einer antiretroviralen Therapie bei allen symptomatischen Patienten, also in den Stadien B und C. Die Grenze der CD4-Zellzahl, bei der eine Therapie begonnen werden sollte, kann nach aktuellem Kenntnisstand nur unscharf formuliert werden. Sie liegt im Bereich von 200 bis 350 CD4/µl bzw. im Bereich von unter 15 bis 20 % der CD4-Lymphozyten an der Gesamtlymphozytenzahl. Die Höhe der so genannten HI-Viruslast (nachweisbare Virus-RNA-Kopien pro ml Blut) spielt zur Therapieentscheidung nur im Zusammenhang mit der CD4-Zellzahl eine Rolle (s. aktuelle Therapieempfehlungen www.rki.de).

Einleitung einer prophylaktischen antibiotischen Therapie gegen folgende opportunistischen Infektionen:
- PcP (Pneumocystis-jiroveci-Pneumonie): CD4-Zellzahl < 200/µl, Trimethoprim/Sulfamethoxazol 3 × 960 mg/Woche p.o.
- MAC (Mycobacterium avium Komplex): CD4-Zellzahl < 50/µl: Azithromycin 1 × 1200 mg/Woche.

8.5

Zu den Mykobakterien gehören u.a.:

M.-tuberculosis-Komplex = Erreger der «klassischen» Tuberkulose:
- M. tuberculosis
- M. bovis
- M. africanum.

Atypische, nicht tuberkulöse Mykobakteriosen geringer Pathogenität:

- M. intracellulare
- M. kansasii
- M. gordonae
- M. xenopi
- M. fortuitum
- M. avium
- u.a. (geordnet nach sog. Runyon-Gruppen I bis IV).

Für atypische Mykobakteriosen (MOTT) prädisponierende pulmonale Faktoren:
- Bronchiektasen
- Pneumokoniosen
- Z.n. Lungen-Tbc
- Lungenfibrosen
- u.a.

8.6

Behandlungsprinzipien bei Pneumocystis-jiroveci-Pneumonie als opportunistischer Infektion bei AIDS:
- Trimethoprim-Sulfamethoxazol i.v. Mittel der 1. Wahl (hoch dosiert), Therapiedauer drei Wochen
- Alternativ: Pentamidin, Dapson (in Kombination mit Trimethoprim), Clindamycin + Primaquin, Atovaquon
- Adjuvant: Kortikosteroide.

Prophylaktische Maßnahmen:
- Cotrimoxazol (oral täglich oder dreimal wöchentlich) als Therapie der Wahl
- Alternativ: Pentamidin-Isethionat (Inhalation in Intervallen von zwei bis vier Wochen)
- Alternativ: Dapson (oral).

8

Merke: Pneumocystis carinii wurde umbenannt in Pneumocystis jiroveci. Letzteres ist die nun gültige offizielle Bezeichnung.

8.7

Problemkeim «Pseudomonas aeruginosa».

Gezielte Antibiotikatherapie:
- Piperacillin (meist sensibel)
- Ceftazidim
- Carbapenem, Meropenem
- Fluorchinolon der Gruppe 2 (z.B. Ciprofloxacin)
- Ggf. in Kombination mit Aminoglykosid (z.B. Gentamicin, Netilmicin).

8.8

Kausalbehandlung des Herpes zoster (mögliche Alternativen):
- Aciclovir (Zovirax®)
- Brivudin (Zostex®)
- Famciclovir (Famvir®)
- Valaciclovir (Valtrex®)
- Evtl. zusätzlich bei immungeschwächten Patienten: β-Interferon, Hyperimmunglobulin.

8.9

Am häufigsten eingesetzte Tuberkulostatika:
- Isoniazid (INH)
- Rifampicin (RMP)
- Pyrazinamid (PZA)
- Streptomycin (STM)
- Ethambutol (EMB).

8.10

Nachweisverfahren von Mykobakterien:
- Mikroskopisch
- Kulturverfahren
- Polymerase-Kettenreaktion (PCR)
- Restriktionsfragmentlängen-Polymorphismus
- Antigenspezifische T-Zellen.

8.11

Behandlung der Zytomegalievirus-Retinitis bei AIDS-Patienten:
- Ganciclovir i.v. (5 mg/kg KG als 12-h-Infusion für zwei bis drei Wochen) oder Valganciclovir 2 × 900 mg oral für mindestens 21 Tage
- Bei Ganciclovir-resistenter Retinitis Foscarnet i.v. notwendig
- Rezidivprophylaxe mit Ganciclovir (oder Valganciclovir, alternativ Foscarnet) für mindestens 6 Monate, die CD4-Zellzahlen sollten Werte über 150/µl erreicht haben.

Häufige Nebenwirkungen: bei Ganciclovir Knochenmarksdepression, bei Foscarnet Nephrotoxizität.

8.12

Behandlungsprinzipien der akuten Tonsillitis:
- Viral-katarrhalisch (DD Mononukleose): unspezifische Allgemeinbehandlung
- Eitrige Tonsillitis: meist Streptokokkeninfektionen → Rachenabstrich → Antibiotika: orale Penicilline über zehn Tage, Amoxicillin + Clavulansäure, orales Cephalosporin (z.B. Cefuroxim, Loracarbef) oder Makrolide (*cave: steigende Resistanzrate!*).

8.13

Indikationen zur Impfung mit Pneumokokkenvakzine:
- Funktionelle oder anatomische Asplenie
- Menschen > 60 Jahre
- Säuglinge und Kleinkinder mit Risikokonstellation (mit Pneumokokken-Konjugat Impfstoff)
- Chronische Krankheiten: Diabetes mellitus, Lungenkrankheiten, chronische Herzinsuffizienz, Niereninsuffizienz incl. Dialysepatienten, chronische Leberkrankheiten
- Vor Chemo- und Strahlentherapie
- Vor Organtransplantation
- Immundefizienz (z.B. HIV-Patienten, multiples Myelom, Alkoholismus)
- Sichelzellanämie.

Schutzwirkung: 70 bis 80 %.

8

8.14

Psittakose versus Vogelhalterlunge:

Psittakose/Ornithose
- Durch Chlamydia psittaci verursachte, interstitielle, «atypische» Pneumonie
- Reservoir von Chl. psittaci sind Vögel. Viel häufiger wird eine Chlamydienpneumonie durch Chl. pneumoniae verursacht, hier sind Vögel nicht das Erregerreservoir.
- Weitgehend negativer Auskultationsbefund, diffuse, interstiell betonte Lungeninfiltrate im Thoraxröntgen, Nachweis durch Serologie.
- Antibiotische Behandlung mit Makroliden oder Doxycyclin für etwa drei Wochen.

Vogelhalterlunge
- Exogen-allergische Alveolitis (Hypersensitivitätspneumonitis) infolge Typ-III-Allergie gegen tierisches Antigen (hier: Bestandteile von getrocknetem Vogelkot, z.B. von Tauben)
- Stunden nach Antigenkontakt hohes Fieber, Husten, Dyspnoe
- Röntgenologisch/CT: milchglasartige Trübung unter- und mittelfeldbetont, in der bronchoalveolären Lavage CD8-Lymphozytose > 50 %
- Expositionsprophylaxe, passsager Kortikosteroide
- Spätfolge: Lungenfibrose.

Merke: *Psittakose = Infektion (Pneumonie), Vogelhalterlunge = Immunerkrankung durch Typ-III-Allergie (exogen-allergische Alveolitis).*

8.15

Infektion mit Aspergillus fumigatus:
- Amphotericin B (AmBisome®)
- Itraconazol (Sempera®)
- Voriconazol (VFEND®)
- Caspofungin (Cancidas®), indiziert bei Versagen auf Amphotericin/Itraconazol
- Posaconazol (Noxafil®) bei Versagen der First-Line-Therapie.

8.16

Nebenwirkungen einer Interferontherapie (Auswahl):
- Grippeähnliche Symptome: Müdigkeit, Abgeschlagenheit, Fieber, Kopfschmerzen, Gliederschmerzen
- Gastrointestinale Nebenwirkungen: Durchfall, Übelkeit, Erbrechen
- Thrombo- und Leukopenie
- Neurotoxische Nebenwirkungen: Konzentrationsstörungen, Depression, periphere Polyneuropathie
- Exazerbation einer Autoimmunerkrankung
- Hepatotoxizität

Kontraindikationen:
- Schwangerschaft und Laktation
- Autoimmunerkrankungen
- Leberzirrhose
- Hämorrhagische Diathese
- Depressionen, Psychosen
- u.a.

8.17

HIV und Schwangerschaft:

Folgende mütterliche Faktoren wirken sich statistisch nachteilig auf das Infektionsrisiko des Kindes aus (im Vergleich zu den gesund geborenen Kindern):
- Tiefere CD4-Zahlen
- Hohe HI-Viruslast
- Zeitdauer zwischen Blasensprung und Geburt
- Vaginal operative Geburt (Vakuum, Zange) gegenüber primärem Kaiserschnitt

Senkung des Übertragungsrisikos (stark vereinfacht):
- Antiretrovirale Therapie der Schwangeren nach der 32. SSW
- Primäre Sektio ab der 36. SSW
- Intravenöse Zidovudingabe vor und während der Entbindung
- Postexpositionsprophylaxe des Neugeborenen
- Stillverzicht

8

- Antiretrovirale Therapie bei mütterlicher Indikation (z. B. bei hoher Viruslast, niedrigen CD4-Zellen)
- Bei vorzeitigen Wehen Tokolyse
- Bei Wehen ab der 37. SSW Sektio
- u. a.

Merke: HIV-Übertragung von Mutter auf Fetus/ Kind ist möglich während der Schwangerschaft, während der Geburt (höchstes Übertragungsrisiko) und in der Stillzeit. Bei Fehlen einer antiretroviralen Therapie der Mutter beträgt das Übertragungsrisiko 10 bis 35 %, unter antiretroviraler Kombinationstherapie < 1 %.

8.18

Mögliche Antimykotika bei Candidasepsis:
- Amphotericin B (AmBisome®) +/– Flucytosin (Ancotil®)
- Fluconazol (Diflucan®)
- Caspofungin (Cancidas®)
- Voriconazol (Vfend®).

8.19

Bei folgenden Personengruppen ist eine Grippeimpfung (gegen Influenza-Viren) indiziert:
- Personen > 60 Jahre; speziell in Alters- und Pflegeheimen
- Kinder und Erwachsene mit Infektanfälligkeit (z. B. chronische Atemwegserkrankungen, chronische Niereninsuffizienz, Diabetes mellitus, chronische Herzerkrankungen)
- Immunsupprimierte mit erhaltener humoraler Immunantwort
- Beruflich Exponierte: Ärzte und Pflegepersonal mit Kontakt zu Risikopatienten, Lehrer, andere Berufsgruppen mit großem Publikumsverkehr.

Merke: Die Influenzaimpfung ist auch in der Schwangerschaft möglich.

8.20

Verdachtsdiagnose:
Katzenkratzkrankheit (Bartonella-henselae-Infektion)

Diagnosesicherung:
- Kultureller Nachweis (aus Blut oder Gewebe) auf speziellen Nährböden (gram-negatives Stäbchen)
- PCR-Amplifikation
- Serologische Nachweismethoden unbefriedigend.

Differenzialdiagnosen:
- Staphylokokkeninfektionen
- Lymphotrope Infektionen (z. B. EBV, Toxoplasmose)
- Maligne Lymphome
- Bazilläre Angiomatose (bei Immunsupprimierten, v. a. HIV-Patienten, spezielle Verlaufsform einer Bartonella henselae oder -quintana Infektion mit proliferativer Angiogenese)
- Pasteurella-multocida-Infektion (durch Katzen- oder Hundebisse übertragene hochschmerzhafte Infektion mit Neigung zu Knochen und Gelenkbeteiligung)
- u. a.

Therapie:

Breitbandantibiotika:
- Azithromycin 500 mg an Tag 1, dann 250 mg/ d für weitere vier Tage *oder*
- Erythromycin 4 × 500 mg/d für drei bis vier Wochen *oder*
- Doxycyclin 100 mg/d für drei bis vier Wochen *oder*
- Ciprofloxacin 500 mg/d für drei bis vier Wochen.

8.21

Behandlungsprinzipien bei HIV-Infektion:
- Anbindung an ein erfahrenes Zentrum
- Antiretrovirale Therapie: Behandlungsbeginn mit mindestens drei Medikamenten. Die heute meist verwendeten Kombinationen sind: zwei RT- (Reverse-Transskriptase-) Hemmer

8

(z. B. Zidovudin + Lamivudin) plus ein NNR-TI (nicht-nukleosidaler Reverse-Transkriptase-Hemmer, z. B. Nevirapin oder Efavirenz) oder plus einen Proteasehemmer (z. B. Lopinavir). Asymptomatische Patienten sollen behandelt werden, wenn die CD4-Zellzahl unter 200/µl liegt. Bei CD4 Werten zwischen 200 und 350/µl und einer Virusbelastung über 50 000 Kopien kann eine Behandlung erwogen werden. Bei CD4-Werten über 350/µl kann zugewartet werden.

- Prophylaxe und Therapie opportunistischer Infektionen. Prophylaxe opportunistischer Infektionen bei CD4-Werten unter 200/µl.
- Vermeidung resistenzmindernder Faktoren
- Psychosoziale Hilfe.

8.22

Asymptomatische HIV-Patienten: BCG, Poliolebendvakzine
Symptomatische HIV-Patienten: BCG, MMR-, Polio-, Gelbfieber und andere Lebendvakzine.

8.23

Neurologische HIV-Manifestationen:
- Akute HIV-Meningoenzephalitis (meist Frühmanifestation)
- HIV-Enzephalopathie (AIDS-Demenz-Komplex)
- Myelopathien
- Periphere Neuropathien (z. B. Radikulitis, Polyneuropathie).

Differenzialdiagnose neurologischer Erkrankungen bei HIV-Infektion:

Opportunistische Infektionen
- CMV-induzierte Enzephalitis
- Progressive multifokale Leukenzephalopathie
- Toxoplasmenenzephalitis
- Kryptokokkose
- Syphilis
- Tbc.

HIV-assoziierte Neoplasien:
- Primäres ZNS-Lymphom
- Kaposi-Sarkom.

8.24

Labordiagnose der HIV-Infektion:
- Nachweis von Antikörpern gegen das Virus (Anti-HIV-AK): ELISA (Screening-Test, hohe Sensitivität und Spezifität), Western Blot (als Bestätigungstest). *Cave: diagnostische Lücke der Antikörperbestimmung. Auftreten der AK einen bis drei (bis sechs) Monate nach Infektion. Kontrolluntersuchungen bei Risikopatienten oder Nachweis der viralen RNA*
- Nachweis der viralen RNA oder der proviralen DNA mittels PCR
- Virusquantifizierung (z. B. mittels PCR).

8.25

Krankheitsstadien der HIV-Infektion (CDC-Klassifikation, 1993):

A. Frühstadien:
- Akute HIV-Krankheit (50 bis 90 % der Infizierten, ein bis sechs Wochen nach Erstinfektion)
- Lymphadenopathiesyndrom (LAS, ca. 50 % der Infizierten, länger als drei Monate anhaltende extrainguinale LK-Vergrößerung > 1 cm an zwei LK-Stationen)
- Asymptomatisches Latenzstadium (Dauer variabel, meist mehrere Jahre. Patient asymptomatisch und infektiös).

B. Symptomatisches Stadium (weder A noch C, früher AIDS-related-Komplex ARC):
- Immunthrombopenie
- Fieber (> 38,5 °C) oder Diarrhö für mehr als vier Wochen
- Nicht-AIDS definierende Infektionen: Candidose (oral, vaginal, Leukoplakie der Zunge), bazilläre Angiomatose, Herpes Zoster, Listeriose, tubo-ovarielle Abszesse
- Periphere Neuropathie
- Zervikale Dysplasien oder Carcinoma in situ.

C. AIDS-definierende Erkrankungen:
- Opportunistische Infektionen (s. 8.26)
- Tumorerkrankungen: Kaposi-Sarkom, Non-Hodgkin-Lymphome, invasives Zervixkarzinom

8

- HIV-Enzephalopathie
- HIV-bedingte Kachexie (Wasting-Syndrom: Gewichtsverlust > 10 %, Diarrhö oder Fieber für mehr als drei Wochen).

Weitere Unterklassen anhand der Zahl der CD4-positiven T-Lymphozyten (s. 8.4)

8.26

Häufige opportunistische Erreger bei AIDS:

Infektionen durch *Protozoen* und *Parasiten*:
- Pneumocystis-jiroveci-Pneumonie
- Toxoplasmoseenzephalitis
- Intestinale Kryptosporidiose.

Infektionen durch *Pilze*:
- Candidose des Gastrointestinaltraktes
- Candidose der Bronchien und Lunge
- Disseminierte Histoplasmose
- Krytokokkose (pulmonaler und extrapulmonaler Befall)
- u. a.

Infektionen durch *Viren*:
- Zytomegalievirus (Retinitis, generalisierte Infektion)
- Herpes-simplex-Virus
- Polyomavirus (progressive multifokale Leukenzephalopathie)
- u. a.

Infektionen durch *Bakterien*:
- Salmonellensepsis
- Tuberkulose (pulmonal, systemisch)
- Atypische Mykobakteriosen
- u. a.

8.27

Verdachtsdiagnose: akute HIV-Infektion vor Serokonversion (Herpes-simpex-Enzephalitis nach klinischem Verlauf unwahrscheinlich)
Diagnosesicherung: direkter Virusnachweis (HIV-PCR).

8.28

Verdachtsdiagnosen:
- Pneumocystis-jiroveci-Pneumonie
- AIDS
- HIV-assoziierte Tumoren.

Diagnosesicherung:
Erregernachweis aus Sputum, durch Bronchiallavage oder transbronchiale Biopsien

Therapie: s. 8.6

8.29

Die häufigsten Leptospirosen:
- Canicola-Fieber (L. canicola)
- Morbus Weil (L. icterohaemorrhagica)
- Feld- (Schlamm-) Fieber (L. grippotyphosa)
- Schweinehüterkrankheit (L. pomona).

Erregerreservoir sind Mäuse und Ratten, Ausscheidung über Urin. Aufnahme über Haut- und Schleimhautverletzungen durch Tierkontakt oder verseuchtes Wasser (Sommerbaden). Besonders gefährdet: Landwirte, Tierpfleger, Kanalarbeiter.

Klinik
- Inkubationszeit ein bis zwei Wochen
- Septikämie (drei bis acht Tage): hohes Fieber, Schüttelfrost, Kopf- und Gliederschmerzen (Schienbeine!), Konjunktivitis, flüchtiges Exanthem
- Organmanifestation (bei M. Weil): nach Intervall erneutes Fieber, Hepatitis mit Ikterus, Nephritis, Meningitis, Hämorrhagien.

Diagnose:
- Typische Exposition
- Antikörpernachweis (KBR, ab zweiter Krankheitswoche)
- Erregernachweis in Blut oder Liquor während Septikämie.

Wirksame Antibiotika:
- Penicillin G
- Tetrazykline
- Erythromycin.

Expositionsprophylaxe, aktive Impfung bei beruflich Exponierten möglich.

8

8.30

Häufige akute Erkrankungen bei Tropenrückkehrern:
- Helminthen (Eosinophilie)
- Akute Hepatitis
- Amöbiasis
- Akute HIV-Infektion
- Malaria
- Leishmaniose
- Salmonellosen
- Dengue-Fieber
- Rickettsiosen
- u. a.

8.31

Verdachtsdiagnose:
Badedermatitis. Ursache sind Zerkarien von Trematodenarten der Enten (Trichobilharzia ocellata), die in die Haut eindringen und eine stark juckende, aber harmlose Dermatitis verursachen.

Behandlungsvorschläge:
- Abfrottieren nach dem Baden
- Lichtschutzcremes
- Ggf. Antihistaminika
- (Prednisolonsalbe).

8.32

Verdachtsdiagnose:
Z. n. Amöbenruhr, Amöbenabszess der Leber.

Diagnosesicherung:
Charakteristischer Befund in der Sonographie/ Computertomographie oder Kernspintomographie; Antikörpernachweis (z. B. ELISA, IFAT, IHA).

Therapie:
Metronidazol (Clont®, Flagyl®), Nachbehandlung mit Chloroquin/Metronidazol; evtl. Punktion bzw. chirurgische Intervention bei drohender oder bereits erfolgter Perforation.

8.33

Verdachtsdiagnose:
Dengue-Fieber.

Diagnosesicherung:
- Virusnachweis (z. B. Virus-RNA im Blut)
- Antikörpernachweis (z. B. Hämagglutination-Hemmungstest, Immunfluoreszenz, ELISA).

Therapie:
- Symptomatisch, keine spezifische Therapie verfügbar.

8.34

Therapie des Herpes genitalis (über mindestens fünf Tage):
- Aciclovir (oral oder i. v.) *oder*
- Famciclovir (oral) *oder*
- Valaciclovir (oral).

8.35

Verdachtsdiagnose:
Lymphknotentuberkulose

Diagnosesicherung nach Lymphknotenexstirpation:
- Histologisch: verkäsendes Granulationsgewebe mit Epitheloidsaum und Riesenzellen
- Kultur: Mycobacterium tuberculosis.

Therapie:
Standardtherapie (vierfach) mit Antituberkulotika: z. B. Isoniazid + Rifampicin + Pyrazinamid + Ethambutol.

8.36

Indikationen zur Impfung bei bestimmten Grundkrankheiten:

Impfung gegen *Influenza*:
- Chronische Herzinsuffizienz
- Chronische Niereninsuffizienz
- Diabetes mellitus
- Chronische Lungenerkrankung.

8

Impfung gegen *Pneumokokken*:
- Vor/nach Milzexstirpation
- Chronische Herzerkrankungen
- Chronische Lungenkrankheiten
- Chronische Niereninsuffizienz inkl. Dialyse
- Chronische Leberkrankheiten
- Chronischer Alkoholismus
- Erkrankungen oder Situationen mit Immundefizienz.

Impfung gegen *Hepatitis B*:
- Patienten mit (prä)terminaler Niereninsuffizienz, Dialysepatienten
- Hämophiliepatienten
- Immundefiziente Patienten
- Chronische Lebererkrankungen
- u. a.

Impfung gegen *Varizellen* (bei Pat. ohne AK)
- Leukämie
- Maligne Tumoren
- Immundefizienz
- u. a.

8.37

Obligate Auffrischimpfungen bei Erwachsenen in zehnjährigen Intervallen:
- Tetanus
- Diphtherie
- (Poliomyelitis: jenseits des 18. Lj. in D nach erfolgter Grundimmunisierung nicht regelhaft empfohlen).

8.38

Beispiele für situativ indizierte Impfungen:
- Krankenhauspersonal: Hepatitis B
- Abwässerpersonal: Hepatitis A
- Kinderbetreuung: Masern, Mumps, Röteln, Hepatitis A
- Ferntouristen (regional): Gelbfieber, Tollwut, Cholera, Hepatitis A und B, Typhus, Poliomyelitis
- Bei bestimmten Grundkrankheiten (s. 8.36).

8.39

Kontraindikationen gegen Impfungen:
- Während akuter Erkrankungen (frühestens nach zwei Wochen)
- Perioperativ
- Allergie gg. Bestandteile des Impfstoffes (z. B. Hühnereiweiß)
- Schwangerschaft (Lebendimpfungen mit Ausnahme Polio, einige Totimpfstoffe)
- Während einer möglichen Inkubation (Ausnahme: Polio, Hepatitis B).

Relative Kontraindikationen:
- Immundefektzustände (angeboren, erworben), Ausnahme: Kinder mit asymptomatischer HIV-Infektion
- Blutgerinnungsstörungen/Antikoagulanzientherapie (keine i. m. Injektion)
- Immunsuppressiva-Einnahme (variable Impferfolge bei Totimpfstoffen, Lebendimpfstoffe verboten).

8.40

Hantavirusinfektionen:
Übertragungsweg und gefährdeter Personenkreis: durch indirekte Kontakte mit Nagetierausscheidungen (v. a. Mäuse, Ratten), meist durch Staubexposition (z. B. Waldarbeiter, Landwirtschaft, Jäger, Soldaten, Flüchtlinge). Inkubationszeit zwei bis drei Wochen, keine Übertragung von Mensch zu Mensch.

Symptomatik:
- Hohes Fieber
- Schweres Krankheitsgefühl
- Husten
- Flankenschmerzen.

Klinische Manifestationen:
- Hämorrhagisches Fieber mit renalem Syndrom: hohes Fieber, Lumbalgien, Abdominalschmerzen, akute Nephritis mit Proteinurie/Hämaturie und Kreatininerhöhung, Oligurie, später Polyurie, Thrombopenie
- Nephropathia epidemica als milde Verlaufsform (häufigste Manifestation in Mitteleuropa)

8

- Hantavirus-Lungensyndrom: Fieber, interstitielle Pneumonie, ARDS, Thrombopenie, Abdominalschmerzen. Hohe Letalität, Vorkommen in Nord- und Südamerika.

Diagnostik:
- Spezifische Antikörper (Serum): Immunfluoreszenztest, EIA-IgM, -IgA und -IgG
- Direkter Erregernachweis: PCR (Blut, Biopsie).

Therapie:
- Symptomatisch (passagere Dialyse, Beatmung etc.).

8.41

Kryptokokkose
- Erreger: Cryptococcus neoformans
- Erregerreservoir: Erdboden, Vogelmist
- Prädisposition: immunsupprimierte Personen (v. a. AIDS-Patienten)
- Verlaufsform: schleichend, selten akut
- Häufiger Organbefall: Lungen (Pneumonie), ZNS (Meningoenzephalitis)
- Therapie: Amphotericin B (+ Flucytosin), später Fluconazol oder Itraconazol.

8.42

Antibiotika bei Rickettsiosen:
- Doxycyclin 2 × 100 mg/d (Mittel der Wahl)
- Ciprofloxacin
- Chloramphenicol.

8.43

Serodiagnostik bei Lues:
- 1. weder beweisend für behandlungsbedürftige noch für ausreichend behandelte Lues (z. B. falsch positive Cardiolipin-KBR bei Lebererkrankungen)
- 2. behandlungsbedürftige Lues (auch bei angeborener Lues)
- 3. ausreichend behandelte Lues-Infektion.

Merke: TPHA (Treponema pallidum Hämagglutinationstest) = Suchtest, FTA-Abs (Fluoreszenz-Treponema-Antikörper-Absorptionstest) = Bestä-

tigungstest. Beide Tests können lebenslang positiv bleiben, sie sagen daher nichts aus über die Krankheitsaktivität, d. h. Behandlungsbedürftigkeit. Hierzu dient die Cardiolipin-KBR oder der VDRL-Test (Mikroflockungsreaktion).

8.44

Beispiele für den Einsatz intravenös anwendbarer Immunglobuline:
- Primäre Immundefekte
- Sekundäre Immundefekte
- Protrahierte transitorische Hypogammaglobulinämie, v. a. des Frühgeborenen
- Antikörpermangelsyndrome (z. B. bei malignen Lymphomen, Plasmozytom)
- HIV-Infektionen des Säuglings und Kleinkindes
- Idiopathische Thrombozytopenie in kritischen Situationen (Blutungsgefährdung)
- Kawasaki-Syndrom (in Verbindung mit Acetylsalicylsäure)
- Guillain-Barré-Syndrom
- Allogene Knochenmarkstransplantation
- Schwere bakterielle Erkrankungen mit septisch-toxischen Komplikationen
- Erkrankungen durch endemisch vorkommende Viren (z. B. Meningoenzephalitis)
- Sofortprophylaxe bei Masernexposition
- u. a.

Zudem besteht die Möglichkeit der Verwendung spezifischer Human-Immunglobuline (z. B. Tollwut, Zytomegalie, FSME, Hepatitis, Rhesusfaktor D, Tetanus, Varizellen).

8.45

- Isoniazid: sechs Monate (zwölf Monate bei HIV-Infektion)
- Rifampicin: sechs Monate (zwölf Monate bei HIV-Infektion)
- Pyrazinamid: zwei Monate (drei Monate bei ausgedehnten Prozessen, mangelnder Rückbildung oder HIV-Infektion)
- Ethambutol oder Streptomycin: zwei Monate (drei Monate bei ausgedehnten Prozessen, mangelnder Rückbildung oder HIV-Infektion).

Merke: Rückfallrate < 3 % in fünf Jahren.

8

8.46

Maßnahmen bei Varizellen-Antikörper-negativen Personen bei Kontakt mit an Varizellen erkrankten Kindern: passive Immunisierung (Varizella-Zoster-Immunglobulin) bei bestimmten Personen, z.B. Neugeborene, Schwangere, Patienten mit Immundefizienz, innerhalb von 96 h nach Exposition.

8.47

Vorzüge der oralen Cephalosporine der 3. Generation (Cefixim, Cefpodixim, Ceftibuten, Cefetamet-Pivoxil u.a.): Sie sind im gramnegativen Bereich aktiver als orale Cephalosporine der 1. und der 2. Generation. Dies betrifft Erreger wie Haemophilus influenzae, Klebsiella pneumoniae, Enterobacter und Proteus mirabilis.

8.48

Ursachen chronischer Fieberzustände (kleine Auswahl):

Chronische Infektionskrankheiten:
- Infektiöse Endokarditis
- Virushepatitis
- Tbc
- Malaria
- HIV
- Abszesse: Abdominalorgane, Zähne, NNH
- Divertikulitis
- Urogenitale Infektionen
- Hepatobiliäre Infektionen
- Spondylitis
- M. Whipple
- u.a.

Autoimmunopathien:
- SLE
- Vaskulitiden (z.B. Riesenzellarteriitis/Arteriitis temporalis)
- u.a.

Granulomatöse Erkrankungen:
- Sarkoidose
- M. Crohn.

Malignome:
- Chronische Leukämien
- Maligne Lymphome
- Nierenzellkarzinom
- Leberzellkarzinom
- u.a.

Ferner:
- Rezidivierende Lungenembolien
- Hyperthyreose
- Myxom
- Drug Fever
- Zentrales Fieber
- Artifiziell
- u.a.

Merke: In aktuellen Lehrbüchern sind unter dem Begriff «fever of unknown origin» FUO zwischen 150 und 200 Ursachen aufgeführt. Good luck!!

8.49

Beispiele einer «ungezielten» Antibiotikatherapie bei noch fehlendem Erregernachweis:
- *Eitrige* Tonsillitis: orales Penicillin, Makrolide, orale Cephalosporine
- Sinusitis: Amoxicillin + Clavulansäure, Oralcephalosporine, Fluorchinolon
- Otitis media: Amoxicillin + Clavulansäure, Oralcephalosporine, Makrolide
- Ambulant erworbene Pneumonie: Amoxicillin + Betalaktamasehemmer, Cephalosporine der 2. Generation, Makrolide, Fluorchinolon (Moxifloxacin)
- Erysipel: Penicillin G oder V, i.v. Cephalosporine der 2. oder 3. Generation, Clindamycin
- Akute Harnwegsinfektion: Cotrimoxazol, Fluorchinolon
- Urethritis: Makrolide, Tetrazykline, Metronidazol
- Gonorrhö: Cephalosporin der 2. oder 3. Generation, Fluorchinolon
- Urosepsis: Fluorchinolon +/- Aminoglykosid, i.v. Cephalosporin der 3. Generation, Acylureidopenicillin + Betalaktamasehemmer
- Endokarditis: Therapiebeginn erst nach Entnahme mehrerer Blutkulturen!! Bis zum Erregernachweis nach klinischer Konstellation: Endokarditis lenta (meist Streptokokken): Pe-

nicillin G + Gentamicin. Früh-Endokarditis nach Klappenersatz (meist Staphylokokken): Vancomycin + Rifampicin + Aminoglykosid. Gezielte Therapie nach Kenntnis des Erregers, des Antibiogramms inkl. minimaler Hemmkonzentrationen

- Cholangitis: Mezlocillin/Piperacillin + Betalaktamasehemmer (+/− Aminoglykosid), i. v. Cephalosporin der 2. oder 3. Generation, Fluorchinolon.

8.50

Impfungen vor/nach Organtransplantation mit chronischer Immunsuppression:

- Alle Grundimpfungen und evtl. nötige Auffrischungen sollten vor Transplantation erfolgen, allerdings ist der Impferfolg bei chronischer, terminaler Organdysfunktion (z. B. Niere, Leber) nicht vorhersagbar.
- Nach Transplantation sind Impfungen mit Lebendimpfstoffen (Masern, Mumps, Röteln, Varizellen) verboten.
- Impfungen im ersten Jahr nach Transplantation sollten vermieden werden (Phase der stärksten Immunsuppression).
- Empfohlene regelmäßige Impfungen nach Transplantation: Influenza (jährlich im Herbst, auch im ersten Jahr), Pneumokokken (alle drei Jahre).

Merke:
- *Es ist unklar, ob Impfungen Abstoßungsreaktionen triggern können.*
- *Es besteht kein verbindlicher Konsens zu Impfungen nach Transplantationen.*

8.51

Häufigere Protozoeninfektionen:
- Entamoeba histolytica
- Giardia lamblia
- Plasmodium malariae
- Plasmodium vivax
- Plasmodium falciparum
- Toxoplasma gondii
- Trichomonas vaginalis.

8.52

Die Creutzfeldt-Jakob-Krankheit (CJK) ist eine Prionenerkrankung. Sie gehört zur Gruppe der übertragbaren spongiformen Enzephalopathien (u. a. auch bovine spongiforme Enzephalopathie, BSE). Folgende Formen können unterschieden werden:

- Sporadische Form der CJK (85 % aller Prionenerkrankungen des Menschen)
- Familiäre Formen: familiäre CJK, Gerstmann-Sträußler-Scheinker-Syndrom (GSS) und Fatale Familiäre Insomnie (FFI)
- Iatrogene Form der CJK* (Übertragung durch infiziertes menschliches Material, z. B. Duramater-Grafts, Injektionen von humanem Wachstumshormon)
- Neue Variante der CJK (= BSE*)
- Kuru* (beim Volksstamm der Fore auf Papua-Neuguinea, Übertragung durch ritualisierten Kannibalismus mit Verzehr von Hirngewebe von Verstorbenen).

* = durch Infektion erworben (insgesamt < 1 % aller Prionerkrankungen)

Erreger: Prionhypothese: Isoform eines zellulären Proteins (sog. Prionprotein, PrP). Das CJK-Prion existiert in zwei Formen: als normale, nicht infektiöse Form (PrPc) und als veränderte, gefährliche und infektiöse Form (PrPsc).

Prionerkrankungen bei Tieren: BSE (Kühe), Scrapie (Schafe), Chronic Wasting Disease (CWD; Rotwild und Elche in Nordamerika), u. a.

Merke: Prionen sind das einzige infektiöse pathogene Agens, das keine Nukleinsäuren enthält. Prionerkrankungen können durch Infektion (extrem selten), sporadisch (häufiger) oder genetisch bedingt auftreten.

8.53

Mykoplasmen (zellwandlose Bakterien):
- Mycoplasma pneumoniae = Erreger einer Tracheobronchitis oder interstitiellen Pneumonie

- Ureaplasma urealyticum/Mycoplasma genitalium = Erreger von Urogenitalinfektionen
- u. a.

Merke: Mycoplasma-pneumoniae-Infektionen können begleitet sein von einer Hämolyse und einem Erythema exsudativum multiforme.

8.54

Verdachtsdiagnose:
Frühsommer-Meningoenzephalitis (FSME)

Differenzialdiagnosen:
- (Häufiger) HSV-2, enterovirale Infektionen (Coxsackie, Echo, Polio)
- (Seltener) z. B. Mumps, Masern, Tbc-Meningitis, EBV, Varizellen u. a.

Weiterführende Diagnostik:
- IgG-Antikörper (Titerverlauf)
- IgM-Antikörper (Titerverlauf, belegt die frische Infektion)
- Western Blot: Reaktion der IgG-Antikörper (Serum, Liquor) mit den Oligo- und Monomeren des Hüllproteins des FSME-Virus (Glyko-E)
- PCR des Virusgenoms.

Akuttherapie:
Symptomatisch

Impfungen:
- Die postexpositionelle *passive* Impfung mit FSME-Immunglobulin bis 96 h nach Zeckenbiss in Endemiegebieten besitzt eine statistische Schutzrate um 77 %. Obligate Verabreichung nicht gerechtfertigt. Verabreichung nur an Personen über 14 Jahre.
- *Aktive* Schutzimpfung: wirksam (97 %) und gut verträglich (1 Amp. FSME-Immun® an Tag 1 + 14 und Monat 9). Auffrischimpfungen nach drei bis fünf Jahren oder nach dem individuellen Titerabfall. Zeitpunkt: Spätherbst. Personengruppe: exponierte Personen (z. B. Waldarbeiter), ferner exponierte Bewohner und Urlauber in Endemiegebieten (bei Kindern nach dem 1. Lebensjahr unter Verwendung eines neu zugelassenen Impfstoffes, FSME-Immun-Junior®), individuelle Gefährdung in einem Risikogebiet.

Prophylaxe:
In Endemiegebieten: Gebrauch geeigneter Kleidung, Meiden des Aufenthaltes in Gebüsch und hohem Gras, fachgerechte Entfernung der Zecken (z. B. Zeckenzange).

Epidemiologie:
Endemiegebiete sind Österreich, Tschechien, Slowakei, Ungarn, Slowenien, Albanien, Südschweden, baltische Länder, Russland, Polen. In Deutschland treten Infektionen gehäuft in Baden-Württemberg und Bayern auf (Ost-Bayern entlang der Flüsse Donau ab Regensburg, mit westlicher Ausbreitung an Isar, Vils, Inn, Altmühl, die Uferregionen des Chiemsees, südlicher Bayerischer Wald, in Baden-Württemberg die Region Heidelberg, Neckar-Odenwaldkreis, Schwarzwald und am Oberlauf des Rheins), vereinzelt Regionen in den neuen Bundesländern, neuerdings Saarland. Vereinzelte Regionen in der Schweiz.

Infektionsmodus:
Übertragung des FMSE-Virus durch Zecken (meist Ixodes ricinus = Holzbock) per Biss oder durch Wirtstiere (Säugetiere, Reptilien, Vögel). In Endemiegebieten ist ca. jede 900. Zecke mit FSME infiziert (jahreszeitliches Auftreten zwischen März und November mit Gipfel zwischen Juli und September).
Übertragung von Infektionen durch rohe (nicht pasteurisierte) Milch, Ziegen- oder Schafskäse:
- FSME
- Tbc
- Brucellose
- Listeriose.

Kommentar:
Wichtigste Entscheidungshilfe war die zeitliche Abfolge von Aufenthalt im Endemiegebiet und kurz darauf erfolgter fieberhafter Erkrankung mit vorwiegend neurologischer Symptomatik. Dieser kurze Weg zur richtigen Diagnose unterstreicht die Wichtigkeit umfassender anamnestischer Erhebungen. Bemerkenswert die mutmaßliche Virusübertragung durch rohe Milch infizierter Kühe. Typisch der zweiphasige Krankheitsverlauf im Frühsommer. Rasch verfügbarer Nachweis der spezifischen IgM-Antikörper (ELISA) zur Sicherung der Diagnose und Abgren-

8

zung gegenüber (weniger wahrscheinlichen) Akuterkrankungen des ZNS. – Strenge ätiologische Trennung von der Borreliose!

8.55

Verdachtsdiagnose:
Akute Bilharziose (Schistosomiasis).

Diagnosesichernde Untersuchungen:
- Indirekter Hämagglutinationstest
- ELISA (3 Wochen später): positiv
- Urin, Stuhl, Rektum- oder Blasenschleimhaut: Nachweis von Eiern.

Therapie:
Einmalgabe von Praziquantel 40 mg/kg KG .

Kommentar:
Eine akute Bilharziose tritt ein bis zwei Wochen nach Infektion mit den Zerkarien auf. Die Frühdiagnose kann schwierig sein, da die Bildung von Antikörpern einige Zeit braucht und außerdem die im Frühstadium noch spärlichen Eier des Parasiten der Stuhldiagnostik entgehen können. Frühsymptom: Eosinophilie!
Zur Diagnosefindung: Eine akute Bilharziose sollte bei allen Patienten vermutet werden, die in einem Endemiegebiet mit Süßwasser in Berührung kamen. Selbst ein einmaliger kurzer Kontakt mit kontaminiertem Wasser reicht für eine Infektion aus.

Unbehandelter Verlauf:
- Chronische Urogenitalbilharziose (*cave: Blasenkarzinom!*)
- Chronische Darmbilharziose
- Hepatolienale Bilharziose (*cave: Leberzirrhose!*).

8.56

Diagnosen:
- Infektiöse Mononukleose (Pfeiffer-Drüsenfieber)
- Autoimmunthrombozytopenie + Coombs-positive autoimmunhämolytische Anämie = Evans-Syndrom.

Mögliche Komplikationen bei infektiöser Mononukleose:
- ZNS (Meningoenzephalitis, Guillain-Barré-Syndrom u. a.)
- Leber (Hepatitis)
- Herz (Peri-, Myokarditis)
- Lunge (Asthma, interstitielle Pneumonie)
- Niere (tubulo-interstitielle Nephritis)
- Milzruptur.

Therapie:
- Symptomatisch (Antipyretika)
- Evans-Syndrom: Glukokortikoide, 7S-Immunglobuline.
Die Wirksamkeit von Kortikosteroiden ist bei der akuten postinfektiösen idiopathischen thrombozytopenischen Purpura allerdings nicht gesichert!

Kommentar:
Korrektes Vorgehen des Hausarztes. Richtige Diagnose bereits aufgrund der Internatsituation und der Leitsymptome: Fieber, Pharyngitis, Lymphadenopathie, Milzvergrößerung. Das Evans-Syndrom als Autoimmunreaktion auf den Virusinfekt ist eine eher seltene Komplikation.
Der positive Rachenabstrich mit Nachweis hämolysierender Streptokokken (in etwa 1/3 der Fälle) ist keine Indikation zur Verabreichung von Penicillinen (im Gegensatz zur eitrigen Angina). Nach Gabe von Ampicillin oder Amoxicillin häufiges Auftreten eines Hautexanthems.

8.57

Verdachtsdiagnose:
Undulierendes Fieber tritt typischerweise bei folgenden Erkrankungen auf: Brucellose, Hodgkin-Lymphom. Aufgrund der Anamnese und Befundkonstellation lautet die Diagnose Brucellose. Erreger: Brucella melitensis.

Diagnosesicherung:
- Klinik bei typischer Anamnese (Genuss nicht pasteurisierter Milchprodukte)
- Kultureller Erregernachweis aus Blutkultur (Bebrütung für mindestens 7 Tage), Knochenmarkspunktat oder Gelenkpunktaten
- Serologie: Langsamagglutination nach Widal, ELISA, KBR (Titerbewegungen).

Therapie:
Gentamicin 5 mg/kg KG/d und Doxycyclin 200 mg/d i.v. für drei Wochen, danach Fortsetzung mit Doxycyclin 200 mg/d, ggf. zusätzlich Rifampicin 600 mg/d für drei Wochen. Alternativ: Doxycyclin und Rifampicin für sechs Wochen p.o.

Merke: *Relapsrate steigt mit unzureichend langer Therapiedauer.*

8.58

Verdachtsdiagnose:
Soorstomatitis und -ösophagitis bei HIV-Infektion.

Diagnosesicherung:
- HIV-Infektion: HIV1/2-AK-ELISA (Suchtest), HIV-RNA, CD4-Zellzahl
- Soorstomatitis/-ösophagitis: typische Klinik mit weißlichen Schleimhautbelägen, mikrobiologischer Abstrich, ÖGD mit Biopsie zum Nachweis von Hefen.

Therapie:
- HIV-Infektion: antiretrovirale Therapie der HIV-Infektion mit einer Kombinationstherapie aus NRTI (nukleosidale Reverse-Transkriptase-Hemmer) mit NNRTI (nicht nukleosidale Reverse-Transkriptase-Hemmer) oder NRTI und PI (Proteasehemmer)
- Soorstomatitis/-ösophagitis: Fluconazol.

8.59

Verdachtsdiagnosen:
Malaria, Dengue Fieber
Malariaformen: Malaria tertiana (Erreger Plasmodium vivax oder ovale), Malaria quartana (Erreger P. malariae), Malaria tropica (Erreger P. falciparum).

Untersuchungen:
Blutbild und dicker Blutausstrich, so genannter «dicker Tropfen», Kreatinin, Transaminasen, LDH, Bilirubin zum Nachweis/Ausschluss komplizierter Malaria bzw. Dengue-hämorrhagischem Fieber mit Nieren-, Leberbeteiligung oder ausgeprägter Hämolyse.

Therapie:
Dengue-Fieber symptomatisch.

Malaria:

Eine komplizierte Malaria sollte auf einer Intensivstation, vorzugsweise in einem erfahrenen Zentrum behandelt werden.
- Eine Malaria tropica ist kompliziert bei Vorliegen mindestens eines der folgenden Befunde: Bewusstseinseintrübung, Anämie mit Hb < 8 g/dl, Niereninsuffizienz (Ausscheidung < 400 ml/d und/oder Kreatinin > 3,0 mg/dl), respiratorische Insuffizienz, Hypoglykämie (BZ < 40 mg/dl), Schock, Spontanblutungen, zerebraler Krampfanfall, Azidose (pH < 7,25, Plasmabikarbonat < 15 mmol/l), Hämoglobinurie, Transaminasenerhöhung >3fache Norm, Ikterus (Bilirubin > 3,0 mg/dl), Hyperparasitämie (> 5 % Plasmodienbefall der Erythrozyten oder > 100 000 Plasmodien)

Therapie Malaria tertiana oder quartana:
- Chloroquin oral. Beginn mit 10 mg/kg KG Chloroquinbase. 6, 24 und 48 h nach Therapiebeginn Gabe von jeweils 5 mg/kg KG Chloroquinbase
- Bei Herkunft der Patientin aus Südostasien oder der Pazifikregion kann die Malaria tertiana wegen möglicher Chloroquinresistenz mit Mefloquin in derselben Dosierung wie bei Malaria tropica behandelt werden, s.u.
- Die Therapie kann ambulant erfolgen.
- Bei Malaria tertiana sollte für 15 Tage eine Nachbehandlung mit Primaquin 15 mg/d angeschlossen werden, um möglicherweise vorhandene Hypnozoiten in der Leber abzutöten und so Rezidive zu verhindern.

Therapie unkomplizierte Malaria tropica:
- Bei Einreise aus Gebieten ohne Chloroquinresistenz: orale Therapie mit Chloroquin, s.o.
- Bei Einreise aus Gebieten mit Chloroquinresistenz: orale Therapie mit Mefloquin (Therapiebeginn mit 750 mg Mefloquinbase, nach 6 h 500 mg, nach 12 h 250 mg) oder Atovaquon/Proguanil (Atovaquon 1000 mg/Proguanil 400 mg über drei Tage) oder Artemether/Lumefantrin (Therapiebeginn mit 80 mg/480 mg Artemether/Lumefantrin, wiederho-

8

len nach acht Stunden, am zweiten und dritten Tag jeweils 2 × 80 mg/480 mg).

8.60

Diagnose:
Pneumokokkenmeningitis.

Therapie:
- Unverzügliche antibiotische Therapie mit Ceftriaxon 4 g/d i.v.
- Keine primäre Behandlung mit Penicillin, da in Spanien eine hohe primäre Penicillinresistenz (ca. 50 %) der Pneumokokken besteht.
- Die Angehörigen bedürfen keiner speziellen Therapie, im Gegensatz zur Meningokokkenmeningitis, hier wäre eine Prophylaxe mit Ciprofloxacin oder Rifampicin für einen bzw. zwei Tage angebracht.

8.61

Verdachtsdiagnose:
Pseudomembranöse Colitis.

Diagnosesicherung:
Stuhluntersuchung auf Clostridium-difficile-Toxin.

Therapie:
- 1. Wahl: Metronidazol 3 × 500 mg/d p.o. für zehn Tage
- Alternativ: Vancomycin 4 × 125 mg/d p.o. für zehn Tage.

Merke: Kultureller Nachweis von C. difficile ohne Toxinnachweis ist nicht ausreichend zur Diagnosesicherung.

8.62

Verdachtsdiagnosen:
- Mononukleose
- Bakterielle Tonsillitis
- Akute HIV-Infektion.

Diagnosesicherung:
- Bakterielle Tonsillitis: Leukozytose mit Linksverschiebung, Tonsillenabstrich

- Mononukleose: Leukozytose mit lymphomonozytären Zellen, Paul-Bunnell-Test zum Nachweis heterophiler Antikörper, EBV-Serologie, Hepatosplenomegalie
- Akute HIV-Infektion: Anamnese (!), HIV1-RNA-Bestimmung oder, weniger sensitiv, p24-Ag.

8.63

- Haemophilus influenzae: Raucher
- Pseudomonas spp.: zystische Fibrose
- Aspergillus oder andere Pilze: Leukämie
- Pneumocystis jiroveci: HIV
- Coxiella burnetii: Landwirtschaft
- Chlamydia psittaci: Vogelhalter
- Klebsiella pneumoniae: Alkoholiker.

8.64

Verdachtsdiagnose:
Lyme-Krankheit (Borreliose), Erythema chronicum migrans
Erreger in Europa: Borrelia burgdorferi sensu stricto, Borrelia garinii, Borrelia afzelii. Übertragung: durch Zecken.

Verlaufsstadien in unbehandelten Fällen:
- Stadium I (Tage bis Wochen nach Infektion): lokale Infektion, Erythema chronicum migrans, Fieber, Kopfschmerzen, Gliederschmerzen, Abgeschlagenheit
- Stadium II (Wochen bis Monate nach Infektion): generalisierte Infektion, lymphozytäre Meningoradikulitis (Fazialisparese, nächtlich betonte, thorakale radikuläre Schmerzen = Bannwarth-Syndrom), Myokarditis (AV-Blockierungen etc.)
- Stadium III (Monate bis Jahre nach Infektion): persistierende Infektion, Arthritis (Mon- oder Oligoarthrithis großer Gelenke), Acrodermatitis chronica atrophicans, Enzephalopathie.

Diagnosesicherung:
- (Kultur aus Hautbiopsiematerial)
- PCR (Urin, Liquor, Gelenkflüssigkeit, Synovia)

- Serologische Verfahren: ELISA, Immunoblot-verfahren (*cave: falsch positive Reaktionen bei Autoimmunerkrankungen, Lues, virale Infektionen u. a.*).

Soforttherapie auf Verdacht (im Stadium I der Lyme-Borreliose):
- Doxycyclin 2 × 100 mg/d p. o. (nicht an Kinder oder Schwangere!) oder Amoxicillin
- Dauer: mindestens zehn Tage, besser drei Wochen.

Therapie in Stadium II oder III:
- Ceftriaxon 2 g/d i. v. über drei Wochen.

Kommentar:
Der nahe liegende Verdacht einer Übertragung der Borreliose durch den Kontakt mit dem zeckenbefallenen Hund ist nicht sicher. Ebenso könnte die Infektion direkt auf den Menschen während eines Waldspazierganges erfolgt sein.
Gute therapeutische Erfolgsaussichten im Stadium I.
Unbestritten ist Ixodes ricinus als Vektor und Dauerreservoir des Erregers der Lyme-Borreliose für den europäischen Raum, ferner Stechfliegen (Stomoxys calcitrans = Wadenstecher). Weitere Übertragungsmöglichkeiten sind Bluttransfusionen und Organtransplantationen.

8.65

Verdachtsdiagnose:
- Klinisch asymptomatische Erstinfektion der Mutter mit Toxoplasma gondii in der Frühschwangerschaft
- Konnatale Toxoplasmose des Fetus (mit Hydrozephalus, Chorioretinitis, intrazerebralen Verkalkungen).

Diagnosesicherung:
- Erregernachweis (Liquor, Biopsie), auch PCR
- Nachweis von Antikörpern (direkte Agglutination, Latexagglutination, Sabin-Feldman-Test, IFT, ELISA): IgM-Antikörper als Hinweis auf eine akute Infektion

Therapie des Kindes:
- Sulfadiazin + Pyrimethamin (mit Folinsäuresubstitution) + Kortikosteroide
- Danach ein Jahr lang Spiramycin in Zyklen von vier Wochen.

Kommentar:
Bei Erstinfektion der Schwangeren kommt es zur diaplazentaren Übertragung auf den Fetus mit der Folge von Abort, Totgeburt oder schweren hirnorganischen Veränderungen des Säuglings. Keine Gefährdung des Fetus, wenn die Mutter bereits vor der Geburt mit Toxoplasmen infiziert war. Die inapparente Infektion der Mutter ist typisch. Infektionsquellen sind rohes Fleisch und Fleischprodukte (einschl. Blut) von Säugetieren und Vögeln sowie Katzenkot.

Merke: Im ersten Trimenon ist die diaplazentare Übertragung einer mütterlichen Erstinfektion mit Toxoplasma gondii eher selten (ca. 15 %), der Fetus aber meist schwerstgeschädigt. Im 3. Trimenon ist die diaplazentare Übertragung häufig (ca. 65 %), das Neugeborene aber meist asymptomatisch.

8.66

Candide stammt aus Westfalen. Das Schloss seiner Kindheit gehört Freiherrn von Thunder ten Tronck. Er lässt sich endgültig in der Nähe von Konstantinopel nieder. Der letzte Satz des Romans lautet:
«Wir müssen unseren Garten bestellen.»

8

Nachwort:
Die Grundlagen ärztlicher Entscheidungsfindung

Annäherung und Übereinstimmung

Medizin ist helfendes Handeln. Es bezweckt, Leiden zu vermindern, Krankheiten zu heilen oder sie im besten Falle zu verhüten. Rationales Handeln setzt begründbare Entscheidung zum Handeln voraus. Der Weg zu einer Entscheidung nimmt seinen Ausgang von einem konkreten Problem. Je klarer eine Problemlage erfasst werden kann, umso deutlicher werden sich aller Erfahrung nach die möglichen Wege zu ihrer Lösung (Problemlösungsstrategien) aufzeigen und eine vertretbare Entscheidung zum Handeln (oder auch zum Nichthandeln) finden lassen. Diagnostik und Therapie basieren auf Wissen, Logik, Empirie und Intuition. In der Wirklichkeit weichen aber ärztliche Entscheidungen oft mangels Wissen, Zeit oder verfügbarer Daten und Hilfsmittel (einschl. Konsiliarhilfen) von der bestmöglichen Lösung mehr oder weniger ab. Bemühungen, Elemente des ärztlichen Handelns systematisch zu erforschen, stoßen bisher noch auf beträchtliche Schwierigkeiten, die in den methodischen Grenzen der Analyse ärztlichen Handelns, aber auch in der Vielfalt der beteiligten Entscheidungsfaktoren (komplexe Prozesse) zu suchen sind.

Medizinische Entscheidungsprobleme treten gewöhnlich auf zweierlei Weise zutage: entweder als vom Patienten geschilderte Beschwerden und Beobachtungen bzw. erkennbare Symptome (z.B. Belastungsdyspnoe) oder als abweichendes Ergebnis anlässlich einer (ungezielten) Screening-Untersuchung (z.B. ein erhöhter Blutdruck). Beide Situationen stellen den Untersucher von Anfang an vor die gewichtige Entscheidung, welche Bedeutung er der erfassten bzw. geschilderten Abweichung von der Norm beimisst. Den Kundigen zeichnet es aus, dass er den anstehenden Befund ggf. durch gezielte Befragung bzw. wiederholte und erweiterte Erfassung absichert und nach Plausibilität, Bedrohlichkeit (Akuität; z.B. hinsichtlich vorhandener Vitalstörungen) und möglichen Folgestörungen bewertet. Der Arzt ist zu jedem Zeitpunkt dieses Prozesses aufgerufen, zwischen Tun und Lassen abzuwägen, und zwar dies in ständiger gedanklicher Verbindung zum jeweiligen diagnostischen Kenntnisstand, den er fortwährend, in einem dem anstehenden Problem angemessenen Umfange und schrittweise voranzutreiben versucht mit dem Ziel, rational begründet und zum richtigen Zeitpunkt therapeutisch einzugreifen. Hierfür stehen ihm mehrere Vorgehensweisen und Verfahren zur Verfügung, die in der **Tabelle 1** aufgelistet sind.

Medizin ist die Kunst des Umgangs mit unsicherem Wissen. Im Gegensatz zur klassischen Logik, in der eine Aussage entweder wahr oder falsch ist, bewertet die medizinische Diagnostik und Prognose eine Aussage mit einer graduell durch Unsicherheit belasteten Wahrscheinlichkeit. In der allgemeinsten Form geht es darum, die Krankheit des Patienten, genauer: sein Krankheitsmuster, mit dem medizinspezifischen Denk- und Methodensystem zur Deckung zu bringen. Hierbei sollte sich der Verstand dem Sachverhalt anzugleichen versuchen (adaequatio intellectus ad rem), um Übereinstimmung und Widerspruchsfreiheit zu gewährleisten. Wahrheit kann als Übereinstimmung mit der Wirklichkeit definiert werden. Ein Kriterium hierfür ist die Widerspruchsfreiheit zum Beobachtbaren.

Tabelle 1

Allgemeine Diagnostik
Erfassung von Messdaten
Erfassung von prädiagnostischen Indikatoren
Prävalenz, Sensitivität, Spezifität, prädiktiver Wert
Erfassung von Prognoseindices
Induktive Entscheidungen (Flussdiagramme)
Empirisch begründetes Vorgehen (Stufendiagnostik)
Bestimmtheit versus Richtigkeit einer Aussage
Koinzidenz-Betrachtung
Clusteranalyse
Score-Systeme
Analogieschlüsse
Ausschlussverfahren (Suchprogramme)
Individuelle Erfahrung (prima vista Diagnosen)
Mustererkennung
Plausibilitätsprüfung
Expertensysteme
EDV-gestützte Verfahren (Bildgebung, Programme etc.)

«Es ist zu sagen, dass die Wahrheit in der Übereinstimmung von Verstand und Sache besteht. Wenn daher die Sachen Maß und Richtschnur des Verstandes sind, besteht Wahrheit darin, dass sich der Verstand der Sache angleicht.» (Thomas von Aquin).

Diese Haltung kennzeichnet den demütigen Arzt.
Ein Angleichen (Verbiegen) der «Sache» (Symptome, Befunde etc) an den «Verstand» im Sinne eines auswählenden, voreingenommenen Wahrnehmens führt zu vorurteilsbeladenem und falschem Definieren von Diagnosen unter Ignoranz und Unterdrückung von Widerspruchshinweisen. Dies kennzeichnet den selbstherrlichen Mediziner, den man meiden sollte.

Befunderhebung: gezielte (diskriminierte) oder ungezielte (indiskriminierte) Erfassung

Wichtigster erster Schritt stellt die persönlich und sorgfältig erhobene Anamnese dar. Genaues Erfassen des aktuellen Beschwerdebildes, von Leitsymptomen, früheren Erkrankungen und der individuellen Lebensumstände sind erforderlich inkl. Risikofaktoren (z. B. Hypertonie, Diabetes mellitus, Alter, Nikotin- und Alkoholkonsum, Medikamente), sozialem Umfeld (z. B. Beruf), einwirkenden Krankheitsursachen (z. B. Umweltnoxen) und psychosomatischen Hintergründen. Anschließend wird eine sorgfältige körperliche Untersuchung des Patienten durchgeführt, die an Hand von erfassten Leitbefunden (z. B. Herzgeräusch, Hautzeichen bei inneren Erkrankungen, Lokalisation von Schmerzen) oft bereits auf der ersten Entscheidungsebene den richtigen Weg weist und dem Patienten manchen diagnostischen Aktionismus erspart. Anamneseerhebung und körperliche Untersuchung sind jenseits ihres Informationsgehaltes initiale vertrauensbildende Maßnahmen und bestimmen über die künftige Gestaltung eines auf gegenseitiger Achtung und Vertrauen basierenden Patienten-Arzt-Verhältnisses. Die diagnostische Ergiebigkeit von Anamnese und unmittelbarer Untersuchung in der Hand des Geübten darf man auf über 50 bis 70 % schätzen. So enthalten die Ergebnisse der Erstbefragung und Erstuntersuchung bereits wertvolle Hinweise auf *prädiagnostische Indikatoren*, wie sie an Hand häufiger Beispiele in der **Tabelle 2** aufgelistet sind; diese bedürfen dann der Bewertung mit validierten Methoden (beispielsweise der klinischen Chemie, der Sonographie, der Endoskopie), also mit Hilfe diskriminierter Untersuchungsschritte.
Der Versuch, aus einem einzigen Symptom bzw. Befund eine umfassende Diagnose zu formulieren, verrät den klinisch Unerfahrenen. Unrationell und unverantwortlich ist es auch, ungezielt, d. h. ohne gründliche Untersuchung mit nichtinvasiven Methoden, die speziellen, oft risikobelasteten Untersuchungstechniken einzusetzen.
Im einzelnen erfolgt die Bewertung und Verknüpfung von Symptomen und Untersuchungsbefunden erst einmal durch die Unterscheidung von *eindeutigen, mehrdeutigen und vieldeutigen Symptomen bzw. Befunden*, ferner durch Zuordnung zu einem *Befundmuster (Syndrom)* und durch den *induktiv-deduktiven Schritt* (von der Verdachtsdiagnose zur gesicherten Diagnose; s. u.). Oft, ja fast immer werden als Ergebnis der

Tabelle 2

Prädiagnostische Indikatoren
Vitalstörungen (z.B. Kreislaufstillstand, Schock, Koma)
Leitsymptome mit enger DD (z.B. Ödeme, Hämatemesis, Purpura, Anämie)
Syndrome mit enger DD (z.B. Hypertonie + Hypokaliämie)
Risikokonstellationen (z.B. Diabetes mellitus + Hypertonie + Hyperlipoproteinämie)
Zeitlicher Ablauf (z.B. Infektionen – Immunopathie)
Familiäre Belastung (z.B. Apoplex, Allergien, Migräne)
Prima vista (z.B. Cushing-Syndrom, Melanom, Tetanie)
Hinweis durch äußere Umstände (z.B. verdorbene Nahrungsmittel, Zeckenbiss)
Ausschlusskriterien (z.B. Alter, Geschlecht)
Rückkehr aus den Tropen (z.B. Amöbiasis, Malaria)
Krankheiten in der Schwangerschaft (z.B. Hypertonie)
Peri-, postoperativer Krankheitsbeginn (z.B. Thromboembolie)
Organbefunde (z.B. Dyspnoe, Herzgeräusch, Diarrhoe)
Laborbefunde (z.B. Hypokaliämie, Azotämie)
Arzneimittel und andere iatrogene Faktoren
Vorangehende Krankheiten (z.B. eitrige Angina, Harnwegsinfekte)
Epidemien (z.B. Influenza)
Berufliche Exposition (z.B. Silikose, exogen allergische Alveolitis)

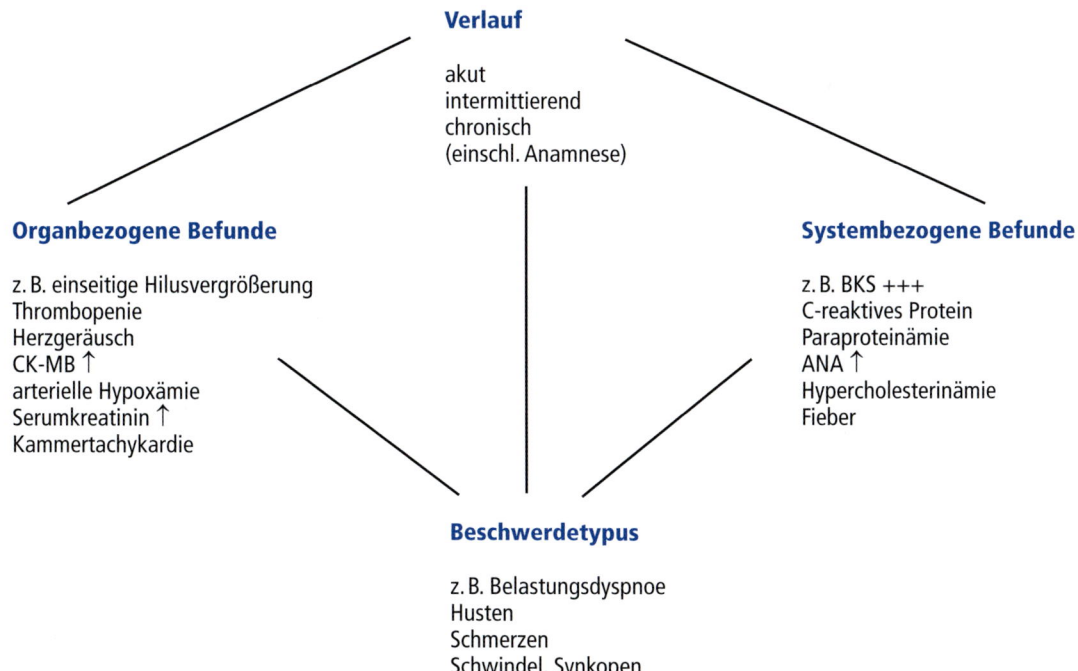

Abbildung 1: Verknüpfung von Beschwerden, Verlaufsparametern und organ- bzw. systembezogenen Befunden

Erhebung verschiedene Diagnosen unterschiedlicher Rangordnung (z. B. Vorhofseptumdefekt mit pulmonaler Hypertonie und supraventrikulären Tachykardien) nebeneinander stehen und müssen dann je nach kausaler Verknüpfung untereinander und nach ihrer klinischen Wertigkeit geordnet werden.

Ein weiteres Ordnungsprinzip in der Phase der Befunderhebung ist die Verknüpfung von Beschwerden, Verlaufsparametern und organ- bzw. systembezogenen Befunden, wie es die **Abbildung 1** schematisch wiedergibt.

Befunddeutung: der induktiv-deduktive Schritt

Diese gängige diagnostische Vorgehensweise besteht darin, dass ein konkret erhobenes Befundmuster (Verdachtsdiagnose, Arbeitsdiagnose) mit einem Idealmuster («Lehrbuchdiagnose») verglichen wird (induktiver Schritt). Durch gezielte Untersuchungen (deduktiver Schritt) wird nun die Deckungsähnlichkeit oder sogar Deckungsgleichheit dieser Arbeitshypothese überprüft **(Abb. 2)**.

Im einfachsten Fall ist das erste Befundmuster (z. B. Lungenödem bei hypertensiver Krise) so prägnant, dass dem induktiven Schritt bereits eine hohe Trefferwahrscheinlichkeit zukommt und er somit eine Therapie rechtfertigt. Die Klinik kennt zahlreiche Beispiele solcher Prima-vista-Diagnosen. Die tägliche Erfahrung lehrt aber, dass erst nach schrittweiser Befunderhebung (Stufendiagnostik) bis hin zum Einsatz invasiver Untersuchungsverfahren eine diagnostische Deskription der aktuellen Befundkonstellation wenigstens näherungsweise möglich wird. Oft genug weicht nach der Prozedur das Endergebnis von der anfänglich formulierten Hypothese (Arbeitsdiagnose) beträchtlich ab.

Eine Variante der Stufendiagnostik sind *Algorithmen* in Form von Entscheidungsbäumen von Ja/Nein-Alternativen (sog. sequentielle Diagnostik) zur Differentialdiagnose von Leitsymptomen (z. B. Anämie, Ikterus, Makrohämaturie, Koma, chronische Diarrhö, Kopfschmerz). Ganz allgemein versteht man unter Algorithmen Rechenvorgänge, die nach einem bestimmten, sich wiederholenden Schema ablaufen und in dieser Form auch von Rechenautomaten bearbeitet werden können, siehe **Abbildung 3**. Die **Abbildung 4** schildert das diesbezügliche differentialdiagnostische Vorgehen im Falle einer Urolithiasis infolge Hyperkalziurie.

Andere Varianten diagnostischen Vorgehens sind *Suchprogramme* (z. B. bei der Abklärung der juvenilen Hypertonie), die Verwendung einer

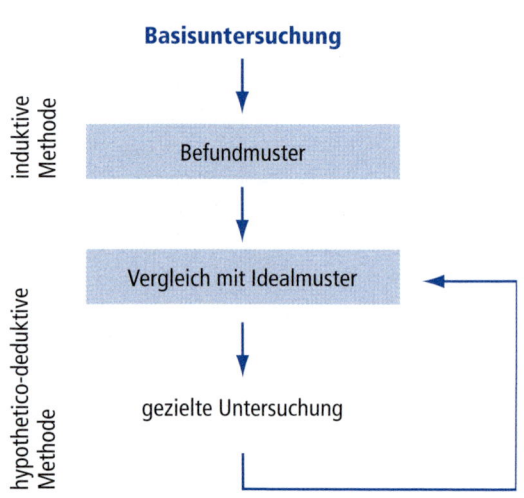

Abbildung 2: Schema einer Diagnostik nach Induktion und Deduktion

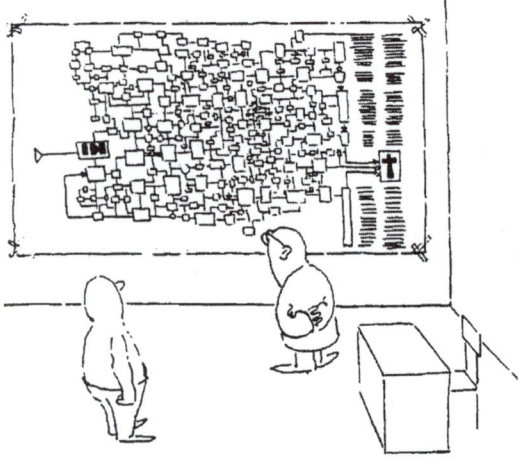

… a headache you say, hmm let me see …

Abbildung 3: Ein einfacher Algorithmus zur Abklärung von Kopfschmerzen

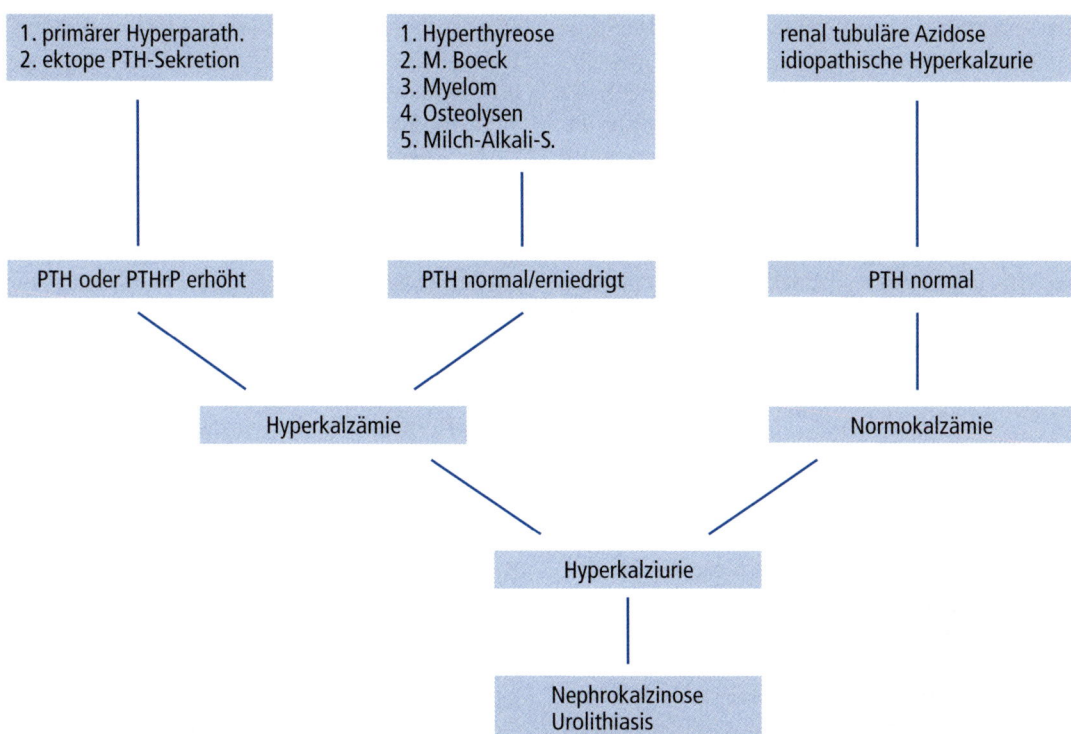

Abbildung 4: Flussdiagramm zur Differentialdiagnose einer Hyperkalziurie

Punkteskala (Score) (z. B. bei der rheumatoiden Arthritis, bei Schockzuständen), von Klassifikationen (z. B. die TNM-Klassifikation maligner Tumoren) und Stadieneinteilungen (z. B. die Schwereradeinteilung der New York Heart Association).

Zu den postdiagnostischen Ermittlungen zählen: die Aussagewahrscheinlichkeit der Untersuchung (prädiktiver Wert), der klinische Schweregrad, die Ermittlung von Prognoseindizes, der Ort der Diagnose im kausalen Netzwerk aller Erkrankungen des Patienten und die Umsetzung des diagnostischen Kenntnisstandes in den Behandlungsplan.

Befundbewertung: Bayes'sches Theorem und Evidence-based Medicine

Zu den Grundlagen der diagnostischen Entscheidungsfindung gehört, dass klinisch relevante Prüfkriterien von Untersuchungsbefunden zur Verfügung stehen. Hierher gehören die Methodenkritik (Aussagebereich der Methode, die Festlegung der Grenzwertbereiche, die Beachtung von Einfluss- und Störgrößen) und der diagnostische Stellenwert (eindeutig, mehrdeutig oder vieldeutig), wobei der Eindeutigkeit und der Mehrdeutigkeit Leitsymptomwert zukommt.

Das Bayes'sche Theorem lautet:

$$\text{Prädiktiver Wert} = \frac{\text{Prävalenz} \times \text{Sensitivität}}{\text{Prävalenz} \times \text{Sensitivität} + (1 - \text{Prävalenz}) \times (1 - \text{Spezifität})}$$

Die diagnostische Treffsicherheit einer Methode (prädiktiver Wert) wird von der Ausgangswahrscheinlichkeit (abhängig von der Prävalenz der Erkrankung im untersuchten Kollektiv), der Sensitivität und Spezifität determiniert (s. u.). Die Qualität des Untersuchers bzw. der diagnostischen Methode beeinflusst ganz wesentlich die Aussagefähigkeit jeder Untersuchung; dabei werden alternative, graduelle und quantitative Aussagemöglichkeiten unterschieden. Zu einem Untersuchungsbefund gehört auch, dass er mit anderen Untersuchungsbefunden im Sinne der Syndromologie verknüpfbar ist; ferner eine Nutzen-Risiko- und eine Kosten-Nutzen-Analyse. Letzten Endes hängt der Einsatz einer Methode außer ihrer Genauigkeit auch von ihrer Bedeutung für Therapie und Prognose ab.

Die Sensitivität einer Methode beschreibt den Anteil der mit dem diagnostischen Verfahren als krank erkannten Patienten unter den Kranken, die Spezifität den Anteil der mit dem diagnostischen Verfahren als «nicht krank» erkannten Personen unter den Gesunden. Wie am Beispiel der CK-MB gezeigt werden kann, führt eine Erhöhung des oberen Normalwertes zu einer Verminderung der Sensitivität und zu einer Zunahme der Spezifität. Hingegen führt eine Erniedrigung des oberen Normalwertes zu einer Zunahme der Sensitivität und zu einer Abnahme der Spezifität. Für Screening-Verfahren wird man den oberen Normalwert eher niedrig halten, für Therapieentscheidungen eher erhöhen.

Je höher die Prävalenz, d.h. je häufiger die wahrscheinlich Kranken in der Untersuchungsgruppe vorkommen, umso höher ist die diagnostische Treffsicherheit (prädiktiver Wert) der Untersuchung. Beispiel: Je höher die Ausgangswahrscheinlichkeit einer koronaren Herzkrankheit anhand der Beschwerden ist, umso höher ist die Treffsicherheit einer ST-Segment-Depression im Belastungs-EKG. Dies bedeutet dann auch, dass trotz hoher Sensitivität und Spezifität der prädiktive Wert an einem unselektierten Krankengut (d.h. mit niedriger Prävalenz) so niedrig ist, dass diese Methode sich als Screening-Methode nicht eignet. Dies lässt sich am Beispiel des HLA-Antigens B27 mit Bezug auf die Erkennung eines Morbus Bechterew darstellen: Trotz einer Sensitivität von 92 % und einer ähnlich hohen Spezi-

fität ist der prädiktive Wert bei einem unselektierten Krankengut mit einer Prävalenz von 0,1 % nur 1,1 %, also nur von geringem Aussagewert. Im Falle eines selektierten Patientengutes, einer Rheumaambulanz mit 50 % Prävalenz, wird sinngemäß ein hoher prädiktiver Wert (22 %) für dieselbe Untersuchungsmethode erhalten. Demzufolge spricht ein Symptom (bzw. ein Messwert) mit hoher Wahrscheinlichkeit für das Vorliegen einer Krankheit wenn:

- das Symptom bei der Krankheit häufig auftritt,
- die Krankheit in dem jeweiligen Patientengut häufig vorkommt und
- das Symptom bei anderen Krankheiten selten beobachtet wird.

Genaugenommen ist die vielfache Anwendung des Theorems von Bayes nur unter zahlreichen Voraussetzungen korrekt. Da diese im allgemeinen verletzt werden oder die geforderten statistischen Parameter nicht bekannt sind, suggeriert die Anwendung dieser Rechenmethode meist eine weit größere Genauigkeit, als dies in der Praxis möglich ist.

In der Hierarchie der Evidenz werden in Reihenfolge mit abnehmender Bedeutung folgende *Studienmethoden* aufgelistet: Konsensuskonferenz (üblicherweise mit dem Ziel einer Leitlinienerstellung), Metaanalysen, randomisierte kontrollierte Studien, Kohortenstudien, Fallkontrollstudien, zeitliche und örtliche Vergleichsstudien, unkontrollierte experimentelle Studien, deskriptive Studien, Expertenmeinungen, Erfahrungen am Einzelfall. Manche Untersuchungen oder Maßnahmen werden als «klinisch vernünftig» bewertet, selbst wenn überzeugende Beweise für ihren Nutzen und ihre Evidenz fehlen («absence of evidence is not evidence of absence»).

Heute ist die wichtigste Methode der Urteilsbildung zur Entwicklung und Begründung ärztlicher Standards die Abhaltung von *Konsensuskonferenzen*. Ihnen liegt die Annahme zugrunde, dass eine breit zusammengesetzte Expertengruppe einen substantiellen Konsens erarbeiten kann, der der mutmaßlichen Richtigkeit nahekommt. Ein rationaler Konsens erfordert dabei, dass die erhobenen Gültigkeitsansprüche für Behauptungen, Empfehlungen, Leitlinien oder Orientierungshilfen ausschließlich auf argumentativem Diskurs der Experten, meist auf dem Boden von randomisierten, kontrollierten Multicenterstudien oder Metaanalysen, gegründet und alle sachfremden Motive wie zum Beispiel standespolitische oder ökonomische Interessen ausgeschlossen sind. Führt der Konsensus zu einem Standardprotokoll, dann bedarf er gleichwohl der individuellen Interpretation des Arztes gemeinsam mit seinem Patienten anhand der konkreten Situation. Er entlastet daher weder von eigenem Urteil noch von eigener Verantwortung.

Befundverarbeitung: Bestimmtheit und Richtigkeit

Ein weiterer, erkenntnistheoretisch begründeter Aspekt ist die Tatsache, dass mit zunehmender Bestimmtheit (Exaktheit, Infomativität, Überprüfbarkeit, Allgemeingültigkeit, strikter Universalität) einer Aussage die Wahrscheinlichkeit ihrer Richtigkeit (z.B. unter Alltagsbedingungen, bei variablen – biologischen – Parametern) abnimmt und umgekehrt. Beispielsweise liegt der Vorteil von weniger bestimmt formulierten Faustregeln in ihrer praktischen Verwendbarkeit; der Nachteil von wissenschaftlich exakt formulierten Aussagen und Theorien liegt in ihrer «Verwundbarkeit», d.h. sie werden durch neue, modifizierte Aussagen rasch falsifiziert. Wie alt diese elementare Einsicht ist, mögen die folgenden Zitate belegen:

«Der Gebildete treibt die Genauigkeit nicht weiter, als es der Natur des Gegenstandes entspricht» (Aristoteles)

«Der Mangel an mathematischer Bildung gibt sich durch nichts so auffallend zu erkennen wie durch maßlose Schärfe im Zahlenrechnen» (C.F. Gauß)

«Der Jammer mit der Menschheit ist, dass die Narren so selbstsicher sind und die Gescheiten so voller Zweifel» (B. Russell).

Man versteht dann besser, warum der in der Entscheidungsfindung erfahrene Arzt und sogar EDV-gestützte Diagnosesysteme darauf gerichtet sind, eher eine «unscharfe» oder «weiche Logik» anzuwenden, die es ermöglicht, Schlüsse aufgrund mehr oder weniger vager Prämissen zu ziehen.

Im beruflichen Lebensweg wechseln Phasen der Sicherheit oder Bestimmtheit mit solchen der Unsicherheit ab. Am Ende des überwiegend theoretischen Teils des Studiums glaubt man, durchtränkt von Information, medizinisches Wissen zu beherrschen und fühlt sich sicher. Im Praktischen Jahr folgt die Konfrontation mit der nicht Lehrbuch-gemäßen Realität, man wird verunsichert. Genau hier geschieht auch die stille persönliche Überprüfung, ob der Arztberuf tatsächlich den eigenen Erwartungen, Fähigkeiten und Talenten entspricht oder nicht. Nach einigen Assistentenjahren tritt wiederum eine gewisse Sicherheit ein, man beherrscht den «Alltag». Neue Aufgaben und Verantwortungen als Facharzt, Oberarzt oder frisch Niedergelassener bringen (hoffentlich) erneute Irritationen mit sich. So wechseln Sicherheit und Verunsicherung ab. Nie sollte jedoch dieses in wachsenden Ringen sich entwickelnde Berufsleben in einem Zustand der unirritablen (Selbst-)Sicherheit enden. Mediziner, die mit großer Bestimmtheit und zweifelsfreier Sicherheit agieren, sind meist keine guten Ärzte.

Das kausale Netzwerk

Krankheitsprozesse lassen sich – vereinfacht formuliert – meist als Folgestörungen zeitlich vorausgegangener und nosologisch übergeordneter Prozesse verstehen. Die vielfältigen Verknüpfungen von Prädispositionen, Ursachen und Folgen wie auch Rückwirkungen im Sinne zirkulärer Prozesse in der Zeit bedingen den Stellenwert einer bestimmten Diagnose im kausalen Netzwerk.

Der Begriff «Stellenwert» (einer Diagnose im kausalen Netzwerk) umfasst mindestens zweierlei: einmal seine Auswirkung auf nachfolgende Störungen, zum andern seine Bedeutung für den Patienten selbst (z.B. Schmerzen, Befindlichkeit, Einschränkung seiner Lebensqualität, als lebensbedrohlicher Zustand, Therapierbarkeit usw.). Von unten nach oben lesen sich die Krankheitszustände als Symptome der jeweils zugrundeliegenden Erkrankung. Je höher die Therapie ansetzt, umso kausaler wirkt sie. Je komplizierter sich die kausale Verknüpfung von Krankheiten untereinander darstellt, umso schwieriger wird die Umsetzung in Therapieentscheidungen **(Abb. 5)**. Man darf allerdings nicht aus dem Auge verlieren, dass die Strukturierung von biologischen Systemen und deren Interdependenzen in Form linearer Prozesse (ähnlich physikalischen Vorgängen) an der erfahrbaren Wirklichkeit vorbeigeht. Die pathophysiologische Forschung erkennt in jüngster Zeit zahlreiche Prozesse (z. B. bei der Entstehung von Kammertachykardien), bei denen das Paradigma der «nichtlinearen Dynamik» Gültigkeit zu haben scheint.

Umsetzung von Diagnose in Therapie

Hierher gehören zunächst einmal die alltäglichen einfachen Handlungsanweisungen und Rezepturen; beispielsweise bei der Reisediarrhö,

zur Behandlung akuter Schmerzzustände, Maßnahmen der Erstversorgung, Studien-abgeleitete Anweisungen zur Antibiotikatherapie bei Neutropenie, zur Therapie der chronischen Herzinsuffizienz, zur adjuvanten Chemotherapie von Malignomen usw. In **Tabelle 3** ist eine allgemeine Klassifikation therapeutischer Strategien aufgelistet; diese zielen auf primäre oder sekundäre Prävention, wirken kausal, sind nosologisch orientiert, beseitigen substituierend Vitalstörungen, eliminieren Noxen oder mildern Symptome und gehen iatrogene Komplikationen an.

Typische Zielkonflikte therapeutischer Entscheidungen sind: ein niedriger prädiktiver Wert der Diagnose, umstrittener Nutzen, hohes Risiko, begleitende Krankheiten, Interaktionen von Pharmaka, mangelnde Verfügbarkeit der Mittel (Versorgungsstufe) und eine ungenügende Erfahrungsqualität des Therapeuten. Ein weiterer typischer Zielkonflikt stellt die Abwägung einer Unvereinbarkeit zwischen jetziger Therapie eines bestehenden Problems und der präventiven Verhütung eines potenziellen künftigen

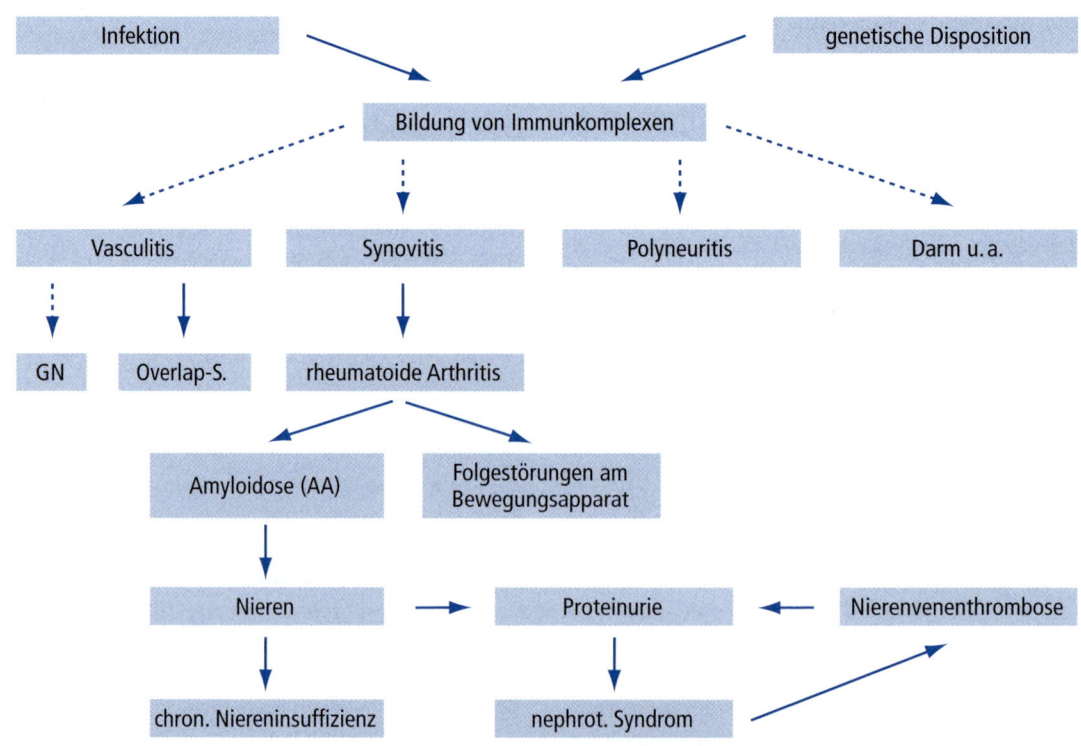

Abbildung 5: Prinzip eines kausalen Netzwerkes am Beispiel der Immunkomplexvaskulitis (und -synovitis)

Tabelle 3

Therapeutische Strategien (Auswahl)
Primäre Prävention (z. B. Impfungen)
Sekundäre Prävention (z. B. Statintherapie bei Hypercholesterinämie und abgelaufenem Myokardinfarkt)
Kausaltherapie (z. B. Antibiotikatherapie einer Pneumonie)
Nosologisch orientierte Therapie (z. B. Immunsuppression)
Substitutionstherapie (z. B. Flüssigkeitsersatz)
Beseitigung von Vitalstörungen (z. B. Defibrillation von Kammerflimmern)
Elimination von Noxen (z. B. Glykosidintoxikation)
Symptomatische Therapie (z. B. Schmerzstillung)
Verhütung und Behandlung iatrogener Komplikationen (z. B. vor, während und nach operativen Eingriffen)

Problems dar. Einfach ist dies in der Abwägung der Behandlung eines blutenden Magenulkus bei einem wegen Vorhofflimmerns primärpräventiv antikoagulierten Patienten. Die Beendigung der Antikoagulation zur Beseitigung der bestehenden Blutungsgefährdung führt eindeutig vor deren Fortführung zur Verhütung eines künftigen Problems (embolischer Schlaganfall). Aber auch, wenn die Abwägung weniger eindeutig ist, erscheint es klug, sich üblicherweise für die richtige Therapie des akuten Problems zu entscheiden, nicht für die Verhütung eines mutmaßlichen künftigen Problems unter Inkaufnahme einer unsachgemäßen Behandlung des bestehenden.

Bei vertiefter Betrachtung stellt sich die Frage, bis zu welchem Umfang sich therapeutische Strategien strukturieren lassen, letzten Ende auch zu dem Zweck, um für rechnergestützte Systeme verwendbar zu werden. *Algorithmisch strukturierte Entscheidungsprozeduren* lassen sich für eine Vielzahl von akuten und chronischen Krankheitszuständen formulieren und finden zunehmend auch Eingang in die ärztliche Fort- und Weiterbildung. Sie sind eine unerlässliche Voraussetzung für die Entwicklung rechnergestützter Entscheidungshilfen (s. u.) und basieren auf

Daten des Expertenwissens, Metaanalysen oder Konsensuskonferenzen. Bekannte Beispiele sind u. a. das standardisierte Vorgehen beim akuten Myokardinfarkt, bei der akuten Gastrointestinalblutung, bei akuten und chronischen Harnwegsinfektionen, bei der stadiengerechten Therapie der chronischen Herzinsuffizienz u. v. a.

Für die Bewertung von Therapieverfahren und damit auch für die aktuelle Therapieentscheidung spielen Prognoseindizes anhand verlässlicher Risikofaktoren eine wichtige Rolle. Beispielsweise determinieren nach einem akuten Myokardinfarkt eine Einschränkung der Pumpfunktion, eine fortbestehende Myokardischämie und ventrikuläre Herzrhythmusstörungen statistisch die weitere Prognose des Patienten und den Therapiemodus. Ein weiteres bekanntes Beispiel ist die Entscheidung über den Einsatz adjuvanter Behandlungsmaßnahmen nach operiertem Mammakarzinom.

Gut verstehbar ist, dass durch die Einführung neuer Methoden auch neue Strategien formuliert werden müssen. Beispielsweise erweist sich die Resynchronisationstherapie bei Patienten mit höhergradiger Herzinsuffizienz und asynchroner Ventrikelkontraktion bei Linksschenkelblock als symptomlindernd und prognoseverbessernd. Diese Patientengruppe erhält also eine neue, relevante Therapieform. Eine ICD-Implantation bei Patienten mit höhergradiger Herzinsuffizienz und Auswurffraktion unter 30 % verbessert eindeutig die Prognose. Ein weiteres Beispiel einer geänderten Therapiestrategie.

Therapie ohne Diagnose

Die Therapie ist in der Heilkunde älter als die Diagnose. Neben der Forderung nach nosologisch orientierten Therapieentscheidungen gibt es, wie die alltägliche Erfahrung lehrt, zahlreiche Situationen, die den Arzt unmittelbar zu Behandlungsverfahren zwingen, um Vitalstörungen zu beseitigen (z. B. eine Asphyxie, ein Morgagni-Adams-Stokes'scher Anfall, ein Schockzustand, eine Sepsis ohne Kenntnis des Erregers). Die weiteren Schritte werden dann darauf gerichtet sein, den Stellenwert des jeweils behandelten Zustandes im kausalen Netzwerk (s. o.) zu ermitteln. Der Kliniker Buchborn sagt:

> «Einziges Ziel auch der wissenschaftlichen Medizin ist nicht die intellektuelle Befriedigung des Arztes durch die Diagnose, sondern die Behandlung des Patienten; freilich auch, dass dabei die Motive des Helfenwollens untrennbar mit den Notwendigkeiten des Wissenmüssens verknüpft sind».

Intuitive Entscheidungen

Der Begriff «Intuition» bedeutet aus dem Lateinischen (intueri) «Wesensschau» (Husserl) und meint, ein Ganzes in einem Akt einsichtig zu erfassen, im Unterschied zum begrifflich-schließenden Denken. Nach dem Modell von Dreyfus und Dreyfus durchlaufen Anfänger mindestens fünf charakteristische Stadien auf dem Weg zum Experten:

1. Start mit kontextfreien Materialien
2. Heranziehung situationsabhängiger Merkmale
3. das Kompetenzniveau: Merkmale und Regeln werden strukturiert, um ein gewähltes Ziel zu erreichen.
4. und 5. Stufen des Meisters und des Experten: intuitives, d. h. ganzheitliches Verständnis anstelle eines analytischen, bewussten Vorgehens.

Der Experte «sieht» die richtige Entscheidung, ohne dass er die Lösungsstrategie analysieren muss (holistische Informationsverarbeitung). Dies setzt genügend Erfahrung früherer, ähnlicher Situationen voraus. Ohne Erfahrung gleitet Intuition in bloßes Raten (Herumwursteln, «trial and error») ab. In der Kombination von diskursivem (logischen) Denken und Intuition verbinden sich Wissenschaft und Kunst zu der für den ärztlichen Beruf typischen Synthese.

Häufige Fehler und Fehlerquellen in der ärztlichen Entscheidungsfindung

1. Die häufigste Quelle von Fehlentscheidungen ist die nur flüchtige oder unterlassene Wahrnehmung von Beschwerden (Anamnese) und Symptomen sowie deren falsche, weil unlogische Verknüpfung miteinander.
2. Zu weitreichende, aber unbewiesene Schlüsse stiften Verwirrung; demgegenüber sind enger umrissene Arbeitshypothesen (vorläufige Diagnosen) dem dekuktiven Beweisschritt leichter zugänglich oder auch schneller widerlegt (falsifiziert).
3. Unwissenheit schwankt zwischen Aktionismus (z. B. Maximaldiagnostik) und ängstlicher Unterlassung. Routinewissen und Entscheiden entlang vorgegebener Standards denkt in eingefahrenen Geleisen (Schematismus) und verkennt leicht die individuelle Abweichung von der eingeschätzten Norm.
4. Einen erfahrenen Arztkollegen nicht um Rat zu fragen, zeugt von Eitelkeit, Borniertheit oder falschem Stolz.
5. Vorurteile, Ideologien, gefühlsbetonte oder persönlichkeitsgebundene Auffassungen sind schlechte Ratgeber und führen zu nicht verantwortbaren Entscheidungen. Nach E. Bleuler sucht das «autistisch-undisziplinierte Denken in der Medizin» nicht Wahrheit, sondern Erfüllung von Wünschen; zufällige Ideenverbindungen, vage Analogien, vor allem aber affektive Bedürfnisse ersetzen an vielen Orten die im strengen realistisch-logischen Denken zu verwendenden Erfahrungsassoziationen, und wo diese hinzugezogen werden, geschieht es doch in ungenügender, nachlässiger Weise.
6. Die Gleichsetzung von Diagnose und Krankheit verkennt die vielfältige kausale Vernetzung von Krankheitsprozessen und deren therapeutische Chancen.
7. Die Gleichzeitigkeit verschiedenartiger Krankheiten (Multimorbidität) erfordert vor Therapieentscheidungen eine sorgfältige Analyse der Prognose im einzelnen und der geplanten, oft konkurrierenden oder sich ausschließenden Behandlungsmaßnahmen.
8. Nicht immer sind sog. minimal-invasive (instrumentelle) Verfahren risikoärmer im Vergleich zum konventionellen chirurgischen Eingriff.
9. Entscheidungen müssen gemeinsam mit dem Patienten besprochen und getroffen werden. Dissens kommt auf, wenn der Patient die Ne-

benwirkungen und Risiken einer Therapie, der Arzt hingegen deren Vorteile höher bewertet.

10. Nicht alles was machbar ist, soll gemacht werden; insbesondere dann nicht, wenn die Indikation zum invasiven Vorgehen empirisch umstritten ist.

11. Es ist offenkundig, dass die Entwicklung der bildgebenden Verfahren und der instrumentellen Methoden der Subspezialisierung schier unaufhaltsam den Weg bereitet und die Gefahr eines unbezogenen, unkritischen Medizinkonsums heraufbeschwört; und zwar dadurch, dass sie den Kranken zum Objekt eines zum Selbstzweck angewachsenen Diagnose- und Therapiesystems degradiert. Nicht übersehen oder gar verdrängt werden darf die Kritik, die die Patienten selbst wie auch die Studenten und Assistenten dem technisch betonten Spezialistentum entgegenbringen: beschränkte ärztliche Kompetenz, Verengung der Denkansätze, Einseitigkeit der Begriffssysteme, unverknüpftes organorientiertes Denken und Handeln, Überbewertung der eigenen Subspezialität gegenüber der umfassenden Problematik der Krankheiten und Einseitigkeit in der Lehre.

Anhang
Glossar zu klinischen Studien

Zusammengestellt von Peter Ritzmann

Die folgende alphabetische Liste enthält eine Auswahl von Begriffen, die bei der Besprechung von klinischen Studien immer wieder auftauchen.

«allocation concealed»: Damit die → Randomisierung nicht unterlaufen werden kann, wird die Zuteilung in die Gruppen vor den Einschließenden geheim gehalten.

Benefit: Wird ein erwünschter Endpunkt (z.B. Symptomfreiheit für ein Jahr) in einer Studie durch die Intervention verbessert, wird von Benefitzunahme («benefit increase») gesprochen. Die Benefitzunahme wird gleich errechnet wie die → Risikoreduktion.

Beobachtungsstudie: Eine Studie, in der Untersuchungen, aber keine Interventionen an einem Kollektiv durchgeführt werden. Dazu gezählt werden z.B. → Kohortenstudien und → Fall-Kontroll-Studien.

«bias»: → Fehler, systematischer

«confounding» («left out variable error»): Systematischer Fehler, verursacht durch bekannte oder unbekannte Faktoren, die den untersuchten Endpunkt beeinflussen, aber bei der Analyse nicht berücksichtigt werden (können).

«cluster randomized trial»: → Randomisiert-kontrollierte Studie, in der nicht einzelne Personen, sondern ganze Gruppen (z.B. Patientinnen einer Praxis) nach dem Zufall der Interventions- oder Kontrollgruppe zugeteilt werden. Wird eingesetzt z.B., um Effekte einer Intervention in Praxen oder Kliniken zu erfassen.

doppelblind: Waren Untersuchende wie auch Untersuchte «verblindet» (→ Verblindung) bezüglich der durchgeführten Intervention, wird von einer «doppelblinden» Studienanordnung gesprochen.

Endpunkt: Ereignisse/Parameter, die der Fragestellung entsprechend in einer Studie registriert werden (z.B. Cholesterin-Werte, Myokardinfarkte, Todesfälle). Je nach ihrer klinischen Relevanz werden Endpunkte als «hart» oder «weich» bezeichnet (→ Surrogatparameter).

Endpunkt, primärer: Derjenige Endpunkt, auf den die Studienanlage zugeschnitten ist. Die erforderliche Studiengröße und die → «Macht» der Studie wird für diesen Endpunkt berechnet.

Fall-Kontroll-Studie: Eine retrospektive Studie, wo zu einer Gruppe von Merkmalsträgern (z.B. Frauen mit osteoporotischen Wirbelbrüchen) eine sonst möglichst vergleichbare Kontrollgruppe ohne das untersuchte Merkmal gesucht wird («matching»). Gesucht werden Unterschiede in der Vorgeschichte (z.B. Milchkonsum, Einnahme von Kontrazeptiva), die das Auftreten des untersuchten Merkmals erklären könnten.

Fehler, systematischer («bias»): Durch die Studienanlage verursachte Verzerrung der Resultate. Verursacht z.B. durch nicht zufällige Auslese der Vergleichsgruppen (Selektions-Bias) u.a.

«Gold-Standard»: Referenz-Verfahren zum Nachweis einer Krankheit, mit dem die Resultate eines diagnostischen Tests verglichen werden können.

«hazard ratio»: «Hazard» bezeichnet die Wahrscheinlichkeit, dass ein bestimmtes Ereignis eintritt. Wie bei einer → Überlebenszeitanalyse wird dabei der Zeitpunkt berücksichtigt, wann das Ereignis eintritt. Im Gegensatz zum relativen Risiko wird also mit einer «hazard ratio» nicht nur ein Ausbleiben, sondern auch ein späteres Eintreffen eines Ereignisses als Effekt erfasst. Der Effekt sieht deshalb meistens größer aus, wenn er als «hazard ratio» dargestellt wird.

«intention to treat»: Bei der Auswertung der Studienresultate werden alle Untersuchten zu der Studiengruppe gerechnet, in die sie vor Beginn der Intervention zugeteilt waren (auch wenn die Intervention nicht wie geplant durchgeführt wurde).

Interventionsstudie: Im Gegensatz zur → Beobachtungsstudie wird ein Studienkollektiv nicht nur beobachtet, sondern es wird auch eine Intervention durchgeführt.

Kohortenstudie: → Beobachtungsstudie, in der eine Gruppe von Personen («Kohorte») mit bestimmten gemeinsamen Merkmalen (z. B. Wohnort, Altersgruppe, Krankheiten) über einen bestimmten Zeitraum hinweg beobachtet wird (z. B. auf das Auftreten von neuen Erkrankungen oder Komplikationen).

«likelihood ratio»: Das Verhältnis, in dem sich durch einen diagnostischen Test die Chance («odds») ändert, dass die gesuchte Krankheit vorliegt. Angegeben als «likelihood ratio» für ein positives Testresultat (LR_{pos} = Sensitivität/[1 − Spezifität]) und für ein negatives Testresultat (LR_{neg} = [1 − Sensitivität]/Spezifität).

«Macht» («power»): Die errechnete Wahrscheinlichkeit, mit der eine Studie einen bestimmten Effekt (z. B. Verminderung der Todesfälle) statistisch signifikant erfassen kann. Hängt ab von der Studiengröße, vom Signifikanz-Niveau und von der absoluten Risikoreduktion.

Metaanalyse: Statistische Methode, um Resultate von Studien mit ähnlicher Fragestellung und ähnlichem Studiendesign zusammenzufassen.

Nachtest-Wahrscheinlichkeit («posttest probability»): Die Wahrscheinlichkeit, dass nach Durchführung eines diagnostischen Tests die gesuchte Krankheit tatsächlich vorhanden ist. Kann auf dem Nomogramm nach Fagan (Abb. 1) abgelesen werden, wenn die → Vortest-Wahrschein-lichkeit für die Erkrankung und die → «likelihood ratio» des verwendeten Tests bekannt ist.

«number needed to treat» (NNT): Zahl der Personen, die behandelt werden müssen, um ein Ereignis zu verhindern. Entspricht dem Reziprokwert der absoluten Risikoveränderung (→ Risikoreduktion, absolute). NNT = 1/ARR.

«odds ratio»: «Odds» entspricht der «Chance», dass ein bestimmtes Ereignis eintritt, bezeichnet also etwas Ähnliches wie ein Risiko, wird aber (wie beim Pferderennen) als Verhältnis (z. B. 1 : 9) angegeben. Die «odds ratio» ist das Verhältnis von zwei Chancen in verschiedenen Gruppen und wird wie das relative Risiko als Dezimalbruch angegeben.

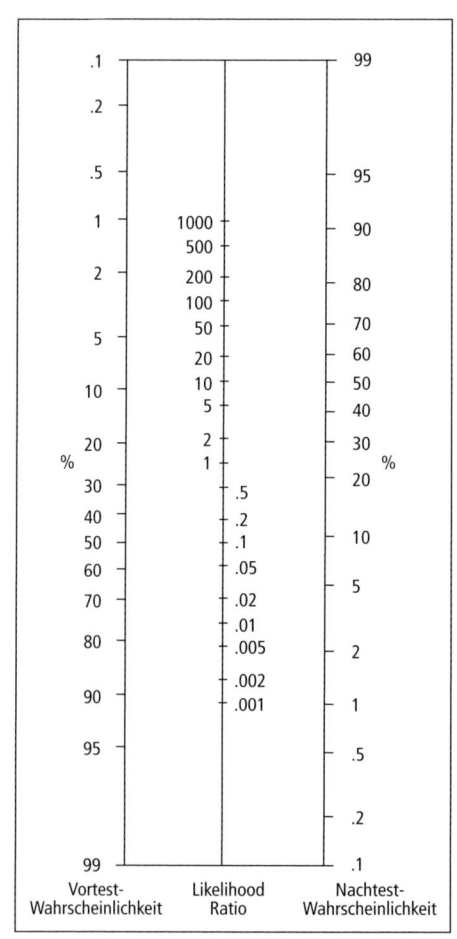

Abb. 1: Nomogramm zur Interpretation von Testresultaten (nach Fagan TJ. Letter: Nomogram for Bayes theorem. N Engl J Med. 1975; 293: 257)

«**outcome**»: Das Untersuchungsergebnis einer Studie bezüglich der → Endpunkte.

Prädiktiver Wert: Anteil der Getesteten, deren Testergebnis das Vorliegen der gesuchten Krankheit korrekt wiedergibt. Auf Vierfelder-Tafel (Abb. 2): Prädiktiver Wert für ein positives Testresultat (positiver Voraussagewert) = a/[a + b]; für ein negatives Resultat (negativer Voraussagewert) = d/[c + d].

«**publication bias**»: Systematischer Fehler (→ Fehler, systematischer) bei einer → Metaanalyse, verursacht durch unterschiedliche Publikations-Chancen von Studien (z. B. durch positives oder negatives Resultat).

p-Wert («**probability**»): Bezeichnet die Wahrscheinlichkeit der «Null-Hypothese», d. h. dass das beobachtete Resultat durch Zufall zustande kam. Wird in Dezimalbrüchen angegeben (0,05 entspricht 5 %).

Randomisiert-kontrollierte Studie: Eine → Interventionsstudie, bei der die Zuteilung in die Interventions- bzw. Kontroll-Gruppen nach dem Zufall erfolgt.

Risiko, relatives (RR): Das Verhältnis der Risiken für ein bestimmtes Ereignis (z. B. Hirnschlag) in zwei Vergleichsgruppen (siehe auch → «odds ratio»).

Risikoreduktion, absolute (ARR): Verminderung des absoluten Risikos für ein Ereignis durch eine Intervention. Wird in Prozenten angegeben, und berechnet als Differenz zwischen den Ereignisraten in Interventions- (ERR) und Kontrollgruppe (CER). ARR = | CER – EER |.

Risikoreduktion, relative (RRR): Verminderung des Risikos im Verhältnis zum Risiko in der Kontrollgruppe. Wird in Prozenten angegeben und berechnet aus den Ereignisraten in Interventions- (EER) und Kontrollgruppe (CER). RRR = | CER – EER | / CER.

Risikozunahme: Nimmt durch die Intervention das Risiko für einen unerwünschten → Endpunkt zu, wird von relativer bzw. absoluter Risikozunahme (RRI bzw. ARI) gesprochen. Wird gleich berechnet wie eine → Risikoreduktion.

Sensitivität: Anteil der tatsächlich an der gesuchten Krankheit Leidenden, der im diagnostischen Test ein positives Resultat aufweist. Vierfelder-Tafel (Abb. 2): a / [a + c].

Signifikanz, statistische: Als statistisch signifikant gilt ein Resultat, wenn die errechnete Wahrscheinlichkeit, dass es zufällig zu Stande gekommen ist, eine bestimmte Grenze unterschreitet (in klinischen Studien meistens 5 % oder 0,05; siehe auch → p-Wert).

Spezifität: Anteil der nicht an der gesuchten Krankheit Leidenden, der im diagnostischen Test ein negatives Resultat aufweist. Vierfelder-Tafel (Abb. 2): d / [d + b]. (screen Mai/Juni 2001)

Studie, prospektive: Die Studienpopulation wird vorgängig definiert (z. B. HIV-Positive) und anschließend beobachtet (z. B. bezüglich Auftreten von AIDS-definierenden Erkrankungen) (→ Kohortenstudie).

Studie, retrospektive: Bei einer im Nachhinein definierten Studienpopulation (z. B. Pflegeheim-Insassen) werden frühere Merkmale (z. B. Zigarettenrauchen) in Beziehung zu inzwischen eingetretenen Endpunkten (z. B. Alzheimer-Demenz) gesetzt.

Surrogatmarker: Ein für sich allein wenig bedeutender Endpunkt (z. B. Knochendichte), der an Stelle eines klinisch relevanteren Endpunktes (z. B. pathologische Fraktur) untersucht wird.

Systematische Übersicht: Anhand von bereits durchgeführten Studien soll eine bestimmte Frage möglichst zuverlässig beantwortet werden. Vorgängig werden Einschlusskriterien für die Studien definiert und diese dann systematisch gesucht. Häufig werden die Resultate der einzelnen Studien in einer → Metaanalyse zusammengefasst.

	Gesuchte Krankheit	
	vorhanden	nicht vorhanden
positiv	a	b
Testresultat		
negativ	c	d

Abb. 2: Vierfelder-Tafel: Vergleich von Resultaten eines untersuchten Verfahrens mit denjenigen einer anerkannten Methode

Überlebenszeitanalysen/Überlebenskurven:
Verschiedene statistische Verfahren (z.B. «Log-rank-Test», «Kaplan-Meier-Kurve», «Sterbetafel-Analyse») werden eingesetzt, um Einflüsse auf die Mortalität zu erfassen. Sie werden aber zunehmend auch auf andere Endpunkte angewendet (z.B. «ereignisfreies Überleben», «krankheitsfreies Überleben»).

Validität: Die «Verlässlichkeit» der Studienergebnisse. Interne Validität: Sind die beobachteten Resultate in Bezug auf das untersuchte Kollektiv valide? Externe Validität: Können die Studienresultate auf die Situation in Klinik und Praxis übertragen werden?

Verblindung: Die Teilnehmenden und/oder die Untersuchenden sollen nicht herausfinden können, bei wem welche Intervention durchgeführt wird. Je nach Art der Intervention werden verschiedene Methoden eingesetzt («Placebo-Interventionen»).

Vertrauensintervall, («confidence intervall», CI): Bezeichnet den Bereich, in dem aufgrund statistischer Berechnungen mit einer bestimmten Wahrscheinlichkeit (z.B. 95%) das «wahre» Resultat liegt (siehe auch → Signifikanz, statistische).

Vortest-Wahrscheinlichkeit («pretest probability»): Die Wahrscheinlichkeit vor Durchführung eines diagnostischen Tests, dass die gesuchte Krankheit vorliegt. Entspricht der Prävalenz der Erkrankung im untersuchten Kollektiv.

aus: Infomed-Screen November/Dezember 2006; 10: 84–85

Autoren

Prof. Dr. Wolfgang von Scheidt
Chefarzt der I. Medizinischen Klinik
Klinikum Augsburg
Herzzentrum Augsburg-Schwaben
Stenglinstr. 2
D-86156 Augsburg
Tel.: 08 21-4 00 23 55
E-Mail: w.scheidt.med1@klinikum-augsburg.de

Prof. Dr. Gerhard Riecker
Em. Direktor der Medizinischen Klinik und Poliklinik I
Klinikum Großhadern
Ludwig-Maximilians-Universität München
Kastanienallee 14
D-82049 Großhesselohe

Mitarbeiter

Dr. Angela Hammond
(Infektiologie)
Oberärztin der III. Medizinischen Klinik
Klinikum Augsburg
Stenglinstr. 2
D-86156 Augsburg

Prof. Dr. Helmut Messmann
(Gastroenterologie, Hepatologie)
Chefarzt der III. Medizinischen Klinik
Klinikum Augsburg
Stenglinstr. 2
D-86156 Augsburg

Prof. Dr. Klaus Parhofer
(Endokrinologie, Stoffwechsel)
Oberarzt der Medizinischen Klinik und Poliklinik II
Klinikum Großhadern der Universität München
Marchioninstr. 15
81377 München

Prof. Dr. Walter Samtleben
(Nephrologie)
Leiter Funktionsbereich Nephrologie
Oberarzt der Medizinischen Klinik und Poliklinik I
Klinikum Großhadern der Universität München
Marchioninstr. 15
81377 München

Dr. Ralf Schulze
(Hämatologie, Onkologie)
Ltd. Oberarzt der II. Medizinischen Klinik
Klinikum Augsburg
Stenglinstr. 2
D-86156 Augsburg

Priv.-Doz. Dr. Martin Schwaiblmair
(Pneumologie)
Leiter Funktionsbereich Pneumologie
Oberarzt der I. Medizinischen Klinik
Klinikum Augsburg
Stenglinstr. 2
D-86156 Augsburg

Schlüssel zum Gegenstandskatalog

Herz und Gefäße

Herzinsuffizienz
1.8, 1.9, 1.10, 1.31, 1.51, 1.65, 1.73, 1.79, 1.88

Rhythmusstörungen
1.2, 1.3, 1.16, 1.17, 1.18, 1.19, 1.20, 1.22, 1.28, 1.29, 1.32, 1.33, 1.34, 1.38, 1.39, 1.46, 1.47, 1.49, 1.53, 1.55, 1.56, 1.57, 1.58, 1.59, 1.61, 1.62, 1.63, 1.68, 1.69, 1.70, 1.71, 1.97, 1.99, 1.104, 1.107, 1.117, 1.127

Koronarerkrankungen
1.5, 1.15, 1.23, 1.24, 1.30, 1.35, 1.37, 1.43, 1.44, 1.64, 1.67, 1.80, 1.81, 1.86, 1.94, 1.98

Myokard
1.12, 1.52, 1.121, 1.122

Perikard
1.85, 1.120, 1.129

Infektiöse Endokarditis
1.21, 1.25, 1.84, 1.92, 1.116

Herzklappenfehler
1.13, 1.60, 1.66, 1.95, 1.119

Angeborene Herzfehler
1.1, 1.82, 1.83

Arterielle Hypertonie
1.14, 1.27, 1.40, 1.41, 1.42, 1.74, 1.75

Arterielle Hypotonie
1.11, 1.50, 1.54, 1.76, 1.128, 1.130

Angiologie – arterielles System
1.4, 1.7, 1.36, 1.45, 1.48, 1.77, 1.89, 1.90, 1.91, 1.93, 1.102, 1.106, 1.109, 1.111, 1.112, 1.113, 1.114, 1.115, 1.118, 1.123

Angiologie – venöses System
1.6, 1.87, 1.96, 1.108, 1.110

Angiologie – Lymphsystem
1.78

Blut-Zellsystem und Hämostase

Erkrankungen des erythrozytären Systems
2.6, 2.10, 2.27, 2.42, 2.47, 2.48, 2.50, 2.51, 2.52, 2.64, 2.66, 2.68, 2.75, 2.78

Erkrankungen des granulozytären Systems
2.28, 2.38, 2.39, 2.55, 2.61, 2.62

Erkrankungen des lymphozytären Systems
2.20, 2.24, 2.37, 2.40, 2.67

Erkrankungen, die mehrere Zellsysteme betreffen
2.1, 2.11, 2.12, 2.16, 2.30, 2.58, 2.59

Maligne Erkrankungen
2.2, 2.3, 2.8, 2.9, 2.14, 2.15, 2.17, 2.18, 2.21, 2.31, 2.32, 2.33, 2.34, 2.35, 2.43, 2.44, 2.45, 2.54, 2.57, 2.59, 2.60, 2.63, 2.65, 2.69, 2.70, 2.71, 2.72, 2.73, 2.74, 2.77, 2.79, 2.80

Hämorrhagische Diathesen und Thrombose
1.6, 1.45, 1.90, 1.96, 1.98, 2.5, 2.7, 2.19, 2.25, 2.26, 2.29, 2.36, 2.45, 2.46, 2.53, 2.76

Transfusionsmedizin
2.4, 2.22, 2.23, 2.49, 2.56

Atmungsorgane

Störungen der Atmung
3.7, 3.11, 3.12, 3.13, 3.14, 3.15, 3.16, 3.17, 3.23, 3.24, 3.25, 3.26, 3.42, 3.52, 3.53, 3.54, 3.55, 3.71

Krankheiten der unteren Atemwege
3.2, 3.5, 3.18, 3.56, 3.58, 3.59, 3.61, 3.62

Krankheiten des Lungenparenchyms
3.1, 3.4, 3.19, 3.20, 3.21, 3.22, 3.27, 3.28, 3.41,
3.43, 3.44, 3.45, 3.46, 3.47, 3.48, 3.49, 3.50, 3.51,
3.57, 3.60, 3.63, 3.64, 3.68, 3.69

Krankheiten des kleinen Kreislaufs
3.29, 3.30, 3.31, 3.32, 3.33, 3.34, 3.65, 3.66, 3.67,
3.70

Neoplasmen der Bronchien und der Lunge
3.8, 3.9, 3.10, 3.37, 3.38, 3.39

Tuberkulose
3.1, 3.5, 3.6, 3.18, 3.22, 3.35, 3.39, 6.8, 8.5, 8.9,
8.10, 8.35, 8.45

Sarkoidose
3.3, 3.6, 3.40, 3.41

Krankheiten der Pleura
3.35, 3.36

Verdauungsorgane

Ösophagus
4.18, 4.25, 4.26, 4.30, 4.79, 4.84, 4.85

Magen
4.3, 4.5, 4.27, 4.29, 4.34, 4.46, 4.59, 4.69, 4.70,
4.71, 4.93, 4.99

Dünndarm
4.2, 4.19, 4.20, 4.21, 4.24, 4.28, 4.38, 4.49, 4.55,
4.80, 4.83, 4.87, 4.88, 4.89, 4.90, 4.91, 4.92, 4.98

Kolon
4.1, 4.4., 4.17, 4.23, 4.36, 4.37, 4.38, 4.39, 4.44,
4.56, 4.64, 4.65, 4.66, 4.75, 4.86, 4.87, 4.88, 4.89,
4.95, 4.98

Leber
4.6, 4.7, 4.8, 4.9, 4.10, 4.11, 4.12, 4.13, 4.14, 4.22,
4.31, 4.33, 4.41, 4.42, 4.43, 4.72, 4.73, 4.74, 4.76,
4.77, 4.78, 4.81, 4.82, 4.94, 4.96, 4.97

Gallesystem
4.16, 4.32, 4.35, 4.47, 4.48, 4.51, 4.52, 4.53, 4.54,
4.63

Pankreas
4.15, 4.40, 4.45, 4.50, 4.57, 4.58, 4.60, 4.61, 4.62

Endokrine Organe, Stoffwechsel, Ernährung

Hypophyse und Hypothalamus
5.17, 5.18, 5.22, 5.24, 5.35, 5.42, 5.43, 5.44, 5.50,
5.52, 5.56, 5.57, 5.58

Schilddrüse
5.3, 5.4, 5.5, 5.6, 5.7, 5.9, 5.21, 5.23, 5.25, 5.26,
5.27, 5.28, 5.29, 5.31, 5.32, 5.33, 5.41, 5.51, 5.55

Nebennieren
5.15, 5.20, 5.23, 5.24, 5.31, 5.34, 5.35, 5.39, 5.41,
5.48, 5.49, 5.53

Testes, Ovarien, Brustdrüsen
5.1, 5.2, 5.8, 5.16, 5.37, 5.38, 5.45, 5.46, 5.47, 5.48,
5.54

Epithelkörperchen, metabolische Osteopathien
5.10, 5.11, 5.12, 5.14, 5.19, 5.23, 5.31, 5.35, 5.36

Endokrines Pankreas und Kohlenhydratstoffwechsel
5.35, 5.40, 5.60, 5.64, 5.65, 5.66, 5.67, 5.68, 5.71,
5.74, 5.75, 5.76, 5.77, 5.78, 5.79, 5.80, 5.81, 5.82,
5.83, 5.84, 5.85, 5.86, 5.87, 5.94, 5.97

Stoffwechsel und Ernährung
5.13, 5.59, 5.61, 5.62, 5.63, 5.69, 5.70, 5.72, 5.73,
5.88, 5.89, 5.90, 5.91, 5.92, 5.93, 5.95, 5.96, 5.98,
5.99, 5.100, 5.101, 5.102

Niere, Harnwege, Wasser- und Elektrolythaushalt

Allgemeines
6.1, 6.13, 6.15, 6.16, 6.20, 6.60, 6.61

Erkrankungen
6.2, 6.3, 6.4, 6.5, 6.6, 6.7, 6.8, 6.9, 6.10, 6.11, 6.12,
6.14, 6.17, 6.18, 6.23, 6.24, 6.27, 6.29, 6.31, 6.35,
6.36, 6.41, 6.42, 6.43, 6.44, 6.45, 6.46, 6.47, 6.49,
6.51, 6.52, 6.53, 6.54, 6.55, 6.56, 6.57, 6.59, 6.62

Dialyseverfahren
6.32, 6.38

Nierentransplantation
6.33, 6.37, 6.50, 6.58

Renale arterielle Hypertonie
6.40

Störungen des Natrium- und Wasserhaushaltes
6.19, 6.22, 6.29, 6.30, 6.60

Kalium
6.25, 6.26, 6.28

Kalzium und Phosphat
5.12, 5.19, 6.23, 6.48

Säure-Basen-Haushalt
6.39

Bewegungsapparat, Bindegewebe, Immunsystem

Entzündliche Gelenkerkrankungen
7.6, 7.7., 7.8, 7.9, 7.10, 7.12, 7.14, 7.15, 7.16, 7.17, 7.18, 7.19, 7.23, 7.25, 7.28, 7.29, 7.30, 7.31, 7.33, 7.36

Arthropathien bei Stoffwechselerkrankungen, degenerative Gelenkveränderungen, Statikstörungen der Wirbelsäule
7.16, 7.19, 7.22, 7.29

Degenerative Veränderungen der Wirbelsäule, Wirbelmetastasen
7.22, 7.24, 7.26, 7.27, 7.29

Erkrankungen der Muskulatur und der Sehnen
7.20, 7.21, 7.35, 7.55

Knochenerkrankungen
4.47, 7.1, 7.2, 7.3, 7.4, 7.5, 7.32

Systemerkrankungen des Binde- und Stützgewebes mit fakultativen Manifestationen am Bewegungsapparat
7.13, 7.36, 7.61

Immundefekte, Allergien
3.1, 7.37, 7.46, 7.47, 7.48, 7.49, 7.50, 7.51, 7.52, 7.53, 7.69, 7.70, 8.1, 8.4, 8.17, 8.21, 8.22, 8.23, 8.24, 8.25, 8.26, 8.27, 8.28, 8.58

Autoimmunerkrankungen
3.63, 6.49, 6.57, 7.7, 7.8, 7.9, 7.10, 7.12, 7.18, 7.36, 7.38, 7.39, 7.40, 7.41, 7.42, 7.43, 7.44, 7.45, 7.54, 7.56, 7.57, 7.58, 7.59, 7.60, 7.62, 7.63, 7.64, 7.65, 7.66, 7.67, 7.68

Transfusionsmedizin
2.4, 2.22, 2.23, 2.49, 2.56

Transplantationsmedizin
1.73, 3.43, 3.44, 3.45, 6.33, 6.37, 6.58, 8.50

Infektionskrankheiten

Allgemeine Grundlagen
8.2, 8.3, 8.16, 8.36, 8.37, 8.38, 8.39, 8.44, 8.46, 8.48, 8.49, 8.50, 8.52, 8.61

Bakterielle Infektionskrankheiten
8.7, 8.12, 8.13, 8.14, 8.20, 8.29, 8.42, 8.43, 8.47, 8.49, 8.53, 8.57, 8.60, 8.61, 8.63, 8.64

Virusinfektionen
8.1, 8.4, 8.8, 8.11, 8.17, 8.19, 8.21, 8.22, 8.23, 8.24, 8.25, 8.26, 8.27, 8.28, 8.33, 8.34, 8.40, 8.54, 8.56, 8.62

Pilzinfektionen
8.15, 8.18, 8.26, 8.41, 8.58

Infektionen durch Protozoen, Wurminfektionen
8.6, 8.26, 8.28, 8.30, 8.31, 8.32, 8.51, 8.55, 8.59, 8.65

Sachregister